MANUEL
D'HYGIÈNE COLONIALE

GUIDE DE L'EUROPÉEN DANS LES PAYS CHAUDS

PAR

LE Dr P. JUST NAVARRE

ANCIEN MÉDECIN DE LA MARINE

PARIS
OCTAVE DOIN, ÉDITEUR
8, PLACE DE L'ODÉON, 8

1895

MANUEL

D'HYGIÈNE COLONIALE

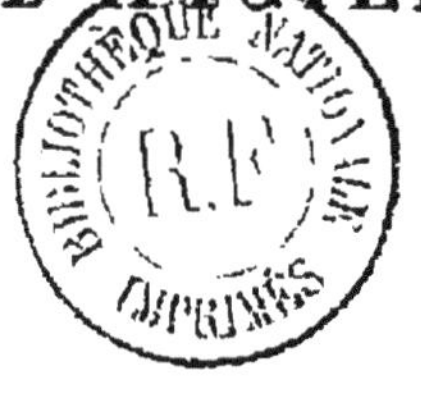

DU MÊME AUTEUR.

La Presqu'île Ducos. Déportation à l'enceinte fortifiée. Etude medicale. — Paris, 1879.

Sur l hépatite suppurée d origine tropicale, *Lyon médical*, mai 1886.

L'homéopathie et les homéopathes, Lyon, Georg. édit. 1887.

Hygièneet Tuberculose pulmonaire, Lyon, Mougin-Rusand, 1891.

A propos de l'abbé Kneipp, Lyon, oct. 1891.

Migraine par auto-intoxication, *Lyon médical*, mars 1892

Une relâche à Koepang, *biblioth. de l'Alliance scientifique*, n° 2, 1892

Un dispensaire lyonnais, Lyon, Mougin Rusand, 1892.

La méthode de Scarenzio-Smirnoff, Lyon, Mougin Rusand, 1892.

La Médecine et les Médecins, *Lyon médical*, 1893, et tirage à part.

Petit Guide d hygiène pratique dans l Ouest Africain, par Ch. Scowell Grant, traduit et annoté par P. J Navarre Paris, O. Doin, 1893.

Un cas de choléra asiatique, *Lyon médical*, juillet 1893.

Observation de tétanos céphalique, *Lyon médical*, fevrier 1894

Etudes d'hygiène intertropicale, *Bulletin médical du Dispensaire général de Lyon*, avril, juillet, août, septembre 1894.

Sur l'anémie tropicale, *Lyon médical*, nos 33, 34, 36, 37 et 38, 1894.

Prophylaxie de la tuberculose, *Bulletin médic. du Dispens. de Lyon*, janvier 1895.

Actinomycose et « Pied de Madura », *Lyon médic.* 27 janvier 1895.

Notes et rapports, *passim in Bulletin médical du Dispens. de Lyon*, 1890-1895.

EN PRÉPARATION .

Néo-psychologie.

MANUEL

D'HYGIÈNE COLONIALE

GUIDE DE L'EUROPÉEN DANS LES PAYS CHAUDS

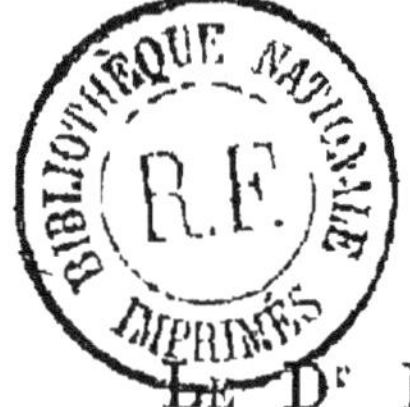

PAR

LE Dr P. JUST NAVARRE

Ancien Médecin de la Marine

PARIS

OCTAVE DOIN, ÉDITEUR

8, PLACE DE L'ODÉON, 8

1895

A

Monsieur Jules ROCHARD

Inspecteur général du Service de Santé de la Marine, en retraite,

Membre de l'Académie de Médecine

Ce livre est plein de vos enseignements.

P. Just Navarre.

PRÉFACE

Je dédie ce livre aussi à tous les médecins de la Marine française. Il est fait, en partie, de leurs travaux, rendus plus pénibles par les conditions climatériques où ils ont été accomplis, et ce n'est pas trop dire que presque toutes les assertions qui y sont contenues ont été sanctionnées par une expérience douloureuse et personnelle. La plupart des remarques des médecins d'entre les tropiques ont la valeur d'auto-observations. Quand des hommes, qui ont fait leurs preuves, viennent dire : J'ai vu, j'ai observé, j'ai subi, j'ai souffert, s'ils n'entraînent pas la conviction absolue, qui n'est pas des choses humaines, ils s'imposent toutefois aux cliniciens avec une autorité au moins égale à celle des expérimentateurs du seul laboratoire.

On a reproché quelquefois aux médecins de la Marine de ne pas présenter leurs travaux avec tout l'appareil expérimental dont s'entourent aujourd'hui les moindres productions. Outre qu'à l'heure présente une intelligente direction du service colonial met à leur disposition une partie des instruments nécessaires et s'efforce à combler les nombreuses lacunes, tant de fois signalées par eux, pour leur permettre d'observer expérimentalement, ceux qui leur ont adressé ce reproche, s'ils avaient subi l'énervement d'un seul hivernage, ils auraient compris la cruauté qu'il y avait à les reprendre de la pénurie de leurs recherches biologiques. Cependant, s'il ne fallait que de la volonté, les médecins de la Marine en sont coutumiers, et l'étuve tropicale n'était pas pour les émasculer. Mais les instruments de précision que nécessitent ces études ne tardent pas à se détériorer, plus promptement encore que les organismes physiques. L'humidité excessive et constante corrode, vicie et décompose ; les agents physiques, lumière vive, hygrométrie, électricité, provoquent dans les substances des actions chimiques et faussent les expériences ; des accidents, les pluies, les ouragans, les insectes de tous genres viennent compromettre ou détruire les résultats acquis, quand ce ne sont pas des aides sales et inintelligents. Il faut s'attendre à ce que le laboratoire coûte cher entre les tropiques. D'autre part, si sage que l'on ait été, si ménager de ses forces que l'on se soit montré, le troisième ou le quatrième séjour colonial enlève l'énergie cérébrale qu'il faut pour mener à bien des études suivies. A quarante ans, l'âge des travaux mûris, un médecin des colonies est vieux. il ne fait plus que de la clinique ; mais il la fait bien. Avec la maturité de sa raison, il juge les faits nombreux qu'il a si bien observés et il se trace une ligne de conduite. Vienne l'endémie ou l'épidémie, il sait qu'il sera vaincu, mais il fait face courageusement et se prépare à bien mourir. M. Bérenger-Féraud a dressé le martyrologe des médecins du Sénégal. Toutes les colonies pourraient dresser le leur. Partout le médecin est le premier blanc exposé, et naguère encore, dans certains postes trop malsains, le médecin était le seul blanc ayant rang d'officier. Un général disait, en parlant de l'élite de ses hommes : Ce sont toujours les mêmes qui se font tuer. On peut dire des médecins des colonies, qu'ils se font tous tuer, à tour de rôle.

Les idées pastoriennes, qui ont si heureusement révolutionné la chirurgie, sont-elles aussi appelées à révolutionner la thérapeutique médicale? Peut-être, à en juger par ces deux grands faits de la vaccination et de l'immunisation. Mais d'ores et déjà, l'on peut dire que l'hygiène a changé d'objectif. Elle était à peine défensive ; elle est devenue essentiellement préventive. Une grande clarté s'est faite sur la pathogénie. On nous a fait pénétrer dans le monde des infiniment petits, et une foule de causes obscures ont apparu dans le champ lumineux du microscope. De là à rechercher une thérapeutique nouvelle, il n'y avait qu'un pas. On essaie chaque jour de le franchir; on le franchit. Mais si la lutte contre les microbes pathogènes peut être et est effectivement couronnée de succès ; si l'on a trouvé, si l'on trouve des substances microbicides, des substances empêchantes, vaccinantes, des antitoxines, il restera longtemps encore la science du terrain, la grande, et l'on peut craindre l'éternelle inconnue, l'X des réactions de l'organisme humain, avec lequel l'immunisation contre les poisons bactériens elle-même ne peut manquer d'avoir à compter.

Que deviendra la thérapeutique pathogénique si, comme tout tend à l'établir, le microbe ne pullule ou ne fabrique ses produits solubles qu'en tant que l'organisme se prête à ses évolutions, si, d'autre part, les microbes n'agissent qu'associés ? On en revient à éclairer ainsi les vieilles et vagues notions contenues dans ces mots : *Locus minoris resistentiæ, génie épidémique, opportunité morbide.* Car inventer le microbicide, mettre le terrain en état de stérilité pour l'agent pathogène sont deux choses, et merveilleuses ; mais que l'organisme soit naturellement en état de résister aux multiples agressions de chaque instant, c'en est une autre bien plus étonnante : là réside le vrai problème biologique, et il n'est pas près d'être élucidé.

Tôt ou tard, après avoir longtemps cherché les causes des maladies en dehors de nous, on s'avisera de nouveau qu'elles sont surtout en nous ; que l'agent, dit pathogène, est lui-même une cause occasionnelle et seconde, et qu'il importe surtout de rechercher la cause efficiente ; que la violence de l'agression importe moins que la force de résistance ; qu'enfin, si l'agent morbifique plane sur tous, il n'atteint que les faibles ou les affaiblis.

En regard de la pathogénie microbienne entrevue par l'école moderne, s'est dressé le problème de l'immunité naturelle. Les chercheurs s'y sont immédiatement attaqués, car ils devinaient que leurs théories pathogéniques n'auraient chance d'être acceptées que s'ils parvenaient à expliquer en même temps le fait séculaire de l'immunité. Aussi voyez quelle foison : phagocytisme, état bactéricide des humeurs, chimiotaxie, substances solubles vaccinantes, antitoxines, alexines, produits solubles antifermentescibles, chaque expérience nouvelle semble donner naissance à quelque théorie nouvelle de l'immunité. Mais les notions s'ajoutent aux notions et quelques-unes de nos idées modernes vieillissent en un jour autant que certaines idées hippocratiques en vingt siècles. Il paraît déjà enfantin de considérer chaque maladie créée par un microbe spécial. La vérité d'hier, c'est que le microbe peut engendrer des maladies aussi diverses que l'endocardite, la méningite, la pneumonie et la septicémie, « des affections locales ou générales, cycliques ou indéterminées, bénignes ou mortelles (1) » ; –

(1) A. Charrin.

la vérité d'aujourd'hui, c'est une renaissance scientifique des idées humorales, dont l'état bactéricide et la sérothérapie pourraient passer pour les expressions actuelles; — la vérité de demain, elle mijote déjà dans les laboratoires scientifiques, on la trouvera dans l'action complexe des microorganismes associés et de leurs sécrétions sur le système nerveux régulateur des actes biochimiques; jusqu'à ce qu'enfin ces causes, que l'on croit primordiales, passent à leur tour au rang de causes secondes et que l'on s'aperçoive que le système nerveux lui-même est supérieurement *agi*. L'excès des notions conduira l'école future, selon la nature des esprits, à un nouvel éclectisme, à un scepticisme aimable, ce qui est presque la même chose, ou au néo-vitalisme vers lequel elle paraît déjà s'incliner.

Que l'on me permette une courte digression, — on n'écrit guère de préface que pour en faire.

S'il est un dogme où ont été élevés tous les médecins de ma génération, c'est celui de l'indifférence cellulaire, qui cadre si bien avec les doctrines évolutionnistes en vogue. Mais voici qu'un des chefs de l'école anatomo-pathologiste lyonnaise, M. L. Bard, dans un récent exposé de sa doctrine, révolutionnaire de nos idées courantes, ne se contente pas d'affirmer à nouveau la spécificité cellulaire, il la suit cette spécificité dans ses conséquences les plus lointaines, les plus profondes, et dans une page magistrale, nous lisons cette phrase étonnante : « Les noyaux (cellulaires) et souvent même les protoplasmas possèdent, au contraire, des propriétés physico-chimiques très semblables dans toutes les espèces; la différence est ailleurs ; elle est d'ordre vital, et par là elle échappe à la physique et à la chimie, ou du moins elle ne ressortira à ces sciences que quand elles auront entrepris l'étude des forces vitales elles-mêmes et qu'elles ne s'efforceront plus, comme elles le font bien à tort, de réduire tous les phénomènes de la vie à des phénomènes caloriques, lumineux, électriques ou chimiques. » (*Semaine médicale*, n° 15, 1894.)

Il ressort de ce qui précède et de ce qui suit cette phrase, qu'elle a été écrite en dehors de toute préoccupation métaphysique et que le vieux vitalisme ne se dissimule pas sous cet aveu. Mais nous aimons à constater une fois de plus que le dernier mot, en science comme en philosophie, est toujours celui-ci : Il y a autre chose. — Probablement, dans l'esprit de l'auteur cité, cette indéterminée est d'ordre scientifique et matériel ; toutefois, devant cette constatation, il devient moins *métaphysique* de soupçonner que l'indéterminé n'est peut-être que l'indéterminable. Car si *ce quelque chose* est d'ordre physique, chimique ou microbien, la science, n'en doutons pas, parviendra à l'élucider, et c'est en cela qu'elle n'a pas fait et ne fera pas la banqueroute ou « les faillites partielles » que l'on a bien voulu dire. Mais après cette *autre chose*, il y aura encore *autre chose*, et encore *autre chose* jusqu'au *nescio quid divinum*, complément obligé de toute synthèse biologique, et ce sera le néo-vitalisme scientifiquement induit. Reculer l'inconnaissable sans l'atteindre jamais, c'est le lot, c'est la loi de la science. Je ne pense pas qu'il y ait un seul véritable savant qui en juge d'une autre façon : nos lumières sont des lueurs ; nos minuscules vastes connaissances sont entourées de nuit. Nous pouvons bien promener ce falot et successivement éclairer des coins d'ombre ; mais le falot, deviendrait-il phare, il n'atteindra jamais la portée de l'horizon. Le génie lui-même n'illumine que des contingences.

Mais l'heure scientifique présente est belle, elle vaut qu'on la vive ; les splendides résultats actuels montrent quelles sanctions pratiques peuvent avoir les théories modernes. L'ambition de faire toujours de la thérapeutique pathogénique est noble ; la thérapeutique pathogénique est la seule digne de l'épithète de scientifique : seule, elle s'adresse à *la maladie* (Landouzy); mais à part les exceptions brillantes que l'on sait, il est à présumer que nous continuerons longtemps encore à traiter *le malade ;* cette ambition n'aboutirait-elle qu'à faire de l'hygiène préventive, que nous aurions de quoi nous en consoler.

C'est à l'hygiène, en effet, on l'a dit avec raison, que la bactériologie paraît devoir le plus profiter. Car si la cause des maladies est en dehors de nous, c'est par les études bactériologiques qu'on peut songer à l'atteindre comme à s'en préserver; et si elle est en nous, comme il est probable, c'est encore l'étude des modifications biochimiques de l'organisme, sous l'influence des infiniment petits, qui nous permettra de le mettre dans le meilleur état de défense.

Pour peu que l'on ait l'amour des découvertes et que l'on veuille appliquer d'une manière féconde les notions nouvelles, on n'a qu'à les promener dans le vaste champ de l'hygiène intertropicale. Des hommes de grande valeur, maîtres déjà, l'ont si bien compris, qu'ils n'ont pas dédaigné les premiers échelons de la hiérarchie des médecins des colonies, pour s'y adonner librement.

La rénovation, sous la poussée des découvertes pastoriennes, de l'étiologie météorique des maladies, a déjà donné naissance à de nombreux travaux. L'école du professeur Bouchard — et en particulier M. Charrin (1) — s'est efforcée de remettre en lumière le rôle des agents physiques comme causes occasionnelles des maladies infectieuses. C'est une voie féconde, dans laquelle

(1) « A certains égards, il semble que les progrès de la science contemporaine ont fourni plus d'explications qu'ils n'ont apporté d'acquisitions nouvelles. » A. Charrin : « Les agents atmosphériques et les maladies infectieuses, » in *Revue d'hygiène*, n° 2, 1894.

les médecins coloniaux ne doivent pas hésiter à s'engager.

La nécessité de présenter, aux chefs dirigeants ou au Ministre, des solutions nettes, des moyens pratiques, des résultats palpables, fait que la plupart des médecins de la Marine et des colonies se tournent vers la chirurgie ou l'hygiène, et il n'est pas rare de rencontrer parmi eux des chirurgiens brillants en même temps qu'hygiénistes distingués. Seules ces deux sciences peuvent donner entière satisfaction à des praticiens.

La notion des influences météorologiques sur les endémo-épidémies est vieille comme la colonisation, et les observations se sont accumulées. Nulle part, mieux qu'entre les tropiques, le médecin n'est placé pour y noter les vicissitudes atmosphériques et les modifications qu'elles impriment aux microorganismes, au système nerveux et par lui à la nutrition. A part la pression atmosphérique, dont le rôle ne paraît pas prépondérant, toutes les influences atmosphériques y sont portées à leur maximum. Dans les laboratoires, quand il s'agit de déterminer l'action d'un agent physique, pression, électricité, magnétisme, ozone, chaleur humide, chaleur sèche, on est obligé de pousser l'expérience très loin, d'exagérer les effets nocifs, de dépasser de beaucoup les limites ordinaires de l'observation naturelle. Aussi, souvent, les conclusions nous laissent-elles dans le doute, par le sentiment que nous avons qu'il n'en va pas ainsi dans le champ d'expériences réel qu'est la vie ordinaire à l'air libre.

Mais entre les tropiques l'exagération est la normale : chaleur, radiation, lumière, électricité, ozone, hygrométrie, étuve sèche, étuve humide, brusques détentes de vapeur et de fluides divers, météores variés, tous ces agents y sont amenés à un point voisin de leur maximum d'action. Ajoutez qu'ils agissent sur des organismes différents : races pures et mélangées, étrangères et autochtones, vigoureuses et émaciées, anciennement implantées ou récemment arrivées de toutes les latitudes. Quel magnifique et naturel laboratoire pour étudier le rôle des agents atmosphériques sur les phénomènes biologiques et biochimiques, sur les cultures en milieu humain, sur les pullulations microbiennes bienfaisantes et pathogènes !

C'est à déterminer expérimentalement les conditions de ces grands problèmes que l'on doit convier les biologistes observant entre les tropiques, et c'est la bactériologie appliquée à l'hygiène qui leur en fournira les moyens.

Il semble que nous portions tous, en nous, deux interlocuteurs et que nous les entendions souvent discuter, toujours en désaccord sur les théories, mais finissant par convenir sur le terrain de la pratique. — On pourrait les nommer *Go ahead* ou *En avant*, et *Géronte* ou *Prudent*. — C'est *Go ahead* qui nous pousse à chercher des

hygiéniques que la seule pratique avait dictés à tant d'esprits avisés, nos prédécesseurs, y seront établis sur des bases absolument scientifiques.

Lyon, janvier 1895.

BIBLIOGRAPHIE

DES PRINCIPAUX TRAVAUX CONSULTÉS

Annesley (J.) : *Sketches of the most prevalent diseases of India* (2ᵉ edit., London, 1841) ; — *Researches into causes, nature and treatment of the most prevalent diseases in India* (2 vol., Lond., 1841).

Archives de médecine navale, collection 1864-1894. O. Doin. Paris.

Arloing : *Les Virus*, Paris, 1891.

Armand : *Climatologie générale du globe*, Paris, 1873.

Arnould (J.) : *Nouveaux éléments d'hygiène*, 3ᵉ edit., 1895.

Aubert-Roche : « Sur l'acclimatement des Européens aux pays chauds, » in *Annales d'hygiène*, 1844-1845-1846.

Bérenger-Féraud : *Traité clinique des maladies des Européens au Sénégal*, Paris, 1878 ; — *Traité clinique des maladies des Européens aux Antilles*, Paris, 1884, 2 vol.

Bertrand (L. E.) et Fontan (J.) : *De l'entérocolite endémique des pays chauds*, Paris, O. Doin. — *Traité médico-chirurgical de l'hépatite suppurée des pays chauds*, Paris, 1894.

Bordier (A.) : *La Géographie médicale*, Paris, 1884 ; — *La colonisation scientifique et les colonies françaises*, Paris, 1892.

Borius : *Recherches sur le climat du Sénégal*, Paris, 1875.

Bouchard : *Leçons sur les auto-intoxications*, Paris, 1887.

Bouchardat : *Traité d'hygiène publique et privée basée sur l'étiologie*, Paris, 1883.

Boudin : *Eléments de géographie et de statistique médicales*, Paris, 1860.

De Brun : *Maladies des pays chauds*, Paris, Encyclopédie Léauté, 1894.

Van der Burg (C.-L.) : *De Geneescheer in Nederlansch Indië*, Batavia, 1884.

Catrin (L.) : *Le paludisme chronique*, Paris, Rueff, 1892.

Celle (Eug.) : *Hygiène pratique des pays chauds*, Paris, 1848.

Chisholm (C.) : *A Manual of the climate and diseases of tropical countries*, London, 1823.

Colin (L.) : *Traité des fièvres intermittentes*, Paris, 1870. — *Traité des maladies épidémiques*, Paris, 1879.

Les Colonies françaises. Quantin, Paris, 1890

Corre (A.) : *Traité des fièvres bilieuses et typhiques des pays chauds*, O. Doin, Paris, 1883. — *Traité clinique des maladies des pays chauds*, Paris, 1887, O. Doin.

Corre (A.) et Lejanne *Résumé de la matière médicale et toxicologique coloniale*, Paris, 1887, O. Doin.

Cullimore (D. H.). *On tropical and subtropical climates and the acclimatation in hot countries*, London, 1888.

Danguy-Désdeserts : *Considérations sur l'hygiène des Européens en Cochinchine*, 1876.

Dictionnaire encyclopédique des sciences médicales :

Art. de Leroy de Méricourt : *Maurice et Réunion. Nouvelle-Calédonie*, etc. ;

Bertillon *Acclimatement* ;

Borius : *Sénégambie* ;

Mahé : *Géogr. médicale, Déboisement* ,

Layet : *Cochinchine* :

Fonssagrives. *Climat.*

Dictionnaire de médecine et de chirurgie pratiques :

Art. de J. Rochard. *Acclimatement, Climats* :

Rey : *Géographie médicale*

Duclaux *Le Microbe et la Maladie*, Paris, 1886.

Dujardin Beaumetz. *L'Hygiène alimentaire*, O. Doin, Paris, 1889.

Dutroulau. *Maladies des Européens dans les pays chauds*, 2e éd., 1868

Encyclopédie d'hygiène J. Rochard, 1890-1895, Paris.

Fayrer (J.) *The Climates and Fevers in India*. 1882, — *Rain fall and climate in India*, 1880, — *On preservation of health in India*. 1880.

Fernandez Caro (A.) « Apuntes sobre aclimatacion, » *Bol. med. nav.*, San-Fernando, 1878, I, 140, 161, 198, 1879, II, 25, 61

Fonssagrives. *Hygiène navale*, 2e édit., 1876

Fontana (Nic.). *Des maladies qui attaquent les Européens dans les pays chauds et dans les longues navigations*, traduit de l'Italien par P. F. Keraudren, Paris, 1818.

Gaillard *Le choléra*, Paris, 1893.

Gariel : *Physique médicale*, 3e édit., Paris, 1892

Gautier (A.) : *Chimie biologique*, Paris, Savy, 1888.

Gestin (R.-H.). *De l'influence des climats chauds sur l'Européen*, Paris, 1857

Guinochet. *Les eaux d'alimentation : épuration, filtration, stérilisation*, Paris, 1894.

Hayem : *Des Caractères anatomiques du sang des anémiques et Leçons de thérapeutique*, Paris. 1887-1893.

Hirsch : *Handbuch der historisc geograph. Pathol.*, 2e éd., 1886

Huillet : « Hygiène des blancs et des Indiens à Pondichéry, » *Arch. de méd. navale*, t. XXIII.

Jourdanet : *Le Mexique et les altitudes de l'Amérique tropicale.*

Jousset (A.) : *Traité de l'acclimatement et de l'acclimatation*, Paris, O. Doin, 1884.

Kelsch (A.) et Kiener : *Traité des maladies des pays chauds*, Paris, 1889.

Kelsch (A.) : *Traité des maladies épidémiques*, Paris, O. Doin, 1894.

Lacassagne (A.) : *Précis d'hygiène privée et sociale*, 4e édit., 1894.

Laveran : *Traité des fièvres palustres*, Paris, O. Doin, 1884.

Layet (A.) : « Etudes d'hygiène intertropicale, » *Arch. de méd. navale*, t. XXVIII, 1877, et *passim*.

Van Leent : « Les Possessions néerlandaises des Indes orientales, » *Arch. de méd. navale*, 1875 et suiv., et *passim*, t. VII à XXI et XXXIII.

Legoyt : « Les influences du climat sur la vie des hommes et des races, » in *Revue scientifique*, 1882, n° 4.

Leroy de Méricourt : Articles de Géographie médicale : Cap Vert, Madagascar, Marquises, etc., in *Dict. encyclop. des sciences médicales*.

Lévy (Michel) : *Traité d'hygiène publique et privée*, 5e éd., 1890.

Lind : *Essai sur les maladies des Européens*, etc., traduct. franç. de la 3e éd. de 1777.

Lombard : *Traité de climatologie médicale*, Paris, 1877 1880.

Mahé : « Programme de séméiotique, etc., » *Arch. de méd. navale*, 1875-1879, et Paris, J.-B. Baillière, 1879.

Marston (J.-A.) : *La Vie entre les tropiques et ses suites*, Londres, 1890.

Martin (Ranald James) : *The Influence of the tropical climates on European constitutions*, 1861.

Moore (W.-J.) : *A Manual of the deseases in India*, London, 1861 ; — *Health in the tropics*, London, 1862.

Morehead : *Clinical researches on deseases in India*, London, 1860.

Morton : *The diseases of tropical climates*, London, 1874.

Nielly (M.) : *Eléments de pathologie exotique*, 1881 ; — *Hygiène des Européens dans les pays intertropicaux*, 1884.

Nightingale (Florence) : *Life or death in India*, London, 1874.

Notices coloniales publiées en 1885 par le ministère, à l'occasion de l'exposition d'Anvers.

Orgéas : *La Pathologie des races humaines et le problème de la colonisation*, Paris, O. Doin, 1886.

Pauly : *Climats et endémies, Esquisses de climatologie comparée*. Paris, 1874.

Petit (E.) : *Organisation des Colonies françaises*, 2 vol., Paris, Berger-Levrault, 1895.

Proust (A.) : *Traité d'hygiène*, 1881 ; — *La défense de l'Europe contre le choléra*, 1892.

Rattray : « Influence du régime, du climat et des longs voyages sur la santé et les maladies des marins, » *Arch. de méd. navale*, 1869, 2e série ; — « Modifications physiologiques produites par les changements de climat, » *Arch. de méd. navale*, 1872, et 1er semestre 1874.

Reclus (E.) : « La terre et les hommes, » *Géographie universelle.*

Revue d'hygiène et de police sanitaire, 1885 à 1895.

Revue du génie militaire, 1888 à 1895.

Rey (H.) : « Géographie médicale, » in *Dictionnaire de méd. et de chir. pratiques*, et *passim*, in *Arch. de méd. navale.*

Reynaud (G.) : *L'armée coloniale au point de vue pratique*, Paris, O. Doin, 1894.

Richard (E.) : *Précis d'hygiène appliquée*, Paris, O. Doin, 1891.

Rochard (J.) : in *Dictionnaire de médecine et de chirurgie pratiques* : « Art. Acclimatement, Climatologie, *Encyclopédie d'hygiène*, et *passim.* — *Étude synthétique sur les maladies endémiques*, Paris, J. Baillière, 1879.

Romain (J.-B.-A.-H) : *Essai sur l'acclimatation humaine*, Paris, 1863.

Rouvier (Just). : *Guide médical des Antilles et des régions intertropicales à l'usage de tous les habitants de ces contrées*, Paris, 1840.

Roux (F.) : *Traité pratique des maladies des pays chauds*, 1887.

Rufz de Lavizon : *Études historiques sur la Martinique*, Paris, 1850; — « Chronologie des maladies de la ville de Saint-Pierre, 1870, » in *Arch. de méd. navale*, XI et XII.

Saint-Vel (O.) : *Traité des maladies intertropicales*, Paris, 1868 ; — *Hygiène des Européens dans les climats tropicaux, des créoles et des races colorées dans les pays tempérés* ; — « De l'acclimatement aux Antilles, » *Annales d'hygiène publique*, t. XXVII, 1867.

Thaly : « Anémie au Sénégal, » *Arch. de méd. navale*, 1867.

Thévenot : *Traité des maladies des Européens dans les pays chauds, spécialement au Sénégal*, Paris, 1840.

Thomas (P.-F.) : *Traité pratique de la fièvre jaune, observée à la Nouvelle Orléans*, Paris, 1848.

Tollet (C.) : *Les Hôpitaux modernes au XIXe siècle*, 1894.

Treille (G.) : *De l'Acclimatation des Européens dans les pays chauds*, 1888.

Wurtz : *Précis de bactériologie clinique*, Paris, Masson, 1895.

MANUEL
D'HYGIÈNE COLONIALE

PREMIÈRE PARTIE
LES MODIFICATEURS

CHAPITRE PREMIER
CLIMATOLOGIE INTERTROPICALE.

§ I. — *Division des climats.*

M. Jules Rochard a eu soin de nous prévenir que toute classificaon tides climats est arbitraire. Il a pensé que la sienne n'echapperait pas à ce reproche. Elle a cependant été adoptée par la majorité des hygiénistes, comme se rapprochant le plus près possible de la classification climatologique proposée par Fonssagrives, dont M. Nielly (1) a réuni quelques données, la seule, en somme, 'rationnelle et exacte, mais que l'insuffisance des observations empêche

(1) M. Nielly, *Hygiène des Européens* : Acclimatement dans les climats partiels, p. 110 à 233.

d'établir. Nous l'accepterons nous-même dans ses lignes générales, tout en la modifiant sur le point particulier qui nous occupe.

L'isotherme de 25°, comme limite des climats torrides, a quelques-uns des inconvénients que M. Rochard reconnaît à d'autres classifications. — Il en est des moyennes comme des vêtements tout faits, aucune n'est à la mesure. – Si, pour les pays voisins de l'équateur thermique, où les écarts de température entre les saisons sont de 3° à 4° à peine, les moyennes peuvent nous fournir un terme de comparaison, pour certains pays voisins des tropiques, le Sénégal, l'Australie, quelques îles polynésiennes, les moyennes ne nous donnent que des idées inexactes sur la température et la climatologie.

Prenons l'exemple le plus frappant, pour bien accentuer nos raisons. Tandis que dans le Bas-Sénégal, en février, mars et avril, on a une température agréable, d'une moyenne de 20° 4, le vent d'est sévit dans le haut fleuve et élève la moyenne à 32° 2, et à 36° 8 dans le Haut-Niger ; et cependant, dans cette même saison et cette même région soudanienne, les nuits sont froides, et les variations nycthémérales atteignent et dépassent 30°. — L'isotherme de 25° peut-elle, dans ces conditions, nous donner une idée, même approximative, du climat sénégalien ?

Cette même isotherme place dans les climats chauds le nord de l'Australie, qui est torride au premier chef, et le sud de l'Australie, qui est tempéré. Enfin, elle élimine de la zone torride la majeure partie des îles polynésiennes, qui, bien que particulièrement salubres, n'en impriment pas moins aux blancs le cachet de l'anémie tropicale. Nous nous proposons, en effet, d'établir, dans notre chapitre de l'acclimatement, que la température, placée jusqu'ici au premier rang comme facteur climatologique, n'a qu'une importance relative, et que, seule, son action sur la vapeur d'eau atmosphérique porte au maximum ses qualités nocives. Pour apprécier sainement cette action, on ne doit jamais séparer la notion de la température de la notion de l'humidité atmosphérique, ou plus exactement de la tension de la vapeur d'eau.

Pour rester fidèle à notre titre et pour d'autres raisons que nous déduirons plus tard, nous prendrons comme limites des pays torrides, les deux tropiques. Cette division est peut-être tout aussi arbitraire que l'isotherme de 25° ; mais elle a sur la précédente l'avantage de désigner tous les pays qui ont au moins un point de commun, celui d'être, à deux moments de l'année, sous le soleil au zénith.

En réalité, l'erreur serait encore plus grande d'englober dans une même description toute la zone intertropicale, que de conclure à l'identité de climat des pays marqués à l'isotherme de 25°. Outre qu'il existe, entre les tropiques, des régions veritablement tempérées, quelques-unes même froides, qu'il ne faut pas oublier que les variations d'altitude équivalent à des variations en latitude, on devrait examiner trois climats bien différents, sous certaines apparences communes : — un climat équatorial, s'étendant du 12° de latitude nord au 5° de latitude sud environ ; — un climat tropical nord, étendu du Cancer au 15° de latitude nord environ ; — un climat tropical sud, du Capricorne au 8° degré de latitude sud approximativement, avec des zones intermédiaires participant des climats voisins C'est pour n'avoir pas nettement distingué ces zones diverses que tant d'observations, en apparence contradictoires, se rencontrent dans les œuvres d'hygiène intertropicale. — Le climat tropical de l'hémisphère nord lui même présentera de très notables différences selon qu'il sera étudié dans l'Atlantique, dans l'Océan Indien, dans le Pacifique. Alors que les climats équatorial et tropical du sud s'offrent à nous avec la régularité des climats marins, le climat tropical du nord, influencé par les énormes continents de l'Afrique, de l'Arabie, de l'Inde et de l'Indo-Chine, nous présentera, selon les parages, avec une physionomie genérale commune aux pays torrides, ces écarts météorologiques de pression, de température, de tension de la vapeur d'eau, que l'on observe dans les climats continentaux.

Mais nous nous en tiendrons ici aux lignes générales, et décrirons dans une vue d'ensemble : 1° le climat équatorial, 2° les climats tropicaux.

Pour bien comprendre le mouvement des saisons et leur succession entre les tropiques, il faut se représenter un tableau formé de diverses bandes, toujours placées dans le même ordre, mais se mouvant du Cancer au Capricorne et du Capricorne au Cancer, dans un balancement rythme et tout d'un bloc. En colorant nos images, nous aurions au nord une bande d'azur, représentant la zone de l'alizé de nord-est ; puis une bande feu, de vents variables, d'orages, de coups de vent, de tempêtes tournantes, bordant au nord et au sud la bande équatoriale des calmes, des pluies torrentielles, que les marins appellent le *pot au noir*, et que nous colorerons en noir pour cette raison ; — enfin la bande azurée de l'alizé du sud-est.

Pour être plus intelligible encore, nous supposerons que le soleil se déplace d'un tropique à l'autre et qu'il entraîne après lui, dans son mouvement de translation du sud au nord et du nord au sud, ce rideau diversement teinté.

La zone opaque, noire de pluies, formant ce que les Anglais appellent l'anneau de nuages, *cloud ring*, est le facteur essentiel du climat equatorial. A ce titre elle nous arrêtera un instant. Elle a environ cinq degrés de large et se déplace du 2e parallèle sud au 10e parallèle nord, l'équateur thermique se trouvant reporté, par suite de l'inégal échauffement des deux hémisphères, aux environs du 5e parallèle nord. Mais on conçoit que cette isotherme sera déviée plus haut ou plus bas, selon le relief terrestre que ce parallèle rencontre sous son tracé. M. Rochard lui assigne une température moyenne de 28° centigrades

Le mécanisme de la formation du *cloud ring* est facile à comprendre. De la chaudière équatoriale s'élèvent continuellement d'epaisses vapeurs, pressées en sens inverse par les alizés du sud-est et du nord-est qui viennent mourir sur ses bords, lui apportant en outre leur contingent d'humidité. L'alizé du sud-est, qui vient de traverser d'immenses nappes d'eau, sera pour cette raison plus chargé de vapeurs. Huit à dix heures par nycthémère la pluie tombe torrentielle, continue, tiède, écœurante.

Mais le passage du calme à l'alizé ne se fait pas brusquement ; la lutte s'etablit entre des forces contraires ; la tension électrique est a son maximum : de là les orages quotidiens et des tempêtes tournantes appelees *tornados*, dans l'ouest africain.

L'inégale distribution des continents dans les deux hémisphères fait : 1° que la température est plus élevée dans l'hémisphère nord ; — 2° que l'alizé du sud-est, moins gêné dans sa marche, plus fort, plus régulier, refoule vers le nord l'anneau de nuages ; l'alizé du sud-est monte, en effet, dans l'été boréal, jusqu'au 5e degré de latitude nord, tandis que dans la période de l'été austral, l'alizé du nord-est vient mourir aux environs du 2e degré de latitude nord ; — 3° qu'il pleut beaucoup plus sur la zone au nord de l'équateur (1).

(1) M. A. Duponchel, dans une étude sur le régime des pluies (*Revue scientifique*, n° 22, 1893), explique l'augmentation de la vapeur d'eau dans l'atmosphère tropicale nord de la façon suivante : « A Gardaïa, pour une altitude de 530 m. à la latitude de 32°30, la température moyenne atteint 21°, tandis qu'elle n'est que de 18° dans les Canaries à une latitude moindre de 3° ; ce qui, toute compensation faite, représente une surchauffe de 5° à 6°. C'est avec ce surcroît de température que l'alizé, rasant le sol, débouche sur l'Atlantique, apportant avec lui une réserve de calorique disponible, qui pour une colonne atmosphérique de 1 m q. de base, du poids de 10.000 kilos, représente environ 15,000 calories, chaleur suffisante à la vaporisation de 25 kilos de vapeur, qui sont précisément nécessaires pour donner à l'atmosphère une humidité relative de 70 à 80 centièmes, sans faire intervenir en rien la radiation solaire directe, qui dans le parcours de l'Océan, comme dans celui de la Méditerranée, sert bien plutôt à chauffer la surface marine qu'à la vaporiser.

« C'est, en effet, avec un accroissement à peu près correspondant à la réserve calorifique acquise dans le Sahara, que nous retrouvons la colonne atmosphérique à son arrivée sur le continent américain dans le golfe du Mexique ; à Las Palmas, dans les Canaries, nous n'avons encore qu'une humidité absolue de 38 kilos. La proportion de vapeur d'eau continue à augmenter en marchant vers le sud-ouest. A Port-au-Prince, en Haïti, nous trouvons une humidité relative correspondante à 48 kilos de vapeur totale pour une température de 26°. »

C'est dans le fond du golfe antillien que viennent se condenser les vapeurs y convergeant apportées par les alizés du sud-est et du nord-est. Aussi l'insalubrité augmente-t-elle sur les

Quoi qu'il en soit, dans le jeu de ce rideau mobile, partout où soufflera l'alizé, s'établira la saison sèche, tandis que l'hivernage, ou saison des pluies, sera déterminé par la présence de l'anneau nuageux ou des zones qui le bordent et le prolongent. Mais nous avons dit qu'il ne montait guère au-dessus du 10e parallèle nord et ne descendait qu'au 2e parallèle sud. On voit immédiatement qu'il y aura de ce fait, entre les tropiques, des climats fort distincts selon qu'ils seront soumis à deux passages de l'anneau opaque, comme le climat équatorial, ou qu'ils présenteront deux saisons nettement tranchées, en pluvieuse et sèche, comme les climats tropicaux. C'est, en effet, ce que prouve l'observation, et la météorologie de ces deux zones est très différente.

Prenons les chiffres moyens établis par des milliers d'observations (1) :

1° Température.

LATITUDE	CLIMAT ÉQUATORIAL		CLIM. TROP
	0° à 5°	5° à 12° N.	15° à 23°
Moyenne annuelle.	27° 66	27° 87	23° 8
Mois le plus chaud. . . .	30° 3	30° 12	29° 5
Mois le plus froid.	25° 8	24° 45	20°
Ecarts moyens de la température.	2° 7	3° 5	9°
Variations nycthémérales maxima et minima. . .	3° 2 à 5° 6	6° 4 à 7° 6	12° à 19° 6

côtes à mesure que l'on s'enfonce vers l'ouest, pour atteindre son plus haut degré dans les enfoncements de Darien, de Colon-Aspinwall. de Costa-Rica, du Honduras et de Campêche.

(1) Pour établir les moyennes de ces trois tableaux, nous

2° Tension de la vapeur d'eau et humidité relative en centièmes.

LATITUDE	CLIMAT ÉQUATORIAL				CLIM. TROPIC^L	
	0° à 5°		5° à 12° N.		15° à 23°	
	Tension en millim	Valeur en centie^m	Tension en millim.	Valeur en centie^m.	Tension en millim	Valeur en centie^m.
Moyenne annuelle.. .	22 0	86.8	20.5	76.40	18.94	68.5
Mois le plus humide.	22.6	97.0	21 3	86.0	25.5	87.0
Mois le plus sec.. . .	21.7	79.0	19.7	66.0	13.8	56.0
Ecarts moyens.. . . .	0.9	18.	1.6	20.0	11.7	31.0

3° Hauteur barométrique.

LATITUDE	CLIMAT ÉQUATORIAL		CLIM. TROP.
	0° à 5°	5° à 12° N.	15° à 23°
Moyenne annuelle.. . . .	759.9	759.7	761.5
Pression moyenne la plus élevée..	763.2	764 2	767.9
Pression moyenne la plus basse (cas de tempêtes exceptés)	759.3	759 »	755 »
Ecarts moyens.	3.9	5.2	17 »
Oscillations diurnes moy^es	2.8	2.1	1.4

Ces trois petits tableaux nous paraissent trancher bien nettement les caractères du climat équatorial et les différencier de ceux des climats tropicaux.

avons pris tous les chiffres que nous avons pu recueillir dans les *Archives de médecine navale*, Dutroulau, El. Reclus, les Dictionnaires et les thèses que nous avons pu consulter, sans y comprendre les climats d'altitude.

A) **Climat équatorial.** — Il s'étend du 5e degré de latitude sud au 13e degré de latitude nord environ ; ses limites sont à peu près celles des points extrêmes visités par l'anneau nébuleux. Il est caractérisé :

1° Température. — *a)* Par la hauteur constante de la température, dont les maxima moyens ne dépassent cependant pas 28° 5, et les maxima isolés dépassent rarement 31° ;

b) Par l'écart minime qui sépare la saison la plus chaude de la saison la moins chaude, deux degrés centigrades à quatre degrés au plus ;

c) Par le peu d'amplitude des variations nycthémérales, dont les maxima ne dépassent guère 7 degrés et qui sont d'ordinaire de 3 à 4 degrés centigrades ;

2° Humidité. — *d)* Par la tension considérable de la vapeur d'eau qui est rarement inférieure à 20 millimètres de mercure et dépasse quelquefois 28 millimètres ;

e) Par l'extrême humidité de l'atmosphère, très souvent voisine de son point de saturation, et cette particularité que la saison des pluies est une saison relativement fraîche ;

f) Par la corrélation qui existe entre l'humidité relative et l'humidité absolue, la tension de la vapeur d'eau étant fonction de la température et celle-ci étant constante comme l'humidité ;

3° Pression barométrique. — *g)* Par une hauteur moyenne du baromètre légèrement inférieure à 760 millimètres. L'air est animé d'un mouvement ascendant et la pression est faible ;

h) Par le peu d'écart des hauteurs barométriques, qui ne varient guère que de 3 à 4 millimètres d'une saison à l'autre, même pour les phénomènes météorologiques extraordinaires tels que les tornades quotidiennes de l'hivernage ;

i) Par l'ampleur des oscillations diurnes qui peuvent atteindre jusqu'à 4 millimètres ;

4° Saison. — *j*) Enfin, par la visite à deux reprises, séparées par un intervalle plus ou moins court, de l'anneau nébuleux équatorial, et par conséquent par deux saisons des pluies séparées par deux saisons relativement sèches.

B) **Climats tropicaux.** — Les régions étendues du 13e parallèle nord environ au tropique du Cancer, et du 8e sud au Capricorne, correspondent à la 3e colonne de nos tableaux, et présentent un ensemble de conditions différentes, qui constituent le climat tropical. Ce climat est caractérisé :

1° Température. — *a*) Par deux saisons bien tranchées, de durée variable suivant la latitude : l'une sèche et en général plus fraîche, avec une température moyenne de 20° (1) ou environ ; l'autre chaude et humide, appelée *hivernage*, d'une température moyenne très élevée de 28° à 29° centigrades et des maxima de 32° et 35°.

b) Par l'écart quelquefois considérable de la température des deux saisons, qui est de 7° à 9° en moyenne, mais qui peut atteindre, aux confins de la zone tropicale (Soudan, Tonkin) jusqu'à 15° et 20° ;

c) Par des variations nycthémérales considérables, qui peuvent aller de 12° à 20° pendant la saison sèche ;

(1) Les climats torrides continentaux, tels que le Sénégal et le Soudan, présentent des exceptions dues à la nature du sol. Ce que nous disons ici se rapporte plus spécialement aux climats maritimes tropicaux.

2° *Humidité.* — *d*, *e*, *f*) Par les différences et le manque de corrélation qui existent entre la tension de la vapeur d'eau et l'état de la saturation de l'atmosphère, suivant que l'on est dans la saison sèche ou dans l'hivernage. Cette humidité, comparable dans la mauvaise saison à celle de la zone équatoriale, diminue avec la latitude, durant la saison sèche, et peut tomber, comme au Sénégal, au-dessous de 50 centièmes ;

3° *Pression barométrique.* — *g*) Par une hauteur du baromètre généralement supérieure à 760 millimètres. L'air est animé d'un mouvement descendant et la pression est plus forte ;

h) Par des écarts dans les hauteurs normales qui peuvent aller jusqu'à 17 millimètres, et des dépressions dues aux tempêtes tournantes qui peuvent atteindre et dépasser 20 millimètres, alors que dans les régions plus rapprochées de l'équateur une tempête fait baisser de quelques millimètres à peine la colonne mercurielle ;

i) Par le peu d'amplitude des oscillations diurnes, moins marquées de moitié que dans la zone équatoriale ;

4° *Saisons.* — Enfin, par une seule visite annuelle du soleil, dont l'aller vers le tropique et le retour vers l'équateur se confondent en une seule saison des pluies, des tempêtes et de la chaleur humide, que l'on dénomme l'hivernage.

Dans toute la zone intertropicale, la tension électrique est considérable et l'air y est chargé d'ozone (1). Mais l'électricité est constante dans tous les

(1) D'après Stubel et Blake White, cités par El. Reclus, l'air des montagnes de Pitayo, voisines de Popayan (Colombie,

pays visités par l'anneau nébuleux, tandis qu'elle n'existe que pendant l'hivernage dans les pays situés aux environs des tropiques.

Si chacun de ces facteurs a une grande importance au point de vue de la météorologie, ils n'ont pas tous la même valeur au double point de vue de l'hygiène et de la pathologie des pays torrides.

Quelques hygiénistes ont pensé que la pression atmosphérique avait sa part d'action dans l'anémie tropicale. Le docteur Féris, de regrettable mémoire, a très bien mis en valeur le rôle considérable de la vapeur d'eau dans le fait de la baisse normale du mercure à l'equateur thermique. Un air, presque saturé de vapeur d'eau, dont le poids spécifique est de 622, le poids de l'air étant de 1,000, sera forcément plus leger. De plus, cet air est échauffé, par conséquent dilaté et moins pesant pour le même volume.

Son explication des oscillations diurnes nous satisfait moins. Toutefois, il est impossible de ne pas donner un rôle à la tension de la vapeur d'eau, dans l'évolution régulière de ces sortes de marées atmosphériques, dont les physiciens n'ont pas encore donné de raison péremptoire. Les maxima se produisent à 10 heures du matin et à 10 heures du soir; les minima à 4 heures du matin et à 4 heures du soir. Ce phénomène, au reste, n'est pas particulier aux climats intertropicaux. Il n'est masqué sous nos

province de Cauca), renferme une proportion extraordinaire d'ozone. — 2°28 de latitude nord, — 1800 m. d'altitude, — T. moyenne 17° à 18° centigrades à Popayan.

A la Reunion, il a ete observe que les mouvements brusques et ascendants du baromètre coincident avec un chiffre elevé à l'ozonometre.

latitudes que par les variations continuelles du baromètre.

Mais nous ne saurions surtout partager l'avis du docteur Féris sur l'assimilation de l'air respirable, à la surface des mers tropicales, avec l'air raréfié des altitudes Les preuves, d'apparence mathématique, qu'il nous en donne sont discutables, mais surtout l'observation des faits les contredit. Nous reviendrons plus tard sur ce point ; disons cependant que, malgré la presence de la vapeur d'eau et son hypertension, la pression barometrique baisse d'une quantité négligeable, et nous ne saurions admettre une *anemie barométrique* comparable à l'anoxhyémie des altitudes. L'accelération normale et bien physiologique de la respiration et de la circulation, dans les pays chauds, compenserait largement la perte en oxygène que subit chaque inspiration par le fait de la légère diminution de la pression barometrique, s'il ne venait s'y ajouter deux autres actions prépondérantes, à savoir : la dilatation de l'air sous l'influence de la temperature, mais surtout l'action de cette même temperature sur la tension de la vapeur d'eau atmospherique.

C'est l'action combinée de ces deux facteurs, chaleur et tension de la vapeur d'eau, qui domine toute l'hygiène et peut-être aussi, par son action sur les microorganismes, toute la pathologie des pays chauds. Une chaleur de 28° avec un air à peu près sec et une tension conséquente de la vapeur d'eau, il n'est aucun de nous qui n'en ait éprouve le bien-être dans les étes de nos climats. Mais la même température de 28° centigrades, avec un degré hygrométrique en centièmes de 85 a 96 et une tension de la vapeur d'eau atteignant ou dépassant 24 millimètres de mercures, donne une impression d'énervement, de *mal-être* indicible, et constitue une atmosphère incompatible avec le fonctionnement physiologique des organismes européens. Tel est, en effet, le facteur essentiel de l'anémie tropicale, celui qui s'oppose, en dehors de tout autre facteur pathogenique, a l'acclimatement metéorologique du blanc, et le conduit à une véritable déchéance, s'il ne va, de temps à autre, se retremper dans les climats temperés. Nous reviendrons plus loin sur cet enchaînement morbide.

§ II. — *Saisons.*

La physionomie des saisons, on l'a déjà pressenti, sera donc complètement différente, selon que nous les examinerons dans la zone équatoriale ou dans la zone tropicale.

Que l'on veuille bien se rappeler notre rideau diversement teinté et supposer que le soleil l'entraîne avec lui, dans sa marche, du Cancer au Capricorne, en agissant sur l'anneau nébuleux équatorial. Cet anneau se déplace avec le soleil, mais en arrière de lui, à la remorque pour ainsi parler. Suivons-le.

L'alizé du sud-est vient de parcourir les vastes plaines de l'océan austral. Il arrive chargé de vapeurs au contact de la bande équatoriale et y rencontre le soleil qui se dirige vers le solstice d'été de l'hemisphère austral. Nous sommes en novembre et l'hivernage est commencé pour les terres voisines du Capricorne. Il durera jusqu'a l'équinoxe (20 mars) et se prolongera pour les parties voisines du 18e de latitude sud jusqu'à la fin d'avril.

Mais le soleil se trouvant dans l'hémisphère sud, l'anneau nuageux est descendu aussi bas que possible au-dessous de l'équateur et la pluie tombe torrentielle sur la zone qu'il recouvre : c'est aussi la grande saison des pluies pour la zone équatoriale de l'hémisphère sud.

Puis le soleil passe dans l'hémisphère nord et promène l'anneau de nuages de l'equateur au 12e degré. Tandis que la saison sèche se manifeste dans l'hémisphère sud, que l'alizé du sud-est, remontant, balaye les espaces abandonnés par l'anneau, la première et grande saison des pluies se déclare pour toute la *zone équatoriale nord*, et le soleil poursuivant sa route vers le solstice d'eté boréal, le mois de juin ouvre la saison d'hivernage de la *zone tropicale nord*.

Si l'on veut bien se rappeler que l'anneau nébuleux n'a guère que cent vingt lieues marines de largeur, soit environ cinq degrés, on verra qu'à ce moment du solstice de juin, la limite superieure de l'anneau étant le 12e, la limite inférieure entre le 7e et le 8e degré nord, une saison sèche s'établira sur tout l'espace balayé par l'alizé du sud est, petite saison sèche pour la bande équatoriale nord, entre le 7e degré et l'équateur, grande saison sèche pour l'hémisphère austral.

Le soleil poursuit son mouvement ininterrompu et le voici qui redescend vers l'équinoxe d'automne. L'hivernage se prolonge dans l'hemisphère nord jusqu'à la fin d'octobre, sous l'influence des pluies tropicales. Mais l'anneau nébuleux est de nouveau descendu vers l'équateur et, à quarante ou quatre-vingts jours d'intervalle, selon la latitude, a ramene la saison des pluies, la seconde de l'année pour le climat equatorial : c'est la petite saison des pluies. Cette nouvelle série de jours pluvieux sera plus courte et les pluies moins abondantes. Car l'anneau ne descendant guère au-dessous du 2e degré sud, ne tardera pas a se déplacer de nouveau, et d'un autre côté l'alizé de nord-est, ayant passé sur des continents alterés et sur moins de plaines liquides, arrive a l'équateur, moins lourd de vapeurs que l'alizé du sud-est.

Le soleil revenant vers le solstice de l'hémisphère sud, point de départ que nous avons adopté, la situation des deux zones climatériques sera la suivante : l'alizé de nord-est a rétabli partout sur son passage la saison sèche, longue de six mois et plus, pour les pays voisins du Cancer, de plus en plus courte, a mesure qu'on s'approche du 5e degre de latitude. A ce même moment l'anneau nébuleux promène ses pluies sur la région équatoriale et une petite saison sèche le précède et le suit.

La duree de ces petites saisons, soit sèches, soit pluvieuses, est déterminee par la latitude, et il arrive un moment ou la petite saison des pluies est étranglée entre deux saisons sèches, pour former une seule grande saison sèche, un autre ou la petite saison sèche est de même étranglée entre deux saisons des pluies pour former une seule grande saison des pluies.

Une remarque, qui vient ici a son heure et que le docteur Féris n'avait pas manqué de faire, c'est que l'anneau nuageux ne remontant dans l'hémisphère nord que jusqu'aux environs du 12e degré, la saison des pluies est cependant continue au-dessus de ce parallèle : la raison en est aux pluies du tropique qui descendent jusque-la, à la rencontre du *Cloud ring*. Dans l'hémisphère austral, au contraire, l'anneau descend peu au-dessous de l'équateur, les pluies tropicales ne remontent guère au-dessus du 16e degré de latitude ; aussi trouve-t-on une large bande de 7 à 8 degrés, entre le 16e et le 9e parallèles, où les pluies sont excessivement rares ; dans certains points même de la côte du Pérou et du Benguéla, il ne pleut jamais (1).

En résumé, le climat tropical est caractérisé par deux saisons d'une durée à peu près égale, la saison sèche et l'hivernage. Le climat équatorial présente quatre saisons, deux sèches et deux pluvieuses, alternant l'une l'autre. Mais l'ordre de ces saisons est différent selon qu'on les examine au nord ou au sud de l'équateur. Le climat équatorial du nord voit ses saisons s'établir dans l'ordre suivant :

Grande saison des pluies, — petite saison sèche, — petite saison des pluies, — grande saison sèche.

Dans la bande équatoriale au-dessous de l'équateur thermique, l'ordre est différent :

Grande saison des pluies, — grande saison sèche, — petite saison des pluies, — petite saison sèche (2).

A ces lignes générales nous ajouterons quelques remarques particulières :

(1) Par une exception unique et singulière, la province de Ceara du Brésil, située sur l'Atlantique entre le 2e et le 4e parallèles sud, souffre parfois de véritables sécheresses qui paraissent revenir à des périodes régulières. Depuis 1710 on en a noté environ six par siècle. « Les plus longues phases reviennent de siècle en siècle et de vingt années en vingt années ; mais il y a aussi de petites sécheresses dans les intervalles. » (A. Pereira da Silva, *Consideraçõ geraes sobre as provincias do Ceará*. Rio de Janeiro, 1885.)

(2) Pour fixer les idées par un exemple, nous donnons en note la succession des saisons au Gabon, sous l'équateur et à la Côte des Esclaves (Dahomey) par 6° de latitude nord ; un

1° Le climat équatorial voit les saisons se succéder sans transition bien sensible ; tandis qu'une période de calmes et de coups de vent, vestiges de nos équinoxes, sépare les deux saisons du climat tropical ;

2° Les quatre saisons alternantes sont d'autant plus distinctes que l'on se rapproche davantage du 5° degré nord ;

3° L'hivernage est d'autant plus court, dans les climats tropicaux, que le pays est plus voisin du tropique, d'autant plus long, que l'on se rapproche du 12e degré.

Nous résumons en un tableau d'ensemble les caractères distinctifs de ces deux climats. L'importance en est grande pour l'étude de l'hygiène et de la pathologie entre les tropiques, et l'on ne saurait trop y insister.

Climat équatorial (1).	**Climats tropicaux.**
Température. — A peu près constante et élevée ; — variant peu d'une saison à l'autre ; — dépassant rare-	*Température.* — Variable selon la saison, très élevée pendant l'hivernage, modérée pendant la saison sèche ; —

simple coup d'œil fera apprécier à la fois le retard et l'inégalité de durée de la même saison :

Gabon.

Grande saison sèche. . .	16 mai au 1er octobre.
Petite saison des pluies. .	1er octobre au 15 décembre
Petite saison sèche . . .	15 décembre à fin janvier.
Grande saison des pluies. .	1er février au 16 mai.

Guinée septentrionale.

Grande saison sèche. . .	15 décembre au 15 avril.
Grande saison des pluies .	15 avril au 1er août.
Petite saison sèche . . .	1er août au 1er octobre.
Petite saison des pluies .	1er octobre au 15 décembre.

(1) Féris avait déjà divisé les climats intertropicaux en climats dioriques et climats tetraoriques, climats à deux ou quatre saisons.

Climat équatorial.

ment un maximum moyen de 28° 5 — Variations nycthémérales de peu d'importance.

Humidité. — Extrême et constante. Tension de la vapeur d'eau constante et très élevée. — Peu de jours sans pluie. — L'humidité relative et l'humidité absolue ne sont pas en rapport constant.

Pression barométrique. — Hauteur moyenne inférieure à 760 millimètres — Ecarts peu sensibles d'une saison à l'autre ; — oscillations diurnes très régulières et très amples.

Electricité. — Tension électrique constante toute l'année.

Etat du ciel. — Presque constamment nuageux. — Les orages sont très fréquents toute l'année et presque quotidiens pendant les saisons des pluies. — Les ouragans sont rares.

Saisons. — Quatre saisons qui se suivent à intervalles réguliers pour le même pays, mais variables de durée suivant la latitude ; deux saisons sèches et deux pluvieuses alternant. — Le soleil deux fois au zénith du même lieu à deux ou trois mois d'intervalle. — La transition de l'une à l'autre à peine sensible.

Climats tropicaux.

l'écart entre les deux saisons peut atteindre 10° et plus ; — les variations nycthémérales sont sensibles, quelquefois très fortes.

Humidité. Degrés variables, — très élevée pendant l'hivernage, — normale ou supportable dans la bonne saison. — La tension de la vapeur suit généralement le degré hygrométrique.

Pression barométrique. — Hauteur moyenne au-dessus de 760 millimètres. — Ecarts normaux de 15 à 17 millimètres. — Oscillations diurnes peu amples. — Les dépressions barométriques causées par les ouragans, bien que très inférieures à celles observées au-dessus des tropiques, sont bien plus marquées que dans la région équatoriale.

Electricité. — Très développée, mais pendant l'hivernage seulement.

Etat du ciel. — Orages, grains, tempêtes et ouragans pendant l'hivernage ; — ciel serein pendant la saison sèche.

Saisons. — Deux saisons : l'une sèche et généralement plus fraîche ; l'autre chaude et humide ou hivernage. — Les deux passages, aller et retour, du soleil au zénith se confondent en un seul. — Une période de transition sépare les deux saisons.

A mesure que l'on descend de l'équateur vers les tropiques, on observe des saisons de transition. Ce ne sont pas, comme on le dit couramment, des vestiges du printemps et de l'automne, mais plutôt les petites saisons equatoriales modifiées par la latitude. En étudiant dans une vue d'ensemble les climats partiels intertropicaux, on voit, en effet, les quatre saisons s'affirmer bien nettement du 5e au 12e degré nord environ, entre le 12e et le 18e degré (climat antillien par exemple) on note habituellement trois saisons. La saison intermédiaire est tantôt pluvieuse, plus près de l'equateur, tantôt sèche et chaude (petit été de la Saint-Martin, Guadeloupe), plus près du tropique, selon que la saison sèche seule est étranglée entre deux saisons pluvieuses, ou que, inversement, la saison pluvieuse l'est entre deux saisons sèches.

Dans ces climats à trois saisons, il ne paraît pas que ces conditions climatologiques créent des conditions pathogéniques nouvelles. Aucun fait avéré n'est venu établir une influence particulière de ces courtes périodes de transition. Toutefois il est d'observation courante dans le monde antillien de se feliciter à la saison du *renouveau* (*Kantering* des Anglais), comme aussi, partout ailleurs, de redouter les arrière hivernages. Nous ne voyons, pour notre part, dans le premier sentiment qu'une impression de moindre *malêtre*, comme on en eprouve après un lourd orage d'été, plutôt qu'une influence bienfaisante reelle ; il faut en outre faire la part de la suggestion et de l'invincible desir du mieux qui est en nous. Comme aussi dans les arrière-saisons de l'hivernage, de fait si remarquables par l'exagération de la morbidité et de la mortalité, nous ne voyons que les résultats d'une moindre résistance des organismes épuisés. Selon l expression courante : il était temps que cela finisse. Nous n'avons en vue, cela va sans dire, que les effets des météores sur la physiologie du blanc, et non ces mêmes influences sur les microorganismes pathogènes du paludisme, de la dysenterie et autres endémies.

Enfin, tout à fait à la limite, près des tropiques, l'année climatologique se divise nettement en saison sèche et en hivernage. Les périodes de transition sont excessivement courtes, de quinze jours à un mois, ce qui prouve bien encore que ce ne sont pas des vestiges de nos quatre saisons des climats tempérés, mais bien toujours le dessin vague du climat équatorial. Ces climats voisins des tropiques (Nouvelle-Calédonie, Tonquin), bien que l'hivernage y soit à peine moins insupportable qu'ailleurs, se distinguent cependant par une saison véritablement fraîche, presque froide (Tonquin), éminemment favorable à la physiologie normale de l'Europeen.

De l'équateur thermique aux tropiques nous voyons donc, par transitions insensibles se modifier la physionomie climatologique Cette loi du reste, se retrouve partout ailleurs, et rien n'est absolument tranché ; mais nous avons essayé d établir que tous les climats partiels intertropicaux avaient bien une physionomie commune et à part, qu'ils ne devaient être comparés qu'entre eux, que les comparaisons avec nos climats tempérés ou chauds (Algérie, Syrie) ne pouvaient qu'en donner des idées fausses ou faussées, qu'enfin, si la division en saison sèche et en hivernage est la plus apparente, la plus simple pour les prescriptions hygiéniques à formuler, il est plus proche de la réalité des faits de diviser l'année climatologique intertropicale en quatre saisons inégalement chaudes, mais dont le facteur essentiel et prépondérant est l'humidité. Plus on multipliera les observations et plus s'affirmera la vérité de cette proposition. On sait, en effet, qu'à volume égal, l'air saturé d'humidité absorbe 70 fois plus de calorique que l'air sec. Dans beaucoup de pays de l'hémisphère nord, surtout entre les parallèles de 10° à 15°, il se produit cette particularité que la saison la plus chaude est aussi la plus saine, et que le thermomètre baisse de deux à trois degrés avec la saison pluvieuse, qui est l'hivernage. A Conakry, dit M. Drevon (1), la saison la plus fraîche est l'été, et c'est l'hivernage.

Sous une physionomie commune, chaque pays a donc ses allures climatologiques particulières. Le détail n'en saurait entrer dans cette étude. Toutefois nous devons la compléter par l'examen de certains faits qui, pour n'être pas généraux, se retrouvent dans un grand nombre de stations d'entre les tropiques et influencent, toujours d'une façon analogue, les pays où ils se produisent. Ces influences particulières sont exercées par les vents, par la nature du sol, par le voisinage de la mer et les courants ou fleuves marins.

§ III. — *Vents.*

Alizés. — On sait le mécanisme de ces vents réguliers, ces « vents du commerce, *trade winds* », qui soufflent du tropique vers l'équateur, sur une zone de 20 à 25 degrés de latitude et dont les limites supé-

(1) Drevon : « Le pays des Soussous, » *Arch. de méd. navale*, t LXII, 1894.

rieures et inférieures se déplacent avec le soleil. L'air surchauffé au-dessus de l'équateur thermique s'allège, se dilate et s'élève, appelant ainsi l'air plus frais qui vient des régions tempérées. Mais comme la vitesse du mouvement diurne de la terre augmente en se rapprochant de l'équateur, les couches d'air, entraînées avec des vitesses inégales, sont déviées de leur direction nord et sud, sud et nord, et le vent semblera d'autant plus souffler de l'est qu'il se rapprochera de l'équateur. Nous disons « semblera », car en réalité, comme l'a fort bien expliqué Davy, il ne fait que courir moins vite vers l'est et retarder sur le mouvement de la terre. Si le vent alizé était entraîné d'un mouvement égal à celui de la terre, il soufflerait toujours du nord ou du sud, selon l'hémisphère.

Dans cette zone de 5 degrés environ de largeur qui se déplace au-dessus et au-dessous de l'équateur, la force ascensionnelle de l'air surchauffé est assez intense pour contrebalancer le mouvement vers l'orient, dû à la rotation du globe; de là, les calmes équatoriaux, calmes résultant d'une sorte d'équilibre instable des couches atmosphériques. Cet équilibre est troublé par le moindre accident, et cette région des calmes, ce *pot au noir*, est aussi la région des orages, des coups de vents subits et tournants, *travados* des Portugais, *tornados* des Espagnols, où l'on voit en un clin d'œil, selon l'expression des marins, le vent faire le tour du compas (1).

(1) Les deux descriptions suivantes donneront une impression de ces phénomènes météorologiques.

« Au moment où le soleil va se coucher, le ciel gris plombé s'électrise dans le nord-est d'une lueur livide qui embrase l'horizon comme un incendie lointain. Sur le fond du ciel

Dans le Pacifique et l'Atlantique, les vastes plaines liquides ne sont interrompues que par de rares terres insulaires ; l'alizé y souffle régulièrement du nord-est, variable de l'est-nord-est au nord-nord-est, dans l'hemisphère nord, — du sud-est variable à l'est sud-est dans l'hemisphère sud.

Après avoir traversé certaines régions désolées et brûlantes du centre de l'Afrique, l'alize du nord-est, dévie a l'est, arrive aux rivages dans un tel etat de siccité, qu'en quelques heures toute frondaison disparaît, les écorces des végetaux se fendent, les bois craquent, la peau se gerce et ce souffle brûlant donne la sensation d'une bouche de four. C'est pourquoi la saison des vents d'est, dans le Haut-Sénégal. bien que la plus salubre au point de vue des maladies endémiques, est la plus redoutée de nos soldats et de

fauve se dessinent avec des éclats de féerie, dans un fantastique paysage, les arêtes des collines et la cime altiere des hautes futaies, des zigzags etincelants percent par intervalles l'arc de nuages volcaniques qui se deroulent au-dessus de la terre. La nuit se fait ; la nuee noire grandit et se developpe dans le ciel enfumé, qu'elle couvre d'une draperie sombre en mille points dechirée par des traits de feu éblouissants. Bientôt le fracas du tonnerre assourdissant resonne avec l'ensemble d'une salve d'artillerie, les coups se succedent, se pressent, se rapprochent, et la nuee noire s'epanche en déluge. En un instant les torrents gonflent a deborder. Spectacle grandiose que l'Europeen admire, mais trop souvent renouvelé pour lui, car il tétanise et distend les ressorts de la vie ! Parfois l'orage est d'apparence si terrible, la nuee si noire, que les indigenes ont peur et s'enferment dans leurs cases. Lorsque la foudre tombe, elle atteint les navires en rade, le mât de pavillon des factoreries, les arbres au port elevé, quelquefois les habitations sur les hauteurs. » (Dr Barret, *la région Gabonaise.*)

La seconde description se ressent de la langue poetique de Camoens dans laquelle elle a ete écrite, à Bissao, par le Dr Ant.-Aug Pereira Leite de Amorim et dont le Dr H. Rey nous a laisse une bonne traduction :

« D'abord, vous entendez dans le lointain un sourd mugis-

nos fonctionnaires. Le terrible *harmattan* des Côtes de la Haute Guinée, n'est autre que ce même alizé, qui plus tard, en pleine mer, dans la traversée de l'Atlantique nord, devient si doux, si frais, si vivifiant, et qui fait oublier aux marins tous les périls passés.

Moussons. — Les moussons (de l'arabe *mawsim*, saison, Littré, *Dict.*) ne sont que des alizés, modifiés dans leur régime et leur direction par les énormes presqu'îles continentales que forment l'Afrique, l'Arabie, l'Inde, l'Indo-Chine et les grandes îles de l'archipel Malais. La mousson de nord-est n'est autre que l'alizé du même nom. Elle souffle pendant la belle saison, quand le soleil échauffe l'hémisphère austral ; elle est en général sèche, fraîche et salubre

L'expression « renversement de la mousson », employée communément, s'applique a un fait exact,

sement, semblable au bruit d'une mer agitée dont les flots presses viennent se briser sur le rivage. En même temps, des limites extrêmes de l'horizon s'eleve une nuee obscure : elle monte du côte de l'est et du sud-est et parfois d'autres directions, d'abord peu intense, puis davantage, puis de plus en plus sombre. Tout à coup arrive le vent d'orage, rapide, impetueux, comme s'il allait tout emporter sur son passage. Alors des amoncellements de nuages portés sur les ailes de la tempête gagnent jusqu'au plus haut du ciel, ils s'avancent les uns vers les autres et les espaces qui les separent vont en se rétrécissant telles deux armées en présence se rapprochent pour se choquer de front. A un moment donne et comme si une puissante main invisible avait rompu les cataractes des cieux, des torrents de pluie précipités du sein des nuages inondent la terre. Les eclairs eblouissants se croisent de toute part ; les roulements du tonnerre eclatent et se succedent sans relache Vu par une nuit noire, lorsque pas un rayon de lune, pas un scintillement d'etoile ne vient percer la profondeur des ténèbres, c'est un spectacle d'une beauté incomparable Les eclats non interrompus de la foudre, le fracas du tonnerre, le crepitement des cascades de pluie, le mugissement de la tempête, tous ces bruits se reunissent comme en un concert diabolique auquel ne manque ni la majesté ni la grandeur. » (*Arch. de med. navale*, juin 1877.)

puisque la mousson change cap pour cap et devient sud-ouest ; mais elle a le tort de faire naître dans l'esprit une explication erronée. C'était du reste l'avis de Maury, que la mousson sud-ouest n'était autre que la mousson de nord-est renversée. Mais marins, géographes et météorologistes s'accordent aujourd'hui à reconnaître que la mousson de sud-ouest, dans l'océan Indien, n'est que l'alizé du sud-est, dévié par la forme des continents, et poursuivant sa course bien au-dessus de l'équateur, jusqu'au voisinage du Cancer.

De même, la mauvaise mousson de nord-ouest, dans l'hémisphère sud, ne serait que l'alizé de nord-est, continué, mais dévié, après s'être chargé de vapeurs en passant au-dessus de l'anneau nuageux équatorial. Ce qui donne créance à cette manière de voir, c'est que la mousson de sud-ouest, toujours plus forte, comme l'alizé de sud-est, remonte aussi beaucoup plus haut dans l'hémisphère nord. Mais la mousson de nord-ouest vient mourir dans la partie sud de l'océan Indien, aux environs du 12e degré de latitude.

Du reste, ces moussons elles-mêmes présentent des variantes. La forme, la direction des chaînes centrales des péninsules et des grandes terres insulaires, impriment des dérivations à ces courants atmosphériques. Mais toujours le vent d'ouest, qu'il souffle du nord ou du sud, apporte avec lui un excès d'humidité, qui se précipite en pluies abondantes et quasi quotidiennes pendant toute la durée de la mauvaise mousson.

« On peut dire, d'une façon générale, dit A. Layet, que tous les lieux situés sur les côtes occidentales voient leur saison des pluies s'établir avec les moussons ou des courants atmosphériques déviés des alizés, tandis que sur les côtes orientales la saison des pluies s'affirme par les vents alizés eux-mêmes (1). »

Si nous avions ici uniquement en vue l'étude de la méteorologie des régions intertropicales, ce serait le moment de parler des ouragans, d'en décrire les causes, les lois et les effets. Mais ces terribles fléaux, de la violence desquels aucune description ne peut donner une idée exacte à qui ne les a pas subis, qui sont, sans contredit, les phénomènes les plus épouvantablement grandioses de la nature, ne nous paraissent pas avoir un rapport direct avec l'hygiène et la pathologie des pays chauds. Il ne semble pas que les observateurs aient noté des relations de cause à effet, ou simplement des coïncidences répétées, entre le retour périodique de ces sinistres visiteurs et celui de telle ou telle endémo-épidémie. S'ils augmentent la morbidité et la mortalité, c'est, pour ainsi dire, par traumatisme médical ou chirurgical. On ne peut s'empêcher cependant de croire que ces violents coups de balai n'aient quelque influence sur les qualités hygiéniques de l'air.

C'est a l'époque des changements de mousson, mai et septembre dans l'hémisphère nord, mais principalement à l'équinoxe d'automne, que ces ouragans, appelés cyclones dans les mers des Antilles et des Indes, typhons dans les mers de Chine, sont le plus fréquents.

Brises locales. — Les terres impriment encore d'autres changements au régime des vents réguliers d'entre les tropiques. Plus faciles à s'échauffer, comme à se refroidir, que les surfaces marines, les

(1) *Arch. de méd. navale*, XXVIII, 1879, « Etudes d'hygiène intertropicale. »

terres présentent des inégalités, plus ou moins marquées dans leur température nycthémérale ; ces inégalités, périodiques comme le jour et la nuit, amènent dans l'air ambiant des degres parallèles de dilatation, qui sont la cause des brises locales. La terre, échauffée pendant le jour, donne à l'air qui la recouvre une force ascensionnelle qui appelle la brise du large, ou *brise de mer*. Pendant la nuit, la terre se refroidit par rayonnement, et, après une période de calme, qui suit le coucher du soleil, correspondant à l'equilibre des temperatures, la brise de terre s'elève et fraîchit peu à peu, d'autant plus fraiche que le rayonnement nocturne est plus accentué.

Les conséquences, pour l'hygiène et la pathologie des pays intertropicaux, de ce rayonnement nocturne ont trop d'importance pour ne pas nous arrêter un instant. C'est encore ici la tension de la vapeur d'eau qui exerce l'action prépondérante sur ce phénomène climatologique Dans les zones et les saisons ou cette tension est maximum, c'est-à-dire, toute l'annee sous les climats équatoriaux et pendant l'hivernage des climats tropicaux, le rayonnement nocturne est insignifiant, et les variations nycthémérales, minimes. Mais pendant la saison fraiche, la détente de la tension de la vapeur d eau, après le coucher du soleil, favorise l'intensité du rayonnement, et, si le sol est sablonneux et dépourvu de végétation, comme dans certaines parties de l'intérieur de l'Afrique, la différence entre les températures du jour et de la nuit peut atteindre et dépasser 20° centigrades. Aussi tous les auteurs qui ont ecrit sur l'hygiène de la côte ouest de l'Afrique, ont-ils fait un chapitre a part, pour y traiter des précautions à prendre contre les brises traîtresses du soir et de la nuit.

Les terres présentent en outre des variations climatologiques, qui sont fonction de leur altitude et de leur plus ou moins d'éloignement de la mer.

Nous avons déjà dit un mot des grandes altitudes celles dépassant mille mètres. Elles changent à tel point le climat, qu'elles peuvent le déclasser et lui creer des conditions presque analogues, au changement de pression près, à celles des climats tempéres. Quant au bienfait des petites altitudes, nous nous en expliquerons plus tard, a propos des *sanatoria*. Il nous suffira de dire, pour le moment, que ce bienfait est tel, que, dans notre conviction, il n'y a pas de colonisation possible pour l'Européen dans les pays qui en sont dépourvus.

Les mêmes differences qui se rencontrent dans les pays tempérés, entre le climat marin et le climat de l'interieur des terres, se retrouvent dans les zones intertropicales. Le voisinage de la mer régularise partout la température, diminue l'amplitude des variations nycthémerales et de celles d'une saison à l'autre; mais le vent de la mer y amène toujours avec lui une humidité plus grande. Dans l'intérieur des terres, on retrouve quelques-unes des conditions des climats continentaux : saisons plus marquees, températures extrêmes, variations considérables dans la tension de la vapeur d eau, extrême sécheresse et pluies abondantes, inégalités fréquentes et marquees de tous les facteurs climatologiques dans le même nycthémère. — L'hygiène trouvera dans ces notions des indications préventives.

Insulaires ou continentaux, les pays d'entre les tropiques gardent leur physionomie d'ensemble, et le grand facteur météorologique commun est toujours le chaud humide. Où ce facteur manque, le pays, malgré sa latitude, échappe à ce que nous entendons par climat intertropical ou torride. Telles les terres élevées du centre Amérique, certains plateaux de l'Hindoustan et quelques points élevés de nos colonies françaises. Aussi, est-ce un assez mauvais argument de conclure à la possibilité de l'acclimatement individuel de l'Européen, ou même à l'acclimatement de la race européenne dans un futur peu éloigné, par l'exemple de la prospérité des Espagnols dans les hautes terres du Mexique et du centre Amérique.

On conçoit qu'il est impossible de délimiter le point d'altitude où finit le climat torride, ou commence le climat habitable. Cette ligne est nécessairement onduleuse, comme les isothermes, et varie en hauteur, selon l'exposition, la latitude, les vents régnants, le sol, la végétation, etc. D'une manière générale, on peut fixer à 300 mètres au-dessus du niveau de la mer la limite d'influence des facteurs les plus nuisibles des climats torrides. De 500 à 1,000 mètres, c'est l'altitude propre à l'établissement des maisons d'hivernage, des hôpitaux, des casernes, des *sanatoria*. Les villes elles mêmes, habitées par les blancs, devraient, toutes les fois qu'il est possible, s'élever à l'altitude minimum de 400 mètres. Quand on sera bien convaincu, dans le public, que l'acclimatement individuel est un vain mot, qu'il n'y a pas de *fièvres d'assuétude*, pas de crises climatériques donnant l'immunité ou laissant l'organisme adapté à son niveau milieu ; que le blanc ne peut se bien porter et résider longtemps entre les tropiques, qu'à la condition expresse d'y retrouver des conditions analogues à celles de nos étés des zones tempérées, peut-être ne se fondera-t-il plus de villes sur les bords des fleuves ou des lagunes, peut-être celles qui existent seront-elles transportées sur les hauteurs, laissant aux indigènes l'habitat, mortel au blanc, des basses terres. C'est de la realisation de ce *desideratum* que dépend l'avenir de toute colonisation durable.

§ IV. — *Courants marins.*

Outre l'influence régulatrice du climat marin sur les terres voisines de la mer et sur les îles, la mer agit encore par la température de ses fleuves, nous voulons dire des courants marins. Ils ont été etudiés soigneusement par les marins de tous les pays, car il était d'une très grande utilité de les connaître, avec leurs divers degres de vitesse, lors de la navigation exclusivement à voiles. Le nombre de ces courants est considérable et notre intention n'est pas d'en faire le dénombrement. Au point de vue qui nous intéresse, il nous suffit de savoir qu'il existe, à la surface de la mer, un mouvement continu, un va-et-vient perpétuel des eaux froides vers les eaux chaudes, et réciproquement.

Les plus importants de ces fleuves sont:

1° Le courant polaire antarctique.

Ce courant froid se divise, au sud du cap Horn, en deux courants secondaires, dont le premier, le courant de Humboldt, remonte le long de la côte occidentale de l'Amérique du Sud, rafraîchit les rivages du Chili et du Perou, pour s'inflechir à gauche et former le courant équatorial du Pacifique sud.

Une deuxième branche se détache du courant circulaire, au niveau du cap de Bonne Espérance, remonte pareillement le long des côtes occidentales du sud de l'Afrique, pour s'infléchir au-dessous de l'équateur et traverser l'Atlantique de l'est à l'ouest, dans la direction du golfe Mexicain.

Les fleuves de la côte ouest de l'Afrique méridionale, dont la direction générale est de l'est à l'ouest, s'infléchissent près de leur embouchure vers le nord-nord-ouest. La plupart des caps, des pointes de terre semblent avoir été redressés par la force du courant marin, et les baies qu'ils forment ont leur ouverture entre le nord et l'ouest. Ce phénomène est très apparent au cap Castle et à la baie de Santa-Helena, à la baie d Angra Pequena, à Spencer Bay, a Whalfish Bay, à Great Fish Bay, à Benguela, à Saint-Paul de Loanda, à la pointe Shark de l'embouchure du Congo, à Loango, Ma-Youmba, au cap Lopez et à la pointe sud de l'estuaire du Gabon.

Au-dessous de l'Australie occidentale, une troisième branche de ce courant froid vient baigner les côtes occidentales de ce continent, pour se perdre dans le courant équatorial sud de l'océan Indien.

2° Le courant polaire arctique a moins d'importance que le précédent, à cause des énormes continents qui le brisent. Deux branches principales s'en détachent également, qui viennent baigner de leurs eaux froides les côtes orientales de l'Asie et de l'Amerique septentrionales.

A ces courants froids répondent trois grands courants chauds principaux

3° Le grand courant équatorial, déjà indiqué, et qui parcourt le globe de l'est à l'ouest.

4° Le courant du golfe Mexicain ou *Gulf Stream*, qui, partant de la chaudière mexicaine, acquiert une vitesse considérable dans le canal rétréci des Bahama et vient se perdre en se divisant sur les côtes de l'Europe septentrionale. Une branche inférieure redescend le long des côtes occidentales de l'Europe et de l'Afrique nord, pour rejoindre le courant équatorial de l'Atlantique, formant ainsi un circuit fermé.

3° Le courant qui naît au fond du golfe du Bengale, devenu le *fleuve noir* (Kuro Siwo) des côtes japonaises, vient, d'une façon analogue au précédent, réchauffer les côtes occidentales de l'Amérique du Nord.

Ces cinq grands courants principaux se divisent en courants secondaires et donnent naissance à des contre-courants. Une vue d'ensemble nous montre que le courant polaire antarctique rafraîchit les côtes occidentales des grandes terres de l'hémisphère sud : Afrique, Australie, Amérique du Sud, tandis que les côtes orientales des mêmes terres sont baignées par les courants chauds équatoriaux.

Le courant polaire arctique refroidit les côtes orientales de l'Asie et de l'Amérique du Nord, alors que les côtes occidentales des mêmes terres sont réchauffées par le Gulf Stream et le fleuve Noir. C'est donc, au point particulier qui nous occupe, le courant polaire austral qui joue le rôle le plus important dans le climat des côtes intertropicales meridionales.

Cette revue rapide des grands fleuves marins nous en dit assez pour nous donner la raison des différences de température et d'habitabilité pour l'Européen, observées et constatées par l'expérience, entre les côtes orientales et occidentales des grands continents de l'hémisphère austral, à latitude égale, entre le Zanguebar, le Mozambique et le Benguela, entre les côtes du Brésil et celles du Pérou, et aussi les meilleures conditions, à égale distance de l'équateur, des pays intertropicaux de l'hémisphère sud.

§ V. — *Observations météorologiques.*

Le médecin, le militaire chef de poste, le colon intelligent, l'explorateur pourront toujours à peu de frais installer un petit observatoire météorologique. C'est en multipliant dans des proportions considérables ces observations que l'on pourra élucider le problème des influences météoriques. Nous rappellerons les notions usuelles. Avant tout il importe d'avoir des instruments vérifiés et accompagnés de leur procès-verbal de comparaison dressé dans un observatoire.

1° *Baromètres.* — Nous dirons plus loin le peu d'influence que nous reconnaissons à la pression si uniforme entre les tropiques. Il sera cependant utile de continuer à noter les hauteurs, bien que le luxe d'observations dont nous disposons ne nous ait pas appris grand'chose. Selon les circonstances, on usera du baromètre à mercure, du baromètre anéroïde ou des deux. Les systèmes enregistreurs faciliteront les observations.

Le baromètre de Fortin sera suspendu à une planchette scellée dans le mur, ou monté sur un trépied avec suspension à la Cardan ; ce dernier mode permet un déplacement facile.

Le baromètre anéroïde n'a pas la précision du baromètre à mercure ; mais bien réglé et compensé, il donne des indications très suffisantes. Il sera bon d'avoir le Fortin et l'anéroïde; mais si l'on ne pouvait en posséder qu'un, mieux vaudrait l'anéroïde.

MM. Richard frères ont construit des instruments enregistreurs d'un maniement facile et employés presque partout aujourd'hui, surtout pour le baromètre, le thermomètre et l'hygromètre.

Le baromètre enregistreur de MM. Richard est composé d'un certain nombre de coquilles de baromètre anéroïde réunies en colonne verticale. Les mouvements de la colonne de coquilles sont transmis à une aiguille par un système de bras de leviers; l'aiguille porte une plume qui trace la courbe sur un papier quadrillé de lignes horizontales, distantes d'un millimètre, correspondant aux hauteurs de mercure, et de lignes verticales tracées de deux en deux ou de six en six heures. Un mouvement d'horlogerie fait dérouler la bande au-devant de la plume.

Il importe que les baromètres soient placés dans une pièce dont la température ne varie pas brusquement, par conséquent le moins ensoleillée possible, en pays tropical.

2° *Thermomètres*. — Ils seront *ordinaires*, à mercure à *maxima* (système Negretti), à l'alcool à *minima* (système Rutherford), *fronde*, gradués sur tige et préalablement étalonnés, placés a l'abri des rayons solaires directs et réfléchis, ainsi que nous en donnons le détail. Les observations devront être régulières et multiples.

Thermomètre enregistreur. — L'organe principal du thermomètre enregistreur est un tube de manomètre Bourdon rempli complètement d'alcool; la dilatation de ce liquide fait varier la courbe du tube et met en mouvement par l'intermédiaire de leviers convenables l'aiguille qui porte la plume (1)

Installation des thermomètres. — Les thermomètres devront être installes en plein air, loin des murs des habitations, à 1m80 a 2m au-dessus du sol gazonne, si possible, ou recouvert de nattes pour empêcher la reverberation, sous un abri que l'on peut construire a peu de frais, sur le modèle de celui de MM. Ch. Sainte-Claire Deville et Renou, mais modifié pour la latitude ainsi qu'il suit :

Quatre poteaux d'égale hauteur sont fichés en terre, de façon à délimiter un carré d'un mètre à 1 m. 20 de côte, de telle sorte que les côtés soient perpendiculaires ou parallèles au méridien ; les poteaux auront une hauteur minimum de 2m60 au dessus du sol. Sur ces quatre poteaux on installera solidement un toit a double pente ou demi-cylindrique, oriente est et ouest, recouvert de bois ou de chaume. Un deuxième toit distant de 0,20 à 0,25 centimètres du premier et le débordant en forme de veranda ouverte, abritera le premier. Ce deuxième toit sera couvert de bardeaux et de briques, ou de bardeaux et de carton bitumé, ou de chaume, mais non de zinc. Les extrémites est et ouest seront munies de volets mobiles pour abriter les appareils du soleil levant ou couchant. Pour assurer la ventilation, on laissera deux ouvertures pour laisser passer deux petits tuyaux partant du toit interieur et s'elevant de 0,10 centimètres au-dessus du toit supérieur. Ces tuyaux seront munis de chapeaux debordant pour empêcher la pluie de pénetrer.

Deux traverses horizontales seront fixées au milieu

(1) A. Angot : *Instructions météorologiques*. Paris, Gauthier-Villars, 1891.

de l'espace vide sous le toit inférieur, à une hauteur minimum de deux mètres du sol, pour permettre de suspendre les instruments, de manière à ce que les réservoirs des thermomètres arrivent au même niveau que le bord inférieur des toits.

Un escabeau à demeure permettra d'arriver à bonne hauteur pour la lecture.

Sous cet abri, que l'on ne manquera pas de rendre le plus stable possible, dans les pays de tempêtes ou de tornados, au moyen de fils de laiton fixés à des piquets fichés à une certaine distance, on installera :

1° Les thermomètres, ordinaire, à maxima et à minima ;

2° Le psychromètre ;

3° Le thermomètre enregistreur de Richard frères ;

4° L'hygromètre enregistreur des mêmes.

Ces deux derniers suspendus par leurs poignées et bien horizontalement.

Dans les pays tropicaux, il est inutile que les thermomètres soient gradués au-dessous du zéro ; mais il sera nécessaire, surtout pour les stations continentales, qu'ils puissent s'elever jusqu'à 50° et 55°.

Enfin, il est nécessaire d'en avoir une ou deux séries complètes en réserve.

Le thermomètre fronde est indispensable aux voyageurs ; mais il est utile aussi pour vérifier les conditions thermométriques des abris.

3° *Psychromètre et hygromètre.* — Les modèles de *psychromètres* sont nombreux ; ce sont tous des modifications du psychromètre d'August. Cet appareil, qui se compose essentiellement de deux thermomètres, l'un sec, l'autre mouillé, est indispensable pour la notation de la tension de la vapeur, dont nous avons dit toute l'importance. Les observations ne sauraient être trop multipliées. Si l'on désigne par T la température du thermomètre sec ; par T' celle du thermomètre humide ; par f la tension cherchée ; par F la tension maximum à la température T' ; par B la hauteur barométrique et par C la correction établie empiriquement par les tables de Regnault, soit 0,0009 à l'air libre à l'abri du vent, la formule :

$$f = F - C\,(T - T')\,B$$

donnera la tension cherchée. Mais ces opérations sont en pratique simplifiées par des tables qui donnent, toute correction faite, la tension correspondante aux indications thermométriques. Pour obtenir l'état hygrométrique, il suffit de diviser la tension de la vapeur d'eau trouvée par la tension maximum correspondant à la température T.

Les hygromètres à cheveu et à condensation ne sont en réalité que des hygroscopes ; mais il sera bon d'en être muni pour contrôler et suppléer au besoin les indications du psychromètre.

Hygromètre enregistreur. — Dans l'hygromètre enregistreur on emploie un faisceau de cheveux fixés à leurs deux extrémités et reliés par leur milieu à un levier dont les déplacements commandent ceux de la plume par l'intermédiaire de cames, qui ont pour but de donner des dimensions convenables aux diverses parties de l'échelle.

Il sera bon de comparer de temps à autre les indications de l'hygromètre enregistreur avec celles du psychromètre pour en obtenir le réglage (1).

4° *Pluviomètre.* — Bien que régi par les lois météorologiques que nous avons données, le régime des

(1) A. Angot, *loc. cit.*

pluies présente des variations notables selon les moussons, la hauteur des terres, la nature du sol, la latitude, les courants marins, et il importe de multiplier de plus en plus les observations udométriques, déjà nombreuses du reste.

Le plus simple des pluviomètres est celui de l'Association scientifique. En sa simplicité, c'est un seau en zinc sur lequel on dispose un entonnoir terminé en haut par une bague cylindrique soigneusement construite, à bord supérieur mince, parfaitement circulaire, d'un diamètre exactement déterminé de 0,226 millimètres et limitant un cercle d'une surface de quatre décimètres carrés L'appareil est disposé sur un poteau fiché en terre et assuré contre le vent par quatre baguettes de bois ou de fer qui surmontent le plateau circulaire aux extrémités de deux diamètres

Une éprouvette graduée pour les dimensions de ce pluviomètre donne d'un côté le nombre de centimètres cubes d'eau recueillie au fond du seau, de l'autre on lit la hauteur d'eau tombée correspondante en millimètres et dixièmes de millimètres.

L'eau recueillie dans ce pluviomètre n'étant pas suffisamment garantie contre l'évaporation, il est de toute importance, en pays chaud, que l'expérience soit faite peu de temps après la pluie. Le pluviomètre totalisateur de Hervé Mangon est un pluviomètre décuplateur dont le reservoir d'une section dix fois moindre que celle de l'entonnoir communique par un robinet avec un second réservoir complètement fermé et qui met le liquide à l'abri de l évaporation ; la mesure de l'eau tombée se fait ainsi à loisir Il est tout indiqué en pays tropical.

Le pluviomètre doit être placé dans un endroit bien

découvert, loin des arbres et des habitations, la bague de l'entonnoir à une hauteur de 1m50 à 1m80 au-dessus du sol.

5° *Évaporomètre.* — La mesure de la quantité d'eau évaporée du sol s'obtient par un instrument construit par Delahaye et appelé *évaporomètre.* Pour la météorologie d'un lieu, ses indications peuvent être précieuses, à la condition d'être longtemps poursuivies.

6° *Anémomètres.* — Les anémomètres sont des appareils d'observatoire ; mais il en existe en aluminium peu volumineux et faciles à transporter comme à manier. Il pourra suffire de noter la direction des vents et d'apprécier empiriquement leur force, selon les données des marins. Dans les régions visitées par les cyclones, l'anémomètre de Lind, décrit dans le traité de J. Arnould, pourra rendre des services et être installé à peu de frais.

Le plus connu de ces instruments est le moulinet de Robinson, fait de quatre bras métalliques, en croix, terminés par des hémisphères creux, à concavité dirigée du même côté. L'axe sur lequel est fixé le moulinet engrène avec un compteur qui fait connaître le nombre de tours dans un temps donné. Le rapport des vitesses du vent et du moulinet est comme 3 : 1. Il est important que l'instrument soit soigneusement entretenu et graissé.

MM. Richard frères ont construit des anémomètres enregistreurs. Une série d'ailes hélicoïdales implantées perpendiculairement à l'axe de rotation et frappées par le courant d'air parallèlement à cet axe, actionne soit un compteur à cadran, soit un appareil enregistreur.

L'échelle anémométrique de Beaufort, habituellement employée dans la marine, est celle qui nous paraît se prêter à la meilleure estimation de la force du vent. Elle va de 0 à 12.

		Vitesse en mètres par seconde.
La fumée s'élève verticalement ; les feuilles des arbres sont immobiles.	0 Calme. . . .	de 0 à 1 mètre.
	1 Presque calme.	1 — 2 —
Sensible aux mains et à la figure, fait remuer un pavillon, agite les feuilles légeres.	2 Légère brise. .	2 — 4 —
Fait flotter un pavillon, agite les feuilles et les petites branches.	3 Petite brise. .	4 — 6
	4 Jolie brise. . .	6 — 8 —
Agite les grosses branches des arbres ; gonfle continûment les voiles.	5 Bonne brise. .	8 — 10 —
	6 Bon frais. . .	10 — 12 —
Plie les grosses branches et les troncs de petit diamètre ; voilure réduite.	7 Grand frais. .	12 — 14
	8 Petit coup de vent. . . .	14 — 16 —
Brise les petites et les moyennes branches ; mer mauvaise, cape courante.	9 Coup de vent. .	16 — 20 —
	10 Fort coup de vent. . . .	20 — 25 —
Renverse les cheminées ; enlève les toitures ; brise et déracine les arbres, cape ou manœuvres des cyclones.	11 Tempête . . .	25 — 30 —
	12 Ouragan . . .	plus de 30 —

La direction du vent sera donnée par la girouette et la boussole. La meilleure, la plus sensible et la plus simple des girouettes est encore un ruban de soie noire de deux à trois centimètres de largeur et de cinquante centimètres de long, attachée sur le faîte de l'habitation au bout d'une tige longue et flexible. On pourra en installer une seconde du même genre au-dessus de l'abri des thermomètres.

7° *Actinomètres.* — Les observations actinométriques manquent à peu près complètement entre les tropiques, si ce n'est au Brésil. Nous pensons qu'il serait important de noter la luminosité si remarquable des jours et des nuits tropicales. Les *photomètres*, les *cyanomètres* peuvent concourir au même but. Toutefois, les mesures actinométriques précises sont délicates, longues, minutieuses et ne peuvent guère être effectuées que par des observateurs exercés et bien outillés.

L'actinométrie pourra être remplacée par la mesure de la nébulosité, en l'appréciant à l'estime, par des chiffres, de 0 à 10.

8° *Electromètres.* — Il n'est personne qui ne soit convaincu de l'influence marquée de l'état électrique de l'atmosphère sur les phénomènes biologiques; nulle part il n'est aussi marqué et constant qu'entre les tropiques : nulle part il n'est aussi facile d'en noter les variations, et cependant nous sommes à peu près dépourvus d'observations quelque peu précises et suivies.

9° *Ozonomètres.* — De simples papiers préparés à l'amidon et à l'iodure de potassium (papiers Schonbein) font de passables ozonoscopes ; en théorie, la coloration bleue apparaît d'autant plus foncée que l'ozone de l'air est plus abondant ; mais ce serait une erreur de se fier pour l'ozonométrie à l'échelle des couleurs (Berthelot, Borius). On est encore loin d'être édifié sur la signification exacte des réactions ozonométriques des papiers préparés.

Le procédé le plus exact d'ozonométrie employé dans les observatoires n'est pas à la portée de tous; il pourra cependant toujours être utilisé par les pharmaciens des hôpitaux coloniaux. Il consiste, d'après J. Arnould, « à faire passer l'air, aspiré au moyen d'une trompe, à travers un liquide formé de 20 centimètres cubes d'eau distillée, 2 cent. c. de dissolution d'arsénite de potasse mélangé d'iodure de potassium pur. L'oxygène ozonisé transforme partiellement l'arsénite en arseniate ; l'iodure de potassium ne sert qu'à activer la réaction. On évalue à l'aide d'une dissolution d'iode titrée le poids d'arsénite restant, par conséquent le poids d arsénite transformé et par suite celui de l oxygène qui a servi à cette transformation. Ce poids multiplié par 3 est le poids de l'ozone. »

CHAPITRE II

ACCLIMATEMENT ET ACCLIMATATION.

Il est utile, tout d'abord, de rappeler le sens de ces deux mots, souvent employés l'un pour l'autre. L'acclimatement est un état, un resultat ; l'acclimatation est une action, un moyen. La nature a ses moyens d'acclimatation pour arriver à l'adaptation d'un organisme à un nouveau milieu, pour arriver à l'acclimatement. Or ces moyens sont lents, imperceptibles, presque inappréciables par une génération. On peut constater, non peut-être chez l'homme, mais du moins chez certaines espèces végétales et animales des pays tempéres, des faits d'acclimatement aux pays tropicaux ; mais à la question posee jadis par Rufz de Lavizon à l'Académie de médecine : « Peut-on établir par des faits exacts et suffisamment nombreux, chez les hommes et chez les animaux qui passent d'un climat dans un autre, des modifications, des altérations de fonctions et des lésions organiques qui puissent être attribuées à l'acclimatation ? » On doit répondre: on ne peut que soupçonner les moyens d'action de la nature dans le fait de l'acclimatement. Nous constatons des modifications nombreuses de l'organisme chez l'Européen transplanté, toutes les actions organiques, respiration, circulation, digestion, nutrition, fonctions des parenchymes et des glandes, tout le système végétatif en un mot est troublé et s'éloigne de la normale ; mais l'on ne saurait, dans l'état actuel de nos connaissances, préciser quelles actions sont évidemment utiles, quelles nuisibles à l'acclimatation.

Quant aux prétendus acclimatés de l'espèce humaine, nous ne craindrons pas, au début de cette étude, de dire toute notre pensée : ce sont des *minus habentes* à peine physiologiques, pour la minorité des cas, et pour le plus grand nombre, presque la généralité, ce sont des sujets pathologiques.

Cette question de l'acclimatement des Européens aux pays intertropicaux a été traitée bien des fois depuis Lind, par Thévenot, Celle, Dutroulau, J. Rochard, Leroy de Méricourt, Bertillon, Féris, Layet, Jousset, Orgeas, et il faut une certaine audace pour en parler encore après l'excellent ouvrage de M. Treille (1).

On doit, en effet, à cet auteur d'avoir dissipé deux équivoques, et il importe de le rappeler. — En premier lieu, il a nettement dégagé la question de l'acclimatement des maladies endémiques des pays chauds, qui ne sont que « des faits contingents et accidentels », pour la limiter, comme il est juste, « à l'analyse physique des forces immanentes de l'atmosphère » ; en d'autres termes, la question est de savoir si l'Européen transplanté peut s'adapter

(1) G. Treille, *De l'acclimatement des Européens dans les pays chauds*. Paris, O. Doin, 1888.

au nouveau milieu météorologique en dehors de toute autre influence morbide venant du sol. On comprend la confusion qui a existé jusqu'ici, en songeant combien il est difficile d'isoler les données du problème et de faire la part exacte des influences climatériques, alors que généralement elles produisent leurs effets les plus frappants par leur action même sur le sol intertropical.

Mais il est des terres et des saisons où l'influence tellurique se tait, ou bien, réduite a son minimum d'effet, elle permet d'etudier l'action isolée des facteurs météorologiques : nombre de terres polynésiennes sont dans ce cas. Les navires stationnaires dans certaines colonies relativement salubres et ceux qui naviguent longtemps dans les mers tropicales, avec de courtes relâches, sont encore des champs d'étude où les éléments du problème peuvent être réunis.

M. Treille a eu un second mérite, c'est de distinguer dans l'hygrométrie les effets de l'état absolu de ceux de l'état relatif, et de mettre en évidence l'action prépondérante de la tension de la vapeur d'eau. Certes, l'idée que parmi les facteurs du climat intertropical, la chaleur humide est celui qu'on doit le plus incriminer, cette idée n'est pas nouvelle. On peut même dire qu'en accusant le chaud humide, les anciens observateurs, de Lind à Dutroulau, songeaient, non à l'humidité relative, la physique et l expérience leur ayant appris qu'elle ne produit tous ses effets nuisibles que sous l'influence de l'élevation de la température, mais à l'humidité absolue, à la tension de la vapeur d'eau. Ils n'avaient cependant pas clairement établi la distinction, et l'on trouve plus de renseignements dans leurs ouvrages sur l'humidité relative en centièmes, sur le nombre des jours de pluie, sur la quantité d'eau tombée mesurée au pluviomètre que sur la mesure de la tension. Tels qu'ils sont cependant, ils sont assez nombreux et bien observés pour avoir permis à M. Treille d élever sa théorie, sur laquelle nous aurons à revenir.

Donc, modifiant la definition de M J. Rochard, nous entendrons par acclimatation l'ensemble des moyens a l'aide desquels l'hygieniste *croit pouvoir favoriser* le changement de milieu En réalité nous ne possedons aucun moyen assuré d'acclimatation.

Quelles que soient les vues que l on adopte sur l'origine de l'espèce humaine, que l'on soit monogéniste ou polygéniste, on est obligé logiquement, malgré l'absence de preuves historiques, de conclure à la possibilité de l'acclimatement et par conséquent a l'existence de moyens naturels d'acclimatation. Bertillon en a donné de bonnes et solides raisons (*Dict. Encyclop.*, art. Acclimatement) ; nous n'avons pas a y revenir ; mais une fois constatée la possibilité, la probabilité même de l'ubiquité de l'espèce humaine, argumenter sur cette question serait epiloguer sur le devenir. Pour ne nous en tenir qu aux faits actuels, leur etude attentive nous permet d affirmer :

1° Que la race caucasique n'est pas acclimatée aux pays intertropicaux, la où ils sévissent avec tous leurs facteurs météorologiques, et que rien ne fait prévoir son acclimatement prochain ;

2° Qu'au sens strict du mot, il n'y pas d'acclimatement individuel, de *petit acclimatement*, puisqu'on ne constate aucune adaptation physiologique de l'organisme au nouveau milieu, et que toutes les modifications fonctionnelles aboutissent à un état morbide ;

3° Que si l'art de l'acclimatation pour l'espèce humaine est encore à naître, l'hygiène nous peut indiquer dès aujourd'hui un *modus vivendi*, un ensemble de mesures propres à soutenir l'Européen dans une lutte inégale.

Nous passerons rapidement sur le premier point, bien des fois traité.

La seconde proposition est proprement la substance de ce chapitre.

Quant à la troisième, elle sera développée ultérieurement.

§ I. — *Acclimatement de la race.*

Sans être immunisé contre la mal'aria, la dysenterie et l'hépatite, le noir présente cependant une bien moins grande susceptibilite pour ces affections. Quant à la fièvre jaune, bien que certains auteurs (1) aient soutenu que la fièvre inflammatoire est la forme atténuée chez le noir, le créole et le créolisé, du typhus amaril, la majorite s accorde à reconnaître l'immunité du noir et du créole à son égard. Mais cette immunité n'est pas absolue et peut se perdre par un sejour de quelques années dans les climats tempérés. Elle ressemble plus à une vaccination qu'à un acclimatement. Pour le reste, c'est presque un truisme de dire qu'il n'est pas pour l'Européen d'acclimatement pathologique. Boudin a écrit : « Les Européens ne pourront jamais s'implanter dans les zones tropicales ; » — Lind : « Chaque coup de pioche donné par les Européens dans les pays

(1) Bérenger-Féraud, Burot.

torrides est un coup de pioche à leur tombe ; » — le général Duvivier : « L'acclimatement n'est qu'une longue méditation sur la mort ; » — Lagarde enfin : « Les soldats dits acclimatés n'etaient en réalité que des valétudinaires. » — Entendues de l'acclimatement pathologique, ces vérités sont d'aujourd'hui. Le « mithridatisme palustre » de Fonssagrives n'a pas été vérifié par les faits, et il ne viendra à l'esprit de personne de supposer que l'on puisse s'acclimater à la dysenterie, à l'hepatite et à la fièvre, ou que les maladies paludéennes puissent créer une immunité pour d'autres affections. Depuis longtemps les faits ont eu raison des idées de Boudin sur l'antagonisme de la fièvre intermittente et de la tuberculose.

D'un autre côté, quelque terrible que soit le fléau de la fièvre jaune, ce n'est pas lui qui s'opposerait à l'implantation de la race européenne sur les deux rives de l'Atlantique intertropical, puisqu'il est de fait que le seul acclimatement constate est celui du créole blanc à la fièvre jaune. Il est permis d'espérer d'autre part, sans trop présumer de la science moderne, que quelque émule de Pasteur isolera le virus amaril et pourra trouver une vaccination nouvelle. Cette hypothèse est beaucoup plus près de nous que l'assainissement, par suite du progrès des sciences et de l'industrie, des bouches de l'Orénoque, de l'Amazone, du Gange ou du Mékong ; et cependant nous ignorons encore s'il y a un microbe de la fièvre jaune, tandis que nous savons très bien théoriquement tout ce qu'il faudrait faire pour changer les marécages des deltas tropicaux en fertiles et saines vallees. Nous voulons dire par là que trouver une pathogénie et une thérapeutique nouvelles ne dépasse pas les moyens de nos bactériologues, alors que l'effort continu d'un grand nombre de générations est nécessaire pour réaliser tous nos *desiderata* hygiéniques.

Bien que la question de l'acclimatement de la race soit un peu en dehors de notre sujet, l'hygiéniste n'ayant affaire qu'à l'heure présente, nous ne pouvons pas ne pas en dire quelques mots et résumer les faits acquis.

Par la définition même du mot, une race sera acclimatée si les survivants à l'epreuve, après « le sacrifice des individus ou le sacrifice des générations », selon les expressions de Quatrefages, donnent naissance a leur tour à une race adaptée, modifiée dans son organisme, mais vivace, robuste et prolifique. La chose est-elle possible théoriquement ? Nous n'y contredisons pas. — S'est-elle déjà vue ou se voit-elle aujourd'hui en quelque part des régions intertropicales, après quatre siècles de possession et d'observations ? C'est ce que nous allons loyalement examiner.

Les arguments en faveur d'un acclimatement actuel de la race blanche et d'un mode d'acclimatation assuré pour l'avenir sont nombreux. On a allegué : 1° l'exemple de l'Algérie, autrefois colonie romaine prospère, actuellement colonie française vivace ; — 2° l'exemple de la colonie du Cap et des colonies voisines, où vivent et prospèrent Anglais et Boers ; — 3° l'exemple de l'Australie ; — 4° celui du centre Amérique et du Brésil ; — 5° les créoles des Grandes et des Petites-Antilles, les *blancos de la tierra* de Cuba et de Porto-Rico, les *petits blancs* de la Soufrière et de Salazie (Guadeloupe et Réunion) ; — 6° le cosmopolitisme de la race juive ; 7° l'exemple du Pacifique polynésien.— Voyons les faits.

Sud et nord de l'Afrique. — Nous pourrions tout de suite éliminer l'Algérie et la colonie du Cap comme n'appartenant pas à la zone torride ; mais comme on pourrait alleguer qu'on les cite comme exemple de l'acheminement vers un résultat analogue entre les tropiques, nous rappellerons qu'en Afrique australe les conditions climatériques sont à peu près celles de l'Espagne et du sud de l Italie. L'Européen ne rencontrant, dans les conditions telluriques, aucun empêchement sérieux à son implantation immédiate, ne se trouve pas davantage soumis aux influences méteorologiques qui, nous l'établirons plus loin, sont l'obstacle essentiel à son adaptation physiologique. C'est donc, en géneral, un mauvais argument que d'invoquer l'assuetude de la race caucasique à des climats plus chauds que celui de l'Europe pour conclure à ce qu'il peut également s'adapter aux climats torrides. L'exemple des Berbères, Kabyles et Touaregs, et des Arabes aussi fragiles (Gourier, Maurel) que l'Européen du midi devant la trilogie tropicale, fièvre, dysenterie, hépatite, est un fait probant de la faussete de cette vue *a priori*.

Dans le nord de l'Afrique, les conditions telluriques sont, il est vrai, plus nocives que dans l'Afrique australe ; mais, l'evénement l'a bien prouvé, elles ne sont pas au dessus de la puissance de l'homme pour assainir une contrée. Ce qu'avaient fait les Romains, les Français l'ont recommencé de nos jours en Algérie et en Tunisie. Les conditions climatériques sont aussi plus mauvaises et nuisibles que celles des colonies australes ; mais elles ne présentent pas encore, dans la pire saison, les puissances morbigènes de l'hivernage des pays torrides, tandis que la saison fraîche y constitue un véritable hiver, très favorable au retour de la santé.

Sud Amerique et Australie. — On ne saurait non plus arguer de l'exemple des républiques sud-américaines et de l'Australie, dans leurs parties situées au-dessous du Capricorne, pour les mêmes raisons déjà déduites. Mais si l'on compare les tables mortuaires du Queensland avec celles de la province de Victoria, on se convainc aisement que la race anglaise, si prospère de Brisbane a Hobart-Town, n'est pas près de s'acclimater dans la péninsule d'York et l'Australie septentrionale, qui toutes deux appartiennent visiblement à la zone torride.

Centre Amérique. — Les républiques du centre Amérique, quoique au voisinage de l'equateur thermique, sont pour leurs parties élevees, leurs terres tempérées ou froides, en dehors des conditions ordinairement insalubres des contrees intertropicales. Leurs parties basses en bordure de la mer, seules, sont justiciables du climat torride et de ses influences meteorologiques ; il est bien avéré que la, moins qu'ailleurs peut-être, dans les pays insulaires voisins, la race blanche a peu de chances de s'implanter. Colon-Aspinwall, Panama, Guayaquil, les basses terres du Mexique, de Costa-Rica, de la Colombie, de l'Ecuador, du Venezuela, sont parmi les contrees les plus inhabitables du globe a l Européen, et le fond du golfe Antillien est bien véritablement « le charnier des blancs. »

Mais à peine s'est-on éloigné de quelques kilomètres des côtes, l'altitude s'élève aux environs de mille mètres, et de là, jusqu'aux points voisins de la crête des Cordillières, s'étagent des villes saines, des plaines riantes, des campagnes habitées et des *llanos* à bétail où vit et prospère une population vigoureuse de métis et d'Indiens. A part la pression atmosphérique, l'Européen y retrouve *presque* son climat natal, une élévation de 100 mètres pouvant correspondre a un déplacement de 2 degrés vers le pôle. Nous disons presque, car l'étude attentive des faits nous montre que même en ces climats privilégiés entre ceux des terres intertropicales, et les mieux designés pour tenter l'expérience de l'acclimatement d'une race, la race blanche pure n'a pas gardé ses qualités premières.

On trouve, en effet, dans ces républiques, quelques rares *caballeros* qui ont conservé pur de tout mélange noir ou indien, le sang des fiers *conquistadores* ; — il est vrai que beaucoup plus nombreux sont ceux qui le prétendent. — Mais s'ils n'ont rien perdu de la vivacité de leur esprit, de leur intelligence, de leur élégance corporelle, qu'est devenue leur énergie ? A part de très rares exceptions, leur vie se passe a ne rien faire, ou pis, à faire de la politique. Ces conquérants sont devenus des petits-maîtres et des politiciens. Nés pour commander, ils se sont faits les serviles adulateurs des peuples dont les voix peuvent les porter au pouvoir, et l'histoire des révolutions du centre Amérique nous montre les tristes dessous des *pronunciamentos*. Les grandes entreprises minières, commerciales, industrielles, agricoles, capables, en ces magnifiques pays, d'enrichir promptement des milliers d'hommes énergiquement trempes ou non influencés par le climat, la race blanche indigène, inapte à les mener à bien, les a laissées aux mains de compagnies américaines du nord ou anglaises ou des métis indiens. C'est en ces derniers, *ladinos* des Etats isthmiens, *llaneros*, *zambos* du Venezuela et de la Colombie, que réside l'élément de vitalité de la race nouvelle, comme c'est par eux et non par les blancs physiologiquement minorisés, que ces pays sont appelés plus tard à donner leur mesure, à etonner peut-être le vieux monde européen. Pour les créoles, fils de créoles, il est impossible de méconnaître, dans la plupart d'entre eux, une sorte de dégénération physique et morale qui en fait, non des adaptés physiologiques, mais des hommes au sang appauvri, avec une prédominance maladive du système nerveux.

Brésil — On connaît l'insalubrité des provinces tropicales du Brésil, leur coefficient elevé de morbidité et de mortalité. Le plus beau fleuve du monde, arrosant les plaines les plus fertiles et les plus admirables, coule dans un désert d'hommes. Et encore ces hommes quels sont-ils et de quelle race ? Quiconque a fréquenté ces parages se gardera de confondre les Brésiliens, acclimatés prétendus, avec des Européens. Le sang portugais, déja si mélangé, est noyé chez eux dans le sang noir ou indien, au point d'y être à peine reconnaissable.

Iles du Cap-Vert. — Quant à la misérable population des îles du Cap-Vert, quiconque l'aura vue de près ne pourra y reconnaître une agglomération en voie d'acclimatement On l'a cependant citee en exemple. Ces métis sont dans un état de misère physiologique qu'expliquent a moitié le paludisme et la mauvaise hygiène, mais qui est aussi le fait des agents météoriques. La comparaison avec les Canaries situées au-dessus du tropique, par 28°, s'impose : le sanatoire à côté du tombeau (1).

(1) Nous avons relâché à São Vicente, que M. Melly (*loc*

Bourbon et Maurice. — On allègue encore les vieilles familles existantes, creoles de Maurice, de la Reunion, des Antilles françaises et espagnoles. Le fait est exact. Mais outre que ces familles ne sont ni très nombreuses, ni très anciennes (on n'en trouve pas qui remonte sans melange à la quatrième génération), peut-on dire qu'elles sont réellement acclimatées? — Non, elles existent simplement. — Ces créoles sont-ils devenus les vrais fils de ces terres ? — Non ; ils ne la *tiennent* pas ; ils ne la cultivent pas. Les *petits blancs* de la Réunion, si souvent cités, clairsemés au reste et métissés de sang madécasse, dès l'origine de l'occupation, ne peuvent impunément s'adonner a la culture que dans les hauteurs de 600 a 1600 mètres, c'est-à dire en dehors des influences météorologiques habituelles à ces climats, et dans des conditions d'existence qui les rapprochent des errements physiologiques du climat natal. La population de nos Antilles françaises, Martinique (1) et Guadeloupe en particulier, augmente : le fait est exact. Mais, bien qu'il ne soit plus possible d'établir, comme avant l'abolition de l'esclavage, l'état civil par blancs, noirs et mulâtres, il ne viendra à l'esprit d'aucun observateur attentif de supposer un instant que cette augmentation vienne du fait de la race blanche pure.

cit.) place parmi les îles salubres du groupe et où il ne serait pas éloigné de conseiller un sanatoire pour les colonies de l'Ouest Africain ; nous avons rarement vu d'aussi piètres échantillons de la race ibérique Nous n'avons pas rencontré un seul visage qui ne portât l'empreinte de la misère physiologique anémie, paludisme, hépatisme, scrofule, rachitisme, syphilis, la population présente les stigmates de toutes les déchéances

(1) H. Rey. « Etude sur la colonie de la Martinique. » *Revue maritime et coloniale*, 1881.

Par sa constitution géologique autant que par sa latitude, la Réunion, énorme massif montagneux, échappe, pour la plus grande partie de son territoire, aux influences néfastes des agents météoriques, hypertension de la vapeur d'eau, chaleur, électricité ; le pourtour de l'île, où le paludisme n'est peut-être pas aussi récent qu'on le dit, présente seul une moyenne thermique d'hivernage au-dessus de 25°, de novembre à avril. Malgré ces conditions relativement favorables, les créoles blancs des basses terres offrent un exemple de l'affinement morbide de la race, présentent fréquemment les stigmates de la neurasthénie et ne vivent en somme qu'à la condition expresse de se laisser vivre et de ne rien faire qui nécessite l'effort musculaire prolongé.

L'indolence du créole est une nécessité de son existence même. L'Européen frais arrivé montre seul de l'activité dans ces colonies diverses. On sait ce qu'elle dure et quel en est l'aboutissant obligé. Cependant à la Martinique, à la Guadeloupe proprement dite, le paludisme n'est pas fréquent, ni violent; Bourbon et Maurice sont voisins du Capricorne, et l'hémisphère sud est beaucoup plus frais que le nord.

Antilles espagnoles. — Sans faire une exception pour les Espagnols, nous dirons toutefois que c'est le seul peuple qui nous laisse entrevoir la marche de la nature pour l'acclimatement d'une race à un nouveau milieu et donner une apparence de raison à cette idée de Quatrefages : « L'acclimatement de la race européenne ne s'accomplira qu'au moyen d'un vaste métissage avec les races indigènes. Les *guarijos* ou *blancos de la tierra* de Cuba et de Puerto-Rico descendent, à Cuba, en partie de Galiciens (1), mais aussi pour la plus grande part de Canariotes, déjà sang-mêlés et modifiés eux-mêmes dans leurs ascendants par un séjour prolongé dans un climat prétropical. D'un autre côté, ils ne se livrent qu'à des cultures spéciales, demandant plus de petits soins et intelligents, que d'efforts musculaires : le tabac, la banane, la vanille, le café. Cette dernière culture se fait à l'ombre des grands bananiers. La grande culture de la canne a sucre leur est interdite, et ils y emploient toujours le travailleur noir ou coloré.

Quant aux Andalous de Puerto-Rico, déjà métissés de sang arabe, ils étaient de tous les Espagnols les plus aptes à coloniser un pays tropical, exempt de paludisme, comme cette île magnifique ; car on ne doit pas oublier que le sucre et le coton se cultivent et se récoltent au sud de l'Andalousie, dans la région d'Almeria.

Nous ne méconnaissons pas l'objection tirée de l'excédent de natalité dans ces îles, en faveur de l'acclimatement de la race. Mais cet excédent demande à être commenté. La race pure de tout mélange de sang noir ou indien est, quoi qu'on en puisse dire d'après les statistiques officielles, en grande minorite. Qui ne sait la facilité des habitants de ces colonies à se *blanchir* ? Parmi ceux qui affectent le préjugé de couleur, quels et en quelle proportion y ont-ils des droits? c'est le voyageur impartial et non la statistique qui répondra plus véridiquement (2).

(1) C. de Varigny, Le Monde Antillien, in *Revue des Deux-Mondes*, t CXIX, 1893.

(2) M. Nielly (*loc. cit.*) cite le passage de Bertillon (art. Acclimatement du *Dict. encyclop. des sciences médic.*) : « A

— En second lieu, nous relevons dans une statistique récente du Dr Manuel Delfin, de la Havane, le taux mortuaire pour 1892 ; il est de 34,80 °/₀₀, et ce chiffre est éloquent, car il vient après un éloge dithyrambique de la salubrité du climat de l'île. Si la race de ces sang-mêlés est très prolifique, il faut reconnaître qu'elle est peu résistante. — Enfin nous avons eu l'occasion de pénetrer dans l'intimité de quelques vieilles familles créoles d'origine espagnole et française de la Havane et de Santiago de Cuba. Nous y avons remarqué des signes indiscutables de dégénérescence, et en comparant leurs portraits de famille avec les représentants actuels, on ne pouvait s'empêcher de constater l'abâtardissement de la race pure. Des nombreuses familles, au nombre de plusieurs centaines, qui émigrèrent du Port-au Prince à Santiago de Cuba ou le district, lors de l'insurrec-

Cuba, dans la période de 1849-1857, nous avons une mortalité (d'après Ramon de la Sagra) dont le coefficient est de 0,024, soit 24 décès sur 1,000 de population, et d'après le chiffre des baptêmes, un coefficient de natalité de 0,041, soit 41 naissances sur 1,000 de population ; ainsi ces créoles espagnols ont une mortalité moindre qu'en Espagne (0,027) et à peu près égale à celle de la France qui oscille de 0,023 à 0,024. Les naissances donnent un excès constant et très marqué sur les décès et la natalité ou fécondité (0,041) est aussi supérieure à celle de l'Espagne (0,036). De tels mouvements de population qui se confirment les uns les autres ne peuvent laisser un moment de doute : la race espagnole s'acclimate à Cuba. »

M. Nielly fait suivre cette citation des réflexions suivantes : « Je m'associerais volontiers à cette conclusion si je pouvais admettre, après avoir séjourné pendant trois mois à Cuba, que ces chiffres si favorables à l'acclimatement des Espagnols se rapportent exclusivement à la race pure. Je ne le crois pas ; il me paraît au contraire certain qu'un grand nombre de métis figurent dans ces calculs, sans qu'il me soit possible d'en fournir la preuve en chiffres statistiques. » — M. Nielly a vu, comme nous avons vu nous-même à la Havane et à Santiago de Cuba.

tion de Saint-Domingue en 1792, il en reste à peine une vingtaine ; les filles y sont en très grande majorite et l'on peut prevoir le moment prochain où les noms français auront disparu de Cuba.

La race espagnole est la plus resistante, la mieux préparée à l'acclimatement aux pays chauds et torrides, et A. Bertillon nous paraît en avoir donné une des raisons en écrivant qu'elle est le mélange le plus complexe de l Europe, où Goths et Ibères ont été croisés de Syro-Arabes et de Maures d'Afrique. Mais, quoique la mieux préparée a l'évolution nouvelle, c'est parce qu'elle a répugné moins que toute autre aux croisements avec les races colorées indigènes ou indigenisées, qu'on peut la dire implantée dans les Grandes Antilles et le centre Amérique Elle a use largement du seul moyen d'acclimatation reconnu jusqu'ici pour une race, celui des croisements.

Il semble bien, d'autre part, que les habitants du bassin méditerranéen, soumis depuis des siècles à des influences climateriques communes, présentent un ensemble de conditions physiologiques qui les préparent mieux a l'habitat des pays intertropicaux. MM Reclus et Ricoux considèrent le bassin méditerranéen comme s'étendant du massif central de l'Auvergne aux hauts plateaux de l'Atlas : ces deux pentes convergent vers la dépression méditerranéenne centrale. Les chaînes se continuent par les Alpes, les Balkans, les monts de l'Asie-Mineure, formant une sorte d'entonnoir, largement crevé par la vallée du Nil Portugais, Espagnols, Français du Midi, Italiens, Grecs, Levantins, Maltais. on signalerait aisement entre ces populations de grandes similitudes de genre de vie, de goûts, d'aptitudes physiques et intellectuelles. Ce bassin apparaît comme un gigantesque mortier où le pilon romain a trituré les races.

Toutefois, l'erreur commune et tenace, même chez les plus éclairés, c'est de pousser trop loin l'analogie des aptitudes, d'assimiler les contrées prétropicales aux contrées intertropicales, et de conclure des unes aux autres (1).

Juifs — Il y aurait fort a dire sur le prétendu cosmopolitisme de la race juive. Nous nous bornerons à rappeler quelques faits. Comme race distincte, la race juive n'existe pas, tout au plus peut-on dire qu'il y a un type juif, produit atavique du genre de vie et des occupations plus encore que de l'origine Le vrai Sémite, l'Arabe méprise le Juif, mélange impur, selon lui, de Phéniciens, de Turcs, de Fellahs avec quelques rares infusions de sang aryen. Ce mélange est déjà une circonstance favorable à une plus grande résistance. D'autre part, comme on l'a fait remarquer maintes fois, les Juifs ne s'adonnent jamais aux travaux pénibles et restent dans les villes, echappant ainsi à bien des influences morbides. Enfin, dans tous les pays intertropicaux où nous les avons rencontrés, ils se distinguent de la race autochtone par leur aspect chetif, malingre, et le noir, qui a un respect instinctif pour l'Europeen, quelle que soit sa confession, n'a pour le Juif indigénise que du mépris, uniquement parce qu'il reconnaît en lui un être faible et dégénére.

Iles du Pacifique. — Depuis Boudin, on s'accorde a

(1) « On peut se demander si les creoles d'origine espagnole sont complètement acclimatés, puisque la mortalité frappe très souvent les nouveau-nes. » (E. Reclus, *Nouvelle Géographie universelle*, Pérou)

reconnaître que les terres du Pacifique intertropical sont les plus accessibles à l'Européen. C'est un fait paradoxal, mais bien établi, que l'élément paludéen y fait défaut le plus généralement, malgré toutes les conditions telluriques et météorologiques qui paraissent devoir l'engendrer. Mais on y rencontre la dysenterie, l'hépatite et, conséquence unique des agents atmosphériques, l'anémie tropicale. La race européenne s'implantera-t-elle définitivement aux deux extrémités des régions tropicales du Pacifique, les Sandwich et la Nouvelle-Calédonie ? Ce sont à coup sûr les pays les plus favorables à l'expérience ; mais elle n'est pas encore assez vieille pour permettre l'affirmative. Voici toutefois le résumé des faits actuels établis par l'observation médicale :

1° On ne peut raisonnablement arguer du petit nombre de blancs qui résident dans les parages du Pacifique intertropical ; ils sont 20,000 à peine ; — 2° presque tous ces Européens sont dans la force de l'âge, et la morbidité comme la mortalité, forcément réduites, ne sauraient fournir des arguments valables ; — 3° les femmes supportent mal ces climats, même en l'absence de maladies paludéennes. La maternité les éprouve beaucoup, la lactation s'y fait très mal ; les enfants y naissent chétifs et s'y développent péniblement ; — 4° beaucoup d'hommes fortement trempés, Anglais et Américains, sont obligés de revenir de temps à autre en Nouvelle-Zélande, en Australie ou aux Etats-Unis pour refaire leur santé et se guérir par le séjour dans des climats tempérés de l'anémie tropicale inévitable.

Conclusions. Donc, il ne faut pas se payer de mots et d'espérances, de théories optimistes à trop lointaine réalisation. Il n'est que flatteur de dire avec Carrey et Cazelès : « L'Européen peut s'implanter partout ; » — et si l'on peut reconnaître avec M. J. Rochard que : « Les mauvaises qualités du sol sont locales et tributaires de la volonté humaine, dans une mesure qui va croissant avec les progrès des arts et de son industrie, » les faits loyalement interrogés nous répondent : Voici tantôt quatre cents ans que le blanc procrée dans les zones tropicales ; où voit-on une race pure, née de l'ancienne souche européenne, adaptée au nouveau milieu, *acclimatée*, donnant des rejetons égaux en vigueur à leurs pères, tout en étant doués de propriétés physiologiques nouvelles, qui maintiennent intactes leurs énergies vitales et les défendent contre les causes morbigènes du climat intertropical ? Ce spectacle ne nous est donné nulle part dans la zone torride. Rien d'analogue, même de loin, à la magnifique implantation de la race anglo-saxonne dans l'Amérique du Nord ; rien de semblable à l'extension des races latines dans la République Argentine et le Chili. Partout, entre les tropiques, la race blanche vit avec peine, elle vivote, et l'on est obligé de conclure avec A. Bertillon : « Les peuples du Nord ne peuvent s'établir dans les contrées tropicales que par un acclimatement de proche en proche demandant des siècles de durée ; » et encore : « Ce qui permet à la race européenne ce degré déjà remarquable de cosmopolitisme, c'est la grande flexibilité de son industrie plus encore que la flexibilité de son organisme. »

Le véritable problème hygiénique, et le seul qui importe en somme, c'est celui de faire durer l'individu.

Des conclusions du livre de M. Orgéas on peut, en

élaguant les théories hasardées ou celles qui préjugent l'avenir, ne retenir que les faits avérés suivants, particuliers non seulement au climat meurtrier des Guyanes, mais aussi à tous les climats intertropicaux :

« 1° Une collectivité humaine, considérée dans son ensemble, ne peut subsister sans dépenser une certaine somme d'activité musculaire et sans s'exposer, dans une certaine mesure, à l'action des éléments du climat.

« 2° Une collectivité européenne, passant dans les climats torrides, est incapable de fournir la somme d'activité musculaire nécessaire pour sa subsistance. Le climat fait disparaître rapidement les Européens vivant dans ces conditions.

« 3° Les Européens vivant dans les climats torrides d'une vie artificielle, à l'abri des éléments du climat, à l'état de minorité privilégiée au milieu des races indigènes, peuvent subsister pendant un temps plus ou moins long. Mais l'action du climat sur leur organisme est une action constante ; elle s'aggrave avec le temps sur l'individu, de génération en génération sur la descendance. La résistance de la race blanche, maintenue dans les climats torrides, serait limitée à un très petit nombre de générations, dans les meilleures conditions de vie artificielle.

« 4° L'anémie dont le développement progressif est en rapport avec les conditions de la vie de l'Européen, met l'obstacle le plus sûr, le plus inéluctable, à la migration des races des climats tempérés dans les climats torrides.

« 5° Les nègres et les races adaptées aux climats torrides échappent à l'anémie, grâce à des particularités anatomo-physiologiques qui sont autant de caractères ethniques.

« 6° Les caractères physiques des races des climats torrides, d'où dérivent des caractères physiologiques et pathologiques particuliers à ces races, constituent des conditions d'adaptation à leur milieu. La variation que l'action des climats torrides imprime aux Européens et à leur descendance, n'est qu'une variation passagère et pathologique, aboutissant fatalement à l'extinction de la race, et non à une variation permanente et physiologique, déterminant l'adaptation de la race au nouveau milieu climatérique (1) »

Ces conclusions sont aussi celles du congrès international des médecins des colonies, tenu à Amsterdam en 1883, où pas un médecin n'est venu défendre et soutenir l'idée du cosmopolitisme de l'homme.

§ II. — *Acclimatement individuel.*

En 1878, le Dr F. Thomas, après Dutroulau et M. J. Rochard, nous disait (2) : « Ne nous lassons pas de le repéter : sous le ciel tropical, le climat n'est pas un obstacle ; le sol demeure notre unique ennemi ; à nous de le vaincre ! »

Après avoir établi que la race blanche, depuis quatre cents ans, avait à peine évolué, à peine dessiné un mouvement vers l'acclimatement, nous allons voir que l'acclimatement individuel, ce qu'on a appelé le *petit acclimatement*, n'existe pas davantage pour la plus grande partie des régions intertropicales, et que, en dehors des influences telluriques, il existe tels facteurs climatériques qui s'opposent au fonc-

(1) Orgeas, *loc. cit.* Conclusions.
(3) F. Thomas, Discours d'ouverture, in *Arch. de méd. navale*, t. XXIX.

tionnement physiologique des organismes européens. Dans la très grande majorité des cas, le petit acclimatement aux contrées torrides est un état pathologique.

Certains ne manqueront pas de trouver cette proposition outrée, et immédiatement surgiront à leur esprit des exemples propres à l'infirmer. Nous savons, pour l'avoir vu nous-même, qu'il y a de vieux coloniaux ; mais ils sont encore plus *vieux* que *coloniaux*. Nous avons interrogé beaucoup et souvent de ces prétendus acclimatés, qui avaient passé douze, quinze, vingt-cinq ans dans des colonies tropicales réputées assez salubres, sans avoir éprouvé aucune de ces grandes secousses pathologiques que réservent ces contrées à l'Européen transplanté ; nous n'en avons pas trouvé un seul indemne. Tous étaient vieux avant l'âge, soit par le tube digestif, soit par le foie, soit par le rein, soit plus rarement par les vaisseaux. Ils avaient vécu et c'était leur seul mérite ; mais en les comparant à des Européens de leur âge, fraîchement débarqués, on ne pouvait s'empêcher de constater leur irrémédiable déchéance.

« Que l'on donne le nom d'acclimatement, dit M. A. Layet (1), à l'ensemble des modifications fonctionnelles subies par l'organisme sous l'influence des nouvelles conditions climatériques, il ne faut pas moins le regarder comme une lutte incessante entre l'individu et le milieu, un état maladif s'affirmant sans cesse, qu'il serait dangereux de regarder comme le résultat d'une assuétude aux causes morbigènes. Or cet état maladif trouve sa symptomatologie particulière dans la caractéristique d'une anémie géné-

(1) A. Layet, *loc. cit.*

rale, anémie *essentielle*, en tant que des complications nouvelles ne viennent point en pervertir la nature. » On ne saurait mieux dire, en d'autres termes, que l'acclimatement, tel que nous le connaissons, est une maladie.

Les Anglais retour de l'Inde, nos petits soldats retour de l'Indo-Chine nous fournissent d'autres exemples a l'appui. Nombre d'entre eux, après un sejour de deux, quatre et six ans, n'y ont éprouvé ni dysenterie, ni hépatite, à peine quelques accès de fièvre espacés et insuffisants pour déterminer l'anémie paludéenne. Au reste, les Anglais ont une entente de l'hygiène bien supérieure à celle des Français et des autres races latines, et s'ils savaient se garder contre leur goût naturel pour les alcooliques, ils puiseraient dans le confortable de leurs habitudes, dans leurs habitations, le choix de leurs résidences, leurs maisons d'hivernage, leurs *sanatoria*, leur vie familiale, une force de resistance singulière aux influences morbigènes du sol de l'Inde. Tous cependant reviennent anémiés; grands seigneurs et soldats portent le masque, particulier sur leur face habituellement colorée, de l'anémie tropicale. C'est que le facteur essentiel de cette anémie réside dans la chaleur humide, et que les deux enormes péninsules asiatiques présentent le prototype de ce climat débilitant.

Ce qu'on appelle le *petit acclimatement* ne se traduit en réalité que par des changements à peine appréciables. Il n'est pas plus difficile a un Français de s'acclimater à New-York, à San-Francisco, ou à Buenos-Aires, qu'à un Provençal de s'acclimater à Brest, à Lille ou à Nancy, à un originaire des bords de l'Océan de se faire au climat rhodanien. On a écrit et on répète que le type Yankee diffère de l'Anglo-Saxon qui lui a donné naissance, et que les modifications constatées, maigreur, diminution du système glandulaire chez la femme, accroissement de la taille et de l'ossature, coloration particulière des téguments, lui ont été imprimées par le nouveau milieu. C'est bien plutôt le genre de vie menee par les premiers colons et leurs descendants qui a amené cette modification du type et fait disparaître promptement tout l'excédent cellulo-adipeux. Au reste, actuellement, où la fortune commence à demeurer dans les mêmes familles, on ne serait pas en peine de retrouver chez l'Américain actuel de Boston et de l'*Empire City* le type atavique du Saxon gras et court.

Mais le véritable, le seul acclimatement digne de ce nom, c'est une adaptation de l'Européen aux actions météorologiques et au milieu intertropical. Celui-ci est encore à constater dans son expression dernière. Il est vrai que la période de temps nécessaire à l'évolution n'est peut-être pas encore suffisante, si l'on en juge par ce que nous apprend Roulin des volatiles d'Europe transportés à Bogota. Il a fallu environ vingt générations d'oies d'Europe pour qu'elles arrivent a se reproduire comme dans leur pays d'origine. Pour des hommes, a 25 ans par génération, il faudrait compter environ cinq cents ans. Encore est-il nécessaire de faire observer que Bogota, par son altitude, est en dehors des actions météorologiques regardées comme les plus nocives de la zone tropicale. La véritable adaptation au climat des hauteurs andiques, c'est l'assuétude a la basse pression, et nous avons vu qu'elle s'obtient en somme assez rapidement, plutôt par une règle nouvelle de la mécanique respiratoire (1) que par des modifications de l'hématose intime.

Il y a quelque trente ans, W. Moore (2) écrivait : « La triste vérité, c'est que la race européenne dégénère promptement dans l'Inde Des nombreux pensionnés qui se sont etablis autour de nos stations militaires, combien sont devenus colons ? On n'en citerait peut-être pas un exemple. Il n'y a pas un arrière petit-fils ou même un petit-fils de ces anciens soldats qui ait gardé les caractères de l'Européen. Une infusion de sang natif est nécessaire a la survivance de l'espèce, et les descendants d'un ancêtre européen deviennent promptement faibles, affinés, passionnes, emportés et indolents, semblables aux types colorés qui les entourent. Il n'y a pas d'acclimatement possible pour l'Européen. L'assuétude ne se produit pas. Plus il réside dans le pays, plus il ressent les effets des météores. Les enfants d'Européens nés dans l'Inde s'élèvent péniblement ; leurs descendants atteignent a peine l'âge adulte ; la troisième génération reste sterile »

Un ecrivain consciencieux et qui a regardé sans parti pris ne saurait trouver ces verites ni moins tristes, ni moins actuelles. Et M. J Rochard lui-même, après bien des pages où il semble s'efforcer à prouver que les influences telluriques sont les seules qui s'opposent a l'implantation du blanc en pays torride, quand il écrit sous la seule impression des faits, ne manque pas de dire : « Dans les pays chauds, *mais salubres*, le séjour peut se prolonger beaucoup

(1) Chauveau, *le Mal des montagnes*. — Regnard, Société de biologie, avril 1894.
(2) W. Moore, *Health in the tropics*.

plus longtemps ; cependant les forces s'épuisent peu à peu et l'Européen, qui se faisait remarquer à son arrivée par son activité, son ardeur au travail, son insouciance pour la fatigue et le soleil, voit peu à peu sa vigueur décliner, son teint pâlir et ses forces décroître. »

Pour étudier méthodiquement la question, nous appliquerons les notions fournies par la climatologie, successivement à toutes les fonctions de l'organisme, et après avoir soigneusement recueilli les faits révélés par l'expérience et l'expérimentation, établi les modifications fonctionnelles reconnues par tous les observateurs, celles encore discutées et discutables, nous essaierons d'en donner une explication en accord avec les données de la physiologie et de la clinique.

Modifications fonctionnelles.

Afin de ne pas allonger indéfiniment ce chapitre, nous rappellerons ici succinctement les faits acquis, renvoyant à la bibliographie pour les sources. Nous nous attacherons aux points que nous considérons comme essentiels, aux facteurs de l'anémie tropicale, et aux faits dont il nous a paru qu'on avait tiré des conclusions erronées

A) **Respiration.** — Les faits concernant les modifications de la respiration ont été notés bien des fois. Après avoir été cliniquement constatés par les anciens auteurs, Thévenot, Saint-Vel, Dutroulau, Rufz de Lavison, ces modifications fonctionnelles ont été étudiées expérimentalement par Rattray et A. Jousset. S'étant livrés à de nombreuses mensurations spirométriques, ces auteurs en sont venus à peu près aux mêmes conclusions que leurs devanciers.

A l'arrivée dans les pays chauds, la respiration prend de l'ampleur et de la fréquence, le chiffre des spirométries s'élève et celui des mouvements respiratoires passe de 17 à 21 et 22. Mais au bout de quelques semaines de séjour, les spirométries redeviennent insensiblement normales et peuvent même s'abaisser au-dessous de la normale. D'après Rattray, le volume même de l'air inspiré serait d'un mètre cube en moins par 24 heures.

Nous avons fréquemment observé que la respiration affectait, au bout d'un certain temps de séjour, un type particulier qu'il nous a paru utile de signaler. Pour être faite, cette observation doit s'exercer à l'insu du sujet ; il faut prendre l'organisme, pour ainsi parler, en flagrant délit d'inconscience. D'ordinaire la respiration est faible, à type costo-inférieur et abdominal très marqué, mais entrecoupée, à intervalles plus ou moins rapprochés, d'une inspiration très profonde, soulevant les côtes supérieures, se faisant en 3 ou 4 saccades, comparable à celle d'un enfant qui *a le cœur gros* ou qui vient de pleurer, et terminée par une expiration prolongée, suspirieuse, bruyante, active et comme voulue. Nous pensons que ce type respiratoire est la conséquence de la dilatation de l'air. De temps à autre le poumon éprouve le besoin de se dilater fortement (1) pour faire entrer un plus grand volume d'air, 560 à 570 centimètres cubes. L'air dilaté par la chaleur, en

(1) H. Hervé a été frappé de la quantité d'asthmatiques et d'emphysemateux qu'il a rencontrés parmi les vieillards polynésiens. (*Arch. de méd. navale*, sept. 1894, p. 219.)

effet, pour contenir la même quantité d'oxygène que renferme le 1/2 litre ou les 310 centimètres cubes de la capacité inspiratoire ordinaire, doit pénétrer en plus grande quantité. De là l'effort inspiratoire. Quant à l'effort expiratoire, il est en rapport avec l'expulsion de l'acide carbonique.

Rattray a constaté expérimentalement une diminution dans la quantité d'acide carbonique exhalé en 24 heures (1). De plus, il a cru pouvoir conclure de ses expériences que la capacité pulmonaire augmentait. Les mensurations lui ont donné une moyenne supérieure à celle qu'il avait établie en pays tempéré Mais on doit remarquer que ces observations, prises sur un équipage en déplacement continuel, n'ont pas la même valeur que des observations faites sur des résidants.

Enfin l'air inspiré, outre qu'il est dilaté, présente encore cette particularité de contenir une quantité de vapeur d'eau, considérable pendant l'hivernage, mais notable en toute saison, certains pays sablonneux et désertiques exceptés.

Ces faits, on le voit, ne sont ni très nombreux, ni marquants ; toutefois, comme la plupart des auteurs leur ont attribué une part dans l'insuffisance de l'hématose, par leur influence sur l'hématose pulmonaire, nous aurons à discuter s'il y a une gêne réelle des échanges gazeux au niveau des poumons, à établir que les modifications de la respiration sont plus d'ordre mécanique que d'ordre biologique.

B) **Circulation et chaleur animale.** — Dans la pé-

(1) A. Rattray. On some of the more important physiological changes induced in the human economy by change of climate (*Proceedings of the Royal Society*, 1871, et in *Arch. de méd. navale*, juin 1872)

riode d'excitation du début, le pouls prend de l'ampleur et de la fréquence. Mais peu à peu la tension diminue et tombe au-dessous de la normale quand apparaissent les premiers symptômes d'alanguissement. Rattray (1) avait conclu à une perte de 2 battements 1/2 ; mais les observations de Crevaux, très multipliées, ont prouvé qu'il reste plus fréquent : la moyenne varie entre 72 et 80 pulsations. C'est en outre un fait d'observation expérimentale (Marey), que le pouls prend de la fréquence tout en perdant de son ampleur, par le fait de la dilatation des capillaires cutanés. Le pouls, en effet, est généralement mou et dépressible Quand la tension du système vasculaire paraît se relever. c'est souvent l'indice de fièvre ou d'imminence morbide.

La question de la température est une des plus controversées. Les premiers observateurs avaient conclu à un abaissement de la chaleur animale. Mais John Davy, en 1850, constate une augmentation de 0,5 à 1° Farh. ; Brown-Sequard, dans un court voyage, Rattray, dans une série de navigations entre les tropiques, concluent aussi à une élévation de la température pouvant aller jusqu'à 1° centigrade. Jousset, enfin, ayant pris aux Antilles, au Sénegal, dans l'Inde des observations nombreuses de température, a cru pouvoir conclure à une élévation réelle de la chaleur animale et affirmer qu'elle peut monter à 38°5 et 38°8 sans que l'économie paraisse en souffrir.

Mais d'un autre côté, Chalmers, dans la Caroline du Sud, Furnell, médecin de l'hôpital de Madras, Huillet à Pondichery, Morehead dans l'Inde, Celle aux Antilles, Chisholm à Demerari, Boisseau, Thornley ont

(1) A. Rattray. id., ibid.

prétendu, d'après leurs observations, que la chaleur animale était, au bout d'un certain temps de séjour, généralement inférieure à la normale. Enfin Guéguen (1) (Guadeloupe, 1877) a conclu de ses observations à une hyperthermie moyenne et normale de 0,3 seulement, et Maurel de 0,5 (2).

Nos propres observations nous portent à croire à l'homéothermie, tant que l'organisme de l'Européen reste vainqueur des agressions multiples qu'il subit de tous côtés. Sans vouloir mettre en doute les chiffres des très consciencieux observateurs, qui les ont fait conclure a une elévation normale de la température, nous pensons qu'il y a lieu de distinguer.

John Davy, Brown-Séquard et Rattray ont observé dans leurs voyages. Le voyageur peut être assimilé a l'arrivant dans les pays tropicaux ; il en subit une excitation pour ainsi dire nouvelle à chaque relâche, et ses observations se rapportent toujours a la période d'éréthisme. Dans cette première phase, nous avons pu constater nous-même une elévation de la température matinale allant jusqu'a 0,6 centigrades. Quant à Jousset, la plupart de ses sujets d'observation — nous en avons connu un certain nombre — etaient des marins, des fonctionnaires, des coolies indiens, soumis depuis peu aux influences meteorologiques du lieu de l'observation, ou se retrempant de temps à autre dans les grandes brises de la pleine mer tropicale et des mers tempérées voisines. En outre, la plupart de ses observations ont

(1) Guéguen, *Arch. de méd. navale*, t. XXIX, 1878.

(2) E. Maurel, « De l'influence du climat et de la race sur la température de l'homme. » *Bulletin de la Société d'anthropologie*, t. VII, 1884.

été prises dans le courant de la journée et après neuf heures du matin.

Or, nous avons sur nous même constaté maintes fois, en accord avec les données de la physiologie (1), que la température du corps s'élève : 1° avec le soleil au dessus de l'horizon ; 2° pendant le travail de la digestion , 3° a la suite du mouvement même modéré ; 4° sous l'influence des actions météoriques combinées des mauvaises journées de l'hivernage.

Ces réserves faites, nous donnerons le resultat de nos observations.

Dans une somme de six annees, passées en plusieurs périodes entre les tropiques, nous avons très fréquemment pris notre température rectale et celle des hommes passant a l infirmerie ou à l'hôpital pour des affections non fébriles. Nous estimons que c'est le seul procédé thermométrique, avec la température vaginale de la femme, qui soit a l'abri de tout soupçon d'inexactitude. La température sublinguale, prise par Brown-Sequard et les observateurs anglais, est plus exacte que la temperature axillaire; mais outre qu'elle est mal commode et exige un grand nombre d'instruments, elle donne des resultats moins reguliers, comme nous avons pu le constater souvent sur nous-même. Notre attention avait été frappee, dans diverses observations, nombreuses mais non suivies, par la régularite avec laquelle nous trouvions le matin une température normale ou même légèrement inferieure a 37°2, notre normale en Europe Or, durant le cours d'un deuxième hivernage en Nouvelle Calédonie en janvier et févrıer 1879, nous avons pris regulièrement quatre fois par jour

(1) Barensprung, J. Davy, Jurgensen, Jager.

notre température rectale, et voici les moyennes de nos observations :

	Entre 6 et 7 h mat.		10 h. 1/2 mat.		de 2 à 3 h du s.		9 h 1/2 s. à 10 h.	
	T ext	T rect	T ext	T rect.	T ext	T. rect	T. ext.	T rect
Janv.	25° 2	36° 92	27° 5	37° 42	28° 9	37° 82	26° 5	37° 28
Févr.	25° 1	36° 85	28°	37° 45	29° 1	37° 64	26° 3	37° 25

Le déjeuner principal repas du jour, étant pris à onze heures, la température entre 2 et 3 heures du soir, était observée après la sieste, mais encore sous l'influence du travail de la digestion. Le repas du soir, pris vers 7 heures, était toujours très léger.

Le Dr H. Gros (1) a observé aux îles de la Société, et le lieu était parfait pour étudier l'influence des conditions climatiques seules sur l'Européen entre les tropiques. Malheureusement ses observations ont été interrompues par un naufrage. Il a pu toutefois réunir un certain nombre d'observations de température, et nous extrayons de son travail les moyennes suivantes :

	5 h. mat.	11 h	4 h. s.
Février	37 19	37 73	37.56
Avril	37 31	37 59	37.49

Les variations moyennes de la température physiologique d'un moment de la journée à l'autre ont rarement dépassé 0,5.

Rapprochées des résultats des auto-observations de M. Corre (2), dont les moyennes sont les suivantes, pour quatorze jours, à Saïgon en mai 1879 :

6 h. mat		3 h s.		10 h. s	
T. ext	T axil.	T. ext	T axil.	T. ext.	T axil.
26°57	36°657	30° 3	36° 8	28° 44	36° 27

(1) *Arch. de méd. navale*, 1892.
(2) *Traité clinique des maladies des pays chauds*, page 39.

Ces observations se trouvent complétées et confirmées par celles de Eijkman, de Batavia (1). Observant dans une température moyenne de l'atmosphère de 25°, les Européens et les Malais lui ont présenté une moyenne de 37°, et il estime que la température normale de l'homme ne diffère pas dans les pays chauds de ce qu'elle est dans les pays tempérés et froids. Ces observations donnent bien l'impression de la variation de la température du corps parallèlement à la température (2), mais aussi du retour à l'homéothermie physiologique. D'autre part, si nous additionnons tous les chiffres de nos températures, nous obtenons une moyenne thermique de 37° 33, de 0° 13 supérieure à notre normale C'est ainsi probablement que Gueguen sera arrivé à son chiffre de 0,3 d'hyperthermie, en faisant entrer dans ses moyennes les chiffres elevés que donne toujours l'oscillation diurne du thermomètre sous l'influence de la chaleur extérieure, du travail digestif, de l'exercice.

Quand nous avons noté, le matin, des températures supérieures, même légèrement, à 37° 3, elles étaient motivées par de l'embarras gastrique, des malaises, qui, pour être légers, n'en étaient pas moins morbides, ou des fébricules climatiques.

Nous ne serions même pas éloigné d'admettre avec Celle, Huillet, Morehead, Godineau, qu'après un séjour prolongé, une légère hypothermie est la ten-

(1) *Arch. de Virchow*, t XXXI, p. 150, cité par Ch. Richet in *Revue scientifique*, t LIII, p. 139

(2) M Nocard a observé, de son côté, que l'exposition au soleil peut provoquer en quelques heures une hyperthermie de 1°, 1°5 et 2°, par contre, que la pluie, le vent, le brouillard peuvent abaisser dans la même proportion la température centrale des animaux. (*Recueil de médecine vétérinaire*, 30 nov. 1893.)

dance de l'organisme tant qu'il reste physiologique, et il sera facile de s'en assurer en multipliant les observations, à la condition d'elaguer des moyennes les temperatures des chaudes heures de la journée et des mauvais jours de l'hivernage, qui sont pour nous des temperatures de souffrance de l'organisme. Il n'y aurait rien là du reste qui ne concordât avec la diminution des oxydations dont l'anémie est l'expression pathologique dernière. Pour juger définitivement la question, le thermomètre ne suffit pas ; il faudrait de plus des experiences nombreuses et bien conduites de calorimétrie.

En pratique, on pourra s'en tenir au procédé clinique de M. Grasset (1), qui rapproche beaucoup de la calorimétrie.

Le pouvoir émissif peut fausser les résultats de la thermométrie clinique ; avec 40° on peut avoir des degrés de fièvre différents. Les variations de la vitesse d'ascension de la colonne mercurielle donnent une idée des variations du pouvoir émissif. Il suffit d'employer un thermomètre gradué sur une plus grande longueur, la graduation partant de 25°. Une minute exactement après avoir placé le thermomètre, on lit une température t ; dix minutes plus tard, on note une température T. De nombreuses observations ont prouvé que la température t, correspondant au pouvoir émissif, n'est pas proportionnelle à la température finale, non plus qu'à la température ambiante qui est fournie par la température initiale du thermomètre. On notera dès lors trois courbes de température : la température t, la température médi-

(1) Grasset. Communication au Congrès de médecine interne. Lyon, 1894. *Semaine médicale*, 1894, p. 477.

cale T et la moyenne $\frac{t+T}{2}$ qui se rapproche le plus de la calorimétrie clinique.

Nous estimons que ce procédé simple est appelé à rendre de grands services au praticien colonial, soit pour des études de thermométrie physiologique, soit dans la pyretologie si variée des pays tropicaux.

Cette persuasion où nous ont conduit les faits observés, qu'après la période d'érethisme, et tant que l'état demeure physiologique, l'organisme tend à retrouver son homéothermie (1), nous a fait, en pratique, poser le principe :

Après les premiers mois d'un sejour *continu*, toute temperature qui dépasse, même très légèrement, 37° 5, doit paraître suspecte.

Fièvres climatiques. Ceci nous amène à dire un mot des fièvres dites *climatiques*, que, par un singulier abus de mots, on a désignées sous le nom de fièvres *d'acclimatement*. Elles ont éte bien constatées par tous les observateurs et bien nettement differenciées

(1) Après avoir admis une hyperthermie normale de 70 centièmes de degré (*De l'acclimatation des Européens dans les pays chauds*, p 29), M. Treille parait être revenu sur cette appréciation. Nous lisons dans le compte rendu des séances de l'Institut colonial international, in *Journal d'hygiène*, 1894, p. 496, qu'à une question de M. Léon Say sur la temperature normale du corps humain, cet auteur a répondu : « Toute l'espece humaine a la même temperature normale, mais chez l'Europeen, quelle que soit sa famille, des qu'il depasse le 17°, le 16° degre de latitude nord, elle s'eleve generalement *entre 4 et 5 heures du soir*, d'un demi-degré Ce demi-degré se perd dans la nuit, et cette perte est quelquefois si rapide qu'une sensation de froid détermine le reveil. »

Nous rentrons ainsi dans les donnees de la physiologie normale qui nous apprend que le maximum thermique, superieur de 0,6 (Jager), de 0,8 à 1 degre (Jurgensen) au minimum matinal, s'observe entre 3 et 5 heures de l'apres-midi. (Landois, *Traité de Physiologie humaine*, p 386)

des autres pyrexies On les trouve partout où sévit la chaleur sèche excessive (Massouah, Obock, Aden), mais surtout la chaleur humide ; au début de l'hivernage, elles apparaissent chez les Europeens arrivés pendant la saison fraîche. Dans les pays palustres, elles sont souvent masquées par la fièvre intermittente

Qu'est-ce, en somme, que ces fièvres climatiques qui semblent apparaître comme épidémiquement sous l'influence des facteurs météorologiques, les unes benignes et éphémères, les autres de deux à trois jours de durée, d'autres rappelant nos antiques synoques ? Faut-il y voir des fièvres de chaleur ? Cela ne veut pas dire grand'chose. Des réactions salutaires de l'organisme ? Des crises pour arriver à une adaptation nouvelle ? — C'est à ces diverses hypothèses qu'ont conduit les vues *a priori*, et beaucoup les répètent sur la foi des anciens.

MM Kelsch et Kiener ont rattaché les fièvres dites climatiques à des formes frustes du paludisme, de la fièvre typhoïde ou de la fièvre jaune, et leur raisonnement, en partie basé, en partie aussi *à priori*, peut se résumer ainsi : Les fièvres climatiques n'existent que par suite d'erreurs de diagnostic Dans les pays palustres, ce sont des rémittentes paludéennes atténuées ; dans les contrées à fièvre jaune, elles sont la forme abortive du *vomito negro* ; dans les pays salubres du Pacifique où il n'y a ni paludisme, ni fièvre jaune, on *doit* les rattacher à la dothiénentérie. Quant aux Indes, on sait que les médecins anglais s'obstinent à n'y pas voir la fièvre typhoïde. — On peut trouver que c'est faire bon marche des observations de Pringle, de Burnett, de Dutroulau, de Jacquot et de bien d'autres auteurs contemporains ; mais les vues de ces savants auteurs auront du moins mis en garde contre les causes d'erreur facile qu'ils signalent à bon droit.

Dans des pays tels que l'Ouest Africain et les îles ou côtes Madécasses, il n'est guère possible d'affirmer qu'une affection quelconque soit absolument indépendante du paludisme, et il est aussi difficile de diagnostiquer la fièvre climatique qu'il est parfois imprudent de la nier.

Pour les Antilles, les Guyanes et les pays à fièvre jaune en général, les auteurs cités s'appuient sur l'opinion de MM. Berenger-Feraud et Burot, qui font de la fièvre inflammatoire une forme ébauchée du typhus amaril. Il est exact qu'en temps d'épidémie, il est impossible de distinguer la fièvre inflammatoire de la première période de la fièvre jaune ; mais des faits indiscutés s'opposent à la généralisation proposée par MM. Bérenger-Féraud et Burot : 1° La fièvre inflammatoire existe à l'état sporadique en dehors de toute épidémie ; 2° elle n'a aucun caractère contagieux ; 3° elle frappe les acclimatés, les indigènes et les Européens, les premiers de préférence ; mais elle n'a aucun effet vaccinant et ne préserve pas des atteintes de la fièvre jaune ; 4° elle se présente avec le même appareil dans d'autres pays des zones intertropicales, non soumis à l'influence amarile.

Quant à confondre un état caractérisé par une fièvre vive et de l'embarras gastro intestinal ou bilieux avec une typhoïdette ou une fièvre typhoïde abortive, il ne faudrait rien moins que la preuve expérimentale et bacillaire formelle, pour nous faire admettre qu'une fièvre qui peut ne durer que deux à trois fois vingt-quatre heures et qui laisse après elle le sujet dans un état normal, sans faiblesse, sans aucun de ces symptômes qui caractérisent le moindre état infectieux, soit de nature dothiénentérique. Jusque-là nous admettrons, avec la très grande majorité des médecins de la marine, que les fièvres bilieuses que nous avons observées, après tant d'autres, ont une existence propre en dehors du paludisme, de la fièvre jaune, de la dothiénentérie, et que si elles sont sous la dépendance d'un microorganisme pathogène, ce qu'on peut réserver, cet élément est encore à démontrer.

Dans nos climats, quand le diagnostic est incertain, au début d'une fièvre typhoïde, la dénomination d'embarras gastrique fébrile cache très souvent une dothiénentérie commençante ou abortive. La fièvre climatique a souvent été désignée sous ce vocable d'embarras gastrique ou bilieux fébrile, et c'est ce qui a pu prêter à la confusion. Les symptômes, en effet, sont une fièvre vive et des troubles bilieux ou gastro-intestinaux. Rien n'égale parfois la violence de la fièvre que la rapidité de la défervescence. M. Orgéas (1) a fait deux remarques très judicieuses et très exactes. « Chez les nouveaux venus, la fièvre inflammatoire n'est pas bilieuse et l'ictère manque. Ces fièvres sporadiques sont beaucoup plus graves chez les acclimatés et l'ictère manque plus rarement. »

Pour nous ces fièvres, auxquelles nous conserverons le nom de climatiques, tant qu'on n'aura pas révélé une cause microbienne pathogène, existent bien réellement en dehors de toute autre endémie et on doit leur garder leur place dans le cadre nosologique. Elles nous apparaissent comme une auto-intoxication aiguë se montrant chaque fois que les

(1) Orgeas, *loc. cit.*, p. 259.

organes gardiens de l'économie, le foie en particulier, sont débordés dans leurs fonctions de destructeurs des poisons. Ainsi s'expliqueraient et la rapidité de leur évolution, et leur plus grande sévérite chez ces *minus habentes* qu'on appelle les acclimates. Elles constituent le premier chainon morbide de cette auto-intoxication chronique qu'est pour nous l anemie tropicale

Certes, après les travaux récents, il n'est pas permis de négliger l'action des agents metéoriques sur les pullulations microbiennes ; mais c'est en s'appuyant sur ces travaux que l on peut précisément remettre à leur vraie place ces influences atmosphériques. Ces fièvres sont climateriques, puisque la chaleur humide et certaines autres conditions atmosphériques paraissent bien en être la cause occasionnelle ; mais c'est dans le foie qu'il faut en chercher la raison principale. Sous l'influence de l'arrêt de l'exhalation pulmonaire et de l évaporation cutanée, cet organe se trouve bientôt, malgre sa suractivité, debordé dans ses fonctions de « chimiste » de l'organisme : de la l'intoxication et les phenomènes bilieux ou gastro-intestinaux qui la traduisent ; il fait, en outre, de la chaleur en excès ; ce calorique ne peut s'échapper par l'évaporation : de la l'hyperthermie. Ainsi se trouve constitue cet embarras gastrique fébrile, avec fetidité particulière de l'haleine et diminution de la sécrétion urinaire, qu'on a tres improprement appelé fièvre d'acclimatement.

Comment a-t-on pu presenter ces fièvres comme des phénomènes heureux conduisant a l'assuetude ? Certes les Thévenot, les Celle, les Dutroulau, etaient de sagaces observateurs ; mais leur methode consistait trop souvent a adapter des faits très judicieusement observés à une idée preconçue, celle de l'acclimatement et de l'existence necessaire de moyens d'acclimatation immediate. Un etat morbide ne peut conduire à une physiologie nouvelle Pas plus qu'on ne se débarrasse d'un refroidissement par la fièvre, des bacilles typhiques par un long état fébrile, des organismes de la fièvre intermittente par une longue serie d'accès, il n'est permis de croire aujourd'hui a des maladies salutaires. Toute fièvre est une lutte dont l'organisme, même victorieux, reste toujours affaibli.

Vide du mot acclimatement. — En poursuivant cette rapide esquisse physiologique de l'Européen transplanté, nous nous assurerons de plus en plus que rien ne ressemble moins à un etat nouveau, mais normal de l'organisme, que la série des modifications fonctionnelles, et que les mots d'acclimatation et d'acclimatement, tels qu'on les entend aujourd'hui en parlant des choses intertropicales, sont vides de sens et ne repondent à rien que les faits ne démentent. En définitive l'organisme est vaincu. Les suractivités fonctionnelles de certains organes, la paresse de certaines autres fonctions, cet état instable qui fait apparaître l'équilibre, comme toujours cherché, mais jamais établi, aboutit tôt ou tard à l'anémie tropicale : c'est l'aveu de la défaite. Ces modifications et celles que nous étudierons plus loin, si on les examine en dehors de toute idée préconçue, sont un dessin pathologique. Il est possible qu'elles laissent soupçonner les moyens qu'emploiera la nature pour amener dans les siècles futurs l'adaptation au milieu; mais pour le moment nous ne pouvons que constater qu'elles aboutissent inévitablement au fonctionnement morbide, au non-acclimatement.

Lutte contre l'hyperthermie. — Nous devons préciser ici l'assaut particulier que subit l'organisme des causes pyrétogènes connues et ses moyens de défense. Conserver la température normale, en luttant par un effort correspondant à chaque cause thermogène, en opposant, pour ainsi dire, un moyen de défense à chaque agression, c'est, en résumé, le résultat auquel tendent les faits que nous avons déjà constatés et ceux qui suivront. Pour mieux faire ressortir cette idée et lui donner le relief que mérite son importance pratique, nous mettrons en regard les sources de la chaleur et les moyens qu'emploie l'organisme pour se garer de l'excès de chaleur.

Causes d'augmentation de la température.	**Causes de diminution du calorique.**
La chaleur animale est le résultat des oxydations qui s'opèrent au sein des tissus. — Elle augmente : sous l'influence d'une alimentation riche en H et en C,	Diminution des oxydations sous l'influence du régime qui réduit au strict nécessaire les aliments calorigènes. — Transformation du calorique en travail intime d'ordre chimique (Berthelot).
— D'une plus grande consommation d'O	— Réduction de l'absorption de l'O à chaque inspiration.
— D'une exhalation moindre de CO^2 ;	— Expirations plus énergiques, actives et voulues pour favoriser l'expulsion de CO^2.
— Par une augmentation de la matière glycogène fournie par l'alimentation ;	— Diminution des matières glycogènes alimentaires.
— Pendant le travail de la digestion ;	— Aliments de digestion facile ; — Sieste.
— Par le mouvement ;	Absence d'efforts musculaires répétés.
— Par la diminution de la circulation des capillaires cutanés et parenchymateux (vaso-constricteurs) ;	— Activité de la circulation capillaire sous l'influence des vaso-dilatateurs.
— Par l'excitation des centres vaso-moteurs	— Sueurs profuses ; — l'accélération du rythme respiratoire a le double effet d'aug-
— Par la diminution de l'ex-	

Causes d'augmentation de la température	Causes de diminution de calorique
halation pulmonaire et de l'évaporation cutanée.	menter l'exhalation pulmonaire et de favoriser la réfrigération du sang en le faisant passer, dans le même temps, en plus grande quantité à la surface du poumon
— Sous l'influence de la température extérieure et de l'action combinée des agents météoriques.	— Evaporation cutanée, — rayonnement, — contact, — activité respiratoire, — aliments et boissons frais, — ablutions.
— Le pannicule adipeux conserve la chaleur.	— Le pannicule adipeux disparaît.

Toutes les fois que les causes d'augmentation de la chaleur animale l'emportent, la défaite de l'organisme se traduit par un mouvement febrile, et c'est là qu'il faut chercher les causes de ces febricules si fréquentes, qu'elles ont pu en imposer pour une hyperthermie normale.

De ce tableau il ressort en outre clairement que dans cette lutte de l'organisme contre l'hyperthermie, son admirable souplesse lui permettrait, avec l'aide de l'hygiène diététique, de demeurer vainqueur : 1° s'il pouvait éviter tout mouvement, tout travail musculaire, et c'est pourquoi la température est normale ou même légèrement inferieure à la normale après une bonne nuit ; — 2° si l'exhalation pulmonaire et l'évaporation cutanée n'étaient pas entravées.

Le calcul en est aisé. L'homme adulte, au repos, fait environ 2,092,000 à 2,392,000 micro-calories (1).

(1) D'après Vierordt, cité par Landois, les pertes normales de la chaleur peuvent être évaluees, sous nos climats, ainsi qu'il suit :

a) 1900 gr. sont excrétés par les urines et les excréments à

Par l'effet de l'élévation de la température extérieure, les causes du refroidissement du sang qui interviennent d'ordinaire : échauffement de l'air d'inspiration, — rayonnement, — contact, sont très diminuées. Par le seul fait de l'élévation de la température extérieure de 12° à 25° ou 28°, le nombre des micro calories émises par le rayonnement seul pourra être réduit d'un million environ. Mais si l'exhalation pulmonaire et l'evaporation cutanée persistent, peuvent librement s'exagérer par un naturel mouvement de défense, c'est-a-dire dans le cas de chaleur sèche, même excessive et dépassant 30°, la quantité de vapeur d'eau exhalée par la surface pulmonaire pourra s'élever a 500 gr., la sueur eliminée par la peau, a 2 kilog., et par suite de ces exagérations compensatrices, l'organisme aura dépensé 1,455,000 micro calories.

une température supérieure en moyenne de 25° a celle des aliments. . . . . . . 47,500 calories = 1,8 0[0 ;

b) 13,000 gr. d'air sont chauffés par la respiration en moyenne de 25° (de 12° a 37°, chaleur spécifique de l'air 0 26).	84,500 calories —	3,5 0[0 ;
c) 330 gr. d'eau sont transformés en vapeur par la respiration (1 gr. = 582 calories) .	192,060 calories	7,2 0[0 ;
d) 660 gr d'eau évaporés a la surface de la peau. . . .	384,120 calories =	14,5 0[0 ;
e) Le reste de la chaleur est perdu par la peau, par rayonnement et par conductibilité	1.791,310 calories =	73 0[0 ;
Total général des unites de chaleur perdues.	2 500,000 calories =	100 0[0

Les chiffres de 2,500,000 a 2,769,840 micro-calories donnes par Vierordt se rapportent a des hommes de 75 a 82 kilos et nous paraissent beaucoup trop élevés pour la race française Les chiffres que nous avons adoptes, d'apres Landois, se rapprochent de ceux de Beaunis et expriment mieux la moyenne des sujets français et de ceux que l'on est appele a observer dans les colonies tropicales.

Avec de pareils auxiliaires, il serait donc facile à l'organisme de se debarrasser d'un excès de calorique, s'ils n'étaient jamais entravés dans leur jeu naturel. Ceci nous fait prévoir que le ou les facteurs météoriques qui gêneront ces puissants effets tendront à accumuler le calorique dans l'organisme, non pas, comme on l'a dit, pour le conduire à une hyperthermie habituelle et normale, mais pour y produire, de temps à autre, un état morbide, febrile, dont la répétition, d'autres causes que nous deduirons, y aidant, l'amènera peu à peu, soit à un affaiblissement progressif de ses moyens de defense, soit à des modifications dans les qualités ou la biochimie des éléments du sang. C'est proprement à déterminer la nature de ces modifications que réside le problème de l'anemie tropicale, et l'on peut ajouter celui de la colonisation des contrées torrides par l'Européen.

A ce point de vue, si l'on peut trouver les conclusions d'Eijkman prématurees, ses travaux n'en restent pas moins très instructifs. D'après cet expérimentateur, l'Européen hollandais transporté en pays tropical continue à produire, en activité moyenne, le même nombre de calories qu'en Europe, 2,400 à 2,500. La calorification des Malais observés par Eijkman ne lui a pas paru moins active que celle des Européens, malgré la différence de poids (1). Des Européens d'un poids moyen de 65 kilogr. 4, produisaient brut 2,470 calories, et net, l'albumine n'etant brûlée que jusqu'à l'état d'urée, 2,349 calories, tandis que des Malais du poids moyen

(1) C. Eijkman. *Arch. de Virchow*, 133e vol., 1893, cité par H. Gros, in *Arch. de méd. navale*, août 1894.

de 50 kilogr, produisaient 2,512 brut et 2,358 net calories, bien qu'alimentés exclusivement de végétaux. Toute proportion gardée, un Malais qui aurait pesé 70 kilogr aurait produit un chiffre de calories plus élevé qu un Européen du même poids. Mais l'Européen ne paraît pouvoir se défendre contre l'hyperthermie que par des moyens physiques, le repos, l'exhalation cutanee, la diminution des substances albuminoides et grasses, etc. Le Malais, au contraire, tout en fournissant plus de calories, les transforme en travail musculaire sans augmenter outre mesure sa perspiration cutanee (1). Qu'en conclure ? sinon que l indigène régularise mieux sa temperature et que son système nerveux central réagit autrement que le nôtre devant l'hyperexcitation produite par le calorique. Mais M Eijkman en conclut que chez l'Européen habitant les tropiques la régulation chimique n'existe pas, ce qui n'est rien moins qu'établi par ce fait de la constance du nombre des calories produites sous l'un et l'autre climat ; ses expériences prouvent simplement qu'elle est au-dessous de sa tâche et que l'acclimatement météorologique, s'il se produisait, résiderait précisément dans l'acquisition par le blanc de réflexes nouveaux agissant sur les centres thermiques, pour lui permettre de transformer, sans prejudice pour sa santé, l'excès de calories produit par le travail ou l'exercice violent.

C) **Fonction rénale** La sécrétion urinaire est diminuée. C'est un fait bien constaté par tous les observateurs (Rattray, Moursou, Treille) et qui est en parfait accord avec l'augmentation de la sueur et les

(1) Id eod.

données de la physiologie. Les reins, qui normalement éliminent les 60 0/0 de l'eau de l'organisme, n'en éliminent plus que les 40 0/0.

D'après Leube, cité par Landois, la quantité d'urée diminue dans l'urine chez les personnes bien portantes quand la sécrétion de la sueur augmente considérablement. Moursou (1) a constaté une diminution de l'urée, d'un huitième environ. Mais C. Eijkman (2), de Batavia, observant chez une première série de six Européens récemment arrivés dans la colonie, et sur une seconde série de douze ayant séjourné de 1 an et demi à quinze ans, a trouvé chez les premiers 0 gr. 226 d'azote éliminés par kilogr., et chez les seconds, 0 gr. 193. Malgré ces chiffres et pour des raisons peu probantes, au reste, qu'il donne, il a cru pouvoir conclure que « le climat tropical n'exerce sur la destruction des albuminoïdes dans l'organisme humain aucune influence particulière ».

Les auteurs anglais non plus n'ont pas noté de diminution de l'urée excrétée.

Nous pensons que le problème biologique de la fabrication et de l'excrétion de l'urée est des plus complexes. Des causes d'origine alimentaire peuvent faire varier la quantité de l'urée fabriquée sans augmenter d'une manière parallèle la quantité d'urée excrétée ; des causes d'ordre biologique, l'état d'intégrité ou d'altération des cellules hépatiques peuvent faire varier la quantité d'urée excrétée, sans que le régime ait été notablement modifié. Ce que nous savons de l'action du foie, d'une part, et des causes physiologiques qui entraînent ou activent cette action

(1) Moursou : *Arch. de méd. navale*, t. XXXVI, pp. 227-233.
(2) C. Eijkman : *Arch. de Virchow*, 1893, CXXXI.

dans la fabrication de l'urée ; ce que nous soupçonnons de la part des agents atmosphériques dans la biochimie intime, nous porte à croire que cette question n'est pas une de celles qui se puissent resoudre par des pesées et, bien qu'il faille feliciter M. Eijkman de les avoir entreprises, elles ne lui donnent pas le droit de conclure que les influences meteorologiques n'exercent aucune action sur la nutrition, en se basant sur les seules notations de l'urée. Les actions biochimiques de la cellule hépatique seules, quand elles seront bien elucidées, pourront nous donner les raisons des nombreuses variations de l uree que nous observons aussi bien dans les etats physiologiques que dans les états pathologiques. Eijkman trouve que les Malais éliminent moins d'azote et l'impute avec quelque raison, non tant au climat ou a la race, qu'à la pauvreté de leur régime. Est-ce a dire que le Malais ne supporte pas mieux le climat énervant des Indes néerlandaises que le Hollandais, qui continue à excreter la même quantité d'urée qu'en Europe. tant que son appétit et sa ration restent les mêmes? Nous voyons bien l'urée émise, mais qui nous montrera les poisons qui restent et la façon dont le foie en defend l'organisme ?

Rattray a signale une légère augmentation habituelle de la densité de l'urine, en rapport avec la diminution du volume excrété.

Mais ce serait une grave erreur de penser que le rein sommeille dans les pays chauds. Sa fonction est tout aussi importante sinon plus que dans les climats temperés. La pathologie à défaut de la physiologie le prouverait suffisamment. Il n'y a pas de pyrexie tropicale qui n'ait son retentissement sur le rein. Il est donc necessaire de veiller à la fonction urinaire et de s'inquiéter chaque fois qu'elle devient paresseuse, que la quantité d'urine excrétée en 24 heures baisse au-dessous de 800 grammes Bien uriner dans les pays chauds, c'est bien se porter. Les diurétiques jouent, à juste titre, un grand rôle dans la médecine indigène et dans la pratique des vieux médecins coloniaux.

Une question importante est soulevée par cette diminution de la sécrétion urinaire On sait, en effet, qu'une sorte de balance s'établit entre cette sécrétion et celle de la sueur. Or, tandis que la première est surtout mécanique, en relation directe avec la tension intra-vasculaire, la physiologie nous apprend que la sécrétion de la sueur obeit moins à cette tension qu'à l'incitation du système nerveux. Si, comme le suppose M. Treille, il y avait augmentation de la tension intra-vasculaire, par rétention de l'eau, sous l'influence de la tension de la vapeur d'eau atmosphérique, le premier effet de cette pression serait d'augmenter la sécretion urinaire conséquemment à une abondante ingestion de boissons aqueuses. Et c'est précisément parce que la tension vasculaire est habituellement affaiblie, comme le prouve la faiblesse du pouls et son état dépressible, que l'excès d'eau prend le chemin de la peau, au lieu de s'éliminer en même temps par le rein. De là l'expression et la chose bien connues : *suer un verre.* Comme le fait remarquer Mathias Duval, il ne faut pas compter sur les diurétiques avec les malades dont le pouls est mou et faible, et l'eau n'est-elle pas le premier des diurétiques à l état normal ?

Contrôlant expérimentalement l'assertion de M. Treille que l'anémie tropicale serait une hydrémie, C. Eijkman a déterminé le poids specifique du sang, d'après le procédé de von Schwaltz, sur 20 Européens et 10 Malais : il a trouvé le même poids spécifique : 1,0574 sur les Européens, 1,0575 chez les Malais. La différence n'était pas sensible non plus entre le sang des nouveaux venus et des vieux coloniaux européens. De même la teneur en eau, pour un poids spécifique de 1.0574, a été trouvée de 78 0/0 environ, chiffre sensiblement le même que ceux indiqués en Europe par Becquerel et Rodier (77,9), et par Schmidt (78,43) (1).

Il n'est donc pas exact de dire que la pression intra-vasculaire est augmentée du fait d'une accumulation d'eau dans le sang. Au contraire elle est plus habituellement diminuée par la dilatation des capillaires cutanés et parenchymateux ; si, sous l'influence d'un excès de boisson, il y a une pléthore séreuse passagère, on sait avec quelle rapidité cette eau passe dans la sueur.

Toutefois, le labeur du rein n'est pas diminué parce qu'il élimine moins d'eau. Si les principes dissous varient légèrement en quantité, ce qui n'est pas parfaitement établi expérimentalement, nous avons lieu de croire que les urines augmentent en toxicité. Ce point appelle des études expérimentales et c'est dans les poisons organiques ou microbiens éliminés par les reins qu'il faudra chercher la raison des complications rénales de toutes les pyrexies graves des pays torrides.

D) **Peau.** — Le fait qui frappe les yeux les moins prévenus, c'est la suractivité des fonctions de la peau. La prodigieuse quantité de sueur, qui d'après

(1) C. Eijkman : *Arch. de Virchow*, 126e vol., 1891, cité par H. Gros in *Arch. de méd. navale*, août 1894

Rattray atteindrait les 31 0[0 des sécrétions totales de l'organisme, dépasse parfois 2 kilogrammes dans les 24 heures (Foussagrives). En pays tempéré, l'élimination de l'eau par la surface cutanée est de 8 à 10 0[0 environ de l élimination totale.

Aussi bien, c'est le moyen essentiel de défense de l'organisme contre l'hyperthermie, et si l'on estime a 3200 calories la quantité de chaleur produite par l'homme en demi-activité, on voit que 1000 a 1200 peuvent être dépensées par la surexcitation de l'évaporation cutanée Si cette grande cause de déperdition du calorique se trouve contre-balancée, le malaise de l'organisme ne peut manquer d'être considérable.

Par l'effet direct de la température extérieure, mais plus encore sous l'influence des vaso-moteurs et d'un réflexe aboutissant a des centres thermiques, non encore mis en pleine évidence, le réseau capillaire cutané se dilate. Ce phénomène a un quadruple résultat :

Il diminue la pression intra-vasculaire ;

Il met plus de sang au contact de l'atmosphère extérieure, et par la lutte contre l'excès de la température centrale (Schiff, Fréderieq) ;

Il active l'exhalation de la vapeur d'eau ;

Enfin il tend à modérer le besoin de respirer énergiquement, car la peau est un des points de départ du besoin de respirer.

Sous l'influence de la chaleur humide et de l'état hygrométrique absolu, l'évaporation cutanée est entravée, la transpiration plus abondante ; la peau, comme macérée, ne tarde pas à se couvrir d'éruptions diverses, dont les plus habituelles sont les bourbouilles et les furoncles.

Les bourbouilles (gale bedouine, lichen tropicus, *prickly heat*) débutent par des papules rouges, luisantes et sont le siege d'un prurit intense. Puis l'éruption se complique de vésicules eczémateuses ou herpetiques. Les blonds à peau fine y sont les plus sujets. Les furoncles apparaissent après les bourbouilles, si la chaleur humide prolonge ses effets. Ils sont petits, nombreux et très douloureux. Ils ont une tendance déplorable a récidiver.

Les acides gras, volatils, éliminés par la peau, paraissent être une des causes de ces désagréables éruptions ; ils irritent les orifices des glandes sebacées, dénudent les conduits de leur épithélium protecteur et favorisent l'entrée des microorganismes qui vivent sur les poils et a la surface de l'epiderme.

Enfin, la peau ne tarde pas a voir diminuer ou disparaître l'épaisseur du pannicule adipeux et de se débarrasser ainsi d'une surcharge inutile.

Sécrétions cutanées. M. Orgeas attache une grande importance aux fonctions de la peau du noir pour expliquer sa résistance aux actions du milieu torride. Les raisons qu'il donne de la particulière disposition anatomo-physiologique de la peau des races colorées sont d'ailleurs plus théoriques que basées sur des faits scientifiquement démontrés : *a*) développement plus considérable du système vasculo-sudoripare ; *b*) volatilité plus grande et par suite proprieté plus réfrigérantes de la sueur; *c*) faible développement du système pilo-sébacé ; *d*) émission plus considérable de calorique par rayonnement.

Mais le nombre, ni le volume des glandes sudoripares chez les races colorées, n'ont été l'objet de recherches précises ; la volatilite plus grande de la sueur n'a pas été expérimentalement démontrée ; le faible développement du système sébacé paraît en contradiction avec l'aspect luisant, comme huileux, qu'offre la peau du noir en santé (1) ; quant au pouvoir émissif plus considérable des cellules pigmentaires du noir, s'il existe, le mécanisme n'en est pas élucidé.

Les faits que nous connaissons sont tous d'observation vulgaire et macroscopique : la peau du noir, dans son ensemble, paraît plus épaisse et les ecchymoses s'y constatent difficilement. — La pigmentation de la peau augmente avec la luminosité et la chaleur solaires. — La peau du noir a un aspect luisant dû au sebum, d'autant plus marqué que son état est plus physiologique. — Les races colorées dégagent des odeurs, très sensibles pour l'Européen, qui paraissent dues aux acides gras volatils de leur sebum. — Leur système pileux est peu développé à la surface du corps. — La transpiration sensible est beaucoup moins apparente. — Un nègre en santé

(1) M. Nielly dit dans son *Hygiène des Européens*, p. 28 : « On peut fournir à ses dépens une démonstration évidente de l'influence bienfaisante de la matière sébacée du visage, si par imprudence, au milieu d'une course de jour dans la zone torride, on enlève cette matière par un lavage à l'eau fraîche. Les nègres des Antilles ne manquent pas de mettre en garde contre cette pratique, sinon un fort coup de soleil est inévitable » — M. Treille va plus loin et il fait de l'enduit sébacé une condition de la santé du noir. « Lorsque ces substances grasses font défaut, dit-il, le nègre est véritablement à plaindre, sa peau se crevasse, se fendille, se couvre de squames. C'est pour cela que les nègres reculent devant les soins de propreté qui auraient pour résultat d'enlever la matière sébacée de la peau. Beaucoup de nègres sont sujets à des maladies chroniques de la peau provenant de l'absence de ces corps gras. Aussi, quand ces sécrétions de matières graisseuses sont insuffisantes, ils y suppléent par de l'huile. » (Dr Treille, *Communication à l'Institut colonial et international de Bruxelles*, mai 1894.)

donne à la main du blanc une impression de fraîcheur. — La perspiration insensible paraît beaucoup plus active chez le nègre, à en juger par les émanations qu'il émet sans cesse dans l'atmosphère ambiante, émanations dues aux acides gras volatils de ses glandes sébacées.

A ces notions de physiologie courante on peut joindre celles que nous avons des particularités pathologiques de la peau du nègre : fréquence de la lèpre, de l'éléphantiasis, de la lymphangiectasie et des lymphoses en général; chéloïdes cicatricielles, phagédénisme facile des moindres plaies, lupus et scrofuloses cutanées, *pian*, syphilides tertiaires de la peau de nature et de formes particulières, affections parasitaires *craw-craw*, *tokelau*. En retour, le cancer est rare chez le nègre et le cancer de la peau n'a jamais été signalé. (Girard, Huard, Chassaniol, Landry (de Montréal) (1).

E) **Fonction hépatique.** — C'est aller contre des faits bien observés que de ne pas voir dans la suractivité du foie un des effets les plus marqués des influences météoriques tropicales. M. Nielly, s'appuyant sur la constipation si fréquente à l'état normal chez les Européens transplantés, conclut au contraire à une atonie fonctionnelle du foie. Mais la suractivité hépatique peut se révéler par d'autres symptômes que l'hypercholie. Il ne manque pas de faits de congestion et même d'abcès du foie accompagnés dès le début d'une constipation opiniâtre (Annesley, Morton, Kelsch). A l'état normal, la bile colore plus les selles qu'elle ne les ramollit. Ce sont les sécrétions intestinales surtout qui donnent aux

(1) Cités par A. Bordier : *Géographie médicale*, p. 465.

fèces leur consistance et c'est a leur diminution, parallèle à l'augmentation de la sueur, qu'il faut attribuer la constipation si fréquente. Les selles bilieuses sont facilement reconnaissables a leur couleur et a leur odeur et les sujets ne s'y trompent pas. Les débâcles bilieuses alternent avec la constipation et n'apparaissent que d'une façon intermittente, comme les vomissements bilieux et pour les mêmes causes accumulées.

Il importe de serrer de près la question, de ne pas trop théoriser et de ne tabler que sur des faits. Ces faits quels sont-ils ?

Des faits expérimentaux contradictoires, mais d'inégale valeur.

Dans un voyage d'aller et retour en Cochinchine, Moursou (1) a constaté sur lui-même une diminution de l'urée excrétée pendant le temps passé sous la zone torride, bien que son régime et son genre de vie n'aient pas varié.

Eijkman (2), observant a terre, a Batavia, sur des Malais et des Européens ayant séjourné des espaces de temps divers dans la colonie, a cru pouvoir conclure que le climat tropical n'exerçait *aucune influence* sur la destruction des albuminoides dans l'organisme humain. Mais la lecture de ses observations n'entraîne pas la conviction. Il semblerait même que les chiffres fussent pour donner raison à Moursou. Chez les Européens ayant de 1 mois et demi à 6 mois de présence dans la colonie, l'azote eliminé par kilogr. a été trouvé de 0,226. Chez 12 Européens

(1) Moursou : « Variations de l'urée suivant les climats temperes ou chauds » · *Arch. de méd. navale*, t XXXVI, 1881.

(2) Eijkman : *Arch. de Virchow*, 1893, CXVXI Compte rendu par H. Gros, in *Arch. de méd. navale*, août 1894.

ayant fait aux Indes un séjour de *un an 1/2 à quinze ans*, l'azote éliminé n'était plus que de 0,193 par kilogramme. Ces derniers chiffres sont particulièrement intéressants parce que, à l'encontre des premiers et de ceux obtenus par Moursou, ils traduisent l'état de sujets européens que l'on peut dire ayant réellement, d'une façon continue et prolongée, subi l'influence du climat torride. Ils nous paraissent, malgré les restrictions dont Eijkman les entoure, traduire la réalité des faits et affirmer la lutte de l'organisme, un processus de défense contre les agents méteoriques par une réduction salutaire des actes de biochimie intime.

De son côté, Glogner, cité par Eijkman, ayant examiné les urines de soldats européens ayant vécu de *un à seize ans* sous les tropiques, était arrivé à la même constatation d'une diminution de la quantité d'azote excrétée dans les 24 heures.

Ce n'est donc pas dans une transformation plus active des albuminoïdes qu'il faut chercher la raison de la suractivité hépatique révélée par les faits cliniques suivants : tendance à l'hyperémie constatée par tous les auteurs; alternatives de diarrhée et de constipation ; embarras et vomissements bilieux revenant parfois sans cause apparente ; fréquence des intoxications biliaires ; complications biliaires de toutes les affections intercurrentes ; facilité de l'hyperthermie.

Rappelons d'autre part les données de la physiologie.

Le sang des veines sus-hépatiques contient normalement plus de globules blancs, et il est certain que la cause en est dans la destruction des globules rouges vieillis qui s'opère dans le foie.

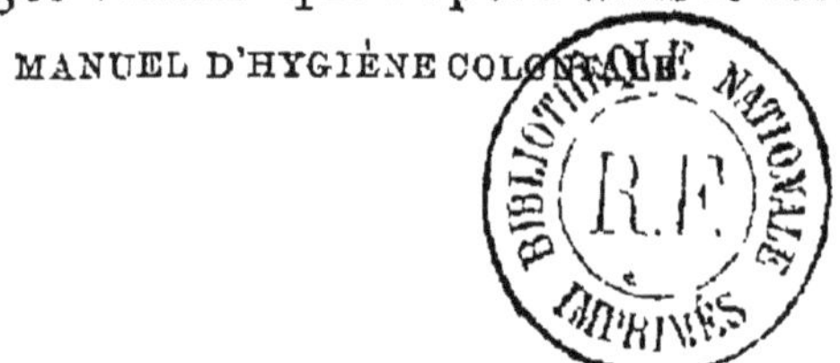

Toutes les causes qui activent la destruction des globules rouges, augmentent par le fait même la production de la bile, dont la matière colorante se forme aux dépens de l'hémoglobine. Rattray a constaté expérimentalement un excès de la matière colorante biliaire dans les matières fécales des Européens transportés en pays tropical.

La température du sang est de 39° 7 dans les veines sus-hépatiques (Cl. Bernard); c'est là que le sang a sa température maximum, parce qu'il sort du foyer le plus actif des combustions de l'organisme.

On ne peut douter que toute hyperthermie n'ait son siège premier dans le foie et que toute cause pyrétogène ne retentisse tout d'abord sur le monstrueux viscère.

Fabrication du glycogène aux dépens des hydrates de carbone, des graisses, de la glycérine, de la gélatine, des substances albuminoïdes ; transformation de ces mêmes substances albuminoïdes en produits alibiles d'une part, en urée et en produits excrémentitiels d'autre part ; destruction des globules rouges ; sécrétion biliaire ; destruction ou élimination des poisons organiques ou autres, telles sont ses multiples tâches. Ces notions nous aident à prévoir de quelle utilité il sera de réduire les substances calorigènes dans l'alimentation et aussi de lutter énergiquement contre l'ingestion immodérée des boissons qui augmentent la pression dans le système porte.

Nous ne saurions cependant adopter entièrement les vues de M. Treille, quand il accuse uniquement l'accroissement de boisson et en fait la cause première de l'hyperémie du foie. Une volonté énergique peut réduire la ration de boisson au nécessaire. D'un autre côté, si l'on a pu dire avec raison : N'est pas intempérant qui veut, on peut dire aussi : N'est pas altéré qui veut. Certains tempéraments éprouvent beaucoup moins que d'autres le besoin impérieux de la soif. Nous avons noté maintes fois de l'hyperémie du foie, en dehors de causes telluriques, chez des hommes habituellement sobres dans le boire et le manger. Il n'en est pas moins exact de dire que les excès de boissons, même aqueuses, favorisent singulièrement l'hyperémie passive du foie, et diminuant sa puissance défensive, le prédisposent aux congestions actives par actions toxiques ou microbiennes.

L'observation attentive modifie tous les jours des idées préconçues. Devant l'absence à peu près complète du paludisme en Nouvelle-Calédonie, les théories aidant qui faisaient de la dysenterie et de l'hépatite les compagnes obligées du paludisme, — pour un peu on aurait dit les conséquences, — on en était arrivé à méconnaître les influences météoriques, à les traiter comme quantités négligeables. Mais déjà, en 1870, Girard la Barcerie soupçonnait les influences nocives du climat calédonien sur le foie et prévenait qu'il ne croyait pas l'hépatite aussi rare qu'on l'avait dit avant lui. Plus tard, Arène (1) relève, de 1869 à 1882, 160 entrées pour hépatite, ayant fourni 43 décès, soit 4 pour 100 de la mortalité générale. Legrand (2) relève, dans la même période, 58 abcès du foie, dont 52 terminés par la mort. De 1883 à 1891, sur une population blanche de 20,000 habitants, le même auteur relève 75 cas d'hépatite suppurée, et personnellement il s'est trouvé, en 2 ans, 15 fois en présence de cette terminaison de l'hépatite. Nous-

(1) Thèse de Bordeaux, 1885.

(2) A. Legrand « Hépatite en Nouvelle-Calédonie », *Arch. de méd. navale*, LVI, pp. 343 et suivantes.

même, en 1878 et 1879, nous relevons dans nos notes et les observations prises à l'hôpital de Numbo et à celui de Nouméa, 65 fois le diagnostic d'hépatite à tous les degrés, de la congestion à l'abcès, et neuf fois la mention d'abcès du foie suivis de mort. Sur ces neuf cas, trois seulement existaient en germe avant l'arrivée en Nouvelle-Calédonie.

On ne saurait méconnaître, depuis les travaux de MM. Kelsch et Kiener, la part prépondérante de la dysenterie et de l'alcoolisme dans la genèse de ces hépatites graves se terminant par abcès ; mais ce serait faire trop bon marché des observations de nombre de médecins distingués, de nier qu'un certain degré de congestion du foie ne puisse se produire, en dehors de la dysenterie, du paludisme, des excès habituels dans le boire et le manger, sous la seule influence apparente des conditions météoriques.

Il n'était pas inutile de constater en passant combien est relative la salubrité d'un climat tropical réputé salubre, et qu'en dehors de l'agent microbien pathogène, qui reste à déterminer, des formes sévères de l'hépatite paraissent ne ressortir qu'à des causes réputées secondes Pour admettre dans toute sa rigueur la formule pathogénique de la dysenterie hépatique, il reste une dernière preuve à faire : c'est de voir diminuer dans une même proportion les hépatites des pays chauds, quand l'alimentation en eau potable des colonies tropicales aura presque partout supprimé la dysenterie sous ces mêmes climats. Jusque là tout, en constatant la coïncidence, il sera permis de conserver quelques doutes sur l'identité pathogénique constante.

Mais de quelle manière interpréter l'influence si évidente des facteurs climatiques prépondérants des pays torrides sur l'hyperactivité du foie? C'est ce qu'il reste à examiner.

Le rôle le plus saillant du foie, que les travaux de ces dix dernières années ont bien mis en lumière, c'est de présider à la destruction de la plus grande partie des poisons résultant de la vie des tissus. Soupçonné par Schiff, le rôle protecteur du foie contre ces poisons a été démontré expérimentalement par Héger, Bouchard, Roger et autres, qui ont injecté des poisons organiques et putrides et les ont vus retenus dans le foie dans la proportion de 50 0/0 et plus. D'autre part, Popoff et Nencki, ayant suturé la veine porte à la veine cave chez des chiens et les ayant conservés, ont observé de véritables crises convulsives d'empoisonnement après chaque repas. Le secret de l'énorme viscère est donc bien près de nous être connu. Le foie transforme les poisons en urée et en bile. Selon l'expression de M. Ch. Richet, c'est « le grand chimiste de l'économie ».

Et c'est pourquoi ni l'hématopoièse, ni la fonction glycogénique, ni les modifications de l'excrétion de l'urée ne nous donnant de raison suffisante des faits de la suractivité hépatique et des crises polycholiques, des débâcles et des vomissements bilieux, nous la trouvons dans cette fonction préservatrice surexcitée par la multiplicité des nouvelles causes agressives ou morbigènes.

On sait combien est marquée l'influence de l'alimentation sur la sécrétion biliaire. Les viandes et les graisses la portent au maximum. Ce sont aussi les substances qui font le plus de poisons. Elle diminue avec le régime végétal et le régime lacté. La physiologie de l'alimentation en pays tropical n'est-elle pas éclairée de ces faits, et la nécessité de réduire le régime aux substances les moins susceptibles de produire des poisons organiques, reconnue empiriquement, ne s'affirme-t elle pas comme une condition de l'existence nouvelle?

La théorie de Copland, suivant laquelle l'hypercholie serait en relation avec on ne sait quelle action *vicariante* du foie pour l'élimination de l'acide carbonique non exhalé par le poumon, a longtemps régné parmi les médecins de la marine. Les travaux de Rattray et de Layet (1) l'avaient déjà ébranlée, les expériences de Colasanti et de Finckler en font bonne justice. Ces auteurs ont montré par des séries d'expériences que l'élévation de la température n'agit pas d'une façon sensible sur l'exhalation de l'acide carbonique par le poumon ; même, à partir de 25° (Finckler), l'exhalation de l'acide carbonique augmenterait légèrement sur la moyenne normale Tout l'acide carbonique produit par l'organisme continue à s'exhaler librement par le poumon et par la peau.

Les physiologistes en viennent peu à peu à mettre en doute les fonctions bienfaisantes de la bile. Comme liquide récrémentitiel, ses propriétés sont encore peu élucidées. Toutefois M. Bouchard a établi que c'est la partie inoffensive de la bile qui seule est résorbée dans le duodénum et démontré la toxicité considérable des matières colorantes et des acides biliaires excrétés. Il pense avec Schiff qu'une faible partie de ces poisons, résorbés normalement ou accidentellement, est brûlée dans les tissus, éliminée par la peau, le rein, la surface pulmonaire, et enfin que l'excès est de nouveau arrêté par le

(1) Rattray, Layet, *loc. cit.*

foie et rejeté dans l'intestin. C'est un véritable circuit de poisons.

Appliquées au point spécial qui nous occupe, ces notions nous rendent bon compte de la suractivité biliaire dans les pays chauds. Ce rôle de dépurateur de l'organisme nous paraît bien être la grande fonction de l'énorme viscère, et sa suractivité est en rapport avec la quantité des poisons à éliminer. Sous nos climats, quand règnent certaines constitutions, pour employer une expression vieillie, mais qu'éclairent d'un nouveau jour les découvertes récentes particulièrement dans les hivers et les printemps doux et humides, nous voyons la plupart des affections aigues se compliquer de phénomènes bilieux : c'est ainsi qu'on a décrit des fièvres typhoïdes, des pneumonies bilieuses Dans les climats torrides, où les agents météoriques, les agents microbiens, les auto-intoxications paraissent avoir leur maximum d'action morbigène les accidents bilieux sont des épiphénomènes communs à toutes les maladies, quand ils n'ouvrent pas la scène morbide.

C'est que les poisons naissent de partout : du régime, que l'Européen ne veut ou quelquefois ne peut pas modifier ; du fait de la chaleur humide, de l'hypertension de la vapeur d'eau atmosphérique, qui en entravent l'élimination, tout en favorisant leur éclosion par des conditions météoriques éminemment eugénétiques. L'*air*, l'*eau*, les *lieux* du père de la médecine et le milieu intérieur, tout concourt à la pullulation des microorganismes, tout se prête à leur évolution, à la fabrication de leurs toxines ou de leurs ferments, qui viennent assiéger le foie, rempart solide mais non inébranlable et finissant toujours par être débordé.

On voit la tâche considérable dévolue à cet organe, et nous pensons qu'elle est une raison suffisante à l'hypersecrétion biliaire intermittente, comme aussi aux fréquents symptômes d'auto intoxications présentés par l'Européen transplanté. Les travaux de M. Bouchard et de ses elèves, MM. Charrin et Roger, éclairent d'un jour nouveau la physiologie et la pathologie hépatiques dans les pays chauds, et expliquent les modifications fonctionnelles si complexes de l'enorme viscère. C'est par la lutte de tout l'organisme contre l'hyperthermie que s'explique la diminution physiologique des oxydations, et c'est par la lutte du foie contre les auto intoxications que s'explique la suractivite de la fonction hepatique, physiologique au debut, mais qui ne tarde pas a devenir outree, par l'augmentation et la persistance des causes pathogènes C'est ainsi qu on a pu dire avec raison que le foie est toujours en imminence morbide dans les pays chauds.

Nous croyons pouvoir nous élever ici contre une de ces contre verités qu'on repète depuis les temps les plus reculés de la medecine : l existence d'un temperament dit bilieux. On sait quels sont les attributs présumés de ce temperament : l'Espagnol, l'Italien, les peuples du Midi de la France et du bassin mediterraneen, en géneral bruns, maigres, à peau fortement pigmentee et légèrement teintee de jaune ou de marron, sont ceux qu'on designe generalement comme bilieux. Voyons les faits.

La production de la bile, dans nos climats, s'accroît avec la puissance des fonctions digestives. Les gros mangeurs, Anglais, Hollandais, Allemands, Français du Nord et Belges blonds, ont aussi les selles les plus copieuses, les plus molles, les plus largement imprégnées de bile. Les méridionaux sont en général sobres et constipés. Il est prouvé par l'expérience que ce sont précisément ces peuples, qui font le moins de bile, qui résistent le mieux aux influences tropicales. La polycholie habituelle, au contraire, s'observe le plus fréquemment chez le lymphatique sanguin, chez l'homme du Nord. L'abcès du foie se rencontre deux fois plus chez le Français du Nord que sur le Français du Midi (Rouis et Laveran) Le régime fortement animalisé, le goût pour les liqueurs alcooliques, la somme de nourriture nécessaire à la ration d'entretien des hommes de race anglo-saxonne ou similaire, leur soif continuelle et la nécessité où ils se trouvent d'ingérer de grandes quantités de boissons aqueuses, tout contribue à la suractivité de la fonction biliaire, et chez ces hommes elle est la règle. La diarrhée et la dysenterie se rencontrent bien plus fréquemment parmi eux, et si la morbidité et la mortalité relatives sont généralement moindres parmi les hommes de choix de l'artillerie coloniale, c'est grâce à la meilleure entente hygiénique de leurs casernements plutôt qu'à leur plus grande résistance aux influences tropicales

D'un autre côté, le nègre et les races colorées de l'Inde sont beaucoup moins souvent atteints de l'hépatite des pays chauds. Dans les autopsies on trouve leur foie plus généralement indemne. Dans les autopsies d'Européens ayant séjourné quelque temps dans ces climats, le foie est presque toujours plus ou moins hyperémié, alors même que rien pendant la vie n'avait pu faire soupçonner la congestion.

Nous avons retrouvé dans nos observations, parmi les noirs qu'il nous a été donné d'autopsier, le poids du foie de treize sujets de races colorées, morts accidentellement ou d'affections aiguës de la poitrine, ou de tuberculose pulmonaire. Les pesées nous donnent un chiffre moyen de 1385 grammes, inférieur de 66 grammes au poids moyen de 1451 grammes que donne Sappey pour le poids cadavérique (1). Il serait facile de multiplier ces observations et d'arriver à une moyenne plus solidement établie; car c'est l'impression inverse qu'a traduite M. Corre, dont l'expérience est autrement grande que la nôtre (2).

Quoi qu'il en soit, nous croyons pouvoir maintenir que le tempérament dit bilieux n'existe pas, tel qu'on a l'habitude de l'imaginer vulgairement et que quelques médecins l'admettent encore. La facilité à produire de la bile se rencontrant bien plus fréquemment chez les hommes des régions tempérées froides, lymphatiques sanguins, comme on les désignait naguère ; c'est chez eux que l'on constate cette déplorable tendance au relâchement intestinal, à la diarrhée ; ils sont vraiment bilieux et polycholes, parce qu'ils ont à lutter contre une plus grande somme de poisons venus des aliments ou des boissons.

F) **Sécrétions stomacales et intestinales.** — Nous ne savons rien des modifications que peuvent subir

(1) 5 Canaques de la Nouvelle Calédonie et des îles Loyalty.	1382 1267 1318 1520 1129
2 coolies indiens	1207 1321
3 nègres des Antilles	1389 1371 1405
3 grands nègres de l'Ouest africain.	1612 1678 1429

(2) Corre, *Traité clinique des maladies des pays chauds.*

les sécrétions du tube digestif sous l'influence des agents météoriques. Le suc gastrique est-il appauvri en HCl ? M. Treille le dit ; mais aucune donnée expérimentale ne permet d'affirmer que l'excès des sueurs spolie le sang de ses chlorures et rend ainsi plus difficile l'action des cellules de revêtement de la muqueuse stomacale pour fournir le suc gastrique en HCl (1). Quel que soit cet excès, les quelques données expérimentales que nous possédons tendraient à prouver que le résidu fixe varie peu, que les proportions en matières organiques et en matières minérales restent les mêmes : seule la proportion d'eau augmente.

Mais ce sont des faits cliniques que le liquide salivaire est diminué de quantité, et que la digestion stomacale est paresseuse ; les aliments et les liquides séjournent plus longtemps dans l'estomac, et il n'est pas rare de constater du ballonnement et de la distension de cet organe (Treille). La dilatation de l'estomac par passivité de l'organe n'est pas rare chez les colons (*Id. ibid.*)

Nous ne savons rien des maladies du pancréas. Sur le diabète, une statistique américaine citée par A. Bordier nous apprend qu'aux États-Unis, pour 1.000 blancs diabétiques, il n'y a que 329 noirs. Toutefois le diabète est fréquent chez les Indous végétariens des vallées, plus fréquent que chez les Mahométans omnivores dans la proportion de 50 p. 1 (2)

(1) MM. Surmont et Brunelle (de Lille) ont conclu de leurs recherches expérimentales que le chlorure de sodium en excès dans le sang s'éliminait par la muqueuse gastrique, non sous la forme d'acide chlorhydrique, mais sous celle de chlore fixe. (Société de biologie, 15 décembre 1894).

(2) Sen. *British méd. journal*, 2 oct. 1893

Les sécrétions des glandes intestinales paraissent ralenties, et la constipation est la conséquence de ce ralentissement. Cette constipation, quand elle consiste en un simple durcissement des selles, est compatible avec la santé. — On peut même dire que dans les pays torrides, heureux sont les constipés, ou du moins ceux dont les selles sont habituellement durcies et peu copieuses. La diarrhée, qu'on a pu quelquefois considérer comme salutaire, quand elle se présente sous la forme d'une debâcle bilieuse, n'est dans ce cas que le resultat d'un effort de l'organisme et du foie en particulier pour lutter contre des causes d'empoisonnement. Mais ces efforts répétés ne tardent pas à dégénerer en états morbides.

D'une façon genérale, l'appétit, après l'excitation passagère du debut, se ralentit ; le degoût des viandes, des aliments fortement azotés et carbonés se manifeste. Il est sage de ne pas passer outre cet avertissement de l organisme et de modifier son regime dans le sens indique par le goût instinctif. Il est prudent surtout de ne pas essayer d'exciter les sécretions stomacales par les pretendus apéritifs et les condiments de toute sorte que l'on trouve sur les tables coloniales. Nous aurons plus tard à revenir sur ces points de diététique ; mais nous pouvons dire dès maintenant qu'on luttera plus aisément contre l'atonie des voies digestives et des glandes qui déversent leur contenu le long du tube digestif, par la sobriété que par les moyens factices tirés des aliments et des boissons.

Enfin, il ne faut pas oublier que les sécrétions sont sous l'influence du système nerveux et que, quoi qu'on fasse, elles doivent nécessairement suivre ses fluctuations, excitations ou dépressions. Or nous verrons plus loin à quel point les influences électro-hygrométriques de l'hivernage dépriment le sytème nerveux.

G) **Système nerveux.** Mais si cette action est indéniable, elle est aussi la plus obscure, et les phénomènes qui se passent dans l'intimité des élements cellulaires ne sont pas près de nous être dévoiles. Nous en sommes réduits a constater l'influence prépondérante du système nerveux sur tous les phénomènes vitaux, sur la régulation thermique comme sur ce qu'on a appelé la résistance vitale, par l'état bactéricide des humeurs ou par tel autre mécanisme non encore révélé. Activer ou moderer les échanges, les oxydations intra-organiques, la circulation des capillaires glandulaires, parenchymateux ou cutanes, resister aux agents pathogènes du milieu tant intérieur qu'extérieur, maintenir par un effort constant un équilibre dont l'essence même est l'instabilité : c'est le domaine du système nerveux et c'est aussi toute la physiologie, car c'est la vie.

La question se reduira donc pour nous à prendre un à un les facteurs météoriques, a les suivre dans les modifications apparentes qu'ils impriment à telle ou telle fonction ; mais en réservant toujours comme prépondérante et incitatrice la grande inconnue, leur influence sur le système nerveux. Car il ne faut pas oublier que les anémiques sont aussi et surtout des neurasthéniques, et que le système nerveux des débilités est un réactif particulièrement sensible pour tous les agents provocateurs de perturbations morbides.

CHAPITRE III

L'ANÉMIE TROPICALE.

Les travaux de M. Hayem, de ses émules et de ses élèves ont fait faire un grand pas à la séméiologie des maladies du sang ; la forme, l'âge, la taille, le nombre, la proportion des éléments figurés dans le plasma, la composition du plasma lui-même ont fourni des données scientifiques au diagnostic et au pronostic des anémies ; mais la pathogénie d'un grand nombre d'entre elles est encore fort obscure.

Il reste dans la nosologie des anémies chroniques beaucoup d'anémies dites idiopathiques, appellation qui prouve incontestablement la pauvreté de nos connaissances. On ne peut, en effet, concevoir l'anémie chronique essentielle que comme la conséquence ou de l'inanition, ou d'une maladie spéciale aux éléments figurés du sang, car déjà les lésions du sérum nous apparaissent comme secondaires. Mais si nous constatons des déformation des globules, des variations dans leur taille et leur coloration, il nous est impossible, dans l'état actuel de la science, de distinguer ces changements morbides en primitifs et en secondaires, de separer les maladies propres aux globules des infections ou des toxémies secondaires.

Donc, laissant de côté les anémies idiopathiques, dont le nombre devra nécessairement diminuer devant les progrès de la science, on peut ramener a trois modes pathogéniques les anémies secondaires:

1° Les anémies parasitaires, dues à la présence de parasites dans le sang, anemie d'Égypte (*hæmatobium* de la veine porte), — anémie de la chylurie (filaire de Wucherer) — anemie paludique (hématozoaire de Laveran, *plasmodium malariæ*), — anémie de la fievre recurrente (spirille d'Obermeier);

2° Les anémies infectieuses, consécutives a toutes les infections. Cette classe tend a augmenter tous les jours avec le nombre toujours croissant des origines microbiennes des maladies et de ce qu'on pourrait appeler les *toxinémies* ;

3° Les anémies par toxémies. Cette classe elle-même se divisera naturellement en deux sous classes, selon que l'agent de l'intoxication sera introduit dans l'organisme par les voies respiratoires (oxyde de carbone, acide cyanhydrique, gaz déletères), par les voies digestives ou cutanées (sels toxiques, plomb, mercure, chlorates, nitrites, acides organiques, metalloides, venin des animaux, etc.), — ou bien que les poisons proviendront du corps humain lui-même par suite du mauvais état du foie, des reins (Bouchard), des capsules surrénales (Langlois et Charrin) et des autres glandes, tous organes chargés de la défense de l'organisme contre l'auto-intoxication.

Dans laquelle de ces catégories convient-il de ranger l anémie tropicale?

S il fallait en croire certains auteurs, dont quelques uns n'ont écrit que par oui-dire, une question préalable s'imposerait, celle de savoir si l'anémie tropicale existe en dehors des endemies des pays torrides, paludisme, diarrhée, dysenterie, hépatite, etc M. Corre lui-même, dont l'autorité est si grande en pathologie exotique, a écrit : « L'influence climatique est probablement incapable de produire l'anémie quand elle est dégagée de toute autre influence nocive (1) ». Il est certain que l'Indo-Chine, les îles et les côtes Madecasses, le Sénégal, l'Ouest Africain, la plupart des pays palustres d'entre les tropiques que cet auteur a en vue, et dont il a décrit les maladies pour les avoir observées sur place, ne se prêtent guère à l'observation de l'anémie tropicale pure de tout mélange ; devant le nombre et la qualité des autres agents morbides, l'influence climatique devient quantité négligeable. Mais la liste des auteurs qui ont décrit l'anémie tropicale, presque toujours d'après l'expérience personnelle qu'ils en ont faite, est trop longue, pour qu'une telle erreur soit unanime. En outre, l'immense champ d'observation du Pacifique polynésien, où les influences telluriques morbigènes sont inconnues, où la dysenterie et l'hépatite sont moins fréquentes, permet d'affirmer que l'anemie tropicale est bien un processus morbide, évoluant en dehors des grandes endémo-épidémies tropicales, sous l'influence des agents météoriques. Enfin il n'est pas inutile de rappeler qu'on meurt de l'anemie tropicale seule (2). Vouloir réduire l'anémie tropicale à n'être qu'une anémie entre les tropiques, traiter les influences méteoriques de quantité negligeable, c'est méconnaître sciemment l'enseignement clinique, c'est ne rien voir, de parti pris, en dehors de l'enseignement expérimental.

(1) A. Corre, *Traité clinique des maladies des pays chauds*, p. 41 Paris, O. Doin. 1887.
(2) L Camuset, cité par Orgéas *La pathologie des races humaines*. Paris, 1886, O. Doin.

Dans son très consciencieux travail sur l'héma timétrie des pays chauds (1), M. Maurel, qui avait entrepris ces études en vue de l'anémie tropicale, est arrivé à des conclusions qui peuvent paraître dès l'abord paradoxales et dont voici la substance :

1° Chez les militaires qui n'ont subi l'atteinte d'aucune maladie, après un temps de séjour de 6 à 32 mois, le nombre des globules rouges est augmenté. Mais le nombre en va diminuant après cinq ans de séjour.

2° Chez les créoles blancs, le nombre des globules rouges est sensiblement le même de ce qu'il est en Europe.

3° Quelle que soit la durée du séjour, le nombre des leucocytes varie peu ; il est compris entre 4 à 5.000. Le rapport numérique varie entre 12 et 1.500.

4° L'hématimétrie comparée ne donne pas de différences appréciables dans le nombre et la proportion des éléments figurés chez les races colorées et les Européens ou les créoles blancs.

5° Au début de certains états fébriles, fièvre bilieuse par exemple, le nombre des globules rouges paraît augmenté. La diminution des globules blancs est sensible dans la fièvre inflammatoire et la fièvre jaune. Dans les affections du foie, au contraire, les globules blancs atteignent des proportions élevées, 9.300 à 13.950 et 14.446.

On pourrait alléguer, et M. Maurel ne manque pas d'en avertir, que la haute terre de la Guadeloupe et

(1) E. Maurel : « Hématimétrie normale et pathologique des pays chauds », *Arch. de méd. navale*, 1884-1885, t. XLII et XLIII.

les petites Antilles en général sont un mauvais champ d'observation pour l'anémie tropicale. Ces terres volcaniques, insulaires, bénéficient du climat marin et des brises assainissantes; l'hivernage n'y est pas très long, et de décembre à mai la saison y est vraiment douce à l'Européen. Les anémies y sont rares et de peu d'intensité Il faut remarquer toutefois une légère diminution du nombre des leucocytes qui, bien que le nombre des hématies reste normal, met le sang en état de réelle infériorité, étant données les proprietés chimiotactiques des leucocytes.

Mais, outre que les propriétés qualitatives des élements figurés ont le pas sur le nombre, quand les variations de quantité ne sont pas considérables, les récents travaux ont mis en lumière un fait que M. Maurel avait déjà soupçonne dans son mémoire : c'est que les qualités du sérum sont plus importantes encore, et l'aglobulie apparaît comme un phénomène secondaire et symptomatique.

Les recherches hématimetriques de M. Marestang (1) n'ont pas la même portée au point de vue de l'anémie tropicale Les sujets sur lesquels il a expérimenté, hommes de l'equipage d'un navire en campagne, n'ont guère passé que trois mois et demi entre les tropiques Cet auteur a observé en réalité pendant la période d'éréthisme que subit au debut du sejour l'organisme de l'Européen ; en outre, l'habitat du navire de guerre, exposé continuellement aux brises marines, est éminemment propre à lutter contre les causes habituelles de rétention du

(1) Marestang : « Hématimétrie normale de l'Européen aux pays chauds », in *Arch. de méd. navale*, t. LII, 1887.

calorique. Cet observateur a noté sur ses hommes une augmentation du nombre des hématies, et, renchérissant sur la proposition dubitative de M. Corre, il a conclu, un peu prématurément peut-être, que les influences climatiques seules, dégagées de toute autre influence, sont incapables de produire l'anémie.

D'un autre côté, Eijkman (1), observant à Batavia, est arrivé a une constatation analogue : 15 Malais ont donné comme moyenne les chiffres de 5,200,000 globules et de 96.5 pour la richesse en hémoglobine. Des Européens, dans les deux premiers mois de séjour, ont présenté aussi une richesse en hémoglobine, de 96.5, légèrement inférieure a la normale ; mais après un séjour variable de trois mois à quatorze, la richesse du globule est redevenue normale. De ces faits le docteur Eijkman a cru pouvoir conclure que le sang de l'Européen variait peu entre les tropiques.

Après ces recherches concordantes de MM. Maurel et Marestang, confirmées par celles de Eijkman, il faut bien abandonner l'idée *à priori* d'une anémie par hypoglobulie ou aglobulie, puisque ces phénomènes n'ont eté constatés expérimentalement nulle part ; mais il reste à concilier le fait clinique de cet etat particulier qu'on a jusqu'ici désigné sous le nom d'anémie tropicale avec les recherches précitées, et ce sont de nouvelles études qui seules peuvent donner la clef du problème.

Car si la diminution du nombre des globules ou leur pauvreté en hémoglobine, l'aglobulie, sont significatives et les symptômes habituels de l'anémie de nos climats, il ne s'ensuit pas qu'il ne puisse y avoir un état

(1) C. Eijkman. *Arch. de Virchow*, 1891, CXXVI.

morbide caractérisé par les symptômes cliniques bien des fois décrits : pâleur des téguments, amaigrissement, alanguissement de l'organisme, paresse des fonctions stomacales et digestives, perte de la vivacité des mouvements, en même temps qu'hyperexcitabilité du système nerveux, syndrome connu sous la désignation d'anémie tropicale, et que cet état ne puisse exister en dehors de l'hypoglobulie ou de l'aglobulie, mais concurremment à des modifications biochimiques du liquide vital.

La vérité est que nous ne connaissons pas toutes les conditions de la genèse de l'anémie, et qu'en dehors de la diminution de la masse sanguine, de la diminution du nombre des hématies, de leur pauvreté en hémoglobine, il peut survenir telle altération des qualités ou des fonctions des éléments du sang qui nous donne plus tard la raison du fait de l'anémie tropicale

On doit toutefois admettre une partie des conclusions de ces auteurs, celles-là qui ressortent des faits observés : 1° les théories de l'anémie tropicale basées sur un état d'aglobulie, d'anoxyhémie ou d'hydrémie ne sont pas vérifiées par les faits ; 2° il semble bien que l'hyperglobulie constatée au bout de quelque temps de séjour soit un processus de défense de l'organisme Mais c'est outrepasser les droits actuels de l'expérimentation que d'ajouter : « Sous les tropiques, les éléments météorologiques seuls sont incapables de produire l'anémie ou seulement d'y prédisposer ». (Marestang.)

Au reste, quand la clinique dit oui et que l'expérimentation dit non, il ne faut pas hésiter d'en appeler d'une expérimentation mal informée à une expérimentation mieux informée, et nous ne doutons pas que le problème ne puisse être elucidé par de plus amples recherches

Les etudes expérimentales, si touffues déjà, qu'a suscitées la sérotherapie, alors même qu'elle ne donnerait pas tous les résultats esperés, auront démontré ce fait de vieille expérience humorale, de l'importance primordiale des liquides organiques dans lesquels baignent et vivent nos eléments figures

Mais à côté des qualités biochimiques du serum, la présence dans le sang d'élements nouveaux ou étrangers, cellules ou bacteries, est aussi d une grande importance (1). Il serait intéressant de rechercher si dans les cas graves d'anemie tropicale il ne se rencontre pas des érythrocytes nuclees, des globules embryonnaires, tels que ceux que A Hammerschlage (de Vienne) a trouves 8 fois sur 25 cas de chlorose, et aussi ceux du sang leucemique.

La question demande a être reprise à ces divers points de vue. Le champ est vaste et presque inexploré.

Quoi qu'il en soit, ayant observé l'anémie tropicale dans le Pacifique, independante de toute maladie parasitaire ou infectieuse, nous avons désire la présenter telle qu'elle nous est apparue cliniquement. M. Banti (de Florence) (2) a decrit une anémie d'origine splénique, sans antécedents de malaria, ni d aucune autre maladie infectieuse, s'accom-

(1) M. Lemoine (de Lille) a déclaré au Congres de médecine interne de Lyon (1894) qu'il possede dix observations très nettes ou il a rencontre dans le sang des chlorotiques, tantôt des streptocoques, tantôt des staphylocoques blancs, tantôt, plus rarement, des coli-bacilles

(2) G. Banti *Dell' anemia splenica.* Florence, 1883.

pagnant plus tard de splénomegalie et de cirrhose hepatique, dont la nature infectieuse peut être soupçonnée, mais n'a pu être demontrée. Il émet l'hypothèse d'un processus biochimique anormal.

En dehors de toute preuve ou de tout commencement de preuve expérimentale de l'origine infectieuse de l'anemie tropicale sans paludisme, nous ne voyons à proposer d'autre explication clinique qu'une biochimie anormale sous l'influence des agents météoriques, favorisant quotidiennement les auto-intoxications d'origine alimentaire ou autre.

Les anciens médecins la croyaient bienfaisante cette anemie, ils l'aidaient même de leur mieux à se produire par des saignées broussaisiennes et la regardaient comme une nécessite de l'acclimatement. Rien n'est terrible comme la logique quand l'idée première est fausse. Nous sommes heureusement revenus de ces pratiques sanguinairee, et tout l'effort hygienique se porte à reculer le plus possible l'inévitable echéance de l'anémie tropicale.

Nous rappellerons succinctement les faits méteorologiques.

A) **Pression barométrique.** — La pression barométrique est à peu près constante sous le climat equatorial pendant toute l'année Elle est legerement inferieure comme moyenne à 760mm Les variations d'une saison à l'autre sont peu marquees, tandis que les oscillations diurnes ont une grande amplitude et une grande regularité (heures tropiques)

Sous les climats tropicaux, la pression moyenne est plus élevee surtout dans la saison seche, elle est au-dessus de 760mm comme moyenne annuelle Il existe des écarts normaux de 15 à 17mm d'une saison à l'autre. Les oscillations diurnes ont moins d'amplitude

Comme on a fait jouer un certain rôle à la pression sur la genèse de l'anémie tropicale, il importe de mettre les choses au point et de détruire une légende. On est parti d'une vue *à priori* produite par une confusion physiologique, et l'on a fait de la réduction de l'hématose pulmonaire le point de départ nécessaire des troubles de l'hématose en général.

Nous rappellerons tout d'abord que les échanges gazeux au niveau des vésicules pulmonaires ne sont qu'une part de la respiration, et que l essence même de l'hématose se passe dans les tissus. La véritable respiration, c'est l'oxydation des éléments.

Cela posé, comment peut-on concevoir des troubles de l'hématose pulmonaire ?

1° Comme phénomène primitif, par insuffisante absorption de l'O ; par élimination insuffisante du CO^2 ; par intoxication d'un gaz délétère ;

2° Comme phénomène secondaire, dans l'anémie, par suite de la diminution du nombre des globules qui fixent ainsi moins d'O ;

3° Comme phénomène ultime des maladies par ralentissement de la nutrition, dans les auto intoxications chroniques, l'urémie, etc.

Donc si, après un séjour plus ou moins long entre les tropiques, l'anémie, soit paludéenne, soit essentielle, — nous disons essentielle pour nous faire entendre, — si l'anémie s'est révélée, il peut y avoir des troubles de l'hématose pulmonaire du fait de l'aglobulie ; mais au début du séjour, il a fallu nécessairement trouver une raison dans l'insuffisance de l'O absorbé.

L'acide carbonique est dans l'atmosphère, en effet, a une tension infinité simale, et la tension supérieure qu'il a dans l'air expiré lui permet toujours de s'exhaler librement par le poumon et par la peau. La légère réduction que certains auteurs ont constatée dans la quantité d'acide carbonique de l'air expiré provient d'oxydations moindres ou moins parfaites au sein des tissus, mais non d'une rétention du CO^2 dans le sang.

Reste la réduction de l'O absorbé Les auteurs se sont évertués à prouver que l'atmosphère des pays chauds contenait moins d'oxygène (Thévenot, Féris, A. Jousset, etc.), ou qu'il s'y trouvait à l'etat de tension insuffisante (Treille).

Pour ce qui est de la pression que Féris a mise en cause, faisant de l'anémie tropicale une anoxyhémie analogue à l'anoxyhémie des altitudes, ce regretté collègue, mort trop jeune pour la science, s'était basé sur deux faits exacts : 1° la chaleur dilate l'air et diminue la quantité d'O absorbé a chaque inspiration ; 2° la densité de la vapeur d'eau étant de 0,622, c'est-à-dire bien inférieure à celle de l'air, l'oxygène sera d'autant plus raréfie que l'air en contiendra davantage, et il concluait de la légère diminution de l'oxygène absorbé à une insuffisante hématose au niveau des vésicules pulmonaires. Mais les expériences de Lavoisier, de V. Regnault, de Paul Bert, ont démontré que la consommation de l'O reste indépendante de ses proportions dans les atmosphères artificielles créées autour des animaux. Ce dernier a démontré, en outre, que les mammifères continuaient à vivre dans un espace où l'oxygène allait diminuant de plus en plus, à la condition de soustraire l'acide carbonique exhalé au fur et à mesure de sa production.

En raison de l'avidité de l'hémoglobine pour l'oxygène, il n'y a donc pas lieu d'attribuer de l'importance aux légers changements dans la pression barometrique entre les tropiques, la plus uniforme qui soit, et de lui faire jouer un rôle dans la genèse de l'anémie tropicale. Comme aussi rien dans les faits connus ne nous permet d'attribuer un rôle physiologique ou pathogenique aux remarquables et régulières oscillations diurnes du barometre, que les méteorologistes, au reste, savent exister sous les latitudes des vents variables où elles ne sont masquees que par les variations incessantes du baromètre.

D'un autre côté, l'expérience de nos soldats au Mexique, sur les hauts plateaux de l'Anahuac, vivant sous une pression de 600 a 580mm, leur facile assuétude à cet air rarefié, après les premiers jours de malaise, leur prompt retour à un etat physiologique parfait, nous serait un gage du peu de nocuité des légers changements de pression. On sait, en outre, que dans ces parages l'air peut être encore dilaté par des temperatures supérieures a 25°. Rappelons enfin l'altitude de Quito, 2908 mètres, où la pression est de 553mm ; celle de Bogota, 3600 mètres ; celle de la Paz, 3700 mètres ; celle de Potosi, à 4000 mètres (1). Il est vrai qu'a ces hauteurs le *soroche* règne endémiquement et non sur les seuls arrivants ; mais la majorite ne tarde pas à s'accommoder de ces basses pressions, et il s'en faut que tous les habitants y soient anoxyhémiques.

Mais, dit M. Treille, « ce qui, dans l'air des pays « chauds, diminue l'absorption de l'O, c'est la ten- « sion de la vapeur d'eau qui, entrant dans la com- « position de la colonne barometrique, abaisse la

(1) La station meteorologique de Charchani, au dessus d'Aréquipa, paraıt être a la limite de la zone habitable ; elle est à 5,000 metres d'altitude et la pression y est reduite aux environs de 420 millimètres.

« tension propre de l'air sec et la rend insuffi-
« sante. » C'est là aussi une vue *à priori*, et la tension de la vapeur d'eau est coupable d'assez d'autres méfaits, sans qu'on cherche encore à la faire intervenir comme cause d'une insuffisance de l'hématose pulmonaire. Nous allons étudier plus bas son rôle complexe et nocif et montrer que si elle est un des agents les plus actifs de l'anémie tropicale, c'est en entravant l'hématose au sein des tissus, en exagérant la diminution des oxydations, en ralentissant la nutrition, en favorisant les auto intoxications et peut-être aussi les intoxications microbiennes.

« Pour l'Européen, passant de Brest à Saint-
« Louis du Sénégal, continue M. Treille, la pression
« de l'air sec respirable aura baissé d'environ 13^{mm}
« de mercure, par le fait de la pression de la vapeur
« d'eau. Voilà la cause anémiante, la cause prohibi-
« tive d'une absorption d'O adéquate aux besoins
« habituels de l'émigrant venu d'Europe. »

Bien que nous nous défiions des mathématiques appliquées à la physique biologique, si nous voulions répondre à des chiffres par des chiffres, nous pourrions aisément établir : 1° qu'un air d'une température moyenne de 25° à 28° ne peut pas être appelé surchauffé, ni incriminé comme facteur d'insuffisance de l'hématose pulmonaire; 2° qu'une pression de l'air sec de 738^{mm} de mercure, pour prendre le chiffre de M. Treille, ne peut pas, d'après les données de l'expérimentation du laboratoire et de l'expérience quotidienne de tous les pays et de toutes les latitudes, être accusé de devenir à *la longue* « une cause anémiante, une cause prohibitive d'une absorption d'oxygène adéquate aux besoins habituels de l'émigrant venu d'Europe » ;

3° enfin que la tension élevée de la vapeur d'eau elle même n'abaisse pas suffisamment la tension de l'oxygène pour entraver ou même gêner légèrement l hématose pulmonaire. En effet, le problème de physique est celui-ci :

Quelle est la tension de l'oxygène dans un volume donné d'air atmospherique, d une température de 28°, moyenne des hivernages, contenant 90 centièmes d'humidité relative, sous la pression moyenne de 760mm ? De combien est-elle diminuee sur la normale par le fait de la tension de la vapeur d'eau à 90 centièmes, sous cette même temperature de 28° ?

Nous n'avons qu'à appliquer les lois de Mariotte et les formules de Gay-Lussac pour résoudre ces problèmes de physique. A la température de 28° F = 28mm 1 d'après les tables de Gay-Lussac, f étant égal à 98, nous avons : $x = 90 \times 28.1 = 25.3. — 760 — 25^{mm}\, 3 = 734.\, 7$ pour la pression de l'air sec. Mais il faut tenir compte de l'action de la température pour dilater le gaz respirable. Si nous représentons par V le volume d'air respiré à chaque inspiration, soit 1/2 litre ; par h la pression de l'air sec, 734. 7 ; par α le coefficient de dilatation des gaz, $\frac{1}{273} = 0.00366$; par t la température, 28° ; par v le volume cherché, nous avons la formule $\frac{vh}{1 + \alpha t} = V \times 760$, soit $v = \frac{V \times 760\,(1 + \alpha t)}{h} = \frac{500 \times 760 \times 1.10248}{724.7} = 570$, soit pour le volume de l'oxygène inspiré en moins, 14 cent. cubes. C'est infime.

Telles sont, exprimées par des chiffres, les modifications du volume de l'air inspiré. L'Européen respire comme s'il se trouvait sous une pression de 730 à 735^{mm}, et l'on ne peut dire qu'il éprouve de ce fait la moindre gêne, ni que cette moindre tension de l'O diminue son action sur l'hemoglobine Ce serait aller contre les observations et toutes les expériences. Mais il absorbe a chaque inspiration un peu moins d'oxygène, puisque le volume d'air primitif de 500 cent c est devenu 570 sous l'influence de la chaleur. Aussi, dès les premiers moments de son arrivée est-il obligé d'augmenter le nombre de ses inspirations, comme l'ont fait remarquer les auteurs, pour suppleer a cette légère diminution. Toutefois, au bout de peu de temps, l'assuétude se produit et le rythme respiratoire redevient normal, a part cette respiration suspirieuse de temps à autre que nous avons signalée ailleurs. Il est de toute évidence que si le besoin réel d'oxygène se faisait sentir, la respiration resterait accélérée tout le temps du sejour, ou bien, se ralentissant, les inspirations deviendraient normalement plus profondes pour porter de 500 à 570 la capacité pulmonaire. En realité, cette différence minime est negligeable et seul le poumon de l'arrivant en est surpris, habitue qu'il est à un jeu inconscient de ses muscles respiratoires, reproduisant mecaniquement le même degre d'amplitude.

De tous les phenomènes atmospheriques, la pression barometrique est incontestablement celui pour lequel l'organisme humain montre le plus d'elasticité, auquel il s'adapte, il s'acclimate le mieux (1).

(1) M Chauveau avait été amené, dans ses recherches sur les vaccins, a montrer que la pression barometrique pouvait être un agent d'atténuation MM. d'Arsonval et Charrin, reprenant ces recherches, n'ont pu faire périr la bactérie pyocyanique qu'en la soumettant longuement a des pressions énor-

B) **Chaleur humide.** — La température oscille toute l'année entre 25° et 28° dans la zone équatoriale, présente peu de variations d'une saison à l'autre et peu d'écarts aussi dans le nycthémère. Dans les climats tropicaux l'hivernage est plus ou moins long suivant la latitude, la température dans cette saison présente à peu près les mêmes conditions que sous le climat équatorial, elle y est aussi constante et offre peu de variations nycthémérales Mais dans la saison sèche ou fraîche la température peut baisser au dessous de 20° suivant la latitude, ou s'élever, selon le vent régnant et les conditions particulières du sol à des hauteurs considérables (Sénégal, Soudan). Les variations nycthémérales, toujours sensibles, peuvent être excessives.

L'état hygrométrique de l'atmosphère suit généralement les oscillations de la température. Considérable et constant sous le climat équatorial, et pendant l'hivernage des climats tropicaux, il diminue pendant la bonne saison, mais offre presque partout une moyenne plus élevée que pendant les étés de nos climats tempérés. En outre, il est important de noter l'état hygrométrique absolu, désigné par le degré de tension de la vapeur d'eau, exprimé en millimètres de mercure, à côté de l'état hygrométrique relatif exprimé en centièmes. Les deux indications peuvent ne pas être parallèles. A un état hygrométrique relatif moins élevé peut correspondre une tension plus forte (Inde, Cochinchine, Sénégal), (Dutroulau. Borius). Cette tension est toujours élevée pendant l'hivernage Elle l'est moins dans la saison fraîche, alors même que la quantité d'eau tombée n'est pas moindre.

Ce que nous avons déjà dit dans le chapitre de la climatologie, et en traitant des modifications fonctionnelles, a pu faire soupçonner le rôle prépondérant de la chaleur humide dans la climatologie intertropicale et dans la question de l'acclimatement, comme de l'existence des moyens d'acclimatation. C'est l'impossibilité où est l Européen de vivre physio-

mes d'acide carbonique de 40 et 50 atmosphères Il est vrai que c'est une des plus résistantes Mais il ressort d'expériences répétées que les microorganismes ne sont pas influencés par les légers changements de pression Pour ces expérimentateurs, la pression intervient pour modifier chimiquement les gaz au point de vue des déplacements des composants, des oxydations, des valeurs thermochimiques. de la constitution intime des corps, de la densité. (*Société de biologie*, 26 mai 1893.)

logiquement dans l'étuve humide intertropicale qui nous a fait résoudre par la négative ces importantes questions. Car le point essentiel, quand on se pose le problème de l'existence du blanc en pays torride, c'est de savoir, en définitive, si les accidents auxquels il va être exposé sont *évitables* dans le présent ou dans un avenir rapproché, par les moyens hygiéniques, ou bien s'ils sont inhérents à l'existence même qu'il va mener, s'ils sont la conséquence inéluctable du jeu régulier de ses organes, s'ils sont fonction de sa physiologie.

Le jour qu'il serait prouvé qu'une colonie tropicale n'est impraticable à l'Européen que par l'insalubrité du sol, la question de l'acclimatement individuel et de la race serait sans conteste résolue par l'affirmative. Mais les faits contredisent cette manière de voir et infirment tous les jours cette proposition de Dutroulau : « L'air des régions torrides n'est pas par lui-même cause d'insalubrité et est même compatible avec une salubrité très grande. » Il est tel facteur de l'air atmosphérique incompatible avec l'anatomie et la physiologie du blanc. Des conclusions du travail de M. Treille, nous ne voulons retenir que le point suivant qui nous paraît l'expression même des faits : « L'influence dominante, dans les pays chauds, c'est la tension de la vapeur d'eau atmosphérique »

Nous avons vu, en effet, que la température donnée par le thermomètre n'est jamais excessive et que les étés de nos climats en présentent de supérieures. 33° à 35° centigrades sont des températures exceptionnelles, dans les plus mauvais jours de l'hivernage. Certains points du Sénégal présentent seuls des températures supérieures ; mais par la nature de leur sol et par les vents sahariens, le Sénégal et le Soudan présentent une climatologie tout à fait à part dans la zone intertropicale; les 40° du Haut-Fleuve, au mois de mars, sont moins insupportables et surtout moins morbigènes que 28° sous l'équateur thermique en toute saison, ou à Saint-Louis au mois d'août. Nous ne nous arrêterons donc pas davantage sur les effets de la température seule. Nous rappellerons simplement en passant que les températures de 26° à 34° sont des températures eugénétiques pour nombre de pullulations microbiennes.

De tout temps c'est la chaleur humide que les médecins ont le plus incriminée et, de fait, la chaleur n'est nocive que par son action sur la vapeur d'eau dont l'atmosphère est presque saturée.

Rappelons les notions de physique. Le degré d'humidité de l'air dépend à la fois de la quantité absolue de vapeur d'eau contenue dans l'atmosphère et de la température au même instant. C'est au lever du soleil que l'air contient la plus petite quantité absolue de vapeur d'eau ; cependant c'est au lever du soleil que l'air est le plus humide, c'est-à-dire le plus voisin du point de saturation, parce que ce moment est celui du minimum de la température. — Pendant l'été, c'est vers trois heures de l'après-midi que l'air est le plus sec, cependant c'est à ce moment qu'il contient le plus de vapeur d'eau, mais c'est aussi à ce moment que la température est la plus élevée. — De même, dans nos climats, c'est vers la fin de décembre que l'air est le plus humide et vers la fin de juillet qu'il est le plus sec, et cependant la quantité absolue de vapeur d'eau est beaucoup moindre en hiver qu'en été. (Fernet.)

Ce qui revient à dire que plus la température s'élèvera et plus s'élèvera le point de saturation de la vapeur d'eau et sa tension maximum. Mais ces deux termes ne croissent pas parallèlement, et l'on n'a pas découvert la loi de la progression. C'est pourquoi on se sert des tables de Gay-Lussac pour apprécier les tensions maxima aux diverses températures. Nous ne donnerons ici que celles qu'il peut être intéressant de connaître pour le point special qui nous occupe :

T	F =	T	F =
20°	17.391	29°	29.782
21°	18.495	30°	31.548
22°	18.639	31°	33 40
23°	20 888	32°	35 36
24°	22 184	33°	37 41
25°	23 550	34°	39 66
26°	24 988	35°	41.827
27°	26.505	40°	54.906
28°	28.101		

Ces chiffres nous donnent une idée de ce que peut être la tension de la vapeur d'eau pendant les hivernages (1). L'humidité de l'atmosphère est alors représentée en centièmes par des chiffres qui varient entre 85 et 95, et cela pendant une période de quatre à six mois dans les parages du tropique, de huit à dix mois par an sous le climat équatorial. On voit par là que la tension de la vapeur d'eau pour des moyennes thermiques variant entre 25° et 32° sera représentée en millimètres de mercure par des chiffres variables entre 22 et 30 et pourront exceptionnellement atteindre 33^{mm} et 35^{mm}.

Cette notion de la prépondérance de l'hygrométrie absolue parmi les facteurs meteoriques morbi-

(1) Pour des observations météorologiques il faudrait consulter les tables qui donnent les tensions correspondantes aux dixiemes de degrés (Voir Angot, loc cit)

gènes n'est pas récente ; mais on doit à MM. Borius et Treille de l'avoir très nettement mise en vedette. Tous les hygiénistes et les pathologistes depuis Lind avaient reconnu dans leurs écrits la nocivité de la chaleur humide ; tous en ont fait l'agent essentiellement favorable à l'eclosion des endemo-épidémies.

Personne n'ignore que dans les pays fiévreux la malaria naît au coucher du soleil, au moment ou l'air se sature et où tombe la rosée. En se condensant en brouillard, la vapeur émet sa chaleur latente Ce phénomène est surtout remarquable sous l'équateur, au Gabon, à la côte de Guinée : l'instant qui suit le coucher du soleil est quelquefois le plus étouffant du jour.

Thévenot remarque qu'au Sénégal, les vents d'ouest, si recherchés pour leur fraîcheur, sont plus malsains que les désagréables vents d'est. Cependant ces vents ont passé sur la mer ; ils devraient être purs ; ils le sont en effet, et n'apportent avec eux aucun *miasme* délétère, aucun elément figuré pathogène ; mais ils sont chauds et humides et favorisent l'éclosion des germes du milieu extérieur ou la pullulation et l'action morbigène des microorganismes intérieurs

Dutroulau, le sagace observateur, n'avait pas manqué de dire que la vapeur d'eau était le *dissolvant des miasmes*, en même temps qu'elle favorisait l'augmentation de la tension électrique et ajoutait une cause d'insalubrité. Nous disons aujourd'hui reviviscence des germes, action eugénétique des agents metéoriques ; mais le fait reste bien observe.

Celle accuse nettement les vents chauds et humides de l'equateur d'être la première cause de l'insalubrité et d'annoncer le retour des épidémies.

Partout dans l'hémisphère nord les vents du sud et du sud-ouest sont les vents malsains, la mauvaise mousson ; tandis que les vents du nord et du nord-ouest ont, dans l'hémisphère sud, la même mauvaise réputation Ce sont les vents humides et chauds.

Catel va plus loin : « Supprimez les vents du sud, dit-il, vous supprimez la fièvre jaune à la Martinique ». Actuellement l'endémicité de la fièvre jaune a la Martinique et dans toutes les Antilles ne fait guère de doute pour personne ; mais il n'en est pas moins exact que les germes se revivifient sous le souffle équatorial.

Dans les climats à deux saisons que nous avons appelés tropicaux, la dysenterie, l'hépatite et le paludisme, cette funèbre trilogie, ont une période d'augment très nettement accusée pendant l'hivernage. Sous les climats équatoriaux, où la tension élevée de la vapeur d eau, par suite de la hauteur constante du thermomètre aux environs de 28°, est de toutes les saisons, c'est à peine si l'on distingue, dans la courbe pathologique, la période des pluies de la saison sèche, qui n'est qu'une saison un peu moins humide.

A la Vera-Cruz, ce charnier des Européens, le point de saturation est souvent atteint pendant l'hivernage et la température dépasse fréquemment 30°, ce qui nous donne l'énorme tension de 31 à 33^{mm}. Panama est aussi malsain, pour les mêmes causes.

Ce qui montre bien que les deux facteurs, chaleur et humidité, doivent agir en même temps pour réaliser les pires conditions, c'est l'examen comparé de ce qui se passe dans les points où la saison des pluies fait baisser la température et diminue d'autant la tension de la vapeur d'eau, et dans ceux où la chaleur est plus brûlante avec un air relativement sec. A la Martinique, à la Guyane, à Pondichéry, en Cochinchine, à Sainte-Marie de Madagascar, il existe une saison des pluies avec un léger abaissement de la température ; cette saison relativement fraîche est moins malsaine que la suivante où la chaleur et l'humidité agissent de concert. D'un autre côté, à Gueymas, en Sonora (Celle), le thermomètre monte à 36° e 40° ; il n'y pleut pas ; l'air est particulièrement sec et n'y a pas de pays plus sain entre les tropiques. Les provinces portugaises sud de la côte ouest de l'Afrique : Saint-Paul-de-Loanda, Benguela, Mossamédès, sont très chaudes ; il y pleut à peine et l'air y est relativement sec; elles sont réputées saines; les accès pernicieux, la dysenterie et l'hepatite y sont rares, en effet, bien que l'élément paludeen soit loin d y faire defaut C'est pourquoi l'on ne saurait, à l'exemple de M Orgéas et de M. Nielly, considérer l'anémie tropicale comme une *anémie thermique.*

Presque tous les auteurs se sont accordés à incriminer la chaleur humide ; le docteur Borius, au Sénégal, a trouve cependant une corrélation entre le maximum de morbidité et le maximum de chaleur seule. Mais, outre que la chaleur atteint au Sénégal des degres exceptionnels et difficilement supportables, ce qui est vrai de Saint-Louis, de Dakar ou de Goree, ne l est plus du Haut-Fleuve A Bakel, a Médine, les vents d'est, si chauds, si pénibles a supporter, amènent cependant avec eux un répit de toutes les affections climatériques et telluriques. D un autre côté, le climat est tellement malsain qu'on ne sait quoi le plus incriminer. Partout ailleurs, plus la période de l'année pendant laquelle seront observés des maxima de tension de vapeur d'eau, dépassant 22^{mm}, sera longue, plus malsaine sera la région, et l'hivernage sera d'autant plus mauvais que la tension sera plus régulièrement élevée au-dessus de 23^{mm}. Les Guyanes, l'Inde, la Cochinchine, la presqu'île de Malacca, les îles de la Sonde, les côtes Madécasses, Mayotte, Nossi-Bé, les côtes de la Haute-Guinée passent à bon droit pour les pires contrées du globe Ce sont aussi les contrées où l'on trouve la plus grande constance dans cette action combinée de la température sur la vapeur d'eau.

Une autre cause de la nocivité de la vapeur d'eau réside dans les brusques variations qu'elle éprouve dans la mauvaise saison. Fonssagrives n'avait eu garde de méconnaître qu'une des caractéristiques de ces climats était une grande constance thermologique avec, au contraire, une grande inconstance hygrometrique. Dans ses recherches sur la climatologie du Sénégal, Borius nous apprend que la tension de la vapeur d'eau peut varier dans l'année de 1.78 à 31.57^{mm}, et dans le même mois de 1.78 à 16.92. C'est ce qui explique, dit Fonssagrives, le desaccord entre l'indication thermométrique et l'impression physiologique de chaleur. C'est une autre face du paradoxe thermometrique. A degré égal, l'humidité éloigne l'impression de chaleur si la température est élevée, en diminuant l'évaporation cutanée, et exagère l'impression de refroidissement, si elle est basse, en augmentant la conductibilité de l'air pour le calorique.

Aussi les maladies *a frigore* ne sont-elles nulle part aussi fréquentes que dans les pays intertropicaux. On trouve le refroidissement comme cause seconde à l'origine de la plupart des états morbides. Ce refroidissement peut se produire dans les circonstances ordinaires et banales, courant d'air, pluie qui surprend la peau en pleine transpiration, variation nycthémérale, sieste sous la véranda. Mais il survient, beaucoup plus souvent qu'on ne serait tenté de le croire, à la suite d'un brusque changement dans la force de tension de la vapeur d'eau. L'organisme est affaissé par l'effet d'une tension de 26 à 30^{mm}, la peau est couverte de sueur et aucune évaporation ne se produit. Brusquement, sous l'influence de la brise, de la précipitation d'une petite pluie, d'un phénomène électrique, la tension tombe au-dessous de 20 millimètres L'evaporation se produit aussitôt à la surface de la peau et des vésicules pulmonaires, amenant avec elle un sentiment de fraîcheur aussi traître que délicieux. On ne résiste pas au plaisir, on s'imagine revivre, alors qu'on est au point de départ d'une phlegmasie des organes thoraciques ou abdominaux. Ces faits ont frappé si souvent les vieux médecins des colonies qu'ils ont eu quelque peine a reléguer le refroidissement au rang des causes secondes.

Après de tels méfaits, on ne s'étonnera pas que tous les auteurs, de Lind à M. Treille, soient unanimes à placer au premier plan la chaleur humide comme facteur de l'anemie tropicale. Un mauvais hivernage suffit quelquefois pour la produire. Mais par quel mécanisme ? C'est ce qu'il est important d'examiner.

Nous avons vu ce qu il fallait penser de l'insuffisance de l'hématose pulmonaire par l'effet de la diminution de la pression barométrique ou de la tension de l'oxygène de l'air. L'erreur commune, c'est d'avoir associé l'idée de troubles de l'hématose a la notion de la legère réduction des échanges gazeux à la surface pulmonaire. Rien dans les faits connus ne permet de conclure à une oxygénation primitivement insuffisante du sang.

Loin de nous cependant l'idée de contester qu'il n'y ait des troubles de l'hématose dus aux influences méteoriques des climats tropicaux. Les faits ne se discutent pas ; leur interprétation seule est sujette a varier. Bien au contraire, c'est le fond de notre pensée que ces influences sont l'obstacle reel à l'acclimatement de l'Européen, obstacle voilé trop souvent par les influences telluriques, plus immédiatement mises en évidence. Plus tard, quand l'anémie tropicale est constituée, il se produit secondairement des troubles de l'hématose, et ce phénomène des oxydations insuffisantes, placé jusqu'ici au début de la chaîne morbide, vient en réalité comme conséquence d'accidents plus profonds et plus sérieux.

L'anémie tropicale, en effet, n'est jamais un phénomène d'emblée. Dégagée de tout elément paludéen, elle n'apparaît guère avant la troisième année de séjour, et souvent plus tard dans les terres prétropicales du Pacifique. Quand elle se montre prématurément, quelquefois très vite, sous la forme d'une anémie galopante, il faut toujours soupçonner une cause autre que celle des facteurs météorologiques. C'est ainsi qu'au Gabon on la voit survenir très rapidement, après deux ou trois accès de fièvre, rapprochés au début et qui ne reparaissent ensuite qu'à de longs intervalles. Ce qui prouve nettement le caractère paludéen de cette anémie, malgré la rareté des paroxysmes, c'est la tendance aux accès pernicieux, qui eclatent soudainement au moment le plus inattendu.

Rattray nous paraît avoir mieux compris l'ensemble de la question en disant que les modifications subies par l'organisme sous l'influence des facteurs méteoriques sont simplement physiques au debut; mais que plus tard, sous leur action continue, les eléments subissent des troubles dans leur chimie intime et la tendance morbide apparaît.

Sans avoir exageré en rien les conséquences funestes en définitive de la tension de la vapeur d'eau, M. Treille a obéi à des vues théoriques anciennes, en lui donnant un rôle primitif sur la reduction de l'hématose pulmonaire ; en concluant que l'hydremie est mécanique d'abord et à *nimio potu*, en supposant qu'il y a rétention de la vapeur d'eau dans le sang par suite de la tension extérieure de la vapeur atmosphérique ; en expliquant la polycholie uniquement par l'excès de pression dans le système porte, en faisant de l'anémie tropicale l'aboutissant d'une série d'effets mecaniques.

Examinee à la lueur des découvertes modernes, l'anémie tropicale nous apparaît d'ordre chimique et biologique. L'anémie tropicale est une auto-intoxication.

La diminution de l'urée, constatée par Moursou, n'a pas été vérifiée par Eijkman ; mais la réduction de l'acide carbonique exhalé par le poumon, constatée par les auteurs, ne peut être attribuée qu'à la diminution d'énergie des transformations intra-organiques, au ralentissement des oxydations au sein des éléments ; la diminution des urines (1), l'éli-

(1) C'est une longue serie de leurs coefficients de toxicité pendant la saison seche et pendant l'hivernage, chez des sujets indemnes de paludisme, qu'il importerait surtout d'etablir

mination par la peau de poisons organiques, prouvée par la clinique (bourbouilles, furoncles, éruptions diverses), sinon par l'expérimentation directe ; — la polycholie en rapport avec la destruction de ces mêmes poisons ; l'hémaphéisme si fréquent ; la tendance aux intoxications biliaires aigues ; — l'embarras gastrique et gastro-intestinal ; la fétidité de l'haleine et des excrétions sudorales ou autres ; les alternatives de diarrhée et de constipation ; les fébricules, les fièvres, dites de chaleur ou d'acclimatement ; la facilité de l'hyperthermie, toujours pathologique, quoi qu'on ait pu en dire ou penser : ne voit-on pas là tout autant de raisons sérieuses et puissantes de croire à des auto-intoxications fréquentes? Quand l'auto intoxication devient chronique, sous l'influence des mêmes causes agissant d'une façon continue, le sang est modifié dans ses qualités ou dans ses fonctions et aussi dans le rapport de ses eléments (Maurel), et l'anemie dite tropicale est constituée.

C'est bien ainsi que la clinique nous montre le processus morbide. Les gros mangeurs et les grands buveurs sont toujours les premiers atteints par l'anémie Ces organismes, après avoir lutté d'abord par des sueurs profuses contre les poisons organiques que leur foie était impuissant à détruire, ne tardent pas à présenter de l'inappétence, de la diarrhée, des vomiturítions matinales, des urines rares et foncées, de l'hémaphéisme, en un mot, les premiers symptômes de l'auto-intoxication Ils croient combattre cette tendance en essayant de relever leur appétit par des condiments et de prétendus

(Consulter Charrin : « les Poisons de l'organisme, Poisons de l'urine », *Encyclopédie Léauté*).

apéritifs alcooliques; ils ne font qu'augmenter leurs malaises et les rendre chroniques La décoloration des muqueuses apparaît, l'alanguissement s'affirme, ils sont anémiques, et leur aptitude morbide est telle qu'ils sont les victimes désignées de la dysenterie et de l'hépatite, ceux que ces affections atteignent le plus volontiers. N'est-ce pas là l'histoire de tous les jours ?

c) **Lumière.** — La part d'influence des agents météoriques, qu'il nous reste a examiner, n'a peut-être pas une moindre importance. De récents travaux du laboratoire nous la font soupçonner; mais nous manquons d'observations et de faits exacts qui nous permettent d'élucider le rôle de la lumière et de l'électricité dans la genèse de l'anémie et des endémies tropicales. Toutefois la voie est ouverte par de grands pionniers tant en France qu'à l'étranger. Les noms de Chauveau, de Bouchard, d'Arloing, de Miquel, de Roger, de Charrin, rappellent de récentes expériences sur les effets des agents atmosphériques sur les microorganismes et sur leurs sécrétions.

Pour ce qui est de la lumière, les faits de l'observation ancienne sont les suivants :

Elle est partout très vive d'un tropique à l'autre. Dans la zone equatoriale, l'anneau nuageux s'interpose souvent entre les rayons solaires et l'atmosphère qui avoisine le sol Mais cette lumière diffuse n'en est pas moins nocive, l'insolation et le coup de chaleur se prennent aussi facilement sous le *cloud r nd* que sous les rayons directs

Dans l'air humide, les radiations obscures de l'infrà-rouge sont absorbées, et l'air est ainsi comme directement échauffé, tandis que les radiations moyennes et ultra violettes arrivent jusqu'au sol où elles sont absorbées et qu'elles échauffent. « Il arrive moins de radiations et la température du sol s'élève moins; mais l'air est échauffé alors directement par les radiations et indirectement par l'action du sol (1) »

(1) Gariel. *Physique médicale*, 2e édit., p. 488.

Incontestablement la lumière agit à la fois sur le milieu extérieur et sur le milieu intérieur, sur les bactéries qui nous entourent et les microorganismes qui se reposent sur les muqueuses des cavités naturelles, sur les substances alimentaires que nous ingérons et aussi sur notre chimie intime, sur les oxydations intra-organiques. Sous nos climats le soleil est bienfaisant ; la luminosité, l'*insolation* ou bain de soleil sont des agents d'assainissement et de thérapeutique que connaissent bien les hygiénistes.

M. Arloing a démontré expérimentalement que le spectre solaire atténuait les germes charbonneux ; Raspe et Charrin l'ont suivi dans cette voie, le premier pour l'agent du sang de rate, le second pour le bacille du pus bleu, qu'il a montré très résistant à l'action des rayons solaires. D'autres expériences ont mis en évidence l'action des rayons chimiques et des rayons calorifiques sur les pigmentations, le pouvoir chromogène et les secrétions des agents microbiens. Mais rien ne nous met sur la voie de l'action nocive que pourrait avoir un excès de luminosité ; rien, sur le mode offensif des rayons chimiques dans la lumière diffuse, sous les nuées équatoriales L'impression pénible sur la rétine de la lumière vive nous avertit de l'excès de luminosité ; mais un sentiment plus obscur, plus intime, irraisonné, instinctif, nous avertit aussi de la nocivité des rayons obscurs : cette lumière, cette chaleur sans soleil sous les nuees épaisses et sombres a quelque chose de redoutable.

Le moyen de defense de l'organisme contre l'excès de luminosité et l'agression des rayons thermiques paraît bien être la pigmentation de la peau, et la mélaine des races noires ou colorées absorbe ou annule l'excès des rayons lumineux et chimiques. C'est certainement la délicatesse de la peau du blanc, son peu d'épaisseur, sa teneur en pigmentation qui le mettent en état d'infériorité, en permettant l'hyperexcitation du réseau nerveux cutané, dont l'influence thermochimique et réflexe est si évidente; ce sont là quelques-unes des causes de la moindre résistance de l'Européen dans les contrées intertropicales. C'est pourquoi aussi, ou du moins c'est une des raisons pour lesquelles les races fortement pigmentées qui entourent le bassin méditerranéen, présentent une plus grande résistance dans ces climats. Plus on s'approche de l'équateur thermique et plus les peuples indigènes présentent de la pigmentation des téguments.

La luminosité est le premier moyen de combattre la tendance à l'insuffisance de l'hématose que nous indiquent la théorie et l'expérience. Fubini et Benedicenti ont prouvé qu'en pleine clarté, l'absorption de l'O augmente, comme s'accroît l'exhalation de l'acide carbonique (1).

Par ses rayons chimiques aussi, la lumière paraît exercer son maximum d'action sur les microorganismes (2). La lumière est, dit M. Duclaux, l'agent

(1) Voir les importants travaux de Duclaux, Downes et Blunt, Arloing, Geisler, d'Arsonval et Charrin.

(2) Charrin, in *Revue d'hygiène*, n° 2, 1894. — Les ingénieuses expériences de M. H. Marshall Ward ont démontré la justesse des vues premières de M. Arloing, à l'encontre de celles de MM. Roux et Duclaux, concluant à un empoisonnement des bactéries par des produits d'oxydation du milieu nutritif : « 1° l'action de la lumière est directe sur les spores elles-mêmes et ne modifie point perceptiblement les qualités alimentaires des pellicules d'agar ; 2° l'action bactéricide de la lumière est d'autant plus prononcée que les rayons bleus ou

d'assainissement à la fois le plus universel, le plus économique et le plus actif (1).

Enfin la physiologie, la pathologie, la clinique s'accordent à placer dans le spectre violet, dans les rayons les plus réfrangibles, les effets chimiques les plus intenses et les propriétés les plus actives de la lumière. Dans les rayons les moins réfrangibles, dans l'infra rouge, se trouvent les effets calorifiques les plus marqués, et les effets chimiques y sont au minimum. Un soleil voilé d'hivernage, agissant au travers d'un rideau de nuages ou par réverbération, peut occasionner un coup de chaleur mortel. S'il n'est pas toujours facile de distinguer le *coup de lumière* du coup de chaleur (Corre), dans certains cas la dissociation pathogénique apparaît bien évidente, et le coup de chaleur existe en dehors du coup de lumière. Au reste le problème n'est pas encore élu-

violets sont transmis en plus grand nombre : 3° les rayons les plus destructifs sont *le bleu côté droit et le violet.* l'effet bactéricide *diminuant avec l'ultra-violet.* » (*Revue scientifique*, août 1894.)

(1) D'un autre côté, E. von Esmarch, ayant voulu vérifier expérimentalement ce qu'il y avait de vrai dans cette idée du vulgaire du pouvoir désinfectant du soleil, et à laquelle il obéit en exposant au soleil la literie et les effets, est arrivé aux conclusions suivantes : 1° le pouvoir microbicide du soleil est réel sur les couches superficielles, mais se perd dans l'épaisseur des étoffes, 2° une simple enveloppe de toile protège contre l'action solaire les bactéries de l'intérieur ; 3° les bacilles de la diphtérie sont d'autant plus sensibles qu'ils sont moins desséchés ; les bacilles typhiques résistent 8 à 9 heures à l'exposition ; quant aux bacilles du choléra, les plus sensibles, la dessiccation seule suffit à les tuer ; 4° dans l'intérieur des effets et des étoffes de laine, la plupart des microbes pathogènes résistent à l'exposition prolongée. Esmarch en conclut que l'action solaire n'est pas un agent pratique de désinfection. E. von Esmarch (*Zeitschr. f. Hyg. und Infectionskrank*, XVI, p. 256, 1894, analysé par J. Arnould, in *Revue d'Hygiène*).

cidé malgré les nombreux travaux sur la question (1).

Les expériences de Widmark en 1889, de Unna, de Hammer à Stuttgard ont confirmé les vues de Charcot qui le premier, en 1859, avait émis l'opinion que la dermatite solaire était due aux rayons chimiques et non aux rayons calorifiques. La pigmentation empêche l'action chimique des rayons violets et infra-violets en les absorbant ; elle est incontestablement un processus de défense contre cette action.

L'erythème solaire est le résultat d'une action locale, sorte de brûlure chimique. Le coup de chaleur présente une plus grande complexité pathogénique. Il y a certainement inhibition des centres thermiques régulateurs ; mais le mécanisme réflexe reste à éclaircir. Nos observations nous portent à croire qu'il est divers, et qu'il a son point de départ tantôt à la peau, tantôt à la surface pulmonaire, tantôt dans les humeurs modifiées dans leur bio-chimie.

Il est difficile de dire où finit l'action utile de la lumière, où commence l'action nuisible (2). Mais il

(1) Sur la pathogénie du coup de chaleur, revoir les travaux de : Vallin, Recherches expérimentales sur l'insolation (*Arch. générales de médecine*, fév. 1870, et *Revue critique* (déc. 1871). — Le Roy de Méricourt et Obet. Art. Calenture, in *Dict. encyclop. des sc. médic.* — Hesties. Étude sur le coup de chaleur. Thèse de Paris, 1872. — Mathieu et Urbain. Recherches sur les gaz du sang (*Arch. de physiologie*, 1873). — Lacassagne. *Précis d'hygiène*, 4e édit. 1894. — Gréhant. Les gaz du sang (*Encyclopédie Léauté*, 1894). — Laveran et P. Regnard. Recherches expérimentales sur la pathogénie du coup de chaleur. *Académie de médecine*, séance du 27 nov. 1894.

(2) Au cours de ses recherches, Niels R. Finsen a été amené à étudier les lésions inflammatoires déterminées par l'action de la lumière solaire. Il s'est servi, pour ses expériences, de queues de têtards. Après avoir gardé l'animal pendant deux jours dans une obscurité complète, afin de le rendre plus impressionnable à la lumière, il l'exposait directement aux

est certain qu'une lumière trop vive agit sur le réseau capillaire et le réseau nerveux périphériques, à la fois par action directe et par action reflexe. Notre rétine est la première à nous avertir de l'excès

Rappelons en terminant que c'est sur l'exclusion des rayons chimiques qu'est basée la méthode de Niels R. Finsen pour le traitement de la variole. A ce propos, M. Lassabatie (1), médecin de la marine, a rappelé la vieille pratique chinoise et tonkinoise qui consiste à enfermer les varioleux et aussi d'autres malades dans des alcôves hermétiquement closes de tentures rouges (2).

rayons du soleil de juin. Le têtard était placé sur le porte-objet, la queue libre, le corps enveloppé dans du papier buvard, on l'arrosait constamment avec de l'eau afin d'éviter l'action des rayons calorifiques et de le conserver vivant Au bout de dix à quinze minutes on pouvait observer le début des altérations dans les vaisseaux capillaires : la circulation se ralentissait et, le long des capillaires, on constatait bientôt la présence d'un grand nombre de leucocytes et de corpuscules rouges extravasés.

M Finsen a pu en outre constater un phénomène singulier, à savoir que les corpuscules rouges qui ont chez le têtard une forme plane et ovalaire, sont devenus de plus en plus arrondis et finalement ont pris une forme sphérique. Ce changement de forme des globules rouges vivants a été constant, mais il ne se développait souvent qu'au bout de 20 minutes d'insolation.

Une telle contraction du protoplasma vivant sous l'influence de la lumière solaire n'est pas complètement inconnue, puisque Averbach (*Centr Bl. f. d. med. Wissenschaft*, 1870, p. 357) a déjà observé que les œufs de la grenouille se contractent sous l'influence de la lumière, et que Engelmann (*Pflüger's Arch* 1884, XXXV, p. 8) a vu les prolongements centraux des cônes de la rétine se raccourcir à la lumière et s'allonger à l'obscurité. Ces faits constituent un point nouveau dans l'étude anatomo pathologique de l'inflammation (Dr Ehlers in *Semaine médicale*, 1893, p 470.)

(1) Lassabatie. *Semaine médicale*, n° 38, 1894.

(2) A la Ve session de la Société française de dermatologie

D) **Electricité et ozone** — La tension electrique est instable, mais constante, pendant toute l'année dans la zone equatoriale. Elle n'est marquée et constante que pendant l'hivernage des climats tropicaux. Elle est en relation avec l'humidité de l'atmosphère. La présence de l'ozone est la conséquence de la tension electrique.

L'action de l'électricité sur notre organisme est aussi obscure qu'elle est indeniable. Certains auteurs lui ont attribué une influence prépondérante sur la genèse et le retour des maladies epidemiques. C'est ainsi que Graisher attribue l'apparition des maladies infectieuses à l'absence d'électricité positive dans l'atmosphère. Moore dit que de nombreux faits portent à croire que l'ozone et l'electricité sont des agents puissants de santé et de maladies, que leur présence ou leur absence favorise la diminution ou le retour des maladies zymotiques. Une foule de faits, dont quelques-uns contradictoires, ont été réunis. Mais les observations, pour les climats qui nous occupent, sont peu précises et peu nombreuses. Il serait cependant plus intéressant et d'une importance plus grande de noter journellement le potentiel électrique et la quantité d'ozone contenue dans l'atmosphère que les heures tropiques ou les hauteurs

et de syphiligraphie, tenue à Lyon en août 1894, à l'occasion d'une communication de M. Brocq, d'une femme de 30 ans, dont la peau du visage et des oreilles se couvrait de vesicules et de vesico-pustules sous l'influence des rayons du soleil, M. Dubreuilh (de Bordeaux) a rapporté le fait d'un ingénieur de l'Inde qui, pour se preserver des éruptions tropicales, avait adopté la couleur rouge orangée pour ses vêtements et son casque. Le moyen est rationnel, puisqu'il préserve de l'action intense des radiations chimiques. N'est-ce pas dans ces effets, constatés par l'expérience séculaire des peuples méridionaux, qu'il faut chercher la raison de ces grands manteaux ou lambeaux d'étoffe rouge dont se drapent les Arabes et les nègres, et aussi du goût instinctif et général des habitants des pays du soleil pour le rouge ?

à peu près invariables, à quatre heures différentes du jour, de la pression barométrique.

L'humidité de l'atmosphère a une influence considérable sur la tension électrique. Les courbes de l'electricité atmospherique sont sensiblement parallèles à celles de l'humidité en centièmes ; il serait intéressant d'observer son rapport avec l'état hygrométrique absolu.

Non seulement les malades, les névropathes, les convalescents, les anémiques, les migraineux, les rhumatisants, à l'approche de l'orage électrique, accusent une foule de sensations bizarres, qui disent la souffrance de leur système nerveux; mais a l'etat physiologique même, tous les hommes éprouvent un malaise indicible au moment où la tornade va éclater : c'est une sorte d'état anxieux de l'organisme qui va, selon les sujets, de l'appréhension a l'angoisse. Nous avons connu des personnes, en certain nombre, chez qui la venue du météore réveillait de vives coliques, non suivies de diarrhée. Un officier, atteint de migraine ophtalmique, voyait revenir son mal a l'approche de l'orage electrique et se trouvait soulagé aussitôt après la pluie.

L'électricité atmosphérique, en forte tension, paraît avoir plus d'influence sur le système sympathique. Cela explique l'obscurité de ses effets, mais fait soupçonner l'importance de son action. Il est rationnel d'admettre que des modifications importantes s'accomplissent dans l'intimité des tissus, sous l'influence d'échanges actifs de l'electricité atmosphérique et de celle du corps humain, et peut-être la continuité ou le fréquent retour de ces perturbations nerveuses n'est-elle pas sans contribuer à la genèse de l'anémie tropicale.

Rappelons l'opinion de Boudin, adoptée par Heusinger, que les nègres seraient frappés moins souvent que les blancs de la foudre.

La question de l'influence de l'électricité sur les microorganismes est entrée récemment dans le domaine expérimental. Le fluide électrique peut intervenir de plusieurs façons : il peut mettre en liberté des corps à l'état naissant ; il elève la température ou il agit directement. Gottstein, Raspe, d'Arsonval et Charrin ont prouvé que lorsqu'on fait agir un courant puissant, surtout un courant oscillant, on impressionne les microorganismes et l'on agit sur leur pullulation et leurs sécrétions (1).

La découverte de l'ozone est relativement récente et ne remonte qu'à 1843. On a beaucoup écrit sur ses propriétés, mais nous sommes loin d'être fixés sur ses effets réels. La seule notion importante qui ait été ajoutée à sa découverte, c'est sa relation avec

(1) MM. d'Arsonval et Charrin ont poursuivi l'étude de l'action de l'électricité sur les microbes au moyen du procédé particulier à M. d'Arsonval, qui consiste à faire passer dans un solénoïde un courant à très haute fréquence. Cette étude commencée en 1875 par Schiel, continuée en 1879 par Cohn et Benno-Mendelsohn, puis par Prochownick, n'avait pas donné grand résultat. Le bacille pathogène (dans l'espèce, le pyocyanique) continue à pulluler ; la forme ne varie pas, non plus que son pouvoir pathogène ; mais sa puissance chromogène est sensiblement modifiée. MM. d'Arsonval et Charrin ne doutent pas de l'action de l'électricité atmosphérique, non seulement sur le monde bactérien et les cellules vivantes, mais encore sur les virus, sur le germe épidémique, sur la vitalité des tissus eux-mêmes, en un mot, sur le terrain.

Quant aux influences magnétiques, la question est aussi à l'étude. M. d'Arsonval et après lui M. R. Dubois ont observé que des colonies de bactériacées, cultivées dans un courant magnétique, croissaient et s'allongeaient dans le sens du courant. D'un autre côté, Verworn, dans ses expériences sur le galvanotropisme des protozoaires, les a vus s'orienter par leur plus grand axe parallèlement au sens du courant.

l'humidité de l'atmosphère (de Pietra-Santa, Jacolot). La tension électrique et l'humidité de l'air des pays intertropicaux ne peut manquer de favoriser la naissance de l'ozone pendant les hivernages ; aussi l'y trouve-t-on en abondance.

Fonssagrives avait cru pouvoir reconnaître à l'ozone des propriétés bienfaisantes et attribuait à sa présence le vif, le piquant de l'air marin. Plus tard on lui a attribué des propriétés microbicides et on a construit et prôné des appareils ozonisateurs.

Nous avons été personnellement toujours désagréablement impressionné par l'ozone pendant nos hivernages dans les pays intertropicaux. Non seulement il affectait désagréablement notre odorat, mais il mettait notre système nerveux dans un état d'agacement pénible. Quand l'orage électrique se produisait la nuit, nous étions réveillé, moins par le bruit du tonnerre ou du vent agitant les rabanes et les jalousies, que par l'odeur de l'air ozonisé, ou du moins l'impression olfactive était toujours la première perçue. Nous avons trouvé d'autres personnes, d'un tempérament nerveux, mais supportant relativement bien le séjour des colonies torrides, aussi désagréablement impressionnées que nous-même par l'ozone. Nous ne serions pas éloigné d'assimiler les effets de l'ozone à ceux de l'oxygène en excès de tension, et d'en faire, selon les idées de Paul Bert, un véritable poison du système nerveux sympathique.

M. de Christmas a recemment expérimenté le pouvoir microbicide de l'ozone, et il a constate qu'une atmosphere contenant environ 0mm,5 par litre, fortement odorante et *difficilement respirable*, n'a pas empêché les cultures de différents microorganismes. *bacillus anthracis*, *staphylococcus p. aureus*, du bacille d'Eberth, de celui de Löffler, du *bacillus subtilis*, et d'autres : ils ont poussé sur gélose sans aucune entrave. L'atmosphère devient irrespirable bien avant qu'on arrive au degré de saturation nécessaire pour constater un pouvoir empêchant. MM. d'Arsonval et Charrin, expérimentant sur l'ozone pur, ont confirmé ces résultats.

Ces expériences ont corroboré en nous cette conviction clinique que l'ozone et l'air ozonisé sont plus nuisibles qu'utiles (1).

E) **Vents.** — En principe, toute agitation de l'air ne peut avoir qu'une heureuse influence. Le vent est un grand agent d'assainissement lorsqu'il n'apporte qu'un air pur ou purifié. En outre, il provoque des mouvements généralement salutaires de l'air tellurique. Mais certains vents sont redoutés entre les tropiques, soit qu'ils se chargent, au passage, d'émanations telluriques ou d'agents pathogènes ; soit

(1) M. Peyrou a communiqué récemment à la Société de biologie le résultat des expériences qu'il a entreprises avec feu Quinquaud sur les effets physiologiques de l'ozone. Des chiens nourris d'aliments peu azotés, pour éviter les variations d'urée produites par l'alimentation substantielle, respiraient pendant deux ou trois heures de l'air fortement ozonisé, durant une période de quinze à dix-huit jours. Les urines recueillies soigneusement et analysées toutes les 48 heures ont démontré une augmentation marquée de l'urée sous l'influence de l'ozone. (Société de biologie, juillet 1894.)

Au reste, l'idée d'une action nuisible de l'ozone atmosphérique n'est pas nouvelle. W. Moore en avait déjà été frappé quand il écrivait : « It is equally probable that an excess of ozone, like undue quantity of many other substances, is injurious » Quand la proportion d'ozone s'élève de 1 à 2 millièmes dans l'atmosphère au-dessus de la normale, Scoutellen, de Metz, avait établi que cette proportion suffisait à tuer de petits animaux et pour causer à l'homme de l'excitation de la respiration, des spasmes bronchiques ou quelquefois de l'inflammation. L'excès d'ozone a plusieurs fois été trouvé concomitant d'épidémies d'influenza, compliquées d'irritation bronchique, et Schonbein, de Berlin, avait particulièrement appelé l'attention sur ce point.

qu'apportant avec eux une grande humidité, ils aggravent les conditions météorologiques reconnues les plus nuisibles et permettent aux germes qui sommeillaient une redoutable reviviscence. C'est pourquoi les vents de l'hivernage, qui soufflent de l'équateur thermique, apportant avec eux des vapeurs chaudes, ont été de tout temps accusés avec raison de tant de méfaits. Nous avons dit l'opinion de Celle sur les vents du sud aux Antilles. La mousson du sud-ouest ramène dans l'Inde et l'Indo-Chine une recrudescence de la dysenterie et du choléra. Dans l'hémisphère sud, les mauvaises moussons soufflent du nord. Les alizés frais et relativement secs du nord-est et du sud-est ramènent partout avec eux la saison sèche, la saison salubre.

Les vents sont encore les agents fréquents des maladies *a frigore*, et telle brise ne caresse que pour tuer plus sûrement. Nous nous en sommes expliqué à propos des brusques detentes de la tension de la vapeur d'eau. Toutefois, la maison gagnera en salubrité à pouvoir être souvent balayée par la brise, alors que ses habitants eux-mêmes sauront se préserver des évaporations rapides et trop brusques produites par le courant d'air.

Quant aux tempêtes de vent, aux ouragans qui visitent périodiquement la plupart des pays des zones prétropicales, leur action dévastatrice paraît intéresser plus le météorologiste que l'hygiéniste. Il se pourrait toutefois que ces grandes perturbations atmosphériques, par leurs éléments complexes, eussent une influence sur les microorganismes, et peut-être expliquera-t-on scientifiquement un jour certaines coïncidences épidémiques par des relations de causes à effet. Déjà Scheurlen, Poehl, Bang ont reconnu que les vents, les tourbillons aériens pouvaient émousser les virulences (1).

Conclusions. — En récapitulant les modifications fonctionnelles éprouvées par l'organisme du blanc transplanté en climat tropical, nous avons vu que tout concourait à une lutte contre l'hyperthermie. Nous avons dit que cette lutte se terminait tôt ou tard par la défaite pour l'organisme de l'Européen. En étudiant les effets des facteurs météorologiques, nous avons été conduit à reconnaître que l'agent essentiel de la défaite, c'est la chaleur humide, caractérisée par l'hypertension de la vapeur d'eau. Mais cet agent n'est pas le seul à incriminer. L'action des autres puissances secondes de l'atmosphère sur la circulation, la fonction rénale, les fonctions de chimie intime, la thermogenèse doit aussi entrer en ligne de compte Les fonctions du foie et du système nerveux sont aussi grandement troublées, et la tension de la vapeur d'eau ne paraît pas jouer le premier rôle dans ce trouble physiologique.

Nous devons à M. Treille, que nous avons eu si souvent déja l'occasion de citer, une ingénieuse théorie de l'anémie tropicale, et comme nous n'avons pu l'accepter dans son bloc, nous nous ferions un scrupule de ne pas la citer en entier. Voici les conclusions de son intéressante communication au VIe

(1) Mentionnons enfin, à propos d'un autre phénomène fréquent en terres tropicales, les tremblements du sol, les expériences que MM d'Arsonval et Charrin ont entreprises à l'instigation du professeur Bouchard. Elles tendent à établir l'influence des trépidations sur les organismes animaux ou végétaux, et il se pourrait que les habitations élevées sur un sol secoué de fréquents mouvements sismiques fussent, de ce fait, malsaines.

Congrès international d'hygiène, réuni à Vienne en septembre 1887 :

« En résumé, l'influence dominante, dans les pays chauds, c'est la tension de la vapeur d'eau atmosphérique.

a) Plus elle s'élève et plus s'abaisse la pression de l'air sec ; d'où insuffisante tension de l'oxygène et par suite réduction de l'hématose.

« *b*) Plus elle s'élève et moins énergiques sont l'exhalation pulmonaire et l'évaporation cutanée. Par suite, il y a augmentation de la partie séreuse du sang, marche progressive de l'hydrémie (pléthore coloniale des anciens), rétention du calorique et tendance à l'hyperthermie pathologique.

« *c*) La rétention dans le système circulatoire de la quantité de vapeur d'eau non exhalée par la surface pulmonaire augmente la pression générale. Il y a répercussion vers le réseau cutané déjà dilaté par la chaleur, d'où suractivité de la sécrétion sudorale.

« *d*) Ce phénomène détermine à son tour une exagération de la soif et pousse l'Européen à augmenter, souvent d'une manière immodérée, le régime des boissons. Il en résulte une absorption insolite de liquide qui vient augmenter notablement la pression du système porte, rend le foie turgide et pousse à la polycholie.

« *e*) Enfin la quantité de boisson introduite ainsi dans l'estomac d'une manière régulière arrive bientôt à en émousser l'énergie musculaire. Les fonctions digestives se ralentissent. A cette faiblesse des parois musculaires se joint, sous l'empire de sueurs abondantes et permanentes, une perversion du suc gastrique ; les aliments séjournent dans l'estomac et sont élaborés incomplètement. Si des états morbides aigus ne se montrent pas encore, il y a cependant déja, après un certain temps de séjour aux pays chauds, chez un grand nombre d'émigrants intempérants de régime et oublieux des règles de l'hygiène, un état accusé de dépérissement organique. »

Cet enchaînement morbide paraît simple et logique. C'est même sa simplicité et sa logique qui nous ont mis en garde contre cette théorie. La pathologie générale ne nous a pas habitués à cette simplicité dans les moyens, à cette rigueur dans les résultats. Les causes morbigènes sont multiples, leur action est des plus complexes, comme aussi les moyens de défense sont nombreux, variés et variables.

Nous avons donné plus haut les raisons cliniques qui nous empêchent de reconnaître, comme cause première de la réduction de l'hématose en général, la gêne de l'hématose pulmonaire par diminution de l'oxygène de l'air ou par son insuffisante tension. La dilatation de l'oxygène par la chaleur, dont la moyenne extrême ne dépasse guère 28°, la diminution de sa tension par la tension de la vapeur d'eau sont trop peu considérables pour amener une insuffisance de l'hématose pulmonaire. De même que par les basses températures le sang fixe une plus grande quantité d'oxygène pour augmenter les oxydations et lutter contre le froid ; de même par les fortes chaleurs il en fixera moins. Il n'y a là rien autre chose qu'un jeu pondérateur du système nerveux, des centres thermiques régulateurs des oxydations et de la chaleur animale. La diminution de l'exhalation de l'acide carbonique, constatee par Rattray, ne peut avoir d'autre cause, puisque aucune pression extérieure ne vient entraver cette exhalation. C'est la lutte naturelle de l'organisme contre l'excès de calorique interne, et cette diminution des oxydations du début, tant que l'état physiologique se conserve, n'est rien qu'un acte de défense que l'hygiéniste doit sagement seconder.

La théorie de la rétention d'une grande quantité d'eau dans le système circulatoire, d'un excès de tension habituel dans la pression vasculaire du système porte et de l'hydrémie consécutive est basée sur des excès habituels dans le boire. Ces excès ne sont pas obligés, et les gens les plus sobres, les plus prudents, nous en avons connu, n'en deviennent pas moins anémiques. Quelque communes que soient les fautes contre l'hygiène, elles ne sont pas la règle absolue, et il est absolu que personne n'échappe à l'anémie tropicale. C'est une affaire de temps plus ou moins long. Les fautes se paient double et triple, voilà tout.

D'un autre côté, ce n'est pas que l'eau soit retenue dans l'organisme, l'abondance des sueurs et leur rapport presque exact avec la quantite des boissons ingérées le prouvent assez. Mais, gênée dans son évaporation à la surface cutanée par l'excès de tension de la vapeur d'eau extérieure, elle tend à concentrer dans l'organisme le plus grand nombre des calories de sa chaleur latente de vaporisation.

L'anémie tropicale nous apparaît comme la résultante de causes morbigènes nombreuses et complexes, parmi lesquelles nous mettrons en vedette :

1° La tendance à l'hyperthermie pathologique par l'excès des moyens d'attaque sur les moyens de défense de l'organisme ;

2° La suractivité morbide du foie et sa défaite finale dans sa lutte contre les agents pathogènes, poisons organiques ou microbiens ;

3° Le surmenage du système nerveux et ses défaillances fréquentes sous l'assaut des agents météoriques combinés: chaleur, hygrométrie, électricité, et aussi devant les attaques quotidiennement répétées des microorganismes extérieurs et intérieurs dont il reste à élucider le rôle.

La physiologie et la pathologie comparées du blanc et du noir, le seul, le véritable acclimaté, nous fourniront notre dernier argument.

Le noir se défend contre l'hyperthermie par les fonctions particulières de sa peau. La mélaïne renvoie l'excès de calorique extérieur et absorbe les rayons chimiques. Le noir transpire peu ; il n'a ni bourbouilles,ni furoncles.Sa sécrétion sébacée couvre sa peau d'une sorte d'enduit protecteur ; les acides gras, très volatils, augmentent et favorisent la perspiration ; son système pileux est peu développé, et toutes ces causes, favorisant l'évaporation, sont autant de moyens de défense contre la chaleur. D'autre part, certaines affections, l'aïnhum, l'éléphantiasis, l'affectent plus particulièrement, et les syphilides cutanées prennent chez lui des formes uniques.

Son foie le défend mieux contre les poisons organiques et les toxines microbiennes. La dysenterie, il est vrai, n'est pas rare chez le noir ; mais pour qui sait le peu de soin qu'il apporte au choix de son eau de boisson et de ses aliments, il est surtout étonnant qu'elle ne soit pas la règle, l'affection la plus commune de sa pathologie. Le paludisme le frappe moins durement et les formes sévères sont rarement observées. L'hépatite purulente est très rare chez le noir, malgré la fréquence de la dysenterie Enfin la fièvre jaune, dont les lésions hépatiques sont si remarquables, trouve chez le noir une résistance voisine de l'immunité.

Sans que nous ayons sur ce point des données expérimentales, l'observation des faits nous laisse soupçonner que le système nerveux du noir l'arme d'une façon toute spéciale contre les agressions de son milieu. Les différences sont multiples et frappantes. Les réflexes sont modifiés, surtout ceux dont le point de départ est à la peau et à la surface pulmonaire. Il paraît armé contre la chaleur humide et l'hivernage est sa meilleure saison. Il n'est pas troublé par les orages électriques et l'excès d'ozone. L'anatomie comparée a montré des différences macroscopiques entre les systèmes cérébro-rachidiens des deux races blanche et noire. Le cerveau du nègre est moins pesant, ses circonvolutions plus rudimentaires, tandis que les troncs nerveux sont plus volumineux et leurs expansions plus nombreuses. Tous les chirurgiens connaissent l'endurance du nègre non seulement pour le traumatisme chirurgical, mais aussi pour le *shock*. Enfin certaines paralysies périphériques, la singulière maladie connue sous le nom de *maladie du sommeil* (1), et quelques autres affections nerveuses, sont particulières à la race nègre, et l'on sait avec quelle facilité le tétanos complique leurs plaies, peut-être simplement parce que leurs plaies sont plus souvent souillées de terre (2).

(1) Probablement parasitaire. (P. Manson, Mackenzie, Moty.)

(2) La fréquence du tétanos à Bombay et à Ceylan, sa rareté au Bengale prouvent bien que les conditions climatériques sont moins à incriminer que les conditions telluriques dans la genèse de cette affection (Larger). L'origine infec-

Un mot revient souvent dans les écrits des auteurs anciens, c'est le mot d'*indigénisation* ; ils l'entendaient de l'alimentation et aussi de l'acclimatement individuel prochain. Ce simple coup d'œil sur la physiologie et la pathologie comparées des deux races nous montre dans quel lointain devenir reste encore l'indigénisation du blanc entre les tropiques.

Une série de sentences, de propositions *a priori*, ont cours dans les ouvrages qui, depuis un siècle, traitent de l'hygiène intertropicale :

L'air des pays torrides est insuffisant pour l'hématose pulmonaire.

Le foie est le vicaire du poumon.

Il existe des fièvres d'acclimatement.

L'anémie est un des premiers pas dans la voie de l'acclimatement, etc.

C'est de ces sentences... que nous avons voulu appeler.

Nous formulerons les conclusions dernières suivantes :

1° Le mot acclimatement, qu'on l'applique à la race ou à l'individu, ne répond pas *actuellement* à un état physiologique nouveau de l'Européen transplanté. C'est un *desideratum* La nature ne nous a pas encore livré le secret de ses moyens d'acclimatation. Jusqu'à nouvel état de choses, l'Européen ne peut et ne doit se considérer que comme en mission entre les tropiques.

2° Les fièvres dites d'acclimatement sont le pre-

tieuse et tellurique du tétanos ne fait guère de doute pour personne aujourd'hui. (Voir Le Dantec. — *Origine tellurique du poison des flèches des naturels des Nouvelles-Hébrides*. Arch. de méd. navale, t. LIX, p. 6, 1893, et in Annales de l'Institut Pasteur, nov 1890.)

mier cri de souffrance de l'organisme, ses premières défaites dans sa lutte contre l'hyperthermie et les poisons organiques.

3° Les agents météoriques acquièrent de la nocivité surtout par leur action combinée Ils agissent tant sur le milieu extérieur que sur le milieu intérieur, et modifient à la fois « le germe et le terrain ». De tous ces agents, celui qui apparaît comme le plus prochainement nuisible, c'est l'hypertension de la vapeur d'eau ; mais il faut réserver la part des autres météores sur les microorganismes dont nous ne connaissons pas encore toutes les conditions de genèse, de pullulation, de nocivité, comme aussi les modifications qu'ils reçoivent de ces mêmes météores.

4° La suractivité hépatique est en rapport surtout avec le rôle du foie dans la défense de l'organisme contre les poisons de toute nature qui lui viennent du dehors ou qui naissent en lui, et l'hyperémie est le premier aveu de sa defaite.

5° Le système nerveux est certainement affecté par les influences tropicales, sans qu'il soit possible de démontrer les actions obscures qui l'impressionnent ou le dérèglent.

6° L'anemie tropicale est la résultante obligée d'une foule d'actions morbides complexes, dont la plus apparente cliniquement est une toxémie par auto-intoxication à tendance chronique.

DEUXIÈME PARTIE

L'HYGIÈNE PRIVÉE

Les études précédentes nous ont amené à nier l'acclimatement comme résultat acquis ; à reconnaître que nous ne possédons pas de moyens assurés d'acclimatation. Elles nous ont appris aussi à connaître les ennemis à combattre, et à côté de notions un peu décourageantes, sans être pessimistes cependant puisqu'elles réservent l'avenir, elles nous ont fait pressentir que si l'organisme luttait et parvenait parfois, quand il était bien secondé, à retarder longtemps la défaite, le rôle du médecin et de l'hygiéniste était de le seconder, d'entrer dans son dessein et d'agir dans le même sens. Les etudes hygiéniques qui vont suivre auront pour but de nous éclairer sur les moyens les plus propres a garder l'organisme de l'hyperthermie, des poisons des milieux tant intérieur qu'extérieur, du surmenage du système nerveux. Diminuer l'agression, augmenter la résistance individuelle, c'est là toute l'hygiène privée. Mais il faut reconnaître que la seconde partie de cè magnifique programme nous est plus accessible, dans les données actuelles de la science.

Si la première est plus séduisante pour les chercheurs, la seconde plaira mieux aux praticiens. Au reste, l'un des médecins les plus en vue parmi les bactériologues modernes et que ses études ont placé plusieurs fois au rang des initiateurs, écrivait récemment : « Plus nous avançons en bactériologie, plus nous voyons qu'il convient de tenir compte du terrain ; d'autant plus que les cellules organiques, les éléments de nos appareils mis à part, on rencontre dans nos cavités les germes de nos maladies les plus fréquentes, germes qui, a l'exemple de nos tissus, sont soumis aux forces (agents atmosphériques) dont nous avons cherché a esquisser l'influence (1). »

CHAPITRE PREMIER

DES ÉMIGRANTS.

1. **Races.** — On trouve des spécimens de toutes les races d'hommes entre les tropiques.

Toutes les variétés de nègres y sont représentées : Negritos, Papous, Ethiopiens ou Africains. Ce sont les véritables autochtones d'entre les tropiques. La race noire y est véritablement adaptée au milieu. Non seulement l'acclimatement physiologique y est

(1) Charrin, *Semaine médicale*, nº 34, 1893.

parfait, mais encore on constate chez elle l'acclimatement pathologique.

A la Guyane, les nègres marrons sont magnifiques (A. Bordier). Il faut surtout compter sur les nègres marrons (Van Leent). A la côte occidentale d'Afrique, il n'y a en tout que 15 soldats européens du cadre anglais (G. Reynaud). A la Barbade, à la Jamaique, à Demerari, les troupes noires occupent les postes malsains, visités fréquemment par la fièvre jaune. et n'ont qu'une mortalité de 16 pour 1000 (G. Reynaud). Les campagnes du Soudan de ces vingt dernières années nous ont montré la résistance des noirs indigènes dans leur climat natal, pourtant un des pires du globe.

Seuls ils peuvent vivre dans les pays palustres et y remuer le sol; leur résistance aux accès pernicieux et à la fièvre jaune est vraiment unique. Toutefois les observateurs ont noté qu'il n'est pas bon de dépayser le nègre et qu'un changement de résidence, même entre les tropiques et dans la même partie du monde, lui faisait perdre le bénéfice de l'assuétude aux causes morbigènes. Autant que possible, ces hommes doivent servir dans leur pays d'origine G. Reynaud). Il n'en est pas cependant qui puisse fournir de travailleurs les pays à humidité extrême, tels que ceux visités par l'anneau équatorial et dont les types sont les côtes de la Haute-Guinée, le Gabon et les Guyanes. En revanche, dans les colonies, plus salubres pour nous, voisines des tropiques, où il existe une saison fraîche, ils deviennent d'une susceptibilite extrême aux refroidissements.

La race jaune pure, les Chinois en particulier, se rencontre fréquemment entre les tropiques. Quelques auteurs ont pu croire qu'elle était particulièrement propre à l'acclimatement en pays torride. L'expérience de Panama n'a pas confirmé cette vue *a priori*. Si le Chinois paraît mieux résister, c'est avant tout qu'il est plus sobre que l'Européen et qu en général il s'adonne plus à des occupations sédentaires ou mercantiles qui exigent peu d'efforts musculaires : c'est le juif de l'Orient.

Mais la race malaise, très complexe et résultant du melange des Chinois, des Mongols avec les races Mois et Laotiennes autochtones de l'Indo-Chine, avec les Aïnos du Japon, les Negritos des grandes terres de l'océan Pacifique, peut passer pour réellement implantée entre les tropiques, vraiment acclimatée. Robustes, râblus et bien pris dans leur petite taille, ils font des travailleurs bien plus résistants que les Chinois leurs ancêtres et les coolies indiens. Mais ils sont vicieux, faux et rongés par la syphilis.

A Java, les *Lipplapen*, métis de Hollandais et de femmes indigenes, à Mindanao les métis d'Espagnols et d'indigènes semblent avoir réussi (A. Bordier). La plus grande partie des terres de la Malaisie, Philippines, Célèbes, Moluques, grandes et petites îles de la Sonde, sont parmi les plus inhabitables du globe à l'Européen. La race malaise y est vraiment maîtresse et autochtone. Exemple indéniable d'acclimatement par la triple action du temps, de la sélection et des croisements.

L'espèce indo-européenne livre de tous côtés l'assaut aux contrées d'entre les tropiques. Nous avons vu que nulle part, réserves faites pour quelques terres polynésiennes voisines des tropiques, on ne peut la considérer comme implantée, comme acclimatée, que par un véritable abus des mots. Les trois races principales que l'on y rencontre sont : la branche indoue, très mélangée, la branche sémitique, Arabes et Juifs, la branche européenne proprement dite, y compris les Berbères ou Touaregs.

Il ne faut pas oublier que les magnifiques restes d'une civilisation très avancée dans la vallée du Gange, sont tous situés au dessus du 23e parallèle. Si quelques villes avaient été fondées par les Aryens au-dessous des tropiques, elles se trouvaient dans les hauteurs de l'Inde centrale. D'autre part, cette vallée du Gange a été successivement envahie par de nombreux courants humains. Les Dravidiens s'étaient déjà métissés de la race autochtone quand ils furent successivement conquis par les invasions iraniennes et mongoles. Au-dessous du Cancer et dans le sud de l'Hindoustan on reconnaît encore dans le Dekkan les caractères négroïdes des primitifs.

Malgré ces croisements favorables à l'acclimatation, les espérances que l'on avait fondées sur les coolies indiens pour remplacer le travailleur noir des colonies intertropicales, ont été en partie déçues. Cette race est peu résistante aux agents météorologiques et aux agents pathogènes des contrées intertropicales en dehors de leurs pays d'origine Ils contractent les accès pernicieux, la fièvre bilieuse hématurique, la fièvre jaune presque aussi facilement que l'Européen, et plus que lui, ils ont une déplorable tendance à la diarrhée et au choléra. La mortalité des coolies engagés est vraiment formidable, et de ces émigrants qui s'entassent journellement sur les navires à destination des diverses colonies anglaises. françaises et hollandaises, combien reverront leur patrie? A peine un vingtième. La misère tue ceux que la maladie aurait épargnés. Certes, ces malheureux parias ont une déplorable entente de l'hygiène ; mais nous pensons aussi que le mal vient de ce qu'on les croit plus aptes qu'ils ne sont à s'acclimater entre les tropiques.

Il en est de même des Juifs et des Arabes, qui ne resistent pas mieux que les Européens chaque fois qu'ils sortent de leurs occupations habituelles de mercantis ou de pasteurs nomades. A la Guyane, la mortalité des Arabes par maladies endémo-épidémiques est à peu près la même que celle des Européens (Orgéas).

L'exemple de nos tirailleurs algériens, Kabyles d'origine, transportés au Sénégal pour les guerres du Soudan, a montré leur infériorité sur les tirailleurs indigènes. Ils étaient frappés de dysenterie et d'accès pernicieux dans la même proportion que les troupes blanches. Là encore le passage de l'Europe à l'Afrique du Nord ne paraît pas avoir préparé bien évidemment l'acclimatement aux terres intertropicales.

Tout ce que nous venons de dire des races les plus aptes en apparence à l'acclimatement, fait présager la difficulté, la quasi-impossibilité pour la race blanche de s'implanter sérieusement dans cette zone réservée. C'est, en effet, le résultat des expériences tentées jusqu'ici. Mais il est un certain nombre d'erreurs habituelles qu'il faut signaler pour éviter d'aggraver une situation déjà périlleuse.

2. **Age.** — Les médecins et les chefs militaires de tous les pays possesseurs de colonies ont eté unanimes à reconnaître le peu de résistance qu'offrent les jeunes gens ; tous demandent des hommes faits comme seuls capables de résister un certain temps aux influences morbigènes. Les chefs anglais demandent que les jeunes soldats ne soient plus envoyés aux Indes avant l'âge de 22 ans. Mais cette limite

nous paraît insuffisante, et ce n'est pas avant 24 ou 25 ans qu'il devrait être permis à l'émigrant comme au soldat d'affronter les dangers multiples de la vie coloniale en pays torride. C'est la force de l'âge qu'il faut pour résister à tant de forces agressives.

Le vieillard ou du moins l'homme qui arrive aux environs de la soixantaine, à la fin de la vie sexuelle, supporte encore mieux ces climats. Sa vie est plus naturellement hygiénique, et il est moins atteint par les endémo-épidémies. Mais, à moins d'être un chef dirigeant, le vieillard est une non-valeur entre les tropiques et par conséquent rare.

L'enfant encore à la mamelle a peu de chances de survie, vu l'état d'alanguissement dans lequel va tomber sa nourrice. Au-dessous de cinq ans sa mortalité est considérable ; Fayrer en a établi le taux à 148 0/00 dans la présidence du Bengale. Après cet âge, jusqu'à 15 ans, la mortalité, quoique supérieure à celle des pays tempérés, tombe à 17.73 et 11.51 0/00. Il ne sera donc pas prudent d'expatrier les enfants avant l'âge de 10 à 12 ans. Nous n'avons en vue que les enfants des fonctionnaires ou des gens que leur situation de fortune met à l'abri des nécessités du travail manuel. Bien évidemment les enfants des travailleurs, assujettis eux-mêmes de bonne heure à la nécessité du labeur quotidien, ne résisteraient pas longtemps.

3. **Tempérament**. — Nous avons déjà dit plus haut quel peu de résistance nous avaient paru presenter les lymphatiques, les gens à sueurs faciles, les obèses. Le Dr A. Nicolas (1), qui était en bon lieu pour apprécier

(1) A. Nicolas. — *L'hygiène a Panama*, 1885. — *Chantiers et terrassements en pays paludéen*, Paris, 1886.

le degré de résistance des divers tempéraments, donne le premier rang au tempérament nerveux exempt de nervosisme Les hommes de haute taille, maigres, à forte ossature, à traits énergiques et accentués, sanguins, bruns ou blonds, sont en effet ceux qui présentent les plus grandes garanties de résistance. Les quelques familles créoles des Antilles qui remontent à deux ou trois générations offrent des représentants affinés de ce type, commun en France dans les pays montagneux de l'est, du centre, du sud-ouest et de la Kabylie. M. Corre pense qu'il y a intérêt a choisir pour le service colonial des hommes originaires des bords de la Méditerranée. Nous le croyons aussi, non pour les mêmes raisons. Rien ne prouve, en effet, que les régions méridionales de l'Europe préparent à l'acclimatement aux pays torrides ; trop d'exemples contraires pourraient être allegués. Mais beaucoup de ces peuples sont naturellement sobres, exempts de lymphatisme, et c'est là, pour nous, ce qui milite en faveur d'une présomption de résistance plus grande.

Des tares antérieures, une seule peut-être ne serait pas une contre-indication *formelle* à l'expatriation entre les tropiques, c'est la syphilis Nous l'avons toujours vue s'améliorer et guérir promptement en passant d'une zone tempérée ou froide dans les pays chauds ; comme aussi nous l'avons souvent vue exaspérée par le passage inverse. En revanche, la blennorrhagie est très tenace et les accidents parablennorrhagiques sont fréquents.

M. Rochard (1) a détruit la légende qui faisait des

(1) J. Rochard, *De l'influence de la navigation et des pays chauds sur la marche de la phtisie pulmonaire*, 1855.

pays chauds un sanatoire pour les phtisiques. Ce ne sont pas seulement les tuberculeux qu'il faut éviter d'y envoyer, mais encore et surtout les tuberculisables, les candidats, comme on les a appelés. Nous avons observé en outre que les porteurs d'adhérences pleurales se trouvaient toujours mal de l'hivernage, soit que l'oppression reparût, soit qu'il donnât lieu a des retours de pleurite aiguë partielle.

De même on devra déconseiller l'expatriation aux dyspeptiques, aux dilatés, aux gros mangeurs, a ceux qui présentent facilement des troubles digestifs en pays tempérés. — Les hypertrophies du cœur prédisposent aux coups de chaleur (Drago).

Ce que nous avons dit au chapitre de l'acclimatement nous dispense d'entrer dans de longs détails sur les raisons qui doivent faire eliminer les paludiques anciens. On a été éprouvé une première fois par le climat de telle ou telle colonie. Ce serait une grosse erreur de penser à une sorte de mithridatisme. On n'en sera que plus susceptible à l'avenir aux influences météoriques et telluriques, ces atteintes antérieures ayant créé des *loci minoris resistentiæ*. C'est pourquoi les grosses rates, les foies déjà légèrement hypertrophies, les anémiques paludéens, les anciens dysentériques devront être soigneusement éliminés, et le médecin ne doit pas craindre de frapper fortement l'esprit de ces sortes de malades, car le préjugé de l'*acclimatement*, pour designer ce premier empoisonnement, est tenace et meurtrier.

4. **Sexe.** — Tous les médecins compétents dans les choses intertropicales s'accordent à reconnaître le peu de résistance qu'offre la femme européenne dans ces pays. Deux phénomènes les ont surtout frappés :

l'exagération du nervosisme normal et la tendance aux métrorrhagies. Scandinave, Allemande, Hollandaise, Anglaise, Française, Italienne, Espagnole, émigrant en pays froid ou tempéré, conservent leurs qualités prolifiques; les exemples du Canada, des Etats-Unis, du Chili, de la République Argentine, de l'Australie, de la Nouvelle-Zélande le démontrent victorieusement. Entre les tropiques, la même femme devient sujette aux fausses couches, produit des avortons ou reste définitivement stérile.

Toutefois, considérant que pour le temps présent, nous n'avons pas entre les tropiques une seule colonie de peuplement, que la plupart de nos possessions ne sont pas destinées à le devenir, qu'enfin nous ne voyons dans le colon qu'un passant, pour un temps plus ou moins long, nous trouvons de grands avantages au séjour de la femme à côté de son père ou de son mari, et nous n'hésitons pas à conseiller ce séjour. Les Anglais n'ont pas méconnu ces avantages, et partout ils favorisent le colon ou le soldat maries. Mais il faut ne demander à la femme rien autre chose que de garder la maison et d'y apporter son entente du confortable. Rendre au colon la vie plus supportable sera encore là son vrai rôle. Les travailleurs industriels blancs sont rares entre les tropiques, et l'expérience de Panama n'est pas pour encourager à l'émigration des travailleurs de la terre ; c'est pourquoi la vraie femme du peuple ne s'y rencontrera pas de sitôt.

Ce sont surtout les femmes de fonctionnaires, de soldats, d'ingénieurs, de surveillants de travaux ou d'exploitation, de commerçants de toutes sortes que l'on est appelé à rencontrer Pour ces femmes, en somme, la vie serait facile si elles n'apportaient généralement avec elles leurs défauts d'Europe, exaspéres par le séjour exotique, et dont la base est le désœuvrement et la vanité.

Quant aux émigrants colorés, on ne saurait trop protester contre ces errements qui consistent a jeter dans une colonie des milliers d'hommes, dont aucune morale, aucune convenance ne contient l'instinct génésique, sans femmes, sans espoir d'en trouver et de fonder une famille. Les vices honteux des Chinois, coolies et nègres ainsi dépareillés, sont une des plaies morales et hygiéniques les plus navrantes des colonies tropicales.

5. **Epoques de l'arrivée.** — Les notions que nous avons déjà de la climatologie nous seront un guide sûr pour indiquer les meilleures époques d'arrivage aux colonies d'entre tropiques. Il faut éviter, en effet, à l'Européen le passage brusque du climat tempéré à l'hivernage. La saison sèche rappelle l'été de nos climats avec ses journées chaudes et ses nuits tièdes ou fraîches; mais l'hivernage ne ressemble qu'à lui-même, et c'est la caractéristique du climat torride.

Ce n'est pas que, dans notre esprit, l'arrivee pendant la saison sèche prépare l'acclimatement et dispose l'organisme à mieux supporter l'hivernage. La plupart des auteurs l'ont répété à l'envi, obeissant plus à des vues analogiques qu'à l'observation des faits. La saison sèche ne prépare pas plus à l'hivernage qu'un de nos hivers tempérés ne prépare l'organisme à un hiver polaire sans soleil. Et si dejà, pendant cette première saison de séjour, il s'est révélé quelques symptômes de dyspepsie ou d'anémie légère, suite d'accès de fièvre, l'homme supportera l'hivernage avec d'autant moins de forces qu'il y arrivera plus *préparé*.

C'est, en effet, au commencement de la saison sèche des climats tropicaux, à la fin de la grande saison des pluies du climat équatorial, que l'on doit arriver dans la colonie. Cette saison relativement salubre qui s'ouvre permettra à l'arrivant de se faire à la vie coloniale, de s'initier à un nouveau genre de vie, de se plier à une nouvelle hygiène, et surtout, et c'est là le point que nous voulons mettre en saillie, de ne pas payer trop cher les imprudences que la période d'éréthisme va nécessairement lui faire commettre. Il apprendra à connaître le soleil et ne payera que d'un érythème ce qui lui aurait valu un coup de chaleur six mois plus tard. Il apprendra à connaître la brousse, le marigot ou la forêt, et ne payera que d'un accès de fièvre ce qui lui aurait valu un accès pernicieux en plein hivernage. Il apprendra à se défier de la traîtresse fraîcheur des nuits, et ne payera que d'un embarras bilieux ou d'une diarrhée ce qui lui aurait valu une dysenterie ou une hépatite quelques mois après. Il apprendra enfin à se défier de soi-même, ce qui est le commencement de la sagesse, même en dehors des tropiques.

D'une façon générale, la fin de novembre et le commencement de décembre sont les époques les plus favorables à l'arrivée dans les pays voisins du tropique nord : la fin de mai et le commencement de juin pour les colonies situées vers le Capricorne. Pour les colonies visitées par l'anneau équatorial, l'époque variera avec le passage de l'anneau qui marque la fin de la grande saison des pluies La saison sèche s'établit en juin à la Guyane. Dans la Basse-Cochinchine, le mois d'octobre ramène l'alizé de nord-est. Aux environs de l'équateur, les quatre saisons alternantes sont à peu près égales en durée ;

mais les saisons sèches ne sont en réalité que des saisons un peu moins pluvieuses, à grains presque quotidiens.

Les Anglais avaient autrefois l'habitude d'échelonner leurs garnisons sur le chemin de l'Inde ; ils ont dû renoncer à ces errements après en avoir reconnu l'inanité ; leurs troupes arrivaient absolument émaciées a leur dernier poste. Il existe encore chez nous un reste de ces vieilles habitudes, irrationnelles et fâcheuses : la garnison de Diégo-Suarez est fournie par les troupes ayant déjà fait un an de séjour à la Réunion. Le résultat est une mortalité et une morbidité plus grandes. Dans le même ordre d'idées et pour les mêmes motifs, on voit à Nossi-Bé la mortalité des Européens venus directement de France s'élever au taux dejà énorme de 75 0/00 ; mais celle des créoles de la Réunion, qui essaient de s'implanter dans ces mêmes parages, s'élève à 10 0/0 (Guiol, A. Bordier). C'est aussi un fait bien noté que les créoles blancs et colorés antilliens supportent moins bien que les Européens le climat de la Basse-Cochinchine.

Donc la formule pour nos colonies malsaines de la Guyane, du Sénegal, du Soudan, du Bénin, du Gabon, des îles madécasses et de certains points encore de la Cochinchine, c'est d'y arriver dans le meilleur état de santé, dans le moment le plus favorable de l'année, et d'y subir le plus petit nombre d'hivernages possible.

CHAPITRE II

DE L'HABITAT.

§ I. — *Emplacement.*

Des raisons de guerre, de marine, d'industrie, de commerce guident le choix de l'emplacement d'un établissement colonial temporaire ou définitif, mais presque jamais des raisons hygiéniques. Quelques points trop évidemment insalubres ont été abandonnés par les premiers colons, mais il faut bien reconnaître le peu de poids qu'ont les arguments de l'hygiéniste en regard des autres nécessités ; comme si le premier devoir n'était pas de vivre d'abord. Certes, ce n'est pas d'hier que les médecins proclament l'insalubrité des bords des lagunes, des embouchures des fleuves et des rives même de ces fleuves. C'est peine perdue, et ces recommandations sont vaines, en effet, car ce sont les seuls endroits propices aux transactions, la principale, sinon la seule raison d'être des colonies tropicales. Le devoir de l'hygiéniste sera donc de tirer le meilleur parti possible d'une situation vicieuse et fausse.

Il y a peu de nos colonies où l'on n'ait pu, dès le principe, faire une bonne, hygiénique et définitive installation, et il n'en est pas une qui soit à l'abri des critiques. Et cependant nos colonies ont été et sont encore de nos jours fondées par l'administration, peuplées de fonctionnaires, et les médecins, fonctionnaires eux-mêmes, auraient dû, semble-t-il, être mieux écoutés qu'ailleurs. Le pénible et arriéré *statu quo* de la majorité de nos fondations exotiques nous fera pardonner les redites et la banalité des conseils qui vont suivre.

Un rapide coup d'œil sur ce qui est nous fera mieux apprécier les desiderata.

Nos deux principales colonies antilliennes sont les plus anciennes d'outre-mer. La Martinique et la Guadeloupe sont volcaniques et les hauteurs y sont voisines de la mer. A la Martinique, Fort-de-France est bâtie sur un marécage, alors que tout autour, à 2,000 mètres de la mer, se trouvent des hauteurs de 60 à 100 mètres beaucoup mieux indiquées pour l'etablissement hygiénique des Européens, et plus avant dans l'intérieur, des hauteurs de 400 à 600 mètres, où l'on a, il est vrai, dessiné un semblant de sanatoire, mais dans des conditions telles, au point de vue de la construction, que les maladies rhumatismales et *a frigore*, la dysenterie et la fièvre typhoïde y font autant de victimes que les infections maremmatique et amarile en bas. Les barraques de Balata ne rappellent que de très loin les *Hill's sanitaria* des Indes orientales anglaises, avec leurs luxueuses casernes composées de pavillons nombreux et séparés, bâties sur un sol drainé et assaini, leurs *area*, leurs pelouses gazonnées, leurs vérandas spacieuses, leurs salles de jeux et de lecture, leurs systèmes d'aération et de ventilation, leurs conduites d'eau pure, leurs installations balnéaires et hydrothérapiques, leurs privés propres, commodes, avec tinettes mobiles, *separate system* et conduits pour l'écoulement des liquides usés en dehors de leur champ d'action nuisible.

A Saint-Pierre (Martinique), la nature a placé les hauteurs a toucher le rivage ; toutefois les quelques mètres qui les séparent du port ont vu se grouper les habitations et les rues populeuses. La dysenterie et la fièvre typhoïde règnent en maîtresses dans cet entonnoir.

A la Grande-Terre de la Guadeloupe, plateau calcaire et étalé, les sites hygiéniques sont rares, mais ils n'étaient pas cependant introuvables. La Pointe-à-Pitre s'est élevée sur un terrain marécageux et dans le fond étouffé d'un entonnoir. On sait l'insalubrité de cette ville. La Basse-Terre est mieux partagée par la nature ; mais si elle est moins malsaine, ce n'est grâce ni aux constructions, ni à l'hygiène urbaine. L'admirable fondation de l'amiral de Mosges, le camp Jacob lui-même, utilisé si heureusement pour la santé des soldats et des fonctionnaires et qui est comme une leçon permanente de choses, en reste, pour les installations, aux rudiments de l'hygiène en 1854. En tous cas, cet exemple est resté lettre morte pour les colons.

En Afrique, nous avons autant de tombeaux que de fondations coloniales. Au Sénégal, les seuls points où l'Européen puisse espérer fonder sont Gorée et Thiès. Mais Gorée est une île et un poste presque uniquement militaire. Quant à Thiès, bien que situé sur la voie ferrée du Cayor et très hygiéniquement placé à une altitude de 65 mètres, loin de tout marais, il n'est guère connu que des militaires et des missionnaires. Dakar toutefois, heureusement pourvu d'eau, aurait peu à faire pour devenir une ville salubre (Treille).

Verrons-nous des colons s'implanter au Soudan ? C'est peu probable, dans un avenir prochain du moins, et cependant les hauteurs du Foutah qui bordent le Haut-Niger, le Ba-koi et la Falémé sont plus propices que le bas Sénégal, qui commence dès Bafoulabé, à la colonisation européenne.

Grand-Bassam, Assinie, Kotonou, Porto-Novo ne sont encore le siège que de quelques factoreries. Là encore les lois de l'hygiène sont outrageusement violées et les vieux errements persistent.

Libreville du Gabon est située au fond d'un entonnoir des plus malsains. Les postes nouveaux de notre Congo sont plus heureusement situés; mais les constructions y sont sommaires et ont toutes le cachet de ce provisoire qui dure tant en France.

Parlerons-nous de Nossi-Bé et de Sainte-Marie, ces îles pestilentielles que nous nous obstinons à occuper, alors que des scrupules, inconnus aux Anglais, nous empêchent de nous implanter hardiment sur les hauteurs de Madagascar, très habitables et colonisables, non peut-être qu'il faille s'en enthousiasmer outre mesure, car la fièvre y existe (Villette) et la terre n'y est pas d'une si admirable fertilité qu'on le croit généralement ; mais du moins l'Européen peut y vivre et espérer y fonder (1).

Nous assistons à la Réunion à un phénomène plus

(1) Ceci était ecrit avant le vote de l'expédition. Les températures maxima du plateau de l'Emyrne varient entre 21° et 26° centigrades ; les minima entre 9° et 19°. D'avril à novembre le temps est sec et l'alize souffle régulierement d'entre le sud et l'est. Le terrain est granitique, basaltique et ferrugineux; les eaux de source sont assez communes. — Les fièvres du plateau naissent surtout du mauvais mode de culture des rizieres. Les accès pernicieux et la bilieuse hématurique sont rarement observes et, pour la plupart, ont ete pris en germe sur la côte ou dans la traversee de la zone dangereuse de la forêt. Le probleme hygiénique, c'est de faire traverser au corps expéditionnaire cette zone, le plus rapidement et le plus confortablement possible au point de vue de l'eau et des approvisionnements.

triste encore qu'étrange, en ce siècle d'hygiène et de progrès. La fièvre intermittente, autrefois rare dans l'île, a fait son apparition depuis une trentaine d'années à Saint-Denis, et il ressort des travaux du docteur G. Reynaud, que c'est bien à une mauvaise entente de l'hygiène privée et urbaine qu'il faut attribuer les atteintes de plus en plus sérieuses du paludisme dont souffrent maintenant les habitants. Sur le plateau de la montagne de Saint-Denis, cependant, dans un site merveilleux et d'accès facile, à 400 mètres d'altitude, se trouverait l'emplacement désigné d'une superbe ville où pourrait se déployer à l'aise le luxe hygiénique moderne.

En Nouvelle-Calédonie, Nouméa, entouré de hauteurs, s'est bâtie sur un marécage, heureusement exempt de paludisme, comme, du reste, tous les autres points de la colonie, où les estuaires, mélangeant l'eau douce à l'eau salée et couverts d'une végétation touffue de mangliers, ne manquent pas ; ce qui prouve, en passant, que les mangles ne créent pas le marécage pestilentiel et le paludisme.

Tahiti, les Marquises sont des îles volcaniques, d'ailleurs exemptes de paludisme, où l'implantation serait peut-être possible à la race européenne, pour peu que leurs habitations fussent élevées à quelques centaines de mètres au-dessus du niveau de la mer, et hygiéniquement construites. Ils pourraient facilement se livrer aux grandes cultures tropicales des cocotiers, du café, de la vanille et de toutes autres qui demandent plus de petits soins et de surveillance que de travaux assidus, de défoncements et de labours.

La Guyane française est une de nos plus inhospitalières possessions. Toutefois, si on la compare à ses voisines hollandaise et anglaise, on se convaincra facilement que des drainages intelligents et des constructions plus hygiéniques pourraient améliorer un état sanitaire déplorable. C'est aussi l'avis du docteur G. Reynaud. Les hauteurs de 400 à 600 mètres de Tumuc-Humac sont encore trop loin dans l'intérieur par rapport au nombre des habitants, et l'îlet la Mère n'est qu'un point

A Saigon, naguère si redouté comme séjour, l'hygiène a montré ce qu'elle pourrait faire si elle avait opéré dans un site plus favorable. Bâtie sur des arroyos, cette ville est devenue, grâce à une bonne canalisation d'eau potable, à de larges percées, à des plantations nombreuses, à des constructions mieux comprises, à l'assainissement du sous-sol, un séjour préféré par beaucoup de fonctionnaires, pour lesquels autrefois il était un objet de terreur méritée. Les colons européens y sont plus nombreux qu'en toute autre colonie, et la Cochinchine est la seule qui soit en voie de prospérité et rapporte plus qu'elle ne coûte. Est-ce un succès dû à une meilleure administration ? Il se peut ; mais on ne peut s'empêcher d'y voir avant tout un succès de l'hygiène.

Le Tonkin, la seule de nos possessions qui ait un hiver, est aussi la plus favorable à la colonisation par l'Européen. Il y a lieu d'espérer qu'elle profitera des leçons du passé et des pays voisins et deviendra une véritable et peut-être unique colonie de peuplement. Par une contradiction qui n'est qu'apparente, les hauteurs sont infectées de paludisme, tandis que le delta est relativement sain. La raison en est que le delta est admirablement cultivé et les hauteurs encore incultes.

Presque partout, on le voit, nous avions la facilité,

de faire ce qu'ont fait les Anglais dans l'Inde, les Hollandais à Batavia et dans leurs possessions de la Sonde, et partout nous nous en sommes fiés à notre robustesse, à la souplesse de notre tempérament ; l'insouciance française a fait le reste.

1. **Choix du lieu.** — Ce qui démontre, une fois de plus, le peu de cas que font de l'acclimatement individuel théorique, les hygiénistes les plus trempés d'optimisme, c'est l'unanimité que tous montrent à donner le conseil de s'établir loin et au-dessus des plaines basses. Le conseil est absolu et motivé non seulement parce qu'une élévation, même legère, suffit parfois à préserver du paludisme, mais aussi parce que l'altitude diminue la nocivité des influences metéoriques. L'humidité relative souvent n'y est pas moindre ; mais une différence de 2 à 3 degrés de température sur un etat hygrométrique relatif de 80 a 90 centièmes diminue d'une façon notable la tension de la vapeur d'eau, et c'est la véritable raison du bienfait de l'altitude au point de vue météorique.

2. **Drainage.** — Autant que possible le terrain sera en pente, facile à s'égoutter. Devant les difficultés de la colonisation, il faut le plus possible profiter des avantages naturels et demander peu aux assainissements artificiels.

On trouvera dans tous les traités d'hygiène la raison des causes d'insalubrité résultant de la pollution de la nappe souterraine et de l'air « tellurique » (Arnould). Les vieilles alluvions tropicales, vierges de culture, sont les plus riches du monde en détritus organiques, et les causes léthifères y sont nombreuses et multiples, quelquefois même on les y trouve toutes réunies. De plus, on doit avoir présent à l'esprit que la nappe souterraine, sous l'influence des inondations tropicales, est sujette à de grandes variations et peut atteindre parfois des hauteurs inaccoutumées. Il sera donc de toute importance que les fondations du futur établissement soient établies à un mètre au moins au-dessus des plus hautes atteintes de cette nappe ; sans cela l'egouttement naturel serait derisoire.

Les procédés artificiels de drainage sont connus et bien décrits. Ils ne sont pas autres que ceux employés sous nos climats et qui ont déjà assaini la Sologne, les Landes, les Dombes et les Maremmes toscanes ; ceux aussi qu'on a essayés avec un bien faible succès dans la campagne romaine. Une légère pente du terrain les rend beaucoup plus faciles, efficaces et moins coûteux. Il suffit dans la majorité des cas de tranchées petites et de fossés collecteurs pour assécher le terrain et amener les eaux stagnantes à la rivière ou à la mer voisine. Mais si la pente est nulle, le travail devient pénible et dispendieux. Il y faut des drains en terre poreuse, petits et collecteurs, et de temps à autre, des puits perdus traversant la couche argileuse imperméable, si l'eau ne peut être conduite jusqu'à la rivière ou à la lagune voisine. Ces drains seront d'autant plus serrés qu'il s'agira de terrains à bâtir.

3. **Boisement et Déboisement.** — Il est difficile de formuler des règles à garder et la conduite à tenir envers les arbres, au milieu des exemples contradictoires que nous offre l'histoire des colonisations. Le déboisement est vérité ici, erreur là ; judicieux dans la sylve amazonienne ou colombienne, malheureux sur les plateaux de Maurice et de la Réunion.

D'une façon générale on peut dire qu'il est rarement salutaire à l'avenir d'un pays de déboiser les hauteurs. Mais si les plaines doivent être débroussaillées avec soin, il n'est pas vrai de dire qu'elles doivent toujours être déboisées Si l'on n'a qu'à tailler dans la forêt, il sera toujours bon de laisser çà et là des bouquets d'arbres, non au hasard, mais après examen judicieux du sol et du sous-sol, des flaques d'eau qui tendent a séjourner, des marais ou marigots voisins.

Certaines essences en outre ont fait leurs preuves pour l'assainissement des plaines humides : l'eucalyptus et le bambou.

Les diverses variétés de l'Eucalyptus : *E. globulus*, *E. gigantea*, *E. robusta*, *E. glauca*, permettent son implantation dans la plus grande partie de la zone tropicale. Le croît rapide de cet arbre, qui peut atteindre une très grande élévation, permet déjà d'affirmer son pouvoir d'assèchement. Mais de plus, les expériences de M. Trottier ont démontré que la quantité d'eau absorbée par les racines était de près de cent fois supérieure à celle nécessaire à sa nourriture. Une branche d'eucalyptus plongée dans un vase plein d'eau rejette dans l'atmosphère près de trois fois son propre poids d'eau.

C'est peut-être par une vue de l'esprit (1) que l'on a pu dire, des vapeurs essentielles répandues par le feuillage, qu'elles sont toxiques pour les agents pathogènes de la fièvre des marais, puisque l'expérience directe est encore à faire ; toutefois, dans la campagne romaine et dans la Mitidja, la fièvre intermit-

(1) C'est ainsi qu'on a prétendu que la Nouvelle-Calédonie devait sa salubrité au Niaouli, alors que la nature perméable du terrain corallaire est la cause de l'absence de marécages.

tente semble avoir reculé devant les plantations d'eucalyptus, sans qu'on puisse affirmer si l'assainissement est dû aux racines ou aux parties aériennes.

Enfin une dernière vertu de l'eucalyptus, c'est d'éloigner les moustiques, qui ne sont pas les moindres, ni les plus négligeables ennemis de l'homme entre les tropiques, comme nous le dirons ailleurs (Finlay, Manson).

Les propriétés asséchantes des bambous sont plus remarquables encore. Cette famille, une des plus riches en variétés, s'adapte à presque tous les climats prétropicaux et tropicaux. On les rencontre dans un grand nombre de marécages torrides et dans toutes les Indes noires, dont ils bordent et quelquefois couvrent les grands lacs. Outre leurs propriétés comestibles, tant pour les hommes que pour les animaux, le croît de certaines variétés tient vraiment du prodige et peut atteindre, en lieu propice, jusqu'à 0.50 et 0,60 centimètres en 24 heures (A. Bordier).

D'autres ont préconisé le niaouli, ce maigre et triste melaleuca ; mais il n'est pas plus prouvé que la Nouvelle-Calédonie lui doive sa salubrité qu'il n'est certain que le manglier crée le marais paludique

Partout où l'assainissement par la culture pourra être tenté, on devra se reporter aux exemples algériens et s'inspirer des sages conseils donnés par les hygiénistes militaires auxquels nous renvoyons, mais en rappelant que les remuements de terres en zone tropicale sont bien plus dangereux encore et que le plus sûr est d'y employer les travailleurs indigènes.

4. **Sol et sous-sol.** — Ce n'est peut-être qu'aux colonies chaudes qu'il est permis et même recommandé de

bâtir sur le sable. Quelle qu'en soit l'origine, les sables et les graviers, calcaires effrités, granits ou trachytes, pourvu que les couches en soient denses, peuvent être choisis pour un établissement. La facilité de ces terrains à s'égoutter en est la raison. Mais le terrain siliceux a des inconvénients : il réverbère, le jour, la chaleur, la lumière, et la nuit, il donne lieu à un rayonnement considérable et par suite à un abaissement de température qui peut aller jusqu'a 25° (Sénégal).

Les sous-sols argileux, les calcaires compacts, les gneiss (1) imperméables retiennent les eaux, et sous toutes les latitudes on les retrouve comme une condition favorable à l'éclosion de la malaria. Ils devront été soigneusement évités.

MM. Corre, Laffont, Plouzané ont appelé l'attention sur l'insalubrité notoire des terrains silico-ferrugineux si fréquents entre les tropiques, en Afrique surtout.

(1) « Le gneiss n'est autre chose que du granit schisteux. La latérite est une matière de nature argileuse qui provient de la désagrégation des roches primitives et principalement du gneiss. Comme cette désagrégation s'opère plus vite dans les pays humides, il s'ensuit que la presque totalité de la Guinée est composée de laterite, comme les terres de l'île de Ceylan et celles d'une grande partie de la presqu'île de l'Hindoustan. Ces terres sont généralement riches en potasse, mais moins favorisées en chaux et en acide phosphorique La couche de latérite est en partie recouverte de debris organiques d'origine végétale, transformés en humus très riche et provenant principalement de la décomposition des feuilles d'arbre. Le gneiss qui recouvre cette latérite est impermeable comme toutes les roches primitives, ce qui explique qu'au moment de l'hivernage il se forme dans les endroits ou le sol s'est un peu creusé, de petites mares, dont les eaux deviennent stagnantes par suite du manque d'écoulement, et malsaines quand revient la saison sèche. » (*Les Colonies françaises*, Quantin, Paris, 1890.)

M. R. Dempster (1), étudiant l'influence exercée par le sol sur la vitalité des microbes pathogènes, et en particulier des microbes du choléra et de la dothienentérie, a tiré de ses expériences les conclusions suivantes : Le sable blanc, le sable jaune et la terre de jardin n'exercent par eux mêmes aucune influence appréciable, favorable ou nuisible, sur la vitalité des bacilles spécifiques du choléra et de la fièvre typhoïde. La durée de la vie de ces microbes dans le sol dépend uniquement du degré d'humidité qu'ils y trouvent. Par contre, la tourbe est par elle-même bactericide pour les bacilles cholérique et typhique.

5. **L'Exposition.** — La question de l'exposition est une des plus controversées. La raison en est que les observateurs ont donné les résultats de leur pratique, à des latitudes et sous des climats locaux divers. L'ombre portée, les vents régnants, les brises locales, les voisinages sont autant de conditions qui peuvent modifier le choix de l'exposition. Sous les climats tropicaux, la question de l'orientation est et ouest peut se poser, si la maison est longue ou non isolée de constructions voisines. Au voisinage des tropiques, en effet, les faces regardant le pôle seront un peu moins longtemps ensoleillées que les faces regardant l'équateur. Sous le climat équatorial, cette considération n'a pas d'importance.

Certaines contrées sont franchement dans la zone de l'alizé de nord est ou de sud-est. Là les maisons devront être orientées de manière à faire avec la direction générale de la brise un angle suffisamment ouvert pour en être ventilée, suffisamment fermé pour ne pas la recevoir perpendiculairement. De même pour les moussons. D'autres pays voisins de l'équateur n'ont que des brises locales, brise de mer pendant le jour, brise de terre pendant la nuit. L'ob-

(1) *Société de médecine et de chirurgie de Londres*, mai 1894, in *Semaine médicale*, n° 31.

servation locale seule peut déterminer l'orientation. Au Sénégal, les vents d'est sont sains, mais très pénibles, les brises de mer sont agréables, mais très dangereuses. Aussi Thévenot et Bérenger-Féraud s'accordent-ils à proscrire l'exposition à l'ouest; mais le premier recommande l'exposition à l'est; le second l'exposition au sud (1), et il en donne de bonnes raisons. Au Gabon, la brise de terre est malsaine et la brise de mer rafraîchissante et saine Mais le voisinage des marécages peut faire varier la salubrité des vents et changer en effluves mortels les caresses de telle ou telle brise. En règle générale, l'orientation la meilleure est l'orientation est et ouest avec de légères inclinaisons au nord ou au sud, selon l'hémisphère et les brises régnantes.

§ II. — *Habitations temporaires.*

L'hygiéniste n'a à s'occuper de la plupart des habitations temporaires que pour les condamner.

Ce sont d'abord les habitations des indigènes, habitations lacustres des bords des lagunes africaines (Afatonou, Cambodge, voisinage des grands lacs), paillottes, *cañas* annamites, gourbis, maisons en torchis, en pisé de terre recouvertes de toitures de paille, coniques (Soudan et intérieur de l'Afrique), cases de bambou recouvertes de latanier ou de palmier, tous logis qui sont parvenus à réaliser le troglodytisme dans le désert ou en plein soleil. Pas d'air, peu de lumière, une chaleur étouffante, un sol a

(1) Bérenger-Féraud. — *Maladies des Européens au Sénégal*, t II, p. 455.

peine battu et laissant échapper des émanations léthifères, on peut dire que rien ne manque à la réalisation d'un programme antihygiénique. Trop souvent les arrivants en pays vierge, les explorateurs, les soldats, n'ont pas d'autres abris temporaires.

En second lieu, les tentes, les baraques, les campements, les cantonnements. Les medecins de la marine faisant récemment campagne aux colonies (Giraud, Barthélemy, Rangé, Laffont, etc.) ont eu l'occasion d'étudier les divers systèmes de tentes et de baraques mobiles. Ils s'accordent à reconnaître que la meilleure des tentes ne vaut rien et lui préfèrent des abris improvisés avec les bambous, le chaume et les grands feuillages tropicaux.

M. Reynaud donne une mention spéciale à la baraque mobile Ravenez et à la baraque Dœcker, qui furent envoyées au Dahomey pour les dernières expéditions. MM. B. Giraud et Roux-Fraissineng ont consigné dans leurs rapports les résultats de leurs observations. La chaleur y etait intolérable, et l'on fut obligé de protéger la toiture et les murs par une seconde toiture en paille, débordant de tous côtés pour former véranda : « En somme, peu faites pour ces pays, dit M. Giraud, ces baraques ont néanmoins rendu des services » (G. Reynaud, *loc. cit.*) (1).

Une expérience malheureuse, unique jusqu'ici sous ces latitudes et qui peut-être ne sera pas renouvelée dans d'aussi gigantesques conditions, a permis à M. le docteur Ad. Nicolas de formuler les desiderata hygié-

(1) Parmi les constructions démontables, M. Rangé, chef du service de santé du corps expéditionnaire du Dahomey, donne la supériorité à la baraque Espitalier Quant à la tente Tollet, habitable dans la saison fraîche, elle ne peut être dans l'hivernage, qu'un abri provisoire.

niques en matière de campements d'ouvriers. Cet observateur était d'autant mieux placé que l'isthme de Panama réunit au plus haut degré les qualités nocives du climat tropical, par ses conditions metéoriques et par ses conditions telluriques. Aussi, malgré l'autorité des médecins et les efforts des ingénieurs, les ouvriers de toute nation qui ont remué les terres de l'isthme ont-ils, dans une proportion effrayante, payé de leur santé ou de leur vie l'impossibilité de rendre hygiéniques et saines ces sortes d'entreprises en pays torride. Les fautes contre l'hygiène privee viennent quelquefois des difficultés mêmes qu'il faut vaincre, le plus souvent de l'insouciance de l'ouvrier ou de ses passions Quant aux fautes contre l'hygiène publique, dans un pays où règne, a côté de toutes les endémies palustres, la maladie la plus infecto contagieuse qui soit, elles ne pouvaient guère être évitées.

§ III. — *Habitations permanentes.*

Le caractère temporaire ou semi-temporaire des habitations leur enlève donc la plus grande part de leurs qualités hygiéniques. Pour n'oublier aucun détail, nous allons essayer de bâtir l'habitation salubre type des pays intertropicaux.

a) **Les fondations.** — On ne saurait trop répéter que l'habitation permanente de l Européen ne doit être en aucun cas établie au voisinage et au niveau des lagunes, rivières, arroyos, marais ou marigots ou nous les voyons trop souvent. Mais il semble que cette prescription, formelle et absolue, soit lettre morte. Cette grande vérité que M. J. Rochard a prônée sur tous les tons et sous toutes les formes : Une dépense consentie au nom de l'hygiène est une économie, n'est pas près de passer en pratique, entre les tropiques moins qu'ailleurs.

Réservant donc, pour les nécessités commerciales, les approches des bords de la mer ou du fleuve aux wharfs, aux appontements, aux docks, aux entrepôts, la maison devrait être bâtie, non pas seulement à quelques centaines de mètres des berges alluviales, non pas encore à de faibles altitudes, ce sont là des pis aller hygiéniques, qui valent mieux certes que l'etat présent, mais qui ne garantissent pas suffisamment la santé de l'Européen ; tous les établissements coloniaux d'entre les tropiques devraient avoir leur Buitenzorg. Les Hollandais ne tiennent à Java que grâce à leur vie en partie double, ne descendant à Batavia que par urgente nécessite. Grâce aux chemins de fer, au télégraphe, au telephone, il est facile au commerçant de gérer sa maison de commerce de sa maison des hauteurs.

Mais comme longtemps encore on suivra les errements du passé, il est nécessaire d'indiquer les précautions indispensables a l'établissement en plaine.

Comme on l'a vu plus haut, le sol a été drainé et les sous-sols imperméables soigneusement évités. On s'est assuré du niveau le plus élevé pendant les crues de la nappe souterraine. Ces préliminaires accomplis, le sol sera creusé sur une etendue plus considérable de quelques mètres que celle nécessitée par l'emplacement de l'habitation et des servitudes. On deblayera ainsi de 0,50 centimètres à 0,70 centimetres en profondeur et l'on coulera à la place un beton épais de 0,40 centimètres au minimum Il sera bon de recouvrir ce béton lui-même d'une couche de ciment ou de bitume, selon les facilités locales (1). Le pourtour du béton isolant sera entouré, selon la pratique anglaise, d'un fossé maçonné et cimenté pour permettre l'écoulement continu des eaux et assecher la fondation.

A moins de circonstances exceptionnelles, de sous-sol très perméable, de nappe souterraine très éloignée, de terrain naturellement égoutté, d'altitude suffisante, d'aération parfaite, la maison ne doit pas avoir de caves. Tous les observateurs en ont reconnu les multiples inconvénients. Neuf fois sur dix, c'est le marais a domicile Mais le sous-sol peut être compris de deux façons: bâti sur piliers réunis par des voûtes et le tout ajouré, ouvert librement au courant d'air; c'est le système le plus recommandable, ou muré totalement avec quelques ouvertures, pour servir d'entrepôt. Ce sous-sol ne devra, en aucun cas, avoir moins de deux mètres cinquante d'élévation au-dessus du béton imperméable. On fera mieux de lui laisser trois mètres et plus d'élévation, sauf dans les pays sujets à de violents mouvements sismiques.

Les murs d'assise, à part les cas de grandes casernes ou de monuments hospitaliers, qui n'ont pas l'assentiment des hygiénistes modernes, ne devant guère supporter qu'un étage et un grenier au-dessous du faîtage, ne nécessitent pas une grande épaisseur; mais la qualite des matériaux doit être de premier choix : pierres compactes, unies à la chaux hydraulique et recouvertes de ciment à l'intérieur comme à l'extérieur.

(1) Lacs de bitume de la Trinidad. — M. C Tollet (*Les Hôpitaux modernes*) propose aussi l'intercalation d'une feuille de plomb entre les fondations et le soubassement pour s'opposer à l'absorption d'humidite par capillarité.

Dans quelques colonies, l'habitant, le négociant surtout, construit un véritable rez de-chaussee destiné à son commerce et a son logement au-dessus. Cette pratique n'est pas recommandable ; elle constitue cependant un progrès sur le vieil état de choses.

Le sol du rez-de-chaussée sera l'objet de soins particuliers. Il constitue une seconde barrière contre les émanations possibles du sol. Une pratique très suivie aujourd'hui sous nos climats consiste à remplir l'épaisseur des poutres de fer qui supportent le rez-de-chaussée avec un pisé fait de *mâchefer* (1) et de chaux hydraulique. Cela forme un béton rigide, imperméable, hydrofuge, admirablement sain et résistant. Toutes les fois donc que l'industrie consommera assez de charbon de terre pour donner une quantité suffisante de scories, on trouvera là d'excellents matériaux pour voûtes, planchers et murailles. Le fer des poutres, il est vrai, s'oxyde plus vite dans l'humidité tropicale, malgré les couches protectrices de peinture plombique ; mais les oxydations vont encore beaucoup moins vite que les décompositions chimiques du bois et les nombreux parasites qui le rongent. On n'a pas toujours ni la facilité, ni les moyens d'employer des bois de teck et de kauri, essences, on le sait, presque incorruptibles.

A défaut de mâchefer, on séparera le rez de-chaussée du sous-sol par une série de petites voûtes en maçonnerie sur laquelle sera établi le parquet. Dans les riches demeures, où un nombreux personnel peut entretenir une propreté minutieuse, on pourra placer un parquet a joints bouvetés et serrés, en bois dur et soigneusement ciré à l'essence. Mais

(1) Scories d'usine.

d'une façon générale, plus hygiéniquement encore, le carrelage est le véritable parquet des pays chauds. On peut du reste le varier depuis l'humble carreau de brique vernissée jusqu'à la céramique et au marbre. Les joints seront faits au ciment pour assurer l'étanchéité et permettre de laver à grande eau.

b) **Les murs.** — Les matériaux, la hauteur et l'épaisseur des murailles varieront avec le pays et la destination du bâtiment.

Le bois, la pierre et la brique se partagent la faveur des constructeurs. Le bois est commun et par conséquent économique ; mais il a des inconvénients, il exige des réparations fréquentes et se laisse attaquer facilement par les termites ; il est en outre le sejour d'une foule d'insectes nuisibles ou simplement désagréables : fourmis, puces, punaises, mille-pieds, scorpions, etc Il est des cas fréquents toutefois où les murailles de bois s'imposent comme seules capables, par leur élasticité, de présenter quelque sécurité, dans les pays. communs entre les tropiques, où se trouvent les plus terribles volcans du monde, sujets à de fréquents tremblements de terre. Quand, par économie ou autre raison, on est oblige d'employer le bois, c'est aux bois durs qu'il faut avoir recours. Nous avons vu dans certaines colonies du Pacifique de très belles habitations, hygiéniques et confortables, élevées en bois de kauri sur rez-de-chaussée de pierre. La muraille de bois sera double, un matelas d'air étant encore la meilleure des garanties contre l'échauffement de la paroi interne.

Le pin et le *pitch pine* viennent ensuite ; mais le sapin commun est détestable. De plus, les récents désastres de la Martinique nous ont rappelé le danger de ces constructions en bois résineux.

Le pisé de mâchefer que nous avons recommandé pour la voûte du rez-de-chaussée peut faire aussi d'excellentes murailles, économiques, point hygroscopiques et se laissant difficilement traverser par la chaleur, surtout si elles sont recouvertes d'un enduit de grès vitrifié ou silicaté à l'intérieur (1).

La construction à l'européenne, en pierre dure, compacte, non hygroscopique et jointoyée d'excellent mortier ou de ciment, est rare et coûteuse.

La brique creuse et vitrifiée remplissant sur une épaisseur de 40 à 50 centimètres les intervalles d'une armature de fer paraît être la construction la plus hygiénique et répondant le mieux aux desiderata des habitations en pays chauds : solidité et élasticité suffisantes, résistance égale à la chaleur et à l'humidité. M. Reynaud nous apprend que ce système a donné d'excellents résultats à Saigon et à Diégo (2). On peut construire le mur à parois doubles, reliées en briques, creuses elles-mêmes.

La pierre poreuse et en particulier la pierre ponce se rencontrent fréquemment dans les colonies torrides. On l'emploie quelquefois à défaut d'autres matériaux ; mais ses propriétés hygroscopiques la rendent peu recommandable pour la construction. Toutefois, on peut encore en tirer usage pour

(1) Les murailles en briques creuses, avec un intervalle d'une demi-brique entre les parois, permettraient d'imperméabiliser aussi la paroi extérieure, en ayant soin d'y pratiquer des ouvertures qui feraient circuler l'air à l'intérieur des murs.

(2) La terre glaise se rencontre dans la plupart des colonies, et des briqueteries plus ou moins importantes ont été établies. Il serait à souhaiter de les voir se multiplier, afin que partout la construction en briques creuses et la couverture en tuiles puissent remplacer les murailles de bois et les couverts d'essentes.

la partie des murs au-dessus du rez-de-chaussée.

Nous rappellerons les données scientifiques sur les matériaux de construction, d'après Layet, Trélat, Pollet, etc.

Matériaux	*Coefficient de perméabilité d'après Lang*
Tuf calcaire.	7,899
Briques en laitier.	7,596
Briques anglaises en laitier.	2,633
Sapin bois debout.	1,010
Mortier.	0,906
Beton.	0,258
Briques à la main, très cuites.	0,203
Ciment de Portland.	0,136
Greivert (Suisse).	0,118
Plâtre coulé.	0,040
Chêne, bois debout.	0,006

Pouvoir absorbant pour l'eau de divers matériaux d'après Lang, Schurman et Stilling.

	Eau fixée %	
Briques à la main.	28 à 45	16 à 19
Mortier	26	14
Briques en laitier.	22 à 25	12 à 20
Tuf calcaire.	20	12
Beton.	19	11
Moellon calcaire.	16 à 17	7
Ciment de Portland.	17	11
Granit.	0,05	0 02
Marbre blanc.	0,59	0.22

M. Trélat attribue à la perméabilité à l'air des matériaux de construction la proprieté de contribuer à leur entretien sanitaire par l'oxygénation des germes pathogènes. L'humidité des murailles contribue à annihiler cette perméabilité.

D'après les expériences de Hudelo, de Tomasco et de Lang :

Le volume d'air que traverse un corps poreux sous

pression est directement proportionnel à une constante de perméabilité.

Quand les matériaux perméables sont mouillés, ils ne laissent guère passer que les 0,4 ou 0,5 de l'air qui les traverse à l'état sec. Les briques s'imprègnent facilement d'eau, mais l'abandonnent aussi promptement et ne tardent pas à redevenir perméables. Le mortier, au contraire, ne perd que très lentement l'humidité qu'il a absorbée.

L'air humide éprouve plus de difficultés à traverser des matériaux secs, dès que leur température est inférieure à la sienne.

Les ciments sont très peu perméables. Il en est de même des marbres et des bois (dans le sens perpendiculaire à la direction de leurs fibres).

Les matériaux fonctionnant à la fois comme réservoirs de calorique et comme écrans thermiques, on serait conduit a préférer les plus poreux.

On remarquera que la conductibilité diminue alors que la porosité et la capacité calorique augmentent. (C. Tollet, *loc. cit.*)

On le voit, l'idéal en pays tropical serait les constructions de granit ou de marbre unies au ciment, et les conquérants espagnols l'avaient deviné d'instinct qui avaient prodigué la pierre dure et le marbre dans leurs somptueux palais de la Havane.

Les tableaux précédents nous donnent aussi la raison de la valeur sanitaire des doubles murailles de bois, leur assise étant préservée de l'humidité. Elles réunissent, en effet, le double avantage d'être perméables à l'air et peu perméables à l'humidité. Cela nous explique encore, avec la facilité que l'on a de se procurer les diverses essences, la faveur qu'ont, dans la majorité des stations, les habitations de bois, malgré leur facilité à être dévorées par les termites.

Enfin la brique a réuni les suffrages des hygiénistes : 1° parce qu'elle est facile à se procurer presque partout sur place ; 2° parce qu'elle unit la solidité à la porosité et qu'elle permet d'obtenir des parois où l'air se joue (briques creuses, briques unissantes de Jenning) ; 3° parce que si elle est perméable à l'eau, elle s'en débarrasse aussi très promptement sous les rayons du soleil ; 4° enfin parce que, si elle peut emmagasiner le calorique, elle ne le rayonne pas (1).

(1) **Maisons à température constante** « Un médecin hollandais fixé au Japon depuis de nombreuses années, M Van der Heyden, a imaginé un système d'habitation à température constante, et il vient d'en faire construire un spécimen à Yokohama. Cette maison se compose, quant à son enveloppe extérieure, de doubles plaques de verre enchâssées dans des cadres de fer. Autrement dit, ses parois sont formées de caissons transparents étanches que l'on remplit avec une composition chimique liquide spéciale. Le plafond est constitué de la même façon. Enfin un toit vitré ordinaire recouvre tout le dispositif qui est arrangé de façon à isoler le volume d'air contenu dans le bâtiment, et pour en opérer le renouvellement d'une façon méthodique à une température choisie à volonté, deux cheminées d'aération et de ventilation sont nécessaires dans ce but, l'une pour l'été et l'autre pour l'hiver. Quant au principe même du système, il est bien connu, puisqu'il repose sur la propriété dont jouissent beaucoup de solutions salines, de laisser passer les rayons lumineux et d'arrêter les rayons calorifiques.

« De telles constructions rendraient assurément de grands services dans les pays chauds où une différence au moins de quelques degrés dans les habitations pendant l'été serait infiniment appréciée ». (*Revue scientifique*, n° 24, 1894.)

Nous ne voyons pas ce système bien pratique dans les pays torrides dont plusieurs sont régulièrement secoués de tremblements de terre.

« Quelques constructeurs, rompant avec les errements habituels, ont monté des ateliers pour la fabrication courante d'habitations complètement métalliques. Ils ont adopté un système qui parait donner des habitations confortables à des

J. Arnould a rendu compte (in *Revue d'Hygiène*, janv. 1894) d'un article de W. Lage de Lubeck sur les plafonds et les matériaux de bâtisse en pierre artificielle à propriétés isolantes. Cette pierre est faite de morceaux de pierre ponce, de petits coquillages du sable marin et de ciment. Ces trois substances peuvent se rencontrer dans certaines colonies volcaniques. On fabrique ainsi des cubes de la di-

prix modérés. (Système Danly). Les appartements sont soustraits aux variations de température. Tous les murs présentent deux parois et se décomposent, en quelque sorte, en un certain nombre de solides creux posés par assises horizontales Ces assises sont formées, d'une part, par des panneaux en tôle d'acier emboutés qui se font face dans les deux parois, et d'autre part, par de larges plats transversaux qui séparent les assises horizontales et entretoisent les panneaux. Entre les joints s'adapte l'âme de fers a T. Ces fers marquent les joints et contribuent a augmenter la solidité du mur Les assemblages de tout l'ensemble se font à l'aide de boulons, ce qui rend les constructions démontables La grande resistance de ces murs provient de leur forme en caisson, combinée avec la grande rigidite qu'acquierent les tôles par l'emboutissage.

L'ecartement des parois et la ventilation que l'on réalise aisément dans les murs empêchent la transmission dans les pièces de la chaleur exterieure.

La decoration de semblables habitations s'obtient facilement et à peu de frais par la peinture des panneaux L'experience n'a pas encore consacré la durée de ces constructions; mais les inventeurs la prétendent illimitee, grâce a la qualite du métal choisi, a la galvanisation qu'ils lui font subir et à la peinture dont ils le recouvrent

Ce systeme est particulièrement recommandable dans les pays exposes aux tremblements de terre, attendu que tous les éléments constituant l'édifice dépendent les uns des autres, ce qui rend impossible la chute des materiaux; dans les endroits où les terrains sont peu solides et où l'on peut craindre des dénivellations; si l'on veut éviter de faire des fondations, pour des installations provisoires ou susceptibles d'être déplacées; dans les pays ou les materiaux sont rares et la main-d'œuvre d'un prix elevé.

Enfin, ces maisons sont à l'abri de la foudre et de l'incendie, et d'autre part les planchers métalliques n'absorbent ni ne retiennent l'humidite. » (*Génie civil.*)

mension de nos cubes de pisé de mâchefer, que l'on revêt encore d'une couche de ciment et farine fossile, (*kieselguhr*) Cette pierre est poreuse et grâce à l'air incorporé, elle est d'un très grand pouvoir d'isolation. Une plaque de six centimètres et demi de pierre ponce fait le même obstacle à la transmission de la chaleur qu'un mur de briques de 51 centimètres. Nous pensons qu'il y aurait lieu d'essayer ces matériaux dans les îles de la Sonde où la pierre ponce est commune, aux Sandwich et dans le centre Amerique, partout enfin où la pierre volcanique se rencontre. Mais pour combattre les propriétés hygroscopiques qu'elle ne peut manquer de présenter, il serait utile de compléter la construction par un revêtement silicaté.

La couleur à donner aux murailles n'est pas indifférente. — L'on sait combien la réverbération du soleil sur le blanc est pénible à l'œil. Les avis sont partagés sur la meilleure couleur, et les observateurs ont parlé d'après la sensibilité particulière de leur rétine. Les demi-teintes de vert, de gris et de jaune paraissent toutefois les plus recommandables. Elles sont plus douces à l'œil et choquent moins le goût que les bariolages roses, rouges et bleus.

Sauf les grandes casernes en pays palustre, qui ne devraient en aucun cas exister, mais qu'on tâche de rendre habitables en élevant les dortoirs au deuxième étage, la maison ne doit avoir qu'un rez-de-chaussée et dans ce cas le plus élevé possible, ou un rez-de chaussée et un étage pour les chambres à coucher. Il ne faut pas craindre de donner 4 mètres, 4 m 50 et plus à ces étages.

Faut-il le dire ? l'étage sera limité par un vrai plafond Il faut bien l'écrire, puisque sur dix habitations coloniales françaises, administratives ou autres, six sont dépourvues de tout plafond, les quatre autres ont des plafonds de toile ou de bois pour les mieux partagées Le plafond de plâtre a double raison d'être : il préserve de la chaleur du faîte et n'offre pas d'asile aux insectes irritants, nuisibles ou dégoûtants qui sont un des tourments de l'existence dans les pays chauds. Nous irons plus loin et nous condamnerons les moulures,corniches dont on orne habituellement les plafonds. Une pièce vraiment hygiénique devrait rappeler une de nos salles d'opérations modernes, où pas un angle ne sert à raccrocher les poussières, où parois, parquets et plafonds sont faciles à laver, où toutes les surfaces unies sont recouvertes d'un enduit stuqué ou peint a l'huile, ou encore d'un de ces vernis hydrofuges dont les besoins de l'hygiène moderne ont multiplié les echantillons.

Entre le plafond de l'étage et le faîte on ménagera un vaste grenier qui n'aura d'autre usage que de servir de matelas d'air ; c'est dire qu'il ne devra en aucun cas servir d'entrepôt, encore moins de logement de domestiques Il ne faut pas craindre de lui donner une grande hauteur sous le faîtage, 2 m. 50 à 3 m. et 3 m. 50 dans certains cas Outre que plus le matelas d'air est épais, plus l'etage est à l'abri de la chaleur, cette élévation du faîtage offre le double avantage de donner une plus grande résistance a la charpente de la toiture, moins de prise aux vents violents, aux tempêtes, aux ouragans de l'hivernage, et de permettre l'écoulement rapide des eaux de pluies. Les greniers ou mansardes seront ventilés par des ouvertures exposées aux brises régnantes, ou mieux pratiquées sur toutes les façades afin de ne perdre aucune occasion d'être aérés. En outre, ces courants d'air favoriseront les appels dans l'épaisseur des murailles creuses dont un certain nombre d'ouvertures viendront déboucher sous la toiture. Les pièces habitées seront ainsi enveloppées d'un air toujours en circulation par les différences de température qui s établiront nécessairement entre les diverses couches.

c) **La toiture.** — Les bardeaux, le chaume, le zinc, la brique peuvent servir à la couverture de la maison. Nous ne mentionnons que pour mémoire les palmes des grands lataniers qui servent surtout aux habitations temporaires.

Les bardeaux seuls forment un mauvais couvert, qui ne peut être aussi que provisoire Ils pourrissent vite, n'abritent qu'incomplètement des pluies tropicales, se déplacent facilement sous le coup des vents violents, et deviennent coûteux à l'entretien, malgré leur apparente économie.

Le chaume abrite bien de la chaleur. Il forme au dessus de la maison un matelas contenant de l'air mauvais conducteur ; mais il pourrit aussi promptement et sert de refuge à toute la vermine tropicale. Il demande également de fréquentes réparations; mais c'est cependant le plus économique des couverts.

Une combinaison des deux couvertures, le chaume par-dessus les bardeaux, donne le meilleur abri contre la chaleur, mais aussi les inconvénients des deux systèmes.

Il est habituel d'entendre honnir le zinc par tous les médecins de la marine. Cela vient de ce que trop souvent les baraques administratives sont recouvertes simplement de zinc gondolé posé à cru sur les chevrons, souvent même sans grenier au-dessous. Quiconque a passé dans ces fours, en garde un souvenir désagréable et horriblement pénible. Trop souvent nos soldats sont ainsi logés *provisoirement*, pendant de longues périodes de temps. Mais si le zinc gondolé, si commode parce qu'il arrive tout manufacturé, est posé sur une première toiture en bardeaux ou mieux en planches unies au bouvet, de façon à en être séparé par un espace de huit à dix centimètres par de légères poutrelles de bois, et que le tout soit solidement fixé a la charpente pour n être pas enlevé par le vent, chose qu'on ne peut pas toujours eviter ; si, de plus, un haut grenier, bien ventilé, sépare ce couvert d'un plafond bien fait, nous n'avons pas remarqué pour notre part que ce genre de couverture soit plus chaud que la couverture de briques. La couverture de zinc a, d'autre part, un précieux avantage dans un pays d'eaux saumâtres ou suspectes, c'est de permettre mieux que toute autre de recueillir les eaux de pluie. La première eau lave promptement la toiture, et si l'on a soin de l'éliminer, on recueille ensuite dans les citernes ou des caisses en tôle de fer, d'excellente eau potable.

La toiture la plus recommandable est certainement la couverture de briques à emboîtement. Mais nous les avons vues ces briques plates, dites tuiles de Monchanin et autres, posées simplement à cru sur de légères traverses Elles renvoyaient ainsi à l'intérieur une chaleur très forte, et le moindre coup de vent en faisait une écumoire pour l abri contre les pluies. Pour rendre tous les services dont il est susceptible, ce couvert doit être très soigné, reposer sur des bardeaux imbriqués et fortement assujettis Parkes recommande de poser les tuiles sur un premier toit de chaume ; c'est parfait contre la chaleur et la pluie, mais le chaume a toujours l'inconvénient de loger les insectes.

M. A. Nicolas recommande deux toits de tuile superposés. On ne peut qu'approuver aussi « le pe- « tit toit ventilateur, sorte de lanterne, comme nous « en voyons à quelques bâtiments d'industrie, do- « minant le faîtage, et dont le petit toit déborde « l'ouverture afin d'empêcher la pénétration des « pluies ». Combiné avec la muraille creuse, le vaste grenier percé d'orifices, ce moyen, dont M. Nicolas a eu à se louer dans l'étuve panamienne, ne peut être que recommandé Nous ferons toutefois remarquer que la maison ainsi couronnée ne peut manquer d'être décoiffée à chaque coup de vent. Aussi convient-elle surtout sous le climat que nous avons appelé équatorial, où les tempêtes violentes sont rares.

Que dire des terrasses formant toiture ? Elles ont leurs partisans. elles ont leurs détracteurs. La terrasse, à notre avis, bonne dans les pays chauds, à températures extrêmes, qui bordent le tropique nord, a plus d'inconvénients que d'avantages sous les latitudes intertropicales. Dans l'Afrique nord et en Orient, après les temperatures excessives, mais sèches de la journée, c'est un plaisir hygiénique que de respirer un air plus pur et relativement frais, à l'élévation de la terrasse. D'ailleurs les pluies n'y offrent pas cette régularité et cette abondance des pays situés sous l'anneau. Mais sous les basses latitudes, où la vapeur d'eau par ses brusques détentes est d'une influence morbigène si manifeste, où les pluies torrentielles auraient vite fait de détériorer les ciments les mieux conditionnés, la terrasse ne nous paraît pas à recommander. Plus d'une hépa tite, plus d'une dysenterie ont pris naissance sur l'*argamasse* (Nielly).

d) **Vérandas.** — La véranda est l'appendice de toute maison des pays chauds, appendice indispensable, vital pour ainsi parler. On dort dans l'intérieur de la maison ; mais l'on mange, l'on reçoit, l'on travaille, l'on vit sous la véranda Elle doit donc être l'objet des soins particuliers du constructeur.

C'est le parquet du rez-de-chaussée qui doit se continuer sous la véranda, et les matériaux, carreaux vernissés ou céramiques, bien jointoyés, en seront les mêmes. Trop souvent il est en bois blanc et mal uni. Il debordera de 3 m. 50 a 4 mètres les murailles et sera supporté par des colonnes de briques, de pierres ou de fonte. Ainsi solidement établi, il supportera un balcon plein de 0,70 à 0,80 centimètres de haut et des colonnes généralement de bois, qui elles-mêmes doivent soutenir le toit La paroi interne sera la muraille de la maison elle-même peinte de gris ou de jaune clair ; la paroi externe sera faite, suivant les latitudes, de jalousies fixes ou mobiles, ou de stores en natte. Les premières sont nécessaires dans les pays de grandes variations nycthémérales; dans ces cas même il serait bon que les lames pussent, par un mécanisme familier, se dresser l'une contre l'autre, de façon à abriter davantage du froid de la nuit. Les simples nattes manœuvrees par des rabans sont particulièrement employées dans l'Inde et les pays à climat équatorial. M. F. Roux rappelle avec raison (Mémoire couronné) (1) « l'atmosphère relativement fraîche et agréablement parfumée » qu'on respire dans les belles demeures de l'Inde

(1) *Manuel d'hygiène coloniale.* Société d'hygiène française.

anglaise, alors qu'un *boy* arrose fréquemment les grands stores en vétiver de la véranda. Toutefois, à notre avis, cette pratique de sybarite n'est pas sans inconvénients : outre qu'elle jette dans l'atmosphère une vapeur dont la chaleur ambiante augmente promptement la tension, l'obscurité presque complète qu'on maintient et cette fraîcheur humide peuvent donner naissance à des maladies a *frigore*, pleurésies, rhumatismes, diarrhées. Elles favoriseraient, selon W. Moore (1), une sorte d'*état scorbutique latent*. Bien que le mot de scorbut soit un peu inattendu en cette affaire, il n'en est pas moins exact que, par un excès de précautions contre la lumière et la chaleur, peut-être aussi parce que ces agents sont particulièrement insupportables aux fils de la brumeuse Angleterre, ils ont trouvé le moyen de souffrir dans leur organisme du manque de lumière en plein pays du soleil. Les gens qui viennent du dehors sont toujours péniblement impressionnés en entrant dans cette sorte de cave artificielle.

Le toit de la véranda exige les mêmes soins de construction que le toit de la maison ; il devrait même, plus que le toit principal, réaliser l'abri contre la chaleur, car il est plus bas et moins incliné. Sous prétexte de laisser moins d'entrée à la chaleur, on tient ce toit généralement trop bas. On doit lui laisser au moins 3 m. 50 au-dessus du sol de la véranda, à son bord libre. Il devra déborder la véranda de 0.10 a 0.20 centimètres à peine, afin de permettre l'accès de la lumière par le haut.

(1) W. Moore : « Influence du climat des Indes sur les Européens », in *Journal d'hygiène*, nº 940, 1894.

Enfin la véranda doit faire tout le tour de l'habitation ; c'est dire que nous ne concevons pas les habitations adossées, même dans les villes, surtout dans les villes. De cette façon on a toujours un des côtés opposé au soleil et sous l'ombre protectrice de la maison.

Si l'habitation avait un étage au-dessus du rez-de-chaussée, la véranda devrait se répéter au premier dans les mêmes conditions de confort et d'hygiène.

e) **Portes fenêtres.** — Dans l habitation telle que nous la recommandons, toutes les fenêtres seront des portes-fenêtres, puisque toutes s'ouvriront sur la véranda. Ces grandes ouvertures, allant du parquet au plafond, multiplieront les moyens d'échange et de renouvellement de l'air intérieur. Les volets extérieurs sont à claire-voie, à lames imbriquées pouvant au besoin se redresser pour donner du jour. Les portes intérieures seront vitrées. Souvent la nuit on les laissera ouvertes, se contentant de la fermeture extérieure, dans les pays à climat équatorial ; parfois cependant, dans la saison pluvieuse moins chaude (Inde, Cochinchine), il sera utile de les fermer pour se garder contre les effets du rayonnement nocturne. Mais en climat tropical, où les variations nycthémérales sont toujours sensibles et quelquefois énormes (Sénégal, Soudan) pendant la saison sèche, il est de toute nécessité que les fenêtres vitrées soient fermées tous les soirs. L'affirmation bien des fois répétée que nulle part les maladies a *frigore* ne sont plus fréquentes qu'entre les tropiques trouve encore malheureusement des incrédules.

f) **Divisions intérieures.** — Les cloisons formant les divisions intérieures seront l'objet de soins particuliers. En aucun cas elles ne devront être en bois. La brique creuse convient encore ici admirablement ; elle est légère, diminue la sonorité et réalise le desideratum de l'aération des parois. Elles seront sans soubassements, stylobates et autres boiseries dont on se plaît à les orner, sans moulures et cimaise à la partie supérieure, et revêtues d'un enduit imperméable, stuc ou peinture, facile à laver. M. Treille recommande d'interrompre la cloison à 0.50 cent. du plafond et de clore l'espace libre par un panneau à claire-voie permettant la ventilation et la communication continue de l'air des chambres avec celui des corridors et des vestibules.

Les pièces de l'intérieur, à part peut-être dans certains milieux aisés, où l'on trouve le salon et la salle a manger, servent uniquement de chambres à coucher. La véranda tient lieu du reste Ces chambres à coucher devront être le plus vastes possible. Il ne faut pas craindre de leur donner des dimensions deux et trois fois supérieures à celles dont nous nous contentons sous nos climats.

g) **Mobilier.** — Le mobilier peut être des plus sommaires et il l'est généralement. Mais alors même qu'on pourrait le faire luxueux, il faudrait se contenter de meubles simples, sevères, sans sculptures. Les tables en bois dur, les chaises cannées, les inévitables *rocking-chair* ; aux fenêtres point de tentures ni de rideaux ; les glaces et les tableaux appliqués ou incrustés dans les parois pour offrir le moins possible d'abri aux insectes et ne pas leur permettre de déposer leurs œufs. Point de tapis ; quelques nattes fines tout au plus. Comme armoires à effets ou à linge, buffets, bibliothèques, etc., les meubles anglais sont d'une inélégance très hygiénique.

Le *punkah* a ses panégyristes et les Anglais ne sauraient s'en passer Il a aussi un petit nombre de détracteurs. Installé au-dessus de la table à manger et manœuvré doucement, pendant les mauvaises journées de l'hivernage, quand la tension de la vapeur d'eau atteint et dépasse 26 mm. de mercure, il est vraiment bienfaisant et favorise l'évaporation. entravée par la saturation ambiante. On ne saurait manger cinq minutes sans ce précieux auxiliaire. Mais l'abus est près de l'usage, et en aucun cas un excès de sybaritisme ne saurait être recommandé par l'hygiéniste.

Le lit demande une mention spéciale. Le châlit sera de fer ou de cuivre, à articulations anglaises à genoux et non à charnières, dont les inégalités peuvent servir de nids aux insectes. Le sommier sera de fer rendu inoxydable par une couche de nickel, ou mieux d'acier On trouve actuellement dans l industrie des sommiers de divers systèmes, à lames d acier, à chaînettes, qui repondent bien aux nécessités du couchage : souplesse, propreté, aération. Un ou deux matelas de varech, de crin végétal, de crin animal, recouverts d'une bonne étoffe, d'un fort *lasting*, bourrés de façon à leur enlever toute mollesse, épais pour que le capitonnage y creuse des dépressions profondes, qui diminueront d'autant les points de contact avec le corps. Le matelas cambodgien, en usage dans l'Indo-Chine, est en coton et fait de petits cylindres juxtaposés ; il est frais, léger et aisément transportable. L'oreiller sera de crin ou de varech. La plume ne serait pas supportable et encore moins hygiénique à cause de sa facilité à se laisser imprégner. Ces divers objets seront souvent refaits et les garnitures, crin ou varech, battues, cardées et ensoleillées. Quelquefois on pourra interposer une natte fine entre le matelas et le drap. Celui-ci sera de coton, non de toile, à cause des propriétés plus hygroscopiques du premier.

La moustiquaire est indispensable Elle sera d'une bonne qualité de mousseline. On a trop souvent coutume de la disposer sur une traverse unique au-dessus du lit et de la laisser retomber, l'ouverture de l'angle étant marquée par l'épaisseur du lit. C'est une mauvaise pratique La moustiquaire double ses plis les uns sur les autres et c'est confiner l'air en réalité. On devra la disposer en parallélépipède au dessus du lit, soit sur un ciel a cadre de fer, soit sur quatre tringles dressées aux quatre coins.

Les moustiques ne sont pas seulement incommodes, ils peuvent devenir un des tourments de l'existence tropicale. M. Bérenger-Féraud a décrit, sous le nom indigène de *ramigney* une petite affection de la peau caractérisée par une ou plusieurs pustules apparaissant sur les parties, habituellement découvertes ; les noirs du Sénégal l'attribuent à la piqûre des moustiques dont la trompe a acquis des propriétés venimeuses en plongeant dans les fleurs du mil. On a fait jouer aux moustiques un rôle dans la propagation de certaines maladies infectieuses, et en particulier de la fièvre jaune (Finlay). Il sert d'hôte de transition a la filaire du sang (P. Manson). On le voit, pour être petit, cet ennemi n'en est pas moins redoutable. On ne peut prétendre se passer de moustiquaire entre les tropiques, pas plus que de fourrures dans une exploration vers le pôle.

h) **Servitudes.** — La maison doit être séparée des servitudes. La cuisine, la salle de bains et d'hydrothérapie, la buanderie, les cabinets d'aisances devront être éloignés d'une quinzaine de mètres au moins et situés sous le vent de la maison.

Le cuisinier ou la cusinière sont ordinairement indigènes ; la profession est trop pénible pour des Européens. Ils sont d'une propreté douteuse, et ceux dans les têtes desquels on pourrait faire pénétrer quelques idées d'asepsie, se croiraient déshonorés par un pareil métier. Aussi la plupart du temps l'installation des cuisines est-elle sommaire ; souvent c'est un simple hangar qui sert d'officine au Vatel indigène, qui est bien loin d'apporter à sa fonction l'amour propre de son grand prédécesseur. Une cuisine propre est chose rare, et cependant nulle part il n'est autant besoin que l'estomac n'éprouve aucun dégoût provenant des ustensiles et de la préparation. Il sera bon qu'une galerie couverte conduise de la cuisine a l'habitation.

La salle de bains est quelquefois dans l'habitation. A Fort-de-France, les eaux du canal Gueydon circulent dans les maisons et renouvellent sans cesse l'eau d'une baignoire en maçonnerie située dans une pièce du rez-de chaussée. On ferait mieux toutefois d'installer la baignoire et l'appareil à douches dans un petit pavillon séparé. Murs en briques creuses, supportant un réservoir d'eau, courante, si possible ; sol cimenté, offrant une pente légère pour aboutir à une rigole d'écoulement, recouvert d'un caillebotis de bois ; douche en pluie et baignoire ou piscine maçonnée, tel est le minimum indispensable. Nous reviendrons plus tard sur ce sujet à propos des soins de la peau.

i) **Buanderie.** — La buanderie pourra occuper un second hangar sur piliers. Elle devra être soigneusement installée, car souvent elle remplacera l'étuve ; une bonne lessive pourra détruire bien des foyers d'infection. Le conduit d'égout pourra être à ciel ouvert, mais profond, d'une pente suffisante et soigneusement cimente, et l'on ne devra pas croire avoir tout fait en conduisant les eaux au dehors de la clôture de l'habitation sans s'inquiéter de ce qu'elles peuvent devenir ensuite. C'est ainsi trop souvent que l'on crée le marais à sa porte.

En attendant que la désinfection des linges et des effets contaminés par les malades atteints des maladies désignées par la loi du 30 novembre 1892, soit faite par les soins du service de l'hygiène publique, une buanderie bien installée, contenant un *trempeur* et une bonne lessiveuse, peut rendre les plus grands services à l'hygiène privée. Le linge souillé par un malade atteint de fièvre typhoïde, de variole, de dysenterie, de choléra ou de fièvre jaune, pour ne parler que des maladies les plus fréquentes, ce linge ne devra pas séjourner dans l'habitation, dans un coffre de bois, un placard à linge ; on ne doit pas le laisser sécher, par crainte de la dissémination des germes par les poussières. Richard (1) conseille de le placer dans une caisse en tôle émaillée, étanche, munie d'un couvercle, facile à nettoyer et a désinfecter au moyen d'une solution antiseptique de chlorure de zinc à 5 pour 100, et dont il ne doit sortir que pour passer directement à l'essangeage et à la lessive. On sait qu'en temps de choléra, par exemple, ce sont les blanchisseurs et les blanchisseuses qui sont les premiers atteints.

C'est la lessiveuse Chauveau, ou un système

(1) E. Richard, *Précis d'hygiène appliquée*, p. 333.

analogue, qui est généralement adoptée et qui paraît remplir les conditions hygiéniques les plus pratiques et les plus économiques. Mais une cuve à désinfection par trempage devrait se trouver dans les buanderies de toutes les maisons aisées. La tâche de l'hygiène publique serait ainsi bien facilitée.

Les Anglais ont noté dans l'Inde un eczéma parasitaire ou *des blanchisseuses*. Pour qui connaît la façon dont les négresses blanchissent le linge, les desiderata hygiéniques à remplir, pour passer de l'état rudimentaire actuel aux blanchisseries perfectionnées, sont peut-être trop nombreux et considérables pour être exigés Mais il serait facile d'installer dans chaque buanderie un appareil moins compliqué que les grandes étuves ou les machines à laver, et qui permettrait cependant de faire bouillir sous pression les linges suspects, souillés de déjections dysentériques ou cholériques, des vomissements de typhus ictérode, de fièvre bilieuse, de choléra. Les maisons J. Le Blanc, Genestc et Herscher fabriquent des cuves, des lessiveuses portatives et d'un prix abordable, qui peuvent remplir convenablement cet office.

Les propriétés antiseptiques de la lessive de cendres ont été établies par les expériences du Dr Von Gerloczy, de Buda-Pesth, en 1890, de Schimmelbusch et Behring, en 1891, pour le *staph. pyog. aureus*, le pyocyanique et les spores du charbon ; par MM. Montefusco et Caro, en 1892, pour les mêmes bacilles du charbon, ceux du choléra et de la fièvre typhoïde. Le pouvoir antiseptique de la lessive s'exerce même a froid, à 20°, et paraît être dû à son alcalinité (1).

(1) A. Montefusco et O. Caro. « Sul pottere disinfettante

j) **Privés.** — Le tout à l'égout n'existe pas et n'existera probablement pas de sitôt aux colonies tropicales, la ville hygiénique étant encore à naître. Dans ces conditions, le système le plus recommandable est la tinette mobile Sous un couvert élevé, à parois à claire-voie, on disposera deux ou trois cabines, selon le nombre des habitants et des domestiques, autant de sièges de bois dur et de petites tinettes de fonte émaillée ou autres vases faciles à nettoyer et à désinfecter. Tous les matins, les vases mobiles seront emportés au loin, leur contenu répandu sur le sol très loin des puits, citernes ou cours d'eau, ou jetés à la mer à marée basse. La pratique de l'épandage au loin, sous le vent de la ville, dans des terrains incultes, est généralement suivie, et l'expérience a prouvé que le grand purificateur, le soleil, a vite fait de détruire les germes, et le sol tropical d'utiliser les matières nitrifiées.

Les tinettes excluent les divers systèmes de *water-closets*, systèmes à chasse et système Jenning, les seuls que l'hygiène puisse entièrement approuver. Il sera bon toutefois d'obturer le fond de la cuvette par une soupape qui intercepte les émanations. Un ou deux litres d'eau suffiront pour nettoyer la cuvette. C'est le minimum de la propreté. Toutefois cela nécessite de donner aux tinettes une contenance plus grande et les rend moins maniables. Un tuyau d'évent fera communiquer l'intérieur de la tinette

della lisciva. » *Rivista internazionale d'Igiene*, 1891, fasc. 10-11. — La lessive à + 25° stérilise définitivement, au bout de six heures, les objets souillés du stephylocoque doré, du b. pyocyanique, du bacille d'Eberth. L'action de la température est secondaire, puisqu'il faut encore quatre heures dans la lessive à 100° pour arriver au même resultat. (E. VALLIN.)

couverte avec l'air du dehors, en s'élevant au-dessus de la toiture.

Il sera utile d'avoir toujours sous la main un liquide désinfectant et microbicide La diarrhée, la dysenterie étant fréquentes, on ne manquera pas de jeter sur les selles 3/4 de litre à un litre d un des liquides suivants. Un lait de chaux fait de un litre de chaux vive pulvérisée, éteinte dans quatre litres d'eau, est un excellent en même temps qu'un économique désinfectant des selles dysentériques ou cholériques. Les expériences de Pfuhl, gendre de R. Koch, ont démontré que le komma-bacille ne résistait pas à ce mélange. — Le sulfate de cuivre à la dose de 50 gr. par litre d'eau. — L'acide chlorhydrique, à la dose de 2 pour 100, est recommandé par le Dr Drossback ; il n'y a pas de spores, selon cet auteur, qui résistent à cette solution (1). Quant au sulfate de fer, il desodorise mais ne désinfecte pas (Behring).

A propos des solutions antiseptiques, il n'est peut-être pas inutile de rappeler le travail de R. Koch, en 1881, sur la désinfection, où il a établi que l'acide phénique, dissous dans l'alcool ou dans l'huile, perd ses propriétés désinfectantes. M. Vallin, de son côté, a insisté sur ce point à diverses reprises. Le Dr Lenti (2) a expérimenté l'action de l'alcool, de l'huile et de la glycérine sur les désinfectants habituels et il est arrivé aux conclusions suivantes : 1° L'alcool absolu annihile complètement le pouvoir bactéricide du sublimé et de l'acide phénique sur les spores charbonneuses. 2° La glycérine

(1) *Revue d'hygiène*, février 1893.
(2) *Revue d'hygiène*, 1893, p. 1025.

empêche l'action des solutions de sublimé à 2 p. 1000 et des solutions contenant 10 0/0 d'acide phénique. 3° L'acide phénique et le lysol (phénol supérieur rendu soluble par des alcalis) dissous dans l'huile d'olives perdent complètement leur action désinfectante.

Le lait de chaux a le double avantage de désodoriser, en même temps qu'il désinfecte, et d'être très économique. L'odeur des matières fécales n'est pas seulement désagréable ; on se souvient que Murchison attribuait au gaz des fosses et des égouts la diffusion de la fièvre jaune. Aucune preuve directe expérimentale n'a pu être donnée de la vérité de cette opinion. Mais si l'on n'a pu retrouver dans l'air atmosphérique des égouts des bactéries pathogènes, les expériences du Dr Giuseppe Alessi (1) ont démontré que les gaz putrides agissaient comme cause prédisposante de l'infection typhoïde ; les rats, cobayes et lapins offraient une bien moins grande résistance à l'action pathogène du bacille d'Eberth et du *bacillus coli*.

Les expériences comparatives de MM. Chantemesse et Richard (2) ont prouvé la supériorité comme désinfectant du lait de chaux à 20 0/0 sur les autres liquides : chlorure de chaux à 5 0/0, solution de sublimé à 1 0/00, solution d'acide chlorhydrique à 50/00. La chaux vive se délite mal et agit moins bien que le lait de chaux. La chaux éteinte pulvérulente se pelotonne dans les selles liquides et le mélange ne

(1) G. Alessi. « Su i gaz putridi come causa predisponente all' infezione tifoide », *Annales de l'Institut d'hygiène expérimentale de Rome*, I, 1894).

(2) Chantemesse et Richard : *Rapport au comité consultatif d'hygiène* (juillet 1889) et *Traité de médecine*, t. I, p. 740.

se fait pas intimement. Il faut avoir soin de la faire se déliter en l'arrosant peu à peu avec la moitié de son poids d'eau. La poudre ainsi obtenue est placée dans un récipient bien fermé et tenu dans un endroit sec. Il suffit, de la délayer au moment dans le double de son volume d'eau pour avoir un lait de chaux à 20 0/0. Il suffit, lorsqu'on veut désinfecter des selles typhiques, de verser sur elles une proportion de ce lait de chaux égale en volume à 2 0/0 (Chantemesse).

Le *dry earth system* (1), tinettes mobiles à poudres sèches, nous paraît aussi très recommandable pour les maisons privées. Il exige certains soins qu'on ne peut guère obtenir d'un public nombreux, des habitants d'une caserne ou d'un hôpital. En outre, comme c'est un système à sec, il a ses indications toutes trouvées dans les pays chauds, où si souvent on souffre de la pénurie des eaux douces. Comme nous le croyons appelé a rendre de grands services dans les villes coloniales, avant le temps lointain du tout à l'égout, nous allons en donner le détail.

Dans le fond du jardin et donnant sur la rue est disposée une loge dont les dimensions seront données par le nombre des cabinets et des tinettes à recevoir. Le sol de cette loge parfaitement cimenté ou asphalté est de niveau avec la rue ou légèrement en contrebas, 0.15 à 0.20 centimètres, pas plus, de façon à ne pas rendre la vidange penible. Les parois en seront aussi cimentées ou faites de carreaux vernissés et bien joints. Cette loge, destinée à recevoir les tinettes,

(1) Modifié par M. Goux, il avait été employé dans les casernes et les arsenaux français. M J. Rochard en a constaté les inconvénients dans la pratique à l'arsenal de Lorient. (*Encyclopédie d'hygiene*, t. III, p. 279.)

s'ouvre sur la rue par une porte dont le vidangeur a la clé ; il est en outre chargé de veiller à la propreté de la loge et à sa désinfection en cas de souillures Le jeu des tinettes doit être double et le vidangeur doit remplacer la tinette qu'il emporte au depotoir par une tinette propre et désinfectée. Ces tinettes sont en tôle galvanisée et munies de deux anses ; leur contenance ne doit guère dépasser 40 à 60 litres. Petites, elles ont le double avantage d'être maniables et de nécessiter de fréquentes vidanges ; le desideratum serait qu'elles fussent remplacées tous les jours.

Au dessus du réduit s'élèvent les privés, ajourés comme nous l'avons dit. Le siège en bois dur et ciré est muni d'un couvercle et se place au-dessus d'une cuvette en faïence, porcelaine, grès vernissé ou fonte émaillée, qui se continue directement, sans clapet ni siphon, avec le tuyau de chute. Celui-ci pénètre dans la tinette par une ouverture du couvercle Un second tuyau d'évent traverse le couvercle et porte les émanations au-dessus du toit.

Jusqu'ici rien qui diffère beaucoup de la tinette mobile ordinaire. Le système à sec est caractérisé par l'emploi d'une matière pulverulente qui tapisse le fond et les parois de la tinette et dont le visiteur recouvre la matière après chaque séance. Cette matière pulvérulente peut être de la poussière de coke, de la tourbe sèche, de la poudre de charbon, de fucus ou autres substances, des cendres des foyers ; c'est plus ordinairement de la terre (non du sable ou des calcaires) préalablement séchée et finement pulvérisée. Pendant la saison sèche, la poussière des chemins peut largement suffire Pour l'hivernage, la provision pourra être faite d'avance.

Une pellerée de terre suffit à chaque visite. En somme, le *dry earth system* est le retour à la loi de Moïse dans la tinette mobile.

Ce système exige pour l'émission habituelle des urines sans défécation un second local. M. Viry(1) l'accuse en outre d'être l'*ennemi de l'eau* ; mais dans l'espèce, c'est à cela qu'il peut devoir son succès dans certaines villes coloniales actuelles.

Il faudra aux Européens une surveillance assidue pour éviter les causes de maladie venant de la mauvaise tenue des privés. Les indigènes sont presque partout d'une malpropreté révoltante ; généralement ce sont des *plein-airistes* obstinés, et si l'on n'y veille, on a vite une sentine à sa porte. D'un autre côté, M. Nicolas fait remarquer avec raison que dans le cas de grande entreprise, si l'on occupe un nombreux personnel, il sera bien difficile de ne pas tenir compte de l'habitude invétérée, chez la basse classe, de la position accroupie, et il recommande le siège à la turque, comme un moindre mal. Il semble que les lois de l'hygiène doivent être le plus outrageusement violées dans des pays où il serait nécessaire qu'elles fussent le plus religieusement suivies. Dans ces conditions, on installerait un parquet de briques, et au dessus des tinettes, des coquilles en grès vernissé (2).

Tous les bâtiments dont nous venons de parler seront espacés les uns des autres et contenus avec la maison d'habitation dans un grand clos planté d'arbustes et de fleurs. Le pourtour de la maison sur un espace d'une dizaine de mètres sera dégagé de

(1) Viry, *Hygiène militaire*, t. VII, p. 91 de l'*Encyclopédie d'hygiène*.
(2) Voir E. Richard, *loc. citat.* p. 183.

toute culture. M. Treille recommande une aire simplement gazonnée comme éminemment salubre. Déjà W. Moore avait rappelé le proverbe indien : « Celui qui met un arbre auprès de sa maison garde la mort à sa porte. » Toutefois la proscription ne doit pas s'étendre jusqu'au jardin. Ce qui importe, c'est de ne pas laisser s'établir le fourré près de sa demeure. Les Anglais, eux, ont dessiné leurs parcs autour de leurs somptueuses habitations coloniales ; c'est l'excès opposé.

§ IV. — *Des sanatoires.*

Ce que nous avons dit de l'habitation de l'Européen, ce que nous dirons des hôpitaux nous permettra d'être bref au sujet des sanatoires. L'habitat colonial hygiénique, tel que nous le préconisons, n'est autre qu'un sanatoire habituel. Mais ce n'est pas ainsi qu'il est généralement compris.

Les Anglais, pour qui l'impossibilité de vivre physiologiquement dans l'atmosphère tropicale s'est affirmée tout d'abord, ont été les premiers à rechercher dans les influences de l'altitude la correction des influences météoriques nocives. Mais désireux de retrouver surtout les conditions de température se rapprochant de celles des pays tempérés, ils ont porté leurs sanatoires à des hauteurs inutiles et même nuisibles. L'expérience a prouvé qu'une altitude relativement faible met à l'abri non seulement des endémo épidémies, malaria, fièvre jaune, mais encore des pires influences climatiques. Une différence en moins de 3 à 4 degrés dans la température fait baisser la tension de la vapeur d'eau dans une proportion telle que, nuisible et insupportable à 28 et 30°, elle devient tolérable ou beaucoup moins offensive à 22 et 24°. Il n'est donc pas nécessaire d'etablir les sanatoires à des hauteurs atteignant ou dépassant 2.000 mètres, telles que Darjeling à 2 660 mètres, le plateau des Nilgherries à 2.200. Déja les hauteurs d'Abnora (1 800 m.) et de Malcompett (1 500 m.) dépassent la mesure utile. Ce n'est pas sans danger qu'on passe rapidement d'un pays où la variation nycthemérale est à peu près nulle à des altitudes où elle peut atteindre et dépasser 20 degrés. L'intestin, déjà susceptibilisé par le séjour d en bas, ne résiste pas à ces brusques variations, et la diarrhée à tendance chronique (Hill s diarrhæa), la dysenterie grave, l'hépatite y sont fréquentes. Les hauteurs variant entre 500 et 1.000 mètres sont très suffisantes pour y établir soit les villes d'hivernage. soit les casernements des troupes, les hôpitaux et les sanatoires.

Nous avions été mieux inspirés en choisissant les hauteurs du Camp Jacob (Guadeloupe), de Balata (Martinique), de Salazie, de Mafatte, de Cilaos (Réunion), pour y établir nos sanatoires. Mais il ne suffit pas de procurer a l'Européen le bénéfice de l'altitude pour le voir promptement revenir a la santé ; il lui faut aussi trouver dans ces lieux, qui n'ont de sanatoires que le nom, un habitat hygiénique. Or c'est à quoi l'on ne paraît pas avoir songé, et la détestable construction de ces baraquements n'a de comparable que le peu de soins que l'on apporte à l'évacuation des matières usées. C'est pourquoi, la plupart du temps, on n'échappe aux endemies d'en bas que pour trouver en haut la dysenterie, le rhumatisme articulaire, les phlegmasies thoraciques et la fièvre typhoïde.

C'est pourquoi aussi un sanatoire ne sera digne

de ce nom que s'il réunit les bienfaits d'un habitat hygiénique aux bienfaits de l'altitude.

Il y a quelque ironie à constater que tous les auteurs qui ont écrit des choses intertropicales sont unanimes à faire des sanatoires le moyen par excellence de l'acclimatation de l'Européen. On ne peut, après les déclarations optimistes que l'on sait, reconnaître plus franchement que le seul moyen de s'acclimater aux influences météoriques, c'est de s'y soustraire.

Nous n'avons actuellement dans nos colonies françaises aucun sanatoire digne de ce nom ; mais nous avons du moins des emplacements tout désignés pour y élever des constructions saines et hygieniques au lieu et place des baraques malsaines qui s'y trouvent.

Le premier en date est celui de la Guadeloupe, dû à l'initiative du contre-amiral de Mosges et qui contient des casernes et un hôpital pour les troupes Bien des vies humaines ont été conservées grâce à cette station dont l'altitude ne dépasse pas cependant 530 mètres. Toutefois la fièvre typhoïde et la dysenterie sont loin d'y être rares, et dans l'état actuel de nos connaissances, ce sont des maladies hygiéniquement évitables Il faut les attribuer à la mauvaise installation des bâtiments, baraquements sans aucun confort, très humides dans la saison des pluies, à la souillure des eaux d'alimentation et aussi du sol.

Les mêmes reproches peuvent s'adresser aux stations de Balata et des Pitons à la Martinique Les bienfaits de l'altitude y sont amoindris par les influences nocives de l'humidité des baraquements et des eaux contaminées dans leur parcours

A la Guyane il faudrait reculer jusqu'aux monts Tumuc-Humac pour trouver des altitudes de 500 à

600 mètres favorables à l'habitat prolongé de l'Européen. Quant à l'ilet la Mère, il ne peut convenir que comme poste militaire ; mais le séjour ne manque pas d'en être apprecié par la garnison, les fonctionnaires et les rares colons qui y viennent faire une convalescence.

Le chef-lieu de nos possessions de Guinée, Conakry, paraît heureusement choisi. Situé dans une île a l extremité d'un promontoire avancé de la côte, il échappe aux influences nocives des pays voisins. La perméabilité du sol, l'absence de marigots voisins, la régularité des brises marines en font un sanatoire désigné pour nos possessions de la Haute-Guinee, des Bissagos au Gabon M. Drevon (1) place le climat de Conakry, au point de vue de la salubrité, avant celui de Gorée.

A mesure que l'intérieur sera plus connu, que des voies d'accession auront permis de pénétrer au dela des basses plaines, l'habitat de l'Ouest africain deviendra plus favorable au blanc C est ainsi que les premiers contre-forts du Fouta Djallon ont été signales comme relativement salubres par rapport aux côtes des Bissagos et de Sierra Leone, et que les hauts plateaux visites par Jean Bayol lui ont présenté des conditions climatériques bien supérieures à celles des vallées du Sénégal et du Niger. De même M. Ballot ayant penétré au dela d'Abomey jusqu'au 9e degré, a trouvé un pays salubre fertile et favorable à la colonisation européenne, par une altitude de 4 à 500 mètres

On sait l'insalubrité de l'estuaire du Gabon et des terres basses de toutes les côtes voisines ; mais après

(1) Drevon, *Arch. de méd. navale*, LXII, 1894.

avoir franchi les terrasses que traversent en cascades les fleuves du centre africain, Stanley et de Brazza ont trouvé des plateaux relativement salubres où une sage hygiène peut faire espérer à l'Européen, non peut-être cet acclimatement chimérique sur lequel on compte trop, mais la possibilité d'exploiter commercialement le pays et d'y étendre son influence civilisatrice.

Une étude plus attentive des faits a permis de reconnaître, contre toutes les idées courantes, que la race blanche ne s'est pas acclimatée dans ces îles Mascareignes. qu'on a si souvent traitées de paradis terrestre, sur la foi de Bernardin de Saint-Pierre et d'autres observateurs de cet acabit. L'acclimatement individuel lui-même ne saurait être accepté comme une règle générale. Les troupes européennes seront sagement casernées sur la montagne de Saint-Denis, selon le conseil de G. Reynaud. Les hauteurs de Salazie servent tous les ans, pendant l'hivernage, de sanatoire aux habitants émaciés des villes littorales.

Les hauts plateaux de Madagascar ne sont peut-être pas le plantureux et salubre pays que beaucoup croient sur la foi de quelques voyageurs enthousiastes. Toutefois, l'expérience néfaste des siècles passés montre l'impossibilité absolue pour l'Européen de résister sur les côtes aux influences météoro-telluriques, et l'on est en droit d'espérer que là comme partout ailleurs l'altitude corrigera les méfaits de la latitude.

En Cochinchine, on ne signale guère que les petites hauteurs du cap Saint-Jacques qui puissent convenir a l'habitat continu de l'Européen. Mais le peu de surface disponible ne peut guère permettre que des casernements hygieniques, un hôpital ou un sanatoire pour les troupes Dans le même but on a proposé les collines des îles Poulo-Condor, à 350 mètres d'altitude ; il existe maintenant sur ces îles un pénitencier pour les Annamites (Brémaud).

Il ne saurait être pour le moment question de sanatoires dans les hauteurs du Tonkin, ces hauteurs boisées et incultes étant plus fébrigènes que le delta. Il est probable que plus tard la culture fera disparaître des bois les éléments du paludisme. H. Rey (1) pense qu'il conviendrait de chercher du côté du Yunnam les lieux favorables à l'établissement des sanatoires. Toutefois on peut dès maintenant profiter des petites altitudes de Dap-Cau, des Sept-Pagodes, du Yen-The et de la presqu'île de Do-Son (G. Reynaud).

Quant à nos possessions de la mer Rouge, s'il fallait leur trouver un sanatorium, ce n'est pas sur les premiers contreforts des monts abyssins, les Kouallas, qu'il faudrait en chercher l emplacement; l'expérience a prouvé à quel point ces terres sont paludéennes. Il faudrait gagner les altitudes de 1.200 a 1.800 mètres. Les régions de la Woina et des Degas (3.000 mètres) peuvent seules permettre aux organismes européens une vie physiologique (Aubert-Roche, Lombard) (2)

Les Anglais ont profité de toutes les hauteurs pour y installer leurs troupes et des sanatoires, et ils ont pour règle d'utiliser les moindres collines à défaut d'altitudes suffisantes. On sait les services que leur ont rendus les sanatoires de l'Himalaya et des plateaux centraux du Dekkan, celui de Stony-Hill (Jamaïque) et celui de Curepipe (Maurice).

(1) H. Rey, « Le Tonkin », *Arch. de méd. navale*, 1889.
(2) Lombard, *Climatologie médicale*.

Dans l'insalubre Free-town, ils ont placé leur caserne sur l'unique plateau élevé et n'y ont logé que le plus petit nombre d'Européens possible. Dans l'énervante presqu'île de Malacca, ils ont fait choix des hauteurs de Poulo-Penang pour y loger leurs soldats.

Les Allemands ne se maintiennent à la baie de Biafra que grâce aux hauteurs du Cameroun, et sans Buitenzorg, Batavia, malgré les travaux d'assainissement, continuerait à être le tombeau des Hollandais.

CHAPITRE III

DE L'ALIMENTATION.

C'est avec juste raison que M. Treille pense qu'il n'est ni possible, ni utile de formuler une ration de l'Européen dans les pays chauds. Il réduit à deux préceptes les lois de l'alimentation :

a) Fournir moins de chaleur ;

b) Nécessiter un moindre travail digestif.

On pourrait en ajouter un troisième :

c) Arriver cependant à un chiffre à peu près normal d'azote.

Mais au bout d'un certain temps de séjour, la vérité est que l'on se nourrit comme on peut, que l'estomac a des caprices impérieux, et l'on sait ce que valent les conseils de l'hygiène devant le cri de l'estomac.

Sans conseiller ce qu'on a appelé l'*indigénisation* par le régime, aussi éloignée du sens pratique que l'alimentation dosée et chiffrée mathématiquement en azote et en carbone, nous constaterons certains faits qui nous feront entrevoir le meilleur mode d'alimentation.

Les Anglais, les Allemands, les Français du Nord, grands mangeurs de viandes, sont aussi ceux qui résistent le moins entre les tropiques. L'hepatite guette le gros mangeur. Les habitants du midi de la France et du bassin méditerranéen, en général, frugaux et sobres, sont aussi les plus résistants. Tous les indigènes des pays intertropicaux ont un régime où les vegetaux dominent : riz, orge, millet, sorgho, maïs, farine de manioc, igname, taro, patate, banane et autres fruits. C'est pour d'autres raisons que le besoin de viande, qu il y a eu et qu'il existe encore des anthropophages. De nos jours on trouve partout a vil prix des porcs, des cabris et des volailles. D'un autre côté, toutes les peuplades que l'on a successivement découvertes depuis quatre cents ans ont été trouvées en possession d'engins de chasse et vivant en pays giboyeux. Toutefois ils ont toujours paru préférer le poisson au gibier.

Par le fait des influences météoriques, les fonctions digestives ne tardent pas à languir. Non seulement l'appétit diminue, mais encore, après un certain temps, on digère moins bien une quantité d'aliments cependant réduite. D'un autre côté, les organismes européens, habitués à leur ration d'entretien en principes azotés animaux, ne peuvent du jour au lendemain s'accommoder d'un régime par trop réduit en substances carnées. Il y a là une sorte d'antinomie entre les sensations de l'estomac et les besoins apparents de l'organisme ; les sensations subjectives nous trompent souvent, et c'est là qu'il faut chercher la raison de nombre d'écarts d'hygiène, pour ainsi dire inconscients. On croit être resté en deçà de la mesure alors qu'on l'a dépassée. On est placé entre le double écueil de l'inanisation par insuffisance d'azote animal, ou de l'auto-intoxication par excès de poisons d'origine alimentaire, insuffisamment detruits dans le foie et les autres parenchymes glandulaires, dont des expériences récentes (1) ont prouvé le rôle de défenseurs de l'organisme Mais il faut convenir que le premier écueil est plutôt théorique et qu'en réalité, si ce n'est toutefois pour l'Européen travailleur (Nicolas) ou le soldat en expédition (Laffont), rôle qu'il ne saurait soutenir longtemps en parfaite santé, la ration alimentaire pèche plutôt par excès d'albuminoides et de graisses.

Le problème de l'alimentation dans les pays chauds est moins de donner à l'organisme sa ration en azote et en carbone que de la lui donner sous la forme la plus assimilable, la moins nocive. C'est pourquoi d'une façon générale l'azote sera demandé de préférence aux albuminoides d'origine végétale et aux viandes les moins fortement azotées ; le carbone sera emprunté plus aux hydrocarbonés qu'aux graisses. Et la pratique nous apprend, en effet, que la meilleure diététique dans les pays chauds comprend, pour les aliments d'origine animale, la volaille, les œufs, le lait, le poisson, de préference au mouton, au porc, au gibier ; pour les albuminoides végétaux, le froment, l'orge, le riz, les pommes de terre, de

(1) *Société de biologie*, 9 mai 1894.

préférence aux lentilles, aux haricots, aux pois secs, aux fèves. Elle nous montre aussi le goût instinctif pour les hydrates de carbone, aliments amylacés et sucrés, et le prompt dégoût qu'inspirent les corps gras. Le sucre, en effet, facilement brûlé, fait moins de chaleur et limite les oxydations intra-organiques plus facilement que les graisses. Le sucre est l'aliment préféré des maigres et des races colorées ou simplement fortement pigmentées, les plus aptes à résister entre les tropiques.

Dans une étude sur l'une des campagnes au Soudan (1), le Dr Laffont a fait justement observer que la ration du soldat en campagne ne saurait être sans imprudence diminuée en azote animal. La grande difficulté, dans les pays de conquête, c'est le choix des aliments ; on en est reduit le plus souvent à demander l'azote aux salaisons, aux viandes de conserve, alors que, dans ces labeurs extraordinaires, pour lesquels l'Européen n'est pas fait, la supériorité du bœuf frais sur toute autre viande s'impose. Mais cette alimentation elle-même, si elle est exclusive, n'en est pas moins contraire à l'hygiène de ces climats ; nous savons aujourd'hui que les albuminoïdes, non seulement fournissent à la réparation des tissus, mais encore font de la chaleur par leur transformation en graisse. C'est pourquoi le travail musculaire prolongé est incompatible avec la santé de l'Européen, car s'il n'a pas un régime fortement azoté, il ne peut y suffire, et si son régime est animalisé selon les règles, il fait du calorique et des poisons en excès et ne peut ni s'en débarrasser, ni les détruire.

(1) Dr Laffont, *Campagne au Soudan*, 1887-1888, in *Arch. de méd. navale*, t. LI.

Nous n'essaierons donc pas d'établir sur des données mathématiques les rations alimentaires, avec leurs équivalents calorimétriques, pour arriver à prouver qu'il faut manger telle ou telle chose et éviter telles autres Les besoins des races et des individus sont divers On trouvera dans tous les traités de physiologie et d hygiène les divers moyens proposés par la diététique pour parfaire les 20 gr. d'azote et les 360 gr de carbone dont nous avons besoin pour reparer nos pertes quotidiennes. Nous avons préféré passer en revue tous les éléments de nourriture que nous présentent les régions tropicales et les apprécier au point de vue du regime.

Toutefois nous transcrirons ici quelques chiffres empruntés à Meinert par M. Gab. Pouchet (1) et à M. Dujardin-Beaumetz (2), qui nous serviront de termes de comparaisons et donneront une base scientifique à nos appréciations.

NOM DE L'ALIMENT.	AZOTE	CARBONE.	GRAISSE.	CALORIES fournies par un gramme de ces substances (d'après Meinert)
Viande de bœuf. . . .	3 00	11.00	2 »	5 431
Bœuf rôti	3 53	11 76	5.19	5 745
Porc gras désossé. . . .	»	»	»	4 467
Foie d'oie gras	2 12	65 58	54 570	»
Graisse de bœuf . . .	»	»	»	9 069
Rognons de mouton. . .	2 66	12 13	2 125	»
Chair de morue salee . .	5 02	16 »	0 38	1 784
» de raie	3 83	12.25	0 47	»
» de harengs salés. . .	3 11	23 »	12 72	2 407
» » frais. . .	1 83	21 »	10 03	»
» de sardines à l'huile	6 00	29 »	9 36	»
» de maquereau. . . .	3 74	19 26	6 76	»
» de merlan.	2 41	9 »	0 38	»

(1) G Pouchet, *Théorie de l'alimentation*, in *Encyclopédie d'hygiène*, t. II.

(2) Dujardin Beaumetz, *Hygiene alimentaire*. Paris, 1888. O. Doin.

NOM DE L'ALIMENT.	AZOTE.	CARBONE.	GRAISSE.	CALORIES fournies par un gramme de ces substances (d'après Meinert)
Chair de sole. . . .	1 91	12 25	0.25	»
» de limande . . .	2 89	11 50	2 05	»
» d'anguille . . .	2 »	30 05	23.86	»
» d'anguille de mer (congre)	3 95	12 60	5.02	»
» de moule	1 80	9 »	2.42	»
» de tortue . . .	2 50	»	»	»
» d'huîtres . . .	2 13	7 18	1 51	»
Eau des huîtres. . . .	0 086	0 015	»	»
Homard cru	2 93	10 96	1 17	»
Œufs de homard. . . .	3 37	17 55	8 23	»
Œufs.	1 90	13 30	7 »	1 568
Nids d'hirondelles. . . .	8 87	28 »	»	»
Lait de vache . . .	0 66	8 »	3 70	0 676
» de chèvre.	0 69	8 60	4 10	»
Fromage de Gruyère. . .	5 »	38 »	24 »	4 073
» de Chester . . .	4 12	41 04	25 73	3 801
» de Hollande .	4 80	43 54	27.54	»
» de Parmesan. . .	6 99	»	»	»
Chocolat (p. 100 gr.) .	1 52	58 »	26 »	0 687
Blé dur (moyenne) . .	3 »	41 »	2 10	»
Blé tendre (moyenne). .	1 81	39 »	1 75	»
Farine blanche (Paris). . .	1 64	38 50	1 80	3 441
Orge d'hiver.	1 90	40 »	2 20	»
Maïs	1 70	44 »	8 80	5 188
Riz	1 80	41 »	0 80	4 806
Gruau d'avoine.	1 95	44 »	6.10	4 005
Pain blanc (33 0/0 d'eau). .	1 08	29.50	1 20	2 447
Pain de munition actuel.	1 20	30 »	1 50	»
Biscuit de farine de blé dur.	2 20	31 »	1 70	3 728
Couscous des Arabes .	3 »	42 »	2 »	»
Pommes de terre. . . .	0 33	11 »	0 10	0 906
Igname batate. . . .	0 39	13 »	0 30	»
Fèves	4 50	42 »	2 50	»
Haricots.	3 92	43 »	2 80	3 055
Lentilles sèches. . . .	3 87	43 »	2 60	3 034
Pois secs	3 66	44 »	2 10	3 160
Pois cassés, séchés verts. .	3 91	40 »	2 »	»
Champignons de couche. .	0 60	4 52	0 396	»
Truffes noires	1 35	9 45	0 56	»
Figues fraîches. . . .	0 41	15 50	»	»
» sèches	0 92	34 »	»	»
Pruneaux	0 75	28 »	»	2 008
Infusion de 100 gr. de café.	1 10	9 »	0 50	»
» 100 gr. de thé	1 »	10 50	0.04	»
Lard	1 28	71 14	71 »	7 127
Beurre frais.	0 64	83 »	82 »	7 264
Huile d'olives.	traces	98 »	96 »	»
Bière forte.	0 05	4 50	»	»
Vin.	0 015	4 »	»	»

Il suffit de multiplier les chiffres d'azote par 6,5 pour obtenir le poids de matières protéiques sèches contenues dans 100 gr. d'aliments frais.

Les physiologistes fixent entre 6 et 9 grammes de carbone, entre 0,25 a 0,36 d'azote par kilogramme et par jour la ration alimentaire de l'adulte.

§ I. — *Aliments tirés du règne animal.*

1. **Viandes.** — La plupart des viandes, d'après Moleschott, bœuf, veau, cochon, chevreuil, oiseaux, contiennent à peu près la même quantité de musculine et par conséquent auraient a peu près la même valeur nutritive Il n'est cependant pas indifferent, en pratique, de s'alimenter de l une ou de l'autre et l'on doit avoir presente a l'esprit la formule de Trousseau : « L'aliment le plus digestif est celui qui fournit à l'économie la plus grande quantité d'aliments réparateurs, en exigeant le moins de travail possible de la part des forces digestives. » Elle s'applique admirablement à la dietétique qui nous occupe

Le bœuf. — De toutes les viandes que l'on trouve entre les tropiques, c'est le bœuf que l'on devra préférer pour l'alimentation azotée. L'Européen ne saurait guère s'en passer, mais d'ordinaire il en mange trop, l'Anglais surtout. Il faut savoir se réduire dès le principe, ou le dégoût ne tarde pas à se produire. Le bœuf est en général de bonne qualité.

Madagascar élève une grande quantité de bœufs, zébus de trois varietés, sans cornes, a cornes pendantes, à grandes cornes aigues et relevées. Cette dernière espèce est celle qui est exportée dans les îles Madécasses et à la Réunion.

Dans la presqu'île indo-chinoise, en Cochinchine, au Cambodge, au Tonkin, on trouve à côté du buffle, qui est la bête de travail, le petit bœuf a bosse qui donne une excellente viande de boucherie. Dans le delta du fleuve Rouge on ne trouve que le buffle ; le petit bœuf vient des pays montagneux. — Il existe des bœufs indigènes dans les provinces centrales de l'Inde ; mais l'on sait que les Indiens ne mangent pas de viande ; ils n'élèvent donc pas le bétail en vue de la boucherie.

Dans les Antilles les bœufs sont importés du Vénézuéla et de Porto-Rico.

A la Guyane, ceux qui viennent de l'Orénoque sont passables ; ceux qui viennent du Bresil, mauvais.

Le bœuf est abondant au Sénégal. Il vient par troupeaux du Soudan Les bonnes races de boucherie sont les races bambara et mandingue faciles à engraisser. Les vaches de cette espèce sont parmi les bonnes laitières et peuvent donner 6 à 8 litres de lait ; le fait est assez rare, entre les tropiques, pour mériter d'être signalé. Trop souvent on amène sur les marchés des bœufs, dits de brousse, du pays de Khasso, vers la Falémé ; chétifs et mal nourris, ils sont parfois atteints de la péripneumonie contagieuse, de tuberculose et d'accidents viscéraux paludiques.

La Nouvelle-Calédonie est un pays d'élevage, et le bœuf y est bon, quand il est bien soigne. C'est avec le Soudan la seule de nos colonies où cette viande se trouve sur place et n'y soit pas importée. A Gomen même, il a pu s'établir une fabrique de conserves de viandes pour utiliser le surplus de la consommation de l'île.

Dans les autres îles océaniennes, à part les

Sandwich, les bœufs de boucherie sont importés.

Le *mouton* ne se trouve guère de qualité passable qu'à Madagascar, d'où il est exporté dans les îles voisines (mouton à grosse queue), au Soudan et en Nouvelle-Calédonie. Partout ailleurs il est rare, d'un prix élevé et très mauvais. C'est du reste une viande peu recommandable, au point de vue hygiénique, et qui ne doit être considerée que comme un appoint, pour varier l'ordinaire.

La *chèvre* se rencontre partout. Elle rend des services par son lait ; mais elle dévaste les cultures et les jeunes pousses Le cabri très jeune peut de temps à autre être utilisé pour varier le régime. A Madagascar existent, en grande quantite, des chèvres sauvages.

Le *porc* aussi se trouve partout. Il pullule en Indo-Chine et dans les îles du Pacifique où il a été importé par Cook. Le cochon indo-chinois est bas sur pattes, il a la peau noire, le ventre rebondi et traînant. C'est une ressource précieuse pour les indigènes ; mais l'hygiène des Européens ne saurait s'en accommoder habituellement. Outre que la ladrerie est fréquente chez le porc, sa chair grasse ne tarderait pas à produire de la chaleur en excès. Toutefois il ne paraît indigeste que parce qu'il est nourrissant sous un petit volume, et de temps à autre, il peut apporter une agréable diversion au régime.

Les *gibiers*, n'étant pas privés de leur sang, donnent un aliment d'une valeur nutritive plus considérable encore que les viandes précédentes. On en trouve entre les tropiques toutes les variétés comestibles. Parmi les gros gibiers, le sanglier, le cerf, le daim, l'élan (Cambodge), le chevreuil, l'antilope, la gazelle se trouvent sur les grandes terres d'Asie, d'Afrique et d'Amérique ; ils doivent être éliminés du régime habituel de l'Européen. Le petit gibier est aussi très nombreux et varie En Indo Chine, les canards, les oies et les dindons sauvages, la bécassine, la poule d'eau, les tourterelles, les pigeons verts, le merle, la perdrix, les coqs sauvages, les faisans, les paons, etc. Le Sénégal, le Soudan sont par endroits très giboyeux ; les lièvres, les cailles, les perdrix, les poules sultanes, les coqs sauvages y sont communs. Madagascar et la Guyane sont aussi des pays de chasse. Mais ces venaisons ne sauraient entrer dans le régime habituel et il est prudent de n'y goûter que par hasard. Pour l'Europeen, il n'est bon ni de chasser, ni de manger le gibier ; le mieux est de le laisser courir ou voler.

La plupart des races de *volailles* sont originaires de l'Hindoustan. La volaille est la grande ressource alimentaire des colonies tropicales On la trouve presque partout en abondance : poulets et chapons, canards, oies, dindons, pigeons sont, en général, à vil prix sur la plupart des marches. On les engraisse aisément avec du riz et du maïs. Entre les tropiques et même en Nouvelle-Calédonie nous avons souvent trouvé le foie des volailles malade ; quelquefois même nous avons constaté des abcès de cet organe chez des volatiles de très belle apparence. Il sera prudent de surveiller ce point, les cuisiniers indigènes n'attachant que peu d'importance à ces détails. Les oies et les canards ont quelquefois la chair huileuse et doivent être rejetés de la consommation de l'Européen.

On trouve dans le commerce a peu près toutes les viandes que nous venons d'énumérer, en conserves. Outre qu'elles exposent aux empoisonnements plombiques, nous les apprécierons d'un mot : les meilleures conserves de viande ne valent rien pour un régime suivi ; ce sont des aliments d'exception ; elles produisent rapidement l'écœurement, la saturation et le dégoût. Nous en dirons autant des viandes séchées au soleil (*carne secca*), des poudres de viande (1) (*yatasca*, *pemmican*, *carne pura*), des viandes boucanées, des salaisons. Les trois premières sortes ont souvent subi un commencement de putréfaction quand elles sont présentées à la consommation, et les estomacs des indigènes seuls peuvent s'en accommoder, avec force épices et piments. Nous ferons une exception toutefois pour le jambon fumé, dit d'York, qui, bien préparé et pris en petite quantité, est un aliment d'assez facile digestion, à la condition de ne pas trop traîner en magasin et d'être rapidement consommé après avoir été entamé ; on devra néanmoins s'abstenir du gras.

Quant aux salaisons, l'expérience a déjà condamné le bœuf salé, qui est coriace et se conserve mal. Mais le lard salé, qui se conserve mieux, n'en est pas

(1) Malgré l'avis d'Arnould, d'Hassler, de Ravenez et d'autres hygiénistes militaires, nous pensons que c'est une erreur hygiénique de chercher à résoudre le problème de l'alimentation du soldat colonial en dehors de la formule : pain frais, viande fraîche. On n'obtiendra jamais du soldat français avec les *pains viandes*, les poudres, les *pore-biscuits*, les *kraft-zwiebach* en honneur chez les Allemands, les résultats alimentaires et autres donnés par la soupe et le bœuf.

Au reste, MM. Poincarré et Macé ont établi que la majeure partie des conserves animales, et même végétales, d'apparence intacte, renferment des germes revivifiables, en grand nombre. (Poincarré et Macé, *Sur la présence des germes vivants dans les conserves*, Revue d'Hygiène, 1889, p. 107.) Ces germes trouveront rarement des conditions eugénétiques comparables à celles de l'étuve intertropicale.

moins condamnable au point de vue de la diététique, et à d'autres points de vue : il est un aliment beaucoup trop fortement azoté ; il fait de la chaleur en excès ; il est attaqué difficilement par les sucs digestifs. Il doit non seulement être banni de la table de l'Européen, mais il devrait être encore épargné au travailleur, à l'immigrant pauvre, au soldat. L'administration et l'hygiène publique doivent combiner leurs efforts pour assurer au travailleur ou à ses serviteurs la seule viande qui puisse a la fois satisfaire l'hygiène et l'economie, le bœuf frais et de bonne qualité.

Les *œufs* se trouvent assez facilement partout. Leur titre d'aliment complet se double aux colonies de celui d'aliment parfait. Très recherchés par la majorité des Européens, ils atteignent souvent le prix de 0,20 centimes pièce et ne tombent jamais au-dessous de 0,10 centimes. On a parfois de la difficulté à se procurer des œufs frais ; au Tonkin, par exemple, l'œuf n'a de valeur pour les indigènes que s'il a subi un temps de couvaison. Mais nous repoussons absolument les divers procédés employés pour conserver les œufs. L'œuf sera mangé frais ou rejeté. Les accidents d'intoxication par poisons alimentaires provenant de l'œuf mi-frais sont plus nombreux qu'on ne le suppose, et c'est une série de petites fautes dietetiques qui rend au bout de peu de temps l'estomac et l'intestin si intolérants.

Le *lait* est malheureusement très rare. Les vaches laitières n'ont pas été l'objet des soins particuliers qu'elles demandent comme choix de races et nourriture. Même en Caledonie, le lait vaut 1 fr le litre, et dans certaines colonies, on ne peut s'en procurer qu'à des prix très elevés. La race javanaise est tout a fait acclimatee entre les tropiques. Des essais de croisements avec la race bretonne ont été tentés ; on ne saurait trop les encourager, le lait étant un aliment des plus précieux, le plus précieux, dirons-nous, pour les estomacs déjà débilités.

Les laits concentrés ou condensés, pour la plupart préparés en Suisse, se trouvent partout dans le commerce et rendent des services inappréciables ; ce sont les seules recommandables de ces sortes de préparations. Mais depuis un petit nombre d'années, on stérilise le lait naturel et on le livre dans des flacons de verre herméliquement fermés. Les expériences de Uhlig, de Soxhlet, d'Escherich, de Vinay, ont montré que le lait stérilisé conservait ses propriétés nutritives : les enfants en santé s'en trouvent bien et les nourrissons athrepsiques recouvrent la santé dans la proportion de 60 0/0. Quant à la conservation, nous avons gardé plusieurs de ces préparations pendant six mois et les avons trouvées intactes au bout de ce temps, le lait ayant conservé toutes ses propriétés savoureuses. Si les expériences en pays tropical sont aussi concluantes, ce sont là des préparations à recommander, en attendant la multiplication des pâturages et des vaches laitières. Mais nous devons faire remarquer que tant vaut l'industriel, tant vaut la préparation (1).

Nous ne mentionnons les fromages que pour mémoire. Ils sont presque tous importés. Les seuls hygiéniques sont les fromages à pâte dure : Hollande,

(1) D'autre part, à la *Société de Thérapeutique*, M Dujardin-Beaumetz a dit qu'au bout de quelques mois la crème tend à se séparer, prend un goût de beurre rance, une odeur rappelant le scatol et une saveur douceâtre. *Séance du 14 nov. 1894.* Voir aussi A. Rodet, *De la stérilisation du lait*, « Lyon médical », 23, 30 déc 1894, 6, 13 janvier 1895, et *Revue d'Hygiène*, déc. 1894, p. 1025.

Chester et Gruyère. Ils ne peuvent figurer que comme laiments accessoires et d'occasion

Parmi les autres aliments d'origine animale, nous donnerons une mention au miel que l'on rencontre presque partout, les espèces de mouches a miel étant nombreuses et variees entre les tropiques; il en est de delicieux, dans les Grandes-Antilles et au Cambodge, par exemple. Quand les dents sont saines, le miel peut constituer un dessert; il peut aussi servir a la confection de boissons hygiéniques.

Les nids d'hirondelle (*hirundo esculenta*) ou salangane sont très recherchés dans l'extrême Orient. Ils sont faits de sortes de filaments blanchâtres entrecroisés, analogues à du vermicelle ; ils ont une certaine valeur nutritive par leur teneur en azote ; au reste leur réputation est surfaite. Toutefois les Chinois et les Annamites en sont très friands, surtout s'ils sont rosés, teintés par les sécrétions sanguinolentes de l'oiseau. Ils pèsent environ 15 à 20 gr. et se vendent couramment 10 à 15 fr. pièce.

2. Poissons. — Les experiences de Moleschott (1) ont prouve que, comparée aux viandes blanches, la chair des poissons ne leur était pas inferieure en albuminoides; d'autre part, Almen d'Upsal a établi que les viandes de poissons se rapprochent sensiblement de la teneur en materiaux albuminoides de celles du bœuf. Ces faits, qui sont à l'encontre des idées reçues, nous donnent la raison des habitudes diététiques que l'on trouve chez les populations indigènes. Le poisson complète heureusement leur régime végétarien et si l'hygiène ne peut approuver leur goût pour les poissons salés, desséchés et ayant

(1) Moleschott, *De l'alimentation et du régime.*

subi un commencement de décomposition, on peut y trouver une excellente indication pour le régime des Européens. Et de fait, le dégoût des viandes aidant, on en vient promptement à désirer, à aimer le poisson. La varieté en est grande, comme aussi leur valeur nutritive est diverse, les uns ayant la chair blanche, légère et delicate, les autres ferme, serrée, d'autres encore grasse ou huileuse. Ces derniers seront évidemment les moins bien tolérés, tels les maquereaux et les anguilles.

Les poissons migrateurs, sardines, morues, visitent les côtes tropicales. Une espèce de sardine, *combrina*, sert dans l'Indo-Chine à fabriquer la saumure des Annamites. La morue se rencontre sur les côtes d'Afrique, du banc d'Arguin au Congo. On rencontre un peu partout le thon, la bonite, la raie, la dorade, le rouget, les anguilles de mer, le mulet, la sole, les *bécunes*, les *vieilles* ; citons encore les *cailleux* et les *balaoux* de la Guadeloupe, le *capitaine* des côtes d'Afrique. Les fleuves sont aussi très poissonneux dans l'Indo-Chine et les *silures* des lacs Cambodgiens donnent une chair estimée. A Madagascar les rivières, très peuplées, ne présentent qu'un petit nombre d'espèces et de variétés.

De nombreux médecins de la marine ont signalé les poissons toxicophores des mers tropicales. Vinson et Beaumanoir pour la Nouvelle-Calédonie, Lalluyeaux d'Ormay pour les Antilles, Collas pour Pondichéry; Fonssagrives, Corre, Leroy de Méricourt, Pennetier et Nielly ont résumé ces travaux et ajouté leurs propres observations. Dans les Antilles, on a signale spécialement la *vieille* (mérou petit nègre), — la *sarde a dents de chien*, la *sphryène bécune*, la *grosse sphryène*, la *fausse carangue*, une *orphie*, un *trigle scorpène*, un *cailleu*, le *cailleu tassart*, dit hareng de la Martinique; — dans l'Inde, le *gobius criniger*, la *sphryène yello*; — en Nouvelle-Caledonie, la *sphryène bécune*, le *gros nambo* (*lethrinus*); — un peu partout, plusieurs espèces de *serrans*, de *scares*, de *chrysophris*, de *belones*, une melette, *meletta venenosa* (Dussumier), d'autant plus dangereuse qu'elle ressemble à *dussumiera acuta*, comestible; le *tetrodon* scelérat (Cook, Forster, Gmelin). — D'autres ne sont dangereux qu'à certaines époques; ce sont: le *grondin gris*, la *dorade*, la *sardine dorée*, la *sphryène yello*, les *pagres*, les *murænophis*, les *diodons*, les *pomacentres*, les *chétodons*, les *balistes* et les *ostracions*, enfin une *baudroie* signalée en Nouvelle-Caledonie (1).

D'autres poissons ne sont vénéneux que par la piqûre de certaines de leurs arêtes; — ce sont: les *vives*, les *chabots*, les *scorpènes*. En Indo-Chine, le *retreadon albe punctatus* mord les baigneurs, et sa morsure peut être mortelle Citons encore la *raie pastenague*, le *machoiran* des Guinées, *l'acanthure chirurgien*, le *plotose rayé*, le *nipton épineux*, le *thalassophryne reticulata* dont les rayons, les nageoires ou les opercules sont acérés et dangereux. Enfin la *torpille*, dont on connaît les singulières propriétés.

On le voit, les mêmes poissons portés comme comestibles sont signalés comme toxicophores par des observateurs exacts. Il est des *bécunes* et des *vieilles* excellents dans certaines mers et toxiques sur certains fonds; des *cailleux* bons à la Guadeloupe, dangereux à la Martinique; le *scorpène* comes-

(1) Pour plus amples détails, voir : Bottard, *Les poissons venimeux*, Paris, O. Doin, 1886.

tible à Cuba est toxique dans les coraux de Saint-Domingue, tandis que la *carangue* n'y est pas vénéneuse.

A cette liste on a l'habitude d'ajouter tous les poissons des genres *diodons* et *tétrodons*. Les poissons de ces genres sont généralement bizarres de formes et leur aspect ne prévient pas en leur faveur. Il en est cependant d'excellents que mangent les indigènes. Ils sont nombreux dans les mers et les fleuves de l'Indo-Chine, et leurs formes étranges semblent avoir influé sur les conceptions architecturales et décoratives des Annamites et des Cambodgiens.

En resumé, on doit s'en tenir aux sages préceptes formulés par Fonssagrives : 1° se renseigner auprès des indigènes ; se faire montrer les espèces dangereuses et ne pas passer outre leur avis ; 2° expérimenter les poissons suspects sur des animaux ; 3° ne manger aucun poisson qui n'ait été soigneusement vide, débarrasse des œufs, de la laitance et du foie. Il peut arriver, en effet, que ces organes seuls soient toxiques et que la chair soit bonne. C'est même le cas ordinaire. Nous ajouterons le conseil de manger toujours le poisson très frais, car très rapidement il se développe dans le poisson mort des poisons alimentaires

Nous voudrions passer sous silence les poissons séchés, saurés et salés, l'hygiène alimentaire nous en ferait un devoir ; mais le moyen de ne pas parler de l'aliment préféré de plus de 300,000,000 d'habitants! Indiens, Indo-Chinois, Malais, Polynésiens et nègres de toutes races se nourrissent de ces ordures et ont une préférence pour les plus avancées. Il y a lieu de croire que leurs organismes se défendent mieux des ptomaines que les nôtres. La population entière du Cambodge vit de la préparation des poissons du fleuve et du lac, et l'on connaît l'immense commerce des holothuries qui se pratique dans tout le Pacifique.

Nous voyons avec peine la morue salée entrer dans l'ordinaire du soldat et du marin entre les tropiques. Les médecins militaires et de la marine ont à plusieurs reprises signalé des accidents dus au « rouge de morue » et aux autres altérations putrides. Farlow a décrit un champignon *clathrocystis roseo-persinica*, cause d'une autre altération de la morue salée. Malgré les traitements qui ont été proposés pour préserver la morue de ces altérations, nous persistons à dire que c'est là un mauvais aliment et qu'il ne devrait dans aucun cas, sauf celui de famine, entrer dans le régime de l'Européen, quel qu'il soit, entre les tropiques. On l'a préconisé comme aliment fortement azoté. Il nous suffit, pour le proscrire qu'il puisse produire l'intoxication alimentaire (1).

3 **Mollusques et crustacés.** — Les mollusques, huîtres et moules, sont abondants sur presque toutes les côtes. Les huîtres sont distinguées en huîtres de palétuviers et huîtres de roches, selon leur habitat. Les secondes sont meilleures que les premières. On doit éviter de les manger quand elles sont

(1) Généralement on est averti par l'odorat de se défier d'une conserve alimentaire, lors de l'ouverture de la boîte, et il est prudent de ne pas passer outre, quelquefois aussi rien n'avertit, ni la vue, ni l'odeur, ni le goût, de la présence de poisons mortels. Le Dr Stevenson (*Brit medic. journal*, 1892, p. 1326) a raconté la mort d'un jeune officier, survenue à la suite de l'ingestion de six sardines d'une boîte de conserves fraîchement ouverte et dont rien n'avait fait soupçonner le danger (*Revue d'hygiène*, 1893, p 74) Et cependant la sardine à l'huile passe, à juste titre, pour une des meilleures conserves alimentaires. C'est aussi une des plus appréciées par les soldats, les marins et les explorateurs.

laiteuses et que leur foie est engorgé. En petite quantité, elles sont apéritives et salutaires ; elles sont un aliment digestible et peu azoté ; mais le dégoût des aliments fait qu'on en mange habituellement trop quand on les rencontre comme aliment de fortune. — Quant aux moules, le mieux est de s'en priver. Elles sont souvent dangereusement toxiques, comme l'ont observé Berchon, Kermorgant et autres. Brieger en a isolé une ptomaïne qu'il a appelée *mytilotoxine*. D'autre part, la fréquence de l'urticaire qu'elles occasionnent chez les arthritiques prouve bien qu'elles favorisent l'infection alimentaire, à laquelle on n'a que trop de tendance ; enfin elles sont toujours d'une digestion difficile. Nous en dirons autant des petits coquillages crus ou cuits.

Tous les crustacés comestibles se retrouvent entre les tropiques ; ils y foisonnent et c'est une tentation à laquelle il faut savoir résister. Homards et langoustes, grosses et petites crevettes, écrevisses de mer et écrevisses de rivière, crabes et cancres de toutes les variétés ; mainte diarrhée ou dysenterie n'a pas eu d'autre cause au début que l'usage de ces comestibles. Ils sont difficilement attaqués par les sucs digestifs ; mais ils sont plus nuisibles encore par leur mode de préparation. Cuits, la plupart du temps dans des courts-bouillons fortement poivrés et pimentés, mangés avec des sauces dites anglaises ou américaines, ils incitent à boire et ne réveillent un instant l'estomac que pour le laisser plus apathique et languissant.

Mentionnons enfin les grenouilles et les tortues. Les Français sont quelquefois traités par les Anglais de mangeurs de grenouilles. Les Anglais sont des mangeurs de tortues. Les premières n'ont pas de vertu nutritive. Les secondes sont indigestes. Il y a là toute une psychologie Les crustacés et les tortues sont des aliments très azotés et contiennent entre 16 et 20 p. 100 de matières azotées (Payen).

4. **Corps gras.** — Il est impossible d'eliminer les corps gras de l'alimentation. Nous avons vu du reste qu'il se produit dans l'organisme des graisses aux depens des albuminoides. Mais on doit restreindre autant que possible leur usage et éviter les viandes grasses et les chairs huileuses. Au reste elles ne tardent pas à dégoûter les estomacs les mieux trempés. C'est pourquoi nous avons éliminé le lard salé des conserves à envoyer entre les tropiques pour la nourriture des travailleurs blancs et des soldats.

Le beurre lui-même, en conserve venue d'Europe, sera modérément employé dans la cuisine, et on devra veiller à la confection des repas, surtout si l'on a un cuisinier nègre.

Les corps gras faisant directement de la chaleur, nous n'avons pas besoin d'insister plus longuement. D'autre part ils favorisent la production de la diarrhée quand ils ne sont pas digérés, et dans le cas contraire ils ont tendance à se fixer en graisse dans les parenchymes et en particulier dans le foie, dont ils entravent ainsi l'œuvre déjà si difficile de préservation. Les graisses animales contiennent surtout de la margarine et de la stéarine ; l'oléine domine dans les graisses végétales.

Un fait de chimie biologique encore inexpliqué, c'est le suivant. Le premier dégoût qui se manifeste chez l'Européen transplanté est celui des corps gras d'origine animale. On a dit que c'est parce qu'ils faisaient trop de calorique. Les indigènes paraissent partager aussi cette répugnance pour les graisses animales, mais ils sont loin de se priver des corps gras d'origine végétale ; ils les recherchent même et s'en montrent avides ; ils consomment en abondance l'huile de palme, le beurre de karité. Non seulement les fellahs d'Égypte et les habitants du nord de l'Afrique, mais encore les populations du midi de l'Europe ont une préférence marquée pour la céréale la plus riche en matière grasse, le maïs et la cuisine à l'huile d'olives ou d'arachides, qu'ils prodiguent dans leurs mets. L'Européen du nord lui-même, transplanté en pays chaud, ne tarde pas à remplacer les corps gras auxquels il était habitué, beurre, saindoux, lard, par les condiments huileux. La pulpe onctueuse de l'*avocat* plaît généralement à tous les goûts. Il semble bien que les corps gras tirés des aliments animaux soient plus nuisibles, plus difficiles à brûler, peut-être à cause de la stéarine, que les corps gras tirés du règne végétal. On a dit que ceux-ci calmaient à la fois la faim et surtout la soif ; mais l'explication scientifique reste encore à donner. Il est vrai que les graisses animales, lard, beurre, chair des poissons huileux, sont aussi des aliments azotés et font ainsi doublement de la chaleur, tandis que les matières grasses végétales ne renferment pour ainsi dire pas d'azote ; toutefois la teneur des premières en azote n'est pas assez considérable pour expliquer cette intolérance, car en revanche les huiles sont beaucoup plus riches en matières grasses. — D'autre part, on sait que les corps gras sont des aliments d'épargne pour l'albumine (Bouchardat, Voit, Pouchet) ; la supériorité des huiles végétales, dans le point de chimie alimentaire présent, serait peut-être d'épargner l'albumine sans en apporter à l'organisme.

§ II. — *Aliments tirés du règne végétal.*

Il est incontestable que les aliments végétaux peuvent fournir a eux seuls a la ration alimentaire. L'organisme y trouve, en effet : *a*) des albuminoïdes (albumine, fibrine, caséine, légumine, gluten ; — *b*) des substances amylacées, de la dextrine, de la glycose, en un mot des hydrocarbones ; — *c*) des substances grasses; — *d*) de l'eau et des sels. Il est vrai aussi que les végétaux entrent pour la plus grande part dans l'alimentation des populations intertropicales ; mais c'est une erreur de croire que ces populations soient exclusivement végétariennes ; les plus déshéritées y joignent l'appoint de substances tirées du règne animal : poissons, crustacés, coquillages, miel, œufs. Humboldt a prétendu même que les Indiens ou nègres mangeurs de terre ne se livraient à cette singulière pratique que parce qu'ils y trouvaient des œufs d'infusoires Le végétal seul est donc insuffisant à constituer une nourriture unique et le mot de régime végétarien n'est vrai qu'au sens relatif. La règle physiologique, c'est que toute diminution qui porte exclusivement sur un seul des principes nutritifs est nuisible (L. Landois). L'étude des céréales et des fruits nous aidera à résoudre le problème de l'alimentation mixte, rationnelle en pays chaud et humide.

Du pain. — L'Européen ne peut guère se passer de pain de froment ; outre qu'il y a éte élevé. le pain est un aliment à peu près complet, puisqu'il renferme les quantités de substances azotées et non azotées en proportions voulues et que, de plus, la panification lui a fait absorber 35 0|0 d'eau environ. Il est supérieur au biscuit, très nourrissant, lui, sous un petit volume et pour cette raison insuffisant à obtenir de l'estomac le degré de distension propre à un travail fructueux, ou susceptible d'occasionner des indigestions, si l'on dépasse une certaine quantité ; aussi est-il prudent de ne prendre le biscuit que détrempé, dans le café ou la soupe.

Le métier de boulanger n est pas de ceux auxquels l'Européen puisse s'astreindre. Déjà très nuisible sous nos latitudes, il devient impossible à soutenir longtemps entre les tropiques. La panification est confiée le plus généralement à des indigenes et leur propreté est douteuse. Dans les Indes anglaises, les boulangers indigènes mélangent à leur levure une douzaine d'ingrédients et d'épices, et leur pain est tellement aigre, par suite de la formation d'acides lactique et acétique, qu'il est à peine mangeable. Aussi les Anglais se sont-ils ingéniés à inventer des procédés mécaniques de panification. Toutefois leur pain reste bien inférieur au nôtre. C'est peut-être là une des causes indirectes de leur moindre résistance aux pays torrides ; ils mangent peu de pain et continuent la ration énorme de viandes, à laquelle ils sont habitués dans leur pays natal.

Le Français est grand mangeur de pain et la première culture à laquelle songera le colon expatrié, c'est la culture du froment. Il est tout désorienté de ne pouvoir le récolter et c'est une joie mélangée d'orgueil, quand il peut, par hasard, comme en Nouvelle-Calédonie, présenter un pain fait de blé indigène. Aussi la plupart des colonies sont-elles tributaires de l'Amérique du Nord et de l'Australie pour l'importation des farines. La France ne fournit guère que les services administratifs.

Les farines destinées à l'exportation en pays tropical doivent être de première qualité, parfaitement pures, non seulement de toute sophistication, mais encore du son et de ses *recoupes*. Il est nécessaire qu'elles aient passé à l'étuve et soient déshydratées. Les services administratifs refusent les farines dont l'hydratation dépasse 10 p. 100, l'expérience ayant appris aux médecins le peu de garantie de conservation qu'offrent les farines mal blutées ou insuffisamment deshydratées. Sur le rapport du docteur Laffont (1), les farines sont maintenant expédiées au Sénégal et au Soudan en caisses de fer-blanc fort, de 25 à 30 kilogr., soudées à l'étain fin et mises à l'abri des chocs et des perforations par une seconde caisse de bois à claire-voie. La caisse étant consommée aussitôt, la farine n'a pas le temps de s'avarier, et ces enveloppes métalliques sont bien supérieures aux quartauts si souvent charançonnés ou imprégnés d'humidité.

La panification enlève à la farine des matières azotées, de l'amidon, de la dextrine et des graisses, pour lui substituer de l'eau, comme on peut le voir en comparant les chiffres suivants :

	Matières azotées °/。	Amidon	Dextrine et glycose	Mat. Grasses	Sels	Eau
Far de 1re qual.	14 à 16	66 à 72	6 à 8	1,90 à 2 30	0,80 à 1,4	»
Pain bis-blanc	8 à 9	44 à 50	4 à 4,50	0.9	1,3	33 à 34

C'est dans la croûte du pain que se trouvent les substances les plus nutritives.

	Matières azotées °/。	Amidon	Dextrine et glycose	Graisses	Sels	Eau
Croute	13	62,58	3,88	1,18	1,21	17 15 (2)
Mie	6,67	53,55	3,79	0.70	0,84	44,45

(1) G. Reynaud, *loc. cit.*

(2) Ces chiffres sont empruntés à Violet, cité par Dujardin-Beaumetz, *l'Hygiène alimentaire*.

Enfin Dujardin-Beaumetz donne encore un tableau emprunté à Violet, montrant bien l'erreur commune qui attribue aux pains ordinaires des qualités plus nutritives que celles des pains de luxe.

	Quantité d'Az p. °/.		
	2e qualité	1re qualité	de choix
Premier échantillon	0 92	1 18	1.39
Deuxième échantillon	1 05	1 36	2 06
Troisième échantillon	0 99	1 02	1 25
Moyenne.	0 99	1.15	1 57

Les farines incomplètement blutées contiennent simplement plus de sels et surtout de phosphates. C'est pourquoi les pains faits de ces farines peuvent avoir leurs indications en hygiène alimentaire. Mais, pour le point particulier qui nous occupe, l'hygiène est d'accord avec le goût instinctif qui nous fait rechercher, dans les pays chauds, un pain blanc, léger, bien travaillé. M Nicolas fait remarquer avec une justesse qui se vérifie sans cesse en diététique tropicale, que la condition première, c'est la digestibilité des aliments ingerés (1).

Du riz. — Le riz est la véritable céréale des tropiques et l'on pourrait diviser le genre humain en deux grandes familles : les mangeurs de froment et les mangeurs de riz. Peu riche en matières azotées (6,43 0/0), c'est la plus riche de toutes en amidon (74 a 78 0/0).

	Mat. azotées	Amidon	Dextrine et glycose	Graisses	Cellulose	Sels	Eau	
Riz	6,43	77,75	0,60	0,43	0,50	0,68	14,40	(Boussingault)

Le riz nous paraît résumer la formule diététique que nous cherchons à établir. Théoriquement il est un

(1) Nicolas (Ad.), *Manuel d'hygiène coloniale*, p. 59.

aliment insuffisant; de fait. c'est le véritable aliment des pays chauds et humides. Toutes les substances propres à nourrir fortement, à faire beaucoup de chaleur, à éprouver les fonctions digestives de l'estomac et de l'intestin y sont en moins ; seuls l'eau et les amylacés y sont en excès. Pour être digéré et assimilé. cet aliment demande peu de travail au foie, aux glandes stomacales et intestinales ; il lui suffit de la diastase salivaire et du suc pancréatique. C'est pourquoi il faut lui faire la part très large dans l'alimentation. Les Européens ne sauraient apporter trop de soins a améliorer les procédés primitifs de cultures indigènes, dans le choix des graines de reproduction, dans la multiplication des bonnes sortes, dans les procédés de décortication et de conservation. Le peu de soins des indigènes fait souvent que le riz fermente, perd de sa valeur nutritive et hygiénique et dégoûte promptement.

Associé aux viandes blanches et au poisson frais, le riz se trouve sur toutes les tables des Européens, et c'est a juste titre. Il sera toujours prudent de soumettre le riz à une cuisson prolongée ; on ne doit pas oublier, en effet, que le *béribéri* (1) a été considéré comme une affection analogue à la pellagre, d'origine parasitaire et végetale, et que le parasite du riz incriminé présente des spores résistant très facilement à une température prolongée de 90° La fréquence de l'athérome chez les Indiens a été attribuée à leur nourriture exclusivement végetale (Gubler, Raymond, Treille).— Les Indiens végetariens sont aussi très souvent calculeux.

(1) Voir III° partie. *Hygiène publique*, sur le *béri béri*.

Le *maïs* a des propriétés nutritives qui peuvent le faire admettre dans le régime de l'Européen. Moins azotée que la farine de blé, la farine de maïs est très en honneur dans tout le bassin méditerranéen, et ces peuples, les plus aptes à résister entre les tropiques, y apportent souvent avec eux leurs habitudes alimentaires. De tous les aliments amylacés, le maïs est le plus riche en matières grasses (7 p. 100). Aussi ne convient-il pas à tous les estomacs et reste-t-il contre-indiqué dans le cas si fréquent d'atonie digestive. Toutefois il faut se garder, en régime, d'affirmations absolues. Nous avons nourri six mois un malade absolument émacié, qui rejetait tout, à l'exception de la bouillie de maïs.

Le *millet* (*sorghum vulgare*), cultivé de toute antiquité en Egypte, est surtout utilisé, comme plante alimentaire, dans l'Afrique, au nord de l'Equateur. Reduit en farine et cuit à la vapeur avec un mélange de farine de maïs, de poisson ou de viande, c'est le *couscous*. On en fait encore des galettes excellentes (galettes de *dourah*). — Au Tonkin, les Annamites l'utilisent pour l'alimentation. Pour ce qui est de l'Européen, le millet ne saurait entrer dans son regime qu'à titre d'exception ; mais en somme c'est un aliment hygiénique et qui peut rendre des services à l'occasion, dans les cas d'explorations, par exemple.

L'hygiène alimentaire ne perdrait pas grand'chose à n'avoir pas à s'occuper, entre les tropiques, des légumes secs venus d'Europe : haricots blancs ou rouges, pois cassés, lentilles, fèves et feverolles. Des habitudes séculaires font qu'on les retrouve partout S'ils sont précieux pour établir les rations des soldats, des marins ou des journaliers, au point de vue économique, ils ne sauraient être approuvés par l'hygieniste. Tout au plus pourrait-on les admettre, à l'occasion, en farines blutées, pour la confection de bouillies ou de purées. Leur enveloppe épaisse de cellulose les rend difficilement attaquables par les sucs digestifs ; ils ont tendance à se transformer en graisse dans l'organisme, et ces deux principales raisons nous dispensent des autres. Autant, sous nos climats, ils paraissent propres à l'alimentation des pauvres, autant ils nous paraissent contre-indiqués dans les contrées intertropicales comme aliments habituels.

La pomme de terre est une substance peu alibile, qui n'est guère riche qu'en eau (74 0|0) ; sa contenance en amidon (20 p. 100) la fait toutefois ranger parmi les aliments amylacés. Les Européens, les Anglais surtout ont un goût prononcé pour ce tubercule et l'exportent à grands frais dans leurs colonies Dans certains pays voisins des tropiques (Nouvelle Calédonie, Sandwich, Tonkin), la pomme de terre rend la première année, quelquefois même, une bonne récolte, mais elle ne se reproduit pas ou dégénère promptement. Nous pensons que si ce légume peut améliorer à un moment donné la ration de l'Européen, il ne vaut pas les sacrifices que l'on fait pour l obtenir et qu'il peut être avantageusement remplacé par les légumes et les fruits indigènes. dont les pages suivantes vont nous fournir l'énumération incomplète.

Legumes, tubercules et fruits indigènes. — La liste en est longue, en effet Les légumes verts ou les plantes qui peuvent en tenir lieu, contiennent une minime quantité d'albumine vegétale, mais surtout des mucilages, des acides et des sels ; quelques-uns, féculents, sont la base alimentaire végétale des indigènes, d'autres enfin renferment du sucre.

Dans les terres continentales ou insulaires voisines des tropiques, la culture vivrière parvient, à grands soins, à obtenir presque tous les légumes d'Europe. C'est ainsi qu'à Bourbon, en Nouvelle-Calédonie on trouve : petits pois, salsifis, radis, poireaux, oseille, épinards, laitue, scarole, chicorée, panais, betteraves, carottes, tomates, aubergines, persil, celeri, cerfeuil, cresson, oignons, échalottes, choux variés, haricots, lentilles, et même la pomme de terre, mais vite dégénérée. Le temps n'est plus où le Sénegal était la plus déshéritée de nos stations à ce point de vue et les legumes y abondent aujourd'hui au tour des chefs-lieux, grâce à l'eau potable dont Saint-Louis et surtout Dakar sont fournis (Treille) ; les missions du Cayor produisent aussi des légumes en abondance.

Pour remplacer les légumes de l'Europe, en salade, on emploie les sommités de différentes sortes de palmiers (chou palmiste), les jeunes pousses de bambou cuites à l'eau comme les asperges ; les sommités vertes de la patate. Au Tonkin, on mange crue la racine d'un *raphanus* (H. Rey). — Enfin les feuilles de l'*amarantus oleraceus* et la moelle servent, avec d'autres sommités vertes, à faire ce que les créoles des Antilles et de Bourbon appellent des *brèdes*, qu'ils servent bouillies autour des viandes (G. Reynaud), ou pour confectionner le *calalou*.

Aux Antilles on mange, comme notre cresson, le *cresson de savane* (*lepidium iberis*, crucifère), et en Nouvelle-Calédonie, le *lepidium piscidium* et le *cardamine sarmentosa* (Vieillard. cité par A. Corre et Lejanne).

On fait aussi des salades de pourpier (*portulaca oleracea*).

On mange les jeunes pousses de l'*Agouman* ou raisin d'Amérique (*phytolacca decandra*) en guise d'asperges, et les jeunes feuilles en guise d'épinards.

L'oseille de Guinée (*hibiscus sabdariffa*), ketmie acide, est d'une excellente ressource; elle a des vertus toniques et apéritives. Dans les Antilles on en fait des sirops et des confitures.

Il sera prudent de se défier de tous les champignons. MM. A. Corre et Lejanne en citent cependant un, comestible, appelé M'Barimbot au Sénegal, et vanté en outre contre la constipation habituelle.

Le manioc, tiré du tubercule du *Jatropha manihot*, d'origine américaine, est la base de l'alimentation d'un grand nombre de peuplades africaines et des nègres antilliens Il contient 231 0/00 de matières amylacées (Payen). Les Américains mangent, sans préparation, les racines féculentes du *camagnoc* ou manioc doux (*aipi*) Mais celles du *M. utilissima* sont naturellement toxiques et doivent subir certaines préparations pour être rendues comestibles. Après extraction de la matière amylacée (*tapioca* ou *sagou*), il reste la *cassave* ou la farine de manioc, que l'on trouve en permanence sur les tables créoles des Antilles et qui se mélange à tous les plats.

Les diverses cucurbitacés, calebasses, courges, giromons, pastèques, présentent une foule de variétés comestibles.

La calebasse (*crescentia cujete*), qu'il ne faut pas confondre avec le fruit du baobab dont on fait le sirop de calebasse, — la courge ou gourde (*lagenaria vulgaris*) sont des comestibles aqueux, dont les enveloppes servent à de nombreux usages indigènes.

L'*aubergine* se cultive dans beaucoup de jardins coloniaux. La *tomate* vient plus difficilement et dégénère vite.

La *patate* (*ipomœa batatas*) est une racine féculente, alimentaire, dont on se lasse promptement et qui ne saurait remplacer la pomme de terre chère aux estomacs européens.

Les *carats-cocos* sont des tubercules d'un liseron grimpant souvent confondus avec l'igname, alimentaires, feculents (Antilles, côte occidentale d'Afrique). (A. Corre et Lejanne)

L'igname (*dioscorea batatas*) se rencontre partout dans les pays torrides. Elle est avec le *taro*, le *coco* et la *banane* la nourriture préférée et habituelle de la plupart des populations autochtones d'entre les tropiques. C'est un tubercule feculent très riche en amidon, 167 0/00 Payen), auquel l'Européen peut fort bien s'habituer et qu'il arrive a aimer

Van der Burg met en garde contre le *dioscorea triphylla*, en malais *gadoeng*.

Le chou caraibe, *taro* des Kanaques océaniens (*Arum esculentum*), — le seul comestible des gouets, tous les autres, le gouet arborescent (*canne-soldat* des Antilles) et la *colocasie*, entre autres, étant fort vénéneux, — a été introduit de l'Inde en Egypte et de la s'est répandu dans toute l'Afrique intertropicale. On le trouve aujourd'hui partout. La racine féculente est la base alimentaire des noirs de tous les pays non encore européanises.

L'*ambrevade* (*cajanus indicus*) originaire de l'Inde se trouve maintenant à Madagascar, au Brésil, dans l'Amérique centrale et les Antilles. Cette légumineuse peut aisément remplacer les pois ; ses graines se mangent vertes ou séchées, ou comme les lentilles, cuites et en salade. Elle est riche en matières féculentes et azotées.

Les variétés de haricots et de pois sont nombreuses. Le *phaseolus Mungo*, de l'Inde et de l'Indo-Chine, le *ph. lunatus* d'Amerique, les *niébés* du Soudan, les *pois d'angole* du Sénégal, de la Réunion, de la Guyane, les *pois chiches*, les *pois yeux noirs*, des Antilles, etc., etc., apportent à l'indigène et à l'Européen transplanté leur tribut alimentaire.

Les noirs de la côte occidentale d'Afrique mangent la pulpe farineuse et légèrement acidulée d'une légumineuse (*dialium nitidum*) appelée *soroum* par les Ouolofs et *monké* par les Foulahs.

Les fruits offrent une étonnante variété, les goûts les plus particuliers, les parfums les plus inattendus, les formes les plus bizarres, les pulpes et les mucilages les plus variés. Les yeux, l'odorat, le palais sont toujours surpris, le plus souvent agréablement, par les fruits coloniaux. Il en est de féculents, de mucilagineux, d'acides, de sucrés ; il en est d'aqueux, de crémeux, de sirupeux. Ils introduisent dans l'économie des matières azotées en quantité minime, mais ils complètent et varient agréablement l'alimentation par les sels de potasse, les acides qui en petite quantité favorisent la digestion, le sucre qui remplace si heureusement les corps gras.

Pris à son moment de maturité, le fruit est sain et ne peut qu'être recommandé par l'hygiéniste ; mais l'abus est près de l'usage; en trop grande quantite ou après un copieux repas, les fruits peuvent occasionner des indigestions et de la diarrhée.

Les principaux sont :

La banane (*musa paradisiaca* et *sapientum*) se rencontre partout. C'est le fruit colonial par excellence. On s'habitue vite a sa saveur cotonneuse. Certaines variétés sont véritablement exquises Ce fruit est en train de faire la fortune des Antilles, tant il est apprécié par les Americains du Nord. Le bananier est bien l'arbre du paradis terrestre.

Il n'est pas une partie de la plante qui n'ait son emploi dans l'alimentation ou dans la médecine. Nous empruntons à MM. Corre et Lejanne le paragraphe suivant qui donne la notion de ses qualités médicamenteuses : « Fruits sucrés et féculents La sève qui s'écoule des tiges incisées, riche en acide gallique, bon astringent, indiqué dans les diarrhées légères. Le suc des boutons floraux (*popotes*) serait aussi un astringent et constituerait un excellent topique pour modifier la surface des vieux ulcères, d'après Chevalier... L'axe du régime, coupé par tranches et mis en macération dans l'eau pendant une nuit, donnerait une boisson sudorifique Le sirop des fruits est émollient. Mais de tous les usages auxquels se prête la plante, le plus précieux est sans doute l'emploi des feuilles fraîches, si lisses et si peu perméables, pour le pansement des vésicatoires, le recouvrement de topiques antiseptiques, la garniture du lit chez les varioleux. »

Dans l'Amérique du Sud, on extrait de la banane une farine qui contient jusqu'à 60 0/0 de fécule se conservant sans altération.

Le *fei* de Tahiti est aussi une musacée, qui forme avec l'arbre à pain, le taro et l'igname la base de la nourriture de la race maori. Cuit et délayé dans de l'eau de coco, il forme une bouillie (popoi-fei) avec laquelle sont nourris la plupart des nouveau-nés tahitiens, mais qui est loin de remplacer le lait maternel.

La GOYAVE, fruit des *psidium piriferum* et *pomiferum* (myrtacées), est astringente. On en fait, à la Havane, des confitures qui s'exportent, marmelades et gelées. On recommande ce fruit dans la diarrhée.

La *grenade* et la *datte* sont plutôt des fruits des pays chauds que des pays torrides ; on les retrouve cependant entre les tropiques, surtout sous les climats désertiques du Soudan et d'Obock, qui se distinguent par la rareté des pluies ; mais la datte du Sénégal est loin de valoir celle de Tunisie.

Le *papayer* serait, d'après de Candolle, d'origine antillienne. Les Portugais l'introduisirent à la côte occidentale d'Afrique et il est également répandu aujourd'hui un peu partout. La papaye est un fruit aqueux et peu sucré qui ne mérite pas la grande réputation de digestif qu'on lui a faite, sur la foi de la pratique des Indiens, qui attendrissent les viandes en les laissant séjourner quelques heures dans de l'eau additionnée du suc de papayer. Toutefois c'est un dessert habituel.

L'ANANAS (broméliacées) se rencontre partout entre les tropiques, en Amerique centrale, aux Indes et sur les côtes orientales et occidentales d'Afrique, comme en Océanie. C'est un fruit sucré et acidulé, très agréable et hygiénique, quand il est cueilli au moment de sa maturité, mais qui perd beaucoup à être cueilli vert pour mûrir coupé. Deux variétés, le jaune et le rouge.

Le BAEL ou BEL (*ægle marmelos*, aurantiacées). On en fait dans les Indes anglaises d'excellentes compotes Une décoction préparée avec le fruit, non encore mûr, est très vantée contre les affections intestinales.

La SAPOTE, la SAPOTILLE sont des fruits très sucrés, qui rappellent nos nèfles blettis, de la grosseur d'une pomme à celle d'un coing. Ce sont des fruits de second ordre, dont il ne faut pas abuser. Ils peuvent cependant être très améliorés par la culture (*achras sapota*).

BIRR (*spondias birrhea*, térébinthacées). Sénégal : fruits sucrés, acides, astringents (A. Corre et Lejanne).

L'arbre à lait (*palo de leche*, *brosimum galactodendron*) est un arbre précieux, originaire de Colombie, dont le tronc incisé laisse s'écouler un suc analogue au lait animal (A. Bordier).

L'arbre à pain (*artocarpus incisa*) est originaire de l'Océanie, mais se rencontre partout aujourd'hui entre les tropiques, dont il est la manne providentielle. La chair du fruit est blanche, d'un goût excellent, et contient de la fécule dans la proportion de 17 %, d'après Cuzent. — Dans les îles de la Polynesie, on en fait une pâte fermentee en l'enfermant dans des silos (A. Corre et Lejanne).

L'*arrow-root*, fécule beaucoup trop vantée, d'après A. Corre et Lejanne, est retirée, tantôt des *canna indica* et *coccinea* (amomacées), comme aux Antilles, tantôt, dans les Indes, des *maranta indica* et *arundinacea*.

Le baobab (*adansonia digitata*, bombacées), le géant vénéré des noirs de l'Ouest africain, leur fournit, entre autres produits, un aliment qu'ils retirent de la pulpe séchée de ses fruits et qu'on appelle vulgairement *pain de singe*. Les noirs mangent aussi les feuilles du baobab bouillies avec celles du calebassier.

On trouve aux Antilles, au Sénégal, dans l'Inde et

l'Indo-Chine, diverses espèces de figuiers dont les fruits sont sucres et savoureux.

Van der Burg signale le *duria zibethinus*, Doerian gigantesque des îles de la Sonde, dont le fruit, d'une odeur âcre et repoussante, est cependant d'une saveur parfaite. Les Européens finissent par s'y habituer. Les indigènes en sont friands, peut-être parce qu'ils lui supposent des propriétés aphrodisiaques.

Le *coco* fournit à tout; c'est la providence du noir et aussi du voyageur européen. Son lait est une boisson agréable, rafraîchissante et saine. Plus tard l'amande qui le remplace peut être une nourriture. La sève qui s'écoule de la spathe incisée donne un liquide sucré à l'état frais, susceptible de fermentation alcoolique (vin de cocotier, *toddy* de l'Inde anglaise), et plus tard de fermentation acétique. — On sait le parti que tirent les noirs indigènes du tronc, des feuilles et des nervures pour la construction de leurs habitations. — La *coprah*, objet d'un si grand commerce dans toute l'Océanie, n'est que l'amande de coco desséchée.

Les variétés de palmiers sont très nombreuses et presque toutes fournissent à l'alimentation ou à l'industrie. Un des plus précieux est le *carnauba*, cultivé en grand dans la province de Cearà et les provinces voisines du Brésil. « Outre le vin, on en retire une gomme semblable au sagou, une moelle qui remplace le liège, des fruits comestibles, des feuilles dont les fibres servent à faire des tissus et de la cire, qui, exportée en Europe, sert à la coloration du papier, à la fabrication des bougies et de vernis (1). »

(1) A. Baguet. *Bulletin de la Société de Géographie d'Anvers* (1886-87), cité par E. Reclus.

L'*avocat* (*persea gratissima*, lauracées), que l'on a dénommé beurre végétal, est un fruit que l'on mange indifféremment au commencement ou à la fin des repas. Les créoles le vantent beaucoup, et après un certain temps on ne laisse pas de partager leur goût. On le rencontre un peu partout et il est d'une facile acclimatation ; il paraît cependant d'origine américaine.

Le *litchi* (*nephelium litchi*, sapindacées), qu'on rencontre dans la plupart des terres baignées par l'océan Indien, est un fruit savoureux, à la fois acidule et sucré et dont on ne tarde pas à devenir friand.

Le *mangoustan* (*garcinia*, guttifères), très recherché également des Annamites et des Européens. C'est un fruit de la grosseur d'une mandarine, contenant une pulpe blanche, savoureuse, fondante, à saveur acidule et sucrée et d'un parfum framboisé. Très hygiénique, mais légèrement laxatif, ce qui est parfois un inconvénient en Indo-Chine, ce pays de la diarrhée.

La *mangue* (*mangifera indica*, térébinthacées) est aussi originaire de l'océan Indien ; mais on la trouve partout aujourd'hui et elle est universellement appréciée. Elle doit être greffée. C'est un fruit de la grosseur et de la forme d'un rein de bœuf, de couleur verte, qui contient une amande et une chair jaune, d'une saveur acidule et sucrée avec un léger parfum térébenthiné auquel on s'habitue promptement. Ce fruit est des plus sains et des meilleurs de tous les fruits intertropicaux. Il paraît avoir été introduit en Amérique par le Brésil et de là à la côte occidentale d'Afrique.

L'*orange* aux nombreuses variétés n'a pas besoin

de description. On la trouve partout On en fait aux colonies des confitures et des gelées exquises, des liqueurs apéritives et digestives sous formes de vin amer et d'alcoolés édulcorés.

De même le *citron* dont les usages culinaires n'ont pas besoin d'être rappelés. La limonade au citron jouit d'une réputation méritée comme tempérante de la fièvre. Le jus de citron est la base d'un grand nombre de médications indigènes.

La *barbadine* (*passiflora quadrangularis*) est un fruit exquis, àcidule et parfumé, d'origine antillienne, mais que l'on multiplie heureusement aujourd'hui partout. Outre que la plante est magnifique comme plante d'ornement et peut être cultivee en tonnelles, son fruit est tempérant, rafraîchissant et des plus hygiéniques. Une barbadine désaltère mieux que les boissons frappées et les *cok tails* les mieux préparés.

Le CACHIMANT, *cœur de bœuf*, *mamellier* des colonies antilliennes (*anona reticulata*, anonacées), est un fruit très aqueux et sa pulpe sucrée rafraîchit et desaltère très bien. — Une autre anonacée (*anona squamosa*), la pomme cannelle ordinaire.

Le *corossol* (*anona muricata*), si prôné par les négresses des Antilles, est un fruit très aqueux et sucré. Il n'y a pas d'indisposition qui résiste à une infusion de thé corossol (feuilles), à moins qu'elle ne soit justiciable de l *herbe pied poule* (sorte de chiendent).

La POMME CYTHÈRE (*spondias dulcis*, térébinthacées) ; — la POMME-LIANE (*passiflora longifolia*) ; — la POMME D'ACAJOU (*anacardium occidentale*), sont des fruits acidules et sucrés, à parfums divers, et aussi diversement appréciés. Ils sont sains et rafraîchissants; on ne saurait cependant impunément en abuser.

Les *raquettes* ou *figuier d'Inde* (*cactus opuntia*) sont des fruits analogues à nos figues, rafraîchissants.

Citons encore le *meli* ou *detar* (*detarium Senegalense*), fruit très apprécié par les Soudaniens ; — le *dank* (*detarium microcarpum*), fruit pulpeux et sucré ; — le *djandam* (*boscia Senegalensis*) ; — la *morinde* (*morinda citrifolia*).

CARAMBOLES. — On désigne sous ce nom, en Cochinchine, le fruit de l'*averrhoa carambola* (oxalidées), rafraîchissant ; à la Réunion, celui du *bolbophyllum nutans* (orchidees), émollient ; aux Antilles, la drupe sèche de l'*hermandia sonora* (A. Corre et Lejanne).

Le GOMBO est aussi un de ces fruits aqueux et mucilagineux, très prisés des bonnes femmes antilliennes (1) On le trouve du reste un peu partout, dans les terres de l'océan Indien et dans celles du Pacifique (*hibiscus esculentus*, malvacées). Comme aliment et comme émollient, sa réputation est surfaite. Jousset nous a appris la composition du GUARANA, sorte de pâte faite des graines pilees du *paullinia sorbilis* et du mucilage du gombo.

KEWERT (*sapindus Senegalensis*), fruit ressemblant à notre cerise, a chair douceâtre, à noyau réputé toxique (A. Corre et Lejanne).

Un autre fruit rappelle nos cerises ; il est commun à la Guyane et aux Antilles ; c'est celui des *mourelliers* (malpighiacées). Recommandé dans la diarrhée.

Dans les hauteurs des Antilles, de la Réunion, on trouve des fraises (*rubus Borbonica*, *r. rosæfolius*)

(1) «Valé, fioupe, comme yon gombo.» Fables de Lafontaine, en patois créole.

d'un goût acidule, entre notre fraise et notre framboise.

La *canne à sucre*, originaire de l'Indo-Chine et de l'Inde, était déjà connue des Romains et cultivée au xe siècle, au midi de l'Espagne. Elle fut importée aux Canaries dès le commencement du xvie siècle et de là au Brésil ; elle est actuellement répandue partout entre les tropiques. Les nègres seuls s'en régalent à sa maturité, la déchirant à belles dents ; mais le sucre turbiné, le rhum et le tafia qu'on en retire, restent en permanence sur les tables créoles. Le premier de ces produits est aussi salutaire que le second est nuisible. Le sucre et les sucreries sont un véritable besoin alimentaire dans les climats chauds et sont très hygiéniques ; tandis que le rhum, le tafia et les liqueurs qui en contiennent devraient être relégués à l'officine du pharmacien. — Le rhum est la base de toutes les liqueurs antilliennes, si nombreuses, que chaque vieille famille a pour ainsi dire sa recette : le *bay-rhum*, macération des baies de *bois d'Inde* (*myrtus acris*) ; — la liqueur de cacao, faite par macération de quelques heures de la pulpe fraîche des fruits dans le rhum ou le tafia ; — les vins et les liqueurs d'orange, etc., etc.

On a critiqué beaucoup le goût des créoles et des races colorées pour le sucre et les sucreries. Mais le sucre est l'aliment complémentaire des régimes réduits, et c'est par un véritable besoin physiologique et instinctif que les habitants des pays chauds consomment de grandes quantités de sucre. Il agit comme les graisses et les remplace très avantageusement, faisant moins de chaleur et de poisons. Les expériences du docteur Mono ont prouvé que le sucre était un aliment pour les muscles. 200 grammes de sucre ajoutés à une nourriture légère, mais insuffisante permettent au patient d'accomplir entre 6 et 30 % en plus de son travail ordinaire. Pour les gens raisonnablement nourris, la consommation de 250 grammes de sucre en huit heures accroît le rendement en travail musculaire de 22 à 30 % (1).

Le *sorgho* est une plante fourragère dont on cultive plusieurs variétés : l'houlque sorgho (*holcus sorgho*), grand millet d'Inde, alimentaire pour de nombreuses populations de l'Inde ; — l'houlque saccharine (*holcus saccharatus*), plante qui peut fournir du sucre. On en fait en Afrique d'excellentes galettes.

Condiments indigènes. — Nous compléterons ce chapitre de l'alimentation par la liste des condiments indigènes. Nous donnons les plus usités dans les colonies intertropicales ; mais bien qu'on les trouve sur la plupart des tables coloniales, l'hygiéniste ne saurait en approuver l'usage qui conduit rapidement à l'abus. C'est plus pour les éviter que pour les recommander que nous les signalons au passage. Toutefois la nourriture ne peut manquer d'être plus relevée que dans les climats tempérés, et nous ne condamnons que l'excès.

Le *curry* indien se retrouve partout. Il entre dans la composition de cette poudre, suivant les régions, une foule d'épices, parmi lesquelles : la coriandre (*c. sativum*, ombellifères), — le *curcuma longa* (amomacées), safran des colonies, — le bois d'Inde (*myrtus acris*), — le poivre de Cayenne — et plusieurs sortes de piments.

Le gingembre (*amomum zinziber*). Les Chinois et les Annamites font des confitures fortement aroma-

(1) *Lyon médical*, n° 38, 1894.

tisées de gingembre. Les Anglais en mettent à toute sauce.

D'après le P. Desaint, les Indous confondent sous le nom tamoul de *siragam*, les graines de fenouil, de nigelle et de cumin, dont ils font grand usage comme condiments aromatiques (A. Corre et Lejanne).

Soumis à la distillation, le suc de manioc laisse un résidu qu'on additionne de piment pour former une sauce apéritive, appelée *cabiou* (A. Corre et Lejanne).

Les fruits du carvi (*carum carvi*); les semences de l'anis vert (*pimpinella anisum*).

Le *nuoc-mam* de Cochinchine est fait de poissons putréfiés au soleil et de condiments indigènes. C'est infect.

Les sortes de piments sont nombreuses. Ils entrent dans la plupart des condiments composés et variés auxquels se plaisent les estomacs créoles ou indigènes C'est le *capsicum fastigiatum*, commun dans toute l Asie intertropicale, qui, desséché et pulvérisé, est connu sous le nom de poivre de Cayenne.

Les poivres *blanc*, *noir*, *long*, *bétel* entrent dans toutes les sauces. Le dernier, mélangé à la noix d'arec et à la chaux, forme une pâte rougeâtre que les Asiatiques et les Malais chiquent avec délices, et que certains auteurs, heureusement non hygiénistes, n'ont pas craint de préconiser comme stomachique.

Le myrte tout-épice (*myrtus pimenta*); — le cannellier sauvage (*myrtus acris*), mer des Antilles; les clous de girofle (*caryophyllus*, *eugenia aromatica*); — les cannelles de Chine et de Ceylan; — la graine du muscadier, dite noix muscade (*myristica fragrans*),

Moluques, îles de la Sonde ; — la badiane (*ilicium anisatum*), Chine et Cochinchine ; — la cannelle blanche des Antilles (magnoliacées) ; — nous en passons

Enfin la vanille (*epidendrum vanilla*, orchidacées), originaire du Mexique et cultivée maintenant un peu partout entre les tropiques. Elle demande un climat chaud et humide. Les longues gousses du Mexique sont les plus estimées. A Bourbon, à Java, dans nos Antilles, on cultive une vanille bâtarde qui donne des gousses plus courtes, plus épaisses et moins parfumées, qu'on appelle dans le commerce vanillon. La vanille sert surtout à parfumer les crèmes glacées ou autres, les liqueurs et les sucreries si variées confectionnées par les créoles (1).

Les plantes et les fruits oléagineux sont aussi très nombreux et les noirs indigènes paraissent y avoir un goût marqué. Les plus connus sont :

L'arachide (*arachis hypogea*), dont il se fait un grand commerce dans tout l'Ouest africain. Cette légumineuse, *vulgo* pistache, est aussi cultivée dans les Indes anglaises et néerlandaises. Elle fournit en

(1) Les manipulations de la vanille, où sont employées beaucoup de femmes, exposent à des éruptions vésiculeuses, à des accidents de retinite et de choroïdo-rétinite, à des coliques avec ténesme, à de l'irritation vésicale, à des troubles génitaux, metrorrhagies et métrites, plus tard, à des troubles cardio-vasculaires et à la cachexie vanillique, aussi grave que la cachexie palustre M Layet a fait du vanillisme, un hydro carburisme professionnel D'après P. Guérin, les tumeurs utérines et particulièrement les corps fibreux seraient frequents à la Guadeloupe, parmi les femmes au dessus de cinquante ans, et atteindraient la proportion de 55 p 100. Cet auteur pense que le vanillisme est une des causes à incriminer. (A Layet, Art Vanillisme, *Diction. Encyclop* — P. Guérin, Vanillisme, *Arch. de méd nav*, nov. 1894.)

abondance de l'huile comestible et des huiles d'industrie. Trop souvent, dans notre midi, elle sert à sophistiquer les huiles d'olives. On en retire aussi une matière féculente utilisée dans certains chocolats (A. Corre et Lejanne).

Les graines blanches de sésame (*s. Indicum*) donnent une huile comestible bien connue.

On retire des fruits de certaines sapotacées du genre *bassia*, des substances butyreuses, désignées sous les noms divers de beurre d'*illipé*, beurre de *galam*, beurre de *karité*, très appréciées au Sénégal et dans les Guinées pour les préparations culinaires et aussi comme cosmétiques. L'arbre à beurre (*bassia Parkii*) est la providence du Soudan. C'est un bel arbre dont les feuilles ressemblent à celles de notre cerisier. Son fruit, de la grosseur d'une olive, est pulpeux et savoureux, tandis que son amande contient le beurre, dit de *karité*. Toutefois l'Européen s'habitue difficilement à son goût.

§ III. — *Des repas.*

Il est d'une mauvaise hygiène de ne faire que deux repas et de les faire copieux. Les repas doivent tous être légers, mais il ne faut pas craindre de les multiplier. Si l'on a soin, comme nous l'indiquons, de se lever avec le jour, on fera quatre repas, 6 h., 10 ou 11 h., 4 h. ou 5 h. et 8 h. — C'est la seule façon d'assimiler une plus grande quantité d'azote, tout en évitant les surcharges stomacales et les digestions pénibles. Les expériences de Smirnoff (1)

(1) Wratch, nº 3, 1894, in *Revue d'hygiène*, nº 8, 1894.

ont prouvé que l'alimentation partielle et fréquente faisait augmenter l'assimilation de l'azote dans la proportion de 0, 52 à 3.24 0/0, en moyenne, de 2, 39 0/0.

Le premier déjeuner sera léger, fait de café pur ou dans lequel on aura délayé un peu de lait concentré, de chocolat à l'eau ou au lait, de thé, ou d'un potage aux pâtes ou au pain. On ne doit jamais sortir sans avoir mangé.

Le second déjeuner se composera d'œufs, de poissons frais, d'un seul plat de viande, bœuf ou volaille d'ordinaire, autres viandes par occasion ; riz ou légumes frais autant que possible, d'origine européenne ou indigène, plus rarement légumes de conserves, petits pois, haricots verts, macédoines, en général bonnes et bien préparées ; les desserts seront aussi variés que le permettra la flore du pays.

Vers cinq heures il sera utile de faire une collation légère, faite en général de sucreries où les créoles sont très habiles, de compotes, de confitures, de fruits frais ou glacés, de crèmes glacees. Ces choses-là sont à la portée de toutes les bourses. Il est des confitures très communes, telles que la *pasta* de goyave ; il est des gelées très fines et très chères. Une tasse de café, une tasse de thé avec un peu de pain, un potage au besoin pourront encore tenir lieu de collation.

Le dernier repas se fera tard, vers huit heures. Cette pratique est commandée, pour le monde des affaires, par la vie coloniale elle-même. Dans le milieu du jour, tout repose, et c'est le matin, de 7 à 10 heures, l'apres-dîner, de 4 à 7 heures, que les Européens peuvent le moins imprudemment vivre dehors. Elle est aussi recommandable au point de vue hygiénique; elle permet à l'appétit de renaître un peu, en laissant ce laps entre les deux principaux repas; elle permet aussi de manger quelque temps après le coucher du soleil, qui est souvent le moment le plus chaud et le plus pénible de la journée, et de profiter des premiers souffles frais de la nuit.

Ce repas se composera d'un potage, d'un seul plat de viande, de riz ou de légumes frais, cuits ou en salade, d'entremets sucrés et de desserts variés. Mais si l'estomac était déjà fatigué, ou le foie légèrement hyperémié, ou la nutrition languissante, comme il arrive dès la deuxième ou la troisième année de séjour, il ne faudrait pas hésiter a supprimer du repas du soir le plat de viande. Cela paraît paradoxal au premier abord, mais ce conseil est basé sur notre intime conviction que l'anémie tropicale est le résultat d'une auto-intoxication lente et qu'il faut se garder d'augmenter les poisons organiques par une alimentation trop substantielle « Aux colonies, dit Ch. Simon (1), la nourriture doit être presque une nourriture de malades. » Non pas de malades, mais d'organismes minorisés, comme *en puissance* de mal (2).

Enfin les repas doivent être réguliers, pris aux mêmes heures et en quantités approximativement les mêmes. On ne doit pas rechercher les occasions de sortir de ses habitudes. Les dîners priés sont trop souvent des causes d'embarras gastriques et de fébricules qui peuvent dégénérer promptement.

(1) *Manuel d'hygiène coloniale* (mémoire couronné).

(2) Ce ne sont pas là des rations de travailleurs; mais nous pensons que ce serait un non-sens que de parler de la ration du travailleur, car le travail manuel est incompatible avec l'hygiène du blanc en pays tropical. Quant à la ration du soldat, nous renvoyons à l'excellent travail de M. G. Reynaud, déja cité.

A plus forte raison devra-t-on se priver des soupers au milieu de la nuit, après excès de jeu ou autres.

Nous terminerons ce qui a trait à l'alimentation par un conseil auquel nous attachons la plus grande importance au point de vue prophylactique : c'est celui de l'asepsie buccale.

Les nègres ont généralement les dents très blanches et saines. Leur genre d'alimentation y est pour quelque chose, mais aussi les soins qu'ils prennent de leur denture. Ils se rincent la bouche après le repas et font usage de cure-dents variés, bois aromatiques, de citronnier, d'ébénier, d'acacia, epines de porc-épic, etc. Les soins de la bouche sont d'une grande importance entre les tropiques plus que partout ailleurs. On sait que la bouche est le siège habituel de plusieurs micrococques, entre autres du *m. tetragenus*, du pneumocoque (1), du *spirillum sputigenum*, etc. Miller (de Berlin) ayant injecté, à autant de lapins, la salive de 111 individus sains, a vu 101 de ces animaux périr, les uns par septicémie, les autres à la suite de suppurations profuses. Les affections d'origine buccale, caries, pulpites, abcès alvéolaires, ostéite des maxillaires, fistules et même la diphtérie, la tuberculose, les septicémies et les pyohémies sont loin d'être rares ; et puis des lésions locales telles que les aphtes, les stomatites diverses, le noma, les parotidites ; des lésions de voisinage, adénophlegmons du cou, troubles digestifs, peuvent encore naître des putréfactions d'origine buccale. C'est pourquoi l'hygiène des dents et de la bouche a appelé dans ces derniers temps l'attention des ob-

(1) Netter : « Microbes pathogènes contenus dans la bouche de sujets sains, » *Revue d'hygiène*, 1889, p. 514.

servateurs. Le docteur J. Camescasse a recommandé récemment le savonnage de la bouche (1) et l'a étayé de bonnes raisons La facilité et la rapidité des fermentations en pays torride doivent faire sentir la nécessité de l'asepsie buccale

Enfin les aliments doivent être non seulement de premier choix, mais il importe aussi qu'ils soient bien préparés. Il est d'observation vulgaire qu'un aliment pris avec plaisir est plus digestible. Le cuisinier, en pays tropical, a une importance égale au moins au médecin ; c'est pourquoi beaucoup de médecins ne dédaignent pas de donner des conseils sur le mode de préparation des mets. Trop souvent, hélas ! les mets sont préparés par des mains dont le pigment ne contribue pas seul à la noirceur, servis dans des plats et des assiettes d'une propreté douteuse, et nageant dans des sauces dont le piment masque le mauvais goût sans le corriger. Parmi les agents de l'hygiène intertropicale, il faut donner une mention à un bon cuisinier, car nulle part ailleurs la chimie culinaire ne demande à être poussée à pareille perfection. On sait les différences alibiles et digestives que peut présenter le même aliment selon le degré et le genre de cuisson ; elles peuvent varier de 0 à 100.

(1) *Journal de médecine et de chirurgie pratiques*, 1894, p. 244.

CHAPITRE IV

DES BOISSONS.

§ I. — *De l'eau.*

L'importance anatomique de l'eau ressort de la constitution de nos éléments, où l'eau domine, puisqu'elle entre pour les 58, 5 centièmes dans la constitution de nos tissus

Son importance physiologique est reconnue au point que l'aphorisme de Hope-Seyler : « Tous les organismes vivent dans l'eau courante, » est passé à l'état de vérité banale. L'organisme est un circulus d'eau dans lequel sont dissous nos éléments de nutrition, comme aussi les résidus des matières organiques usées. La physiologie et l'hygiène générale nous ont édifiés sur ces sujets.

Le rôle thérapeutique de l'eau constitue à lui seul une vaste science.

A) **Rôle pathogénique.** — Cette simple énumération suffirait à faire entrevoir l'importance majeure de l'eau de boisson, destinée à de si multiples usages de physique et de chimie biologiques Mais la science nouvelle, en nous laisant connaître quelques-unes seulement des propriétés pathogéniques de l'eau d'alimentation, soupçonnées toutefois depuis Hippocrate, a apporté à l'hygiène les notions les plus utiles à son rôle prophylactique.

L'eau peut être pathogène par les agents minéraux dont elle se charge dans son passage à travers les terrains à pyrites arsenicales, comme on l'a observé en Suisse, en Allemagne et en Angleterre. Plus souvent sa toxicité provient du plomb dissous dans les conduites ou les vases contenants.

Elle peut servir de véhicule à de nombreux organismes inférieurs : œufs d'helminthes et d'entozoaires de tous genres, les uns ne donnant lieu qu'à des malaises (trichocéphales, ascarides, oxyures), les autres pouvant engendrer de véritables maladies (distome hépatique). Le *mal cœur* des nègres a paru à plusieurs avoir pour cause l'*ankylostome duodénal*. La diarrhée, dite de Cochinchine, avait été rattachée par Normand a la présence d'anguillules, à tort sans doute, mais il est certain qu'elle a sa cause première dans l'eau de boisson. Les divers ténias (1), absorbés à l'état de cysticerques, donnent naissance à des localisations intestinales ou parenchymateuses (kystes à échinocoques du foie, des poumons, des reins, du cerveau). — Il est de notoriété que les vers de Médine ou dragonneaux, fréquents dans toute la zone tropicale, se pro-

(1) Il résulte des recherches de M. Bérenger-Féraud que des ténias de la même variété peuvent exister dans l'intestin, en nombre variable, quelquefois considérable. 1 à 15 pour les ténias inermes, 1 à 100 bothriocéphales; mais 87 fois sur 100 il n'y a qu'un seul ténia inerme dans l'intestin; 7 à 8 fois, il y en a deux: 2 à 3 fois, il y en a trois; les chiffres au dessus de 15 sont exceptionnels. La coexistence de ténias d'espèces diverses, chez un même malade, est aujourd'hui un fait avéré et l'on a cité la présence simultanée du ténia armé, du ténia inerme et du bothriocéphale. Quant à la longueur, sur 1597 observations, M. Bérenger-Féraud a noté que 52 fois sur 100 le ténia a moins de cinq mètres; 39 fois, de 6 à 10 mètres; les longueurs supérieures à 15 mètres sont exceptionnelles. Sur un mécanicien ayant contracté les parasites à Madagascar, il existait trois ténias inermes ayant ensemble 154 mètres de longueur et d'un poids total de 922 grammes. Bérenger-Féraud. — *Des ténias*. Paris, 1894, O. Doin.

pagent par l'eau (eau des lagunes et des marigots du Sénégal et de la Guinée, eau des citernes (*tankworms*) de l'Inde, eau de certaines rivières du Brésil). La filaire peut s'implanter directement sous la peau ; mais elle peut aussi y parvenir après avoir été ingérée dans l'eau de boisson et avoir cheminé dans l'organisme.

D'autres filaires sont sanguicoles, et leurs méfaits sont nombreux et variés. L'hématurie des pays chauds, observée fréquemment dans le centre africain, le bassin du Zambèze, a Madagascar et dans les îles Mascareignes, est due à la présence dans le sang d'un distome étudié par Bilharz. Mais c'est une filaire, découverte par Wucherer, étudiée ensuite par Crevaux, Cobbold, da Silva, qui produit l'hémato-chylurie, fréquente au Brésil et les Indes orientales. Plus tard cette même filaire fut retrouvée dans le sang des Indiens éléphantiasiques par Lewis. C'est à da Silva Araujo, de Bahia, que l'on doit la notion de l'identité de la filaire de Wucherer, embryonnaire, et de la filaire de Bancroft, adulte. On a désigne sous le nom de *filariose* les maladies, si diverses au premier aspect, décrites sous le nom de hémato-chylurie des pays chauds, éléphantiasis des Arabes, maladie ascitique, certaines hydrocèles et certains érysipèles ou abcès scrotaux fréquents en terres intertropicales sur les indigènes. — Le *craw-craw* de la Haute-Guinée a été rattaché par O'Neill et Nielly à la filariose; mais nous avons lieu de penser que le même terme peut englober des affections différentes, et que souvent cette appellation désigne une maladie simplement acarienne.

Patrick Manson a observé à Formose et en Chine des hémorragies pulmonaires intermittentes, qu'il a attribuées à la présence d'un distome ingéré avec l'eau de boisson. L'anémie d'Egypte (Griesinger) serait, comme le *mal cœur* des nègres, le résultat de *l'ankyslotome duodénal*, absorbe avec l'eau du Nil.

Parmi les maladies infectieuses que l'eau est accusée de transmettre, la preuve semble faite pour la fievre typhoïde, la dysenterie et le choléra.

La *fièvre typhoïde*, que les anciens médecins mentionnaient à peine dans les colonies intertropicales, y existe, assez fréquente, souvent masquée par les rémittentes paludéennes. Si la doctrine hydrique en vogue fait que l'on est tenté de rechercher aussitôt le microbe dans l'eau de boisson, nombre de faits antérieurs et contemporains permettent d'affirmer que la fièvre typhoïde reconnaît aussi d'autres causes, cosmiques, telluriques, d'autres aussi inhérentes au terrain. Si, comme le fait remarquer M. Kelsch (1), dans les villes de la zone tempérée, l'origine hydrique est plus communément mise en évidence, la médecine d'armée, celle de la marine, celle des pays chauds apprend à ne pas méconnaître la complexité des facteurs typhogènes. On ne doit pas oublier que l'eau n'est pas le milieu du bacille d'Eberth-Gaffky et que la difficulté que l'on éprouve à l'y déceler vient surtout de ce qu'il y meurt promptement ; la théorie du sol typhogène de Pettenkofer, si elle n'explique pas toutes les conséquences qu'il en a fait découler, repose cependant sur des bases solides et des faits indéniables. Enfin, écrivant *in aere Lugdunensi*, nous ne pouvons pas ne pas mentionner l'opinion de l'école Lyonnaise sur l'origine du bacille

(1) Kelsch : *Traité des maladies épidémiques*, De la fièvre typhoïde, t. I.

d'Eberth dont le bacille du côlon ne serait que le saprophyte vulgaire, et l'importance de jour en jour plus grande que prennent les colibacilloses.

La propagation du *choléra* par l'eau de boisson ne fait aujourd'hui de doute pour personne. Le docteur Simpson (1) dit que pendant les cinq annees qui ont précédé le service des eaux à Calcutta, en 1869, le nombre des décès cholériques était de 21,000 ; les cinq années suivantes ce chiffre tomba à 5,000. — Le komma-bacille meurt promptement en dehors d'un milieu humide et la dessiccation suffit à le tuer.

« Au chef-lieu de l'arrondissement de Soctrang, M. l'administrateur Bertin a fait installer, en 1891, un filtre a 100 bougies qui fonctionne depuis deux ans sans interruption et auquel viennent s'approvisionner tous les Européens du poste et beaucoup d'Annamites. *Pas un cas de dysenterie, de diarrhée ou de choléra* n'a été signalé depuis lors dans cette localité, bien qu'elle fût autrefois l'une des plus insalubres de la Cochinchine (2). »

— Toutefois, comme pour la fièvre typhoïde, on s'exposerait à des mécomptes graves si l'on ne s'attachait qu'à la pureté bactériologique de l'eau. Il existe des faits assez nombreux et bien observés qui doivent rendre réservés les partisans exclusifs de la *Trinkwassertheorie*.

De fait, l'origine hydrique de la *dysenterie* est vieille comme la médecine. Hippocrate accusait les matières végétales contenues dans l'eau. Nous avons longtemps incriminé les matières animales. A l'ori-

(1) *Revue d'hygiène*, 1891, p 813.

(2) A. Calmette « Etude expérimentale de la dysenterie, » *Arch. de méd. navale*, t. LX, p. 343, note.

gine de toutes les épidémies de dysenterie nous trouvons la contamination des eaux de boisson par les matières fecales, surtout si elles sont dysentériques. Les médecins des colonies anglaises et françaises s'accordent a reconnaître que les moyens hygiéniques qui s'adressent à la pureté de l'eau de boisson, diminuent par le fait même les cas de diarrhée et de dysenterie des pays chauds (1).

Tout fait donc présumer la nature infectieuse de la dysenterie. Mais malgré les nombreux travaux de Klebs, Ziegler, Chantemesse et Widal, Marfan, Babes, Orht et d'autres, le germe bactérien dysentérique n'est pas encore nettement caractérisé. D'un autre côte, depuis que Lösch, en 1871 a signalé les amibes, une doctrine s'est élevée qui place les protozoaires à l'origine de la dysenterie. Soutenue surtout à l'étranger par Kartulis, R. Koch, Hlawa, Pfeiffer, Neisser, Eichenberg et d'autres, cette doctrine est niée par la plupart des auteurs français Ces corps singuliers, de 12 a 35 μ de diametre, arrondis, homogènes au repos, nucleaires, se déplacent en se deformant et peuvent, en locomotion s'allonger jusqu'à 60 μ ; ils sont formés d'une masse protoplasmatique a zone périphérique plus claire et a zone centrale granuleuse, renfermant un noyau de 5 à 7 μ, muni d'un nucleole et d'une ou plusieurs vacuoles (2) On les rencontre du reste chez les gens bien portants et dans d'autres affections que la dysenterie (Cunningham). D'autres protozoaires se rencontrent aussi dans le côlon soit sain, soit dysentérique, *Megastoma entericum*, *Cercomonas intestinalis*. *Trichomonas*.

W. Kruse et A. Pasquale (3) sont arrivés aux conclusions suivantes : 1° les amibes des feces humaines normales se distinguent des évacuations dysentériques par l'absence d'effets pathogènes sur les chats ; 2° les amibes cultivées de l'infusion de paille se distinguent des amibes de la dysenterie en ce qu'elles sont inoffensives pour les mêmes animaux.

(1) Dounon : « Des causes de la diarrhée de Cochinchine, » *Bulletin de la Société de Médecine publique*, t. I, p. 272.

(2) Raph Blanchard. — Parasites de l'eau dans l'organisme, *Revue d'hygiène*, 1890, p. 828-923.

(3) *Zeitschrift fur Hygiene und Infectionskrankheiten*, XVI, 1894. p. 1

Pour M. Celli (1), *l'amœba coli* et les amibes en général ne sauraient être considérées comme cause de la dysenterie. Sur 34 cas de dysenterie étudiés avec soin, il n'a rencontré que douze fois des amibes et quatre fois seulement sur ces douze, *l'amœba coli*. Il incriminerait plus volontiers le *bacterium coli*, devenu pathogène sous une influence à déterminer.

Mentionnons enfin l'opinion d'Ogata qui a décrit des bacilles courts, très fins, colorables par le Gram, liquéfiant la gélatine, pathogènes pour la souris, le cobaye et le chat, comme caractéristiques de la dysenterie au Japon (2).

Le nombre des bactéries, microcoques, bacilles ou spirilles, streptocoques et staphylocoques est tel, dans les fèces dysentériques, que l'on en vient inévitablement à se demander avec J. Arnould et Kelsch si ce ne sont pas là des hôtes familiers, devenus pathogènes sous l'influence d'une cause météorique seconde. Toutefois, s'il est vrai que souvent la cause première est en nous, des observations cliniques, faites pour entraîner la conviction, désignent dans la plupart des cas l'eau comme le véhicule du germe dysentérique.

La question des associations bactériennes, à peine entrevue, est une de celles qui nous réservent de grandes surprises. Car on trouve de tout dans les selles dysentériques et le *coli communis* surtout y foisonne (Laveran, Calmette). Tel microbe peut ne devenir pathogène qu'en présence de tel autre.

MM. Chantemesse et Widal avaient signalé, dès 1888, sur cinq dysentériques provenant du Tonkin, du Sénégal, de la Guyane, « un bacille court, ventru, ne liquéfiant pas la gélatine et formant à sa surface une pellicule d'un blanc jaunâtre, dont les colonies paraissent constituées par deux cercles concentriques, l'intérieur, plus foncé, accidenté, l'extérieur, clair à circonférence régulière, pathogène pour les animaux. » A. Calmette n'a pas retrouvé ce microbe sur les dysentériques observés par lui en Cochinchine. Rien n'est variable comme la morphologie microbienne, rien, si ce n'est leurs fonctions biologiques.

Enfin une dernière question reste invinciblement liée à celle de la dysenterie, c'est celle de l'hépatite. Dans la majorité des cas, l'hépatite est la conséquence de la dysenterie ; et la plupart des auteurs admettent une communauté d'origine. Toutefois nous ferons remarquer que les amibes incriminées par Kartulis, Lafleur, Councilmann n'ont été rencontrées par Kruse et Pasquale que 6 fois sur 15 cas d'abcès du foie ; que, d'autre part, Kartulis, Netter, Laveran, Hanot ont attiré l'attention sur le fait de la stérilité de certains abcès du foie

(1) Celli. — Communication au Congrès international de Buda-Pesth, sept. 1894.

(2) *Centr. Bl. für Bakteri*, mars 1892.

d'origine nettement dysentérique où l'on n'a trouvé ni amibes, ni microbes pyogenes d'aucune sorte ; qu'enfin la clinique nous apprend formellement que l'hépatite purulente peut exister en dehors des lésions dysentériques.

Quant à la *fièvre paludéenne*, les beaux travaux de Laveran (1) et des Italiens, tout en nous éclairant sur les microorganismes pathogènes, n'ont pas encore expérimentalement démontré le rôle de l'eau de boisson dans sa genèse. M. Laveran ne doute pas de l'origine hydrique du paludisme, et les praticiens agissent tous les jours comme si la démonstration en était faite. Leur prudence ne peut qu'être louée. L'observation classique de Boudin (2) avait entraîné la conviction clinique de tous les médecins de son temps; mais l'on sait ce que pèsent aujourd'hui les convictions cliniques. D'un fait bien observé et d'une expérience bien conduite, qui l'emporte? En théorie c'est l'expérience ; mais le praticien aura toujours un faible pour le fait clinique.

La *fièvre jaune* est-elle d'origine hydrique? D'origine exclusivement hydrique, personne n'oserait le soutenir. Mais M. Rochard a déjà depuis longtemps avancé, avec faits à l'appui, que la fièvre jaune pouvait naître, à bord, de l eau embarquée en pays contaminé, et le docteur A. Gavino, de la Vera-Cruz, a signalé, en 1889, l'amélioration de l'état sanitaire de cette ville au point de vue du typhus ictérode, depuis la distribution à la ville et aux maisons d'une eau de source.

Nous savons peu de chose de la maladie connue sous le nom de *Verruga* péruvienne, bouton des

(1) A. Laveran, *Du paludisme et de son hématozoaire*, Paris, 1891.

(2) *Traité de géographie et de statistique médicales*, t. I, p. 142.

Andes, et de sa pathogénie. Mais les indigènes croient à l'origine hydrique, comme le prouve le nom d'*Agua da Verrugas* donné a l'une des stations de la région. Les médecins péruviens croient à une pyrexie cylique ; M. Corre lui trouve de grandes analogies avec le mycosis fongoïde. Toutefois les recherches plus récentes du docteur Isquierdo tendraient à en faire une maladie microbienne. Le cas du malheureux Carrion, étudiant en médecine, succombant à une inoculation expérimentale, a démontré l'identité de la *fièvre de la Oroya* et de la *Verruga*, en même temps que sa nature infectieuse De plus M. Beaumanoir incrimine le sol et en fait l'habitat de l'agent pathogène, plus que l'eau ou l'atmosphère (1).

B) **Des eaux potables.** — Les eaux potables dont on fait usage entre les tropiques sont par ordre de salubrité : 1° les *eaux d'étangs et de marigots ;* 2° les *eaux de puits, ordinaires ou artésiens ;* 3° les *eaux de pluie et de citerne ;* 4° les *eaux de rivières et de fleuves ;* 5° les *eaux distillées ;* 6° les *eaux de source ;* 7° les *eaux minérales* importées.

1° Les *étangs et les marais*, formés par la collection des eaux dans une dépression de terrain à sous sol imperméable, sont quelquefois une ressource suprême pour le colonial. Ces eaux détestables ne doivent être bues que filtrées et dans le cas de nécessité absolue; matières organiques, infusoires, entozoaires, micro-organismes pathogènes, elles ont été accusées à juste titre de contenir les germes d'une foule d'affections bénignes, graves ou mortelles. — Le régime des fleuves des tropiques fait que les crues periodiques

(1) Voir Beaumanoir : « De la Verruga. » *Archives de med navale*, LV 1891.

occasionnent à côté du lit principal une série de lits secondaires, *marigots*, coulant à pleins bords lors de la crue et dont l'eau est à peu près du même degré de salubrité que l'eau du fleuve lui-même ; mais elle se change en eau stagnante pendant la période de sécheresse et devient dangereuse a boire.

Depuis 1886, Saint-Louis du Sénégal boit ainsi l'eau du marigot de Lampsar (Makannah), excellente en temps de crue. Mais le flot remonte jusqu'à cette hauteur, et durant la saison sèche l'eau du marigot acquiert peu à peu de la salure, au point de la rendre imbuvable (Treille) (1). Aussi est-il question de faire la prise en amont de Richard Toll, à 144 kilomètres au-dessus de Saint-Louis.

2° Les *eaux de puits* ne sont qu'exceptionnellement bonnes. Creusés au voisinage des maisons, dans les agglomérations urbaines, ils sont toujours dangereux, a cause des infiltrations probables. Ils ne le sont pas moins, creusés dans l humus au voisinage des fleuves et des nappes d'eau, et l'exemple de la Cochinchine a montré leur nocivité. Saigon, autrefois de réputation si detestable alors qu'on y buvait uniquement des eaux de puits, a vu son état sanitaire s'améliorer avec l'amenée d'eau potable

D'autres fois le puits est creusé au voisinage de la mer ou dans les déserts à efflorescences salines ; les eaux en sont mauvaises, lourdes, peu propres au savonnage et à la cuisson des légumes ; les indigènes toutefois s'en contentent et ne paraissent pas souffrir de leur usage. Mais si l'on traverse la couche imperméable, il peut arriver que l'on tombe sur une nappe d'eau potable. C'est le cas à Thiès (puits de

(1) « Hygiène au Sénégal, » in *Revue d'Hygiène*, 1892, p. 587.

la mission), à Porto-Novo (Dahomey) et d'un grand nombre des puits artésiens du Sahara.

Enfin, cas plus rare, l'eau du puits se renouvelle par l'effet d'un courant souterrain ; ces eaux participent alors des qualités des eaux courantes (puits des oued désertiques), et le forage de ces puits artésiens a créé une ligne d'oasis au sud de l'Algérie.

Le forage a aussi très bien réussi dans les îles de la Sonde, et van der Burg signale la diminution de la dysenterie et du choléra concordant avec l'alimentation en eau de puits artésiens de la population indigène.

3° Les *eaux de pluies* rendent de grands services à défaut d'eaux courantes. Dans les pays chauds au-dessus du tropique du Cancer, la civilisation arabe nous a laissé, dans les citernes du nord de l'Afrique, des monuments qui montrent la part de l'eau de pluie dans l'alimentation. Les citernes d'Aden, par 12° 46, sont l'objet de la curiosité de tous les voyageurs. L'île Nou, la presqu'île Ducos, la plupart des postes de la Nouvelle-Calédonie s'alimentent de l'eau des pluies recueillie dans des citernes cimentées ou des caisses à eau de navire. Enfin les citernes de Dakar, établies à la base des dunes, ont heureusement résolu le problème de n'introduire dans les réservoirs que de l'eau stérilisée par le filtre puissant du sol. Car les eaux de pluies, surtout les premières de l'hivernage, se chargent de matières organiques et de microorganismes qui entraînent une sorte de fermentation et leur corruption à un moment donné. Toutefois, si l'on a soin de faire s'écouler, au dehors des réservoirs ou des citernes, la première eau qui a lavé les toitures, les eaux de pluie font des eaux très potables

Le docteur Pringle a vu employer dans l'Inde un procédé simple et efficace de conservation des eaux de pluie. Comme il est difficile, pendant la saison des pluies, de tenir les puits à l'abri des impuretés, on recueille l'eau de pluie sur une toile de coton tendue aux quatre coins et dont la poche centrale est accentuée par une grosse pierre ; elle filtre de là dans une jarre placée au-dessous, d'où on la transvase dans de grands récipients placés dans un endroit frais.

M. A. Gautier (1) dit que les citernes vénitiennes sont les mieux disposées du monde, et nous transcrivons ici la description qu'il en donne, pensant qu'elle ne sera pas inutile à connaître dans les colonies, et qu'on pourra en faire d'heureuses applications :

« Pour faire une citerne vénitienne, on creuse dans le sol un trou de trois mètres de profondeur (les infiltrations de la lagune empêchent à Venise d'arriver plus bas). On lui donne la forme d'une pyramide évasée, tronquée à son sommet tourné vers le bas. On maintient les terrains au moyen d'un talus en bois injecté, peu altérable. A sa surface intérieure on dépose une couche d'argile de 30 centimètres d'epaisseur parfaitement lissée. Ce revêtement est destiné a empêcher la végétation du sol de venir puiser dans l'eau de la citerne. Au fond de cette cavité quadrangulaire plus étroite par le bas, on place une pierre circulaire légèrement excavée. Celle-ci sert de base de sustentation à un puits à parois verticales et à section circulaire que l'on construit au centre du réservoir, dans la forme ordinaire

(1) *Encyclopédie d'hygiène*, t. II, p. 412.

des puits habituels, en se servant à cet effet de briques sèches parfaitement ajustées ; on a seulement le soin de percer circulairement celles du fond. Le puits étant prolongé verticalement jusqu'au niveau de l'excavation, il reste, entre la paroi verticale externe du puits et le réservoir pyramidal évasé en cône, un espace que l'on remplit de sable de mer bien lavé. A chacun des quatre angles supérieurs de la pyramide sont placées ensuite des pierres creuses (*casetoni*), communiquant entre elles par une rigole étanche. Le tout est recouvert par le pavé ordinaire qui s'incline vers les *casetoni* pour y laisser écouler les eaux pluviales, qui de là filtrent à travers le sable et se rendent par le bas dans le puits de la citerne. Celle-ci est toujours fermée d'une pierre formant plafond circulaire, qu'on enlève quand on veut y puiser. » M. Gautier ajoute qu'on devrait « creuser la citerne plus profondément, recouvrir le bâtis de bois d'un ciment imperméable, placer au fond même du puits central une forte couche de sable siliceux facile à remplacer de temps à autre, ne recueillir que des eaux de pluies venant directement de toits de briques ou d'ardoises, sans aucune armature ou point plombeux, enfin s'arranger pour qu'il ne s'établisse aucune communication, par la surface ou dans le sol, des eaux de la citerne avec les eaux ménagères de la maison. »

Dans les colonies où l'on est obligé de recourir à l'eau des pluies recueillies en citernes, il serait facile de faire précéder la citerne par un appareil filtrant sur le modèle des citernes de Constantinople. J. Arnould (1) donne une figure empruntée à Parker repré-

(1) J. Arnould, *Nouveaux éléments d'hygiène*, 2e édit., p. 245.

sentant deux citernes accolées selon le principe des vases communicants, dont la branche verticale de communication est remplie par couches de bas en haut de gros gravier, de charbon, de gravier moins gros et de sable. Quelques villes américaines, réduites aux citernes, ont adjoint à ces réservoirs un appareil filtrant dans l'intérieur duquel se fait le puisage, par une installation analogue à celle des puits vénitiens. C'est aussi aux citernes-filtres que l'on a eu recours pour la construction de la ligne de l'Ouest algérien.

4° *Les fleuves et les rivières* des tropiques sont alimentés par les pluies périodiques. Ils naissent d'ordinaire d'un massif central boisé. A l'époque des crues, ils roulent une quantité considérable de troubles et les eaux ne peuvent être bues que clarifiées Toutefois, il ne paraît pas que ces eaux troubles fussent dangereuses si elles n'étaient, sur leur parcours, souillées par d'autres causes d'infection. Les agglomérations humaines des bords des fleuves sont, en effet. le grand danger ; le Nil, le Gange, le Mississipi et l'Orénoque doivent leur mauvaise réputation aux souillures humaines. M. Treille (*loc. cit.*) a rapporté a la pollution du Baoulé et du Bakhoy, affluents du Sénégal, l'épidémie de forme amarile qui désola le Haut-Fleuve à la fin de 1891 et au commencement de 1892. Un typhus régnait alors sur le bétail de la région ; 1,500 bœufs avaient péri et le fleuve roulait des charognes en putréfaction.

Dans beaucoup de colonies, on en est réduit à l'eau du fleuve tel qu'il coule. Au Sénégal, en Cochinchine, au Tonkin, de nombreuses maladies ont été occasionnées par l'usage des eaux de fleuves. Si l'on songe à la quantité prodigieuse de matières organiques apportées par les troubles, de germes vivants, d'œufs d'entozoaires entraînés par les crues venant laver les marigots et les marécages qui bordent d'ordinaire les rivières tropicales, de microbes banaux et pathogènes y déversés avec les déjections des animaux et des hommes riverains, on s'explique la fréquence de la dysenterie, du choléra, de la fièvre typhoïde imputés à ces eaux, et l'on peut s'étonner même que ces affections ne se développent pas nécessairement toutes les fois et sur tous les sujets. Les travaux de ces dix dernières années, des savants français Arloing, Roux, Duclaux, Nocard, Strauss, et étrangers, Frankland, Ward, Buchner, ont élucidé en partie le problème de la purification spontanée des eaux de fleuves. Prausnitz a montré qu'à 30 kilomètres au-dessous de Munich, l'Isar avait déjà perdu les 5/6 de ses germes vivants. Les causes de l'auto-épuration sont multiples : — précipitation des matières organiques par le fait de la densité et aussi par des changements survenus dans les attractions moléculaires (Duclaux) ; — actions chimiques des substances inorganiques en dissolution les unes sur les autres et sur les germes ; — action des germes vivants eux-mêmes sur les matières organiques ; ces actions microbiennes complexes, variées, cycliques semblent donner la raison scientifique de ce vieux dicton des anciens marins : Les eaux de certaines aiguades ne sont bonnes que lorsqu'elles ont pourri trois fois dans les caisses; — mais surtout l'action puissante, la plus puissante peut-être, de la lumière, dont les expériences de Richardson, de Buchner, de Rafaele Procaccini ont montré l'action inhibante et aussi véritablement destructive des germes.

5° L'*eau distillée*, qui rend de si grands services

aux marins en campagne et qui a délivré pour jamais les équipages de ces eaux croupissantes et nauséabondes provenant d'aiguades suspectes, ne sera jamais, à terre, qu'un pis-aller coûteux. D'un autre côté, l hygiéniste ne saurait approuver l'usage continu de l'eau distillée. L'emploi que l'on en fait en thérapeutique dans les gravelles oxaliques et phosphatiques montre bien l'utilité physiologique de l'eau potable naturelle à l'organisme normal. Mais l'eau ne contient pas seulement des sels nécessaires à la nutrition ; elle est rendue *vivante*, et mérite le nom d'eau vive, par la présence des microorganismes. L'eau distillée est une eau morte. Non seulement *l'eau peut être bonne et salubre sans être absolument stérilisée* (J. Arnould) (1), mais encore la présence des microorganismes paraît être une condition de sa saveur et de sa légèreté. Les eaux distillées ne sauraient être consommées au sortir du serpentin ; elles répugnent à l'odorat et au goût, bien qu'elles soient chimiquement inoffensives ; l'aération lui redonnant les microorganismes qui y sont en suspension la *revivifie* littéralement (2).

6° L'idéal aux colonies comme partout, c'est l'*eau de source*, à part les cas rares où elle s'est au passage chargée de sulfates, de chlorures ou de matières

(1) « Stérilisation de l'eau, » in *Revue d'hygiène*. 1893, p. 518.

(2) Les expériences de Kianitzine sont éminemment suggestives. Des animaux, chiens et lapins, ne respirant que de l'air stérilisé, n'ont pas tardé à périr du deuxième au cinquième jour, perdant rapidement de leur poids et éliminant plus d'acide carbonique par le poumon et plus d'azote par l'urine. Ce qui prouve que l'air n'est pas un simple mélange de gaz en proportions déterminées, mais que les microorganismes qu'il contient paraissent aussi nécessaires à l'existence que l'oxygène lui-même. Ces expériences sont à rapprocher de celle de M. Duclaux, sur la terre stérilisée, devenant impropre à la

organiques en traversant des terrains gypseux, salés ou des humus quaternaires et recents. L'expérience vieille comme la médecine a prouvé l'excellence du filtre naturel qu'est le sol. Les infiltrations des eaux de pluie font les ruisselets souterrains, qui font les sources venant jaillir généralement dans les parties déclives, presque toujours au contact des couches d'argile (1).

Il a fallu quinze siècles à la civilisation, submergée sous le flot de l'invasion barbare, pour retrouver l'idée romaine : Pas de colonisation sans amenée d'eau. C'est d'hier seulement que l'effort hygiénique administratif se porte de ce côté. Les vérités médicales à lointaine portée, dont la sanction n'apparaît pas immédiate au vulgaire, sont les plus difficiles à faire admettre. Dans quatre de nos colonies seulement l'eau pure coule dans les rues et les habitations : Saint Denis, Nouméa, Saigon et Fort-de-France ; encore y a-t-il de nombreux desiderata à exprimer pour les deux premiers points ; il est cependant peu de nos chefs-lieux où l'on ne puisse amener de bonnes eaux vives, soit de source, par conduits et aqueducs, soit de rivière ayant passé au travers de galeries filtrantes. N'est-ce pas le cas de répéter le conseil aphoristique si souvent cité de M. Rochard ? Toute dépense consentie au nom de l'hygiène est une économie

7° Plus dans l'espoir de réveiller la paresse stoma-

culture. Il semble établi que la terre et l'air, comme l'eau, doivent être vivants pour entretenir la vie. (Kianitzine : « Influence de l'air stérilisé sur l'échange d'azote, l'élimination d'acide carbonique et l'assimilation de l'azote de l'alimentation, » in *Journal d'hygiène publique et de médecine légale*, n° 5, 1894.)

(1) A. Gautier, *loc. cit. Encyclopédie d'hygiène*, t. II. p 369.

cale que par crainte des eaux du pays, on consomme une grande quantité d'*eaux minérales* dans les colonies intertropicales. L'usage n'en est pas à recommander, surtout de celles qui sont le plus fortement chargées en acide carbonique et par cela même les plus recherchées. Au bout de peu de temps c'est l'effet contraire de l'effet cherché qui est obtenu, et la paresse digestive augmente. D'un autre côté, et bien avant les constatations microbiologiques modernes, nous avions été mis en défiance des eaux minérales, non seulement par la quantité invraisemblable des falsifications, que l'on rencontre aux colonies, mais encore par le peu de soin avec lequel était fait l'embouteillage des plus renommées et des plus authentiques de ces eaux.

A part les eaux franchement médicamenteuses, nous ne verrions qu'avantage à remplacer toutes les eaux de table, gazeuzes ou non, naturelles ou artificielles (le nombre en est incroyable et il en est qu'on ne trouve que dans les colonies) par l'eau naturelle stérilisée par le procédé Rouart et mise en bouteille aseptiquement selon les indications de M. Galante (1) Nous aurons l'occasion plus tard d apprécier l'appareil lui-même.

MM. Moissan et A. Robin ont attiré récemment (mars 1894) l'attention de l'Académie de médecine sur les eaux minérales naturelles et artificielles. Les premières seules nous importent, car ce sont celles que l'on consomme le plus dans les pays chauds Ils ont décelé, dans la plupart, des quantités considérables de colonies bacillaires dont quelques-unes

(1) *Société de médecine publique et d'hygiène professionnelle*, 4 avril 1894.

pathogènes, telles que celles du bacille *coli*. Ainsi *Badoit* a présenté 159,000 colonies, *Couzan*, 183,400, *Alet*, 107,500, *Contrexeville*, 48,000, *Vichy*, 50,000 et 64,500, *Vals* (Précieuse), 11,500 ; en outre, des mucédinées et des matières organiques.

S'il est vrai, et cela paraît ressortir des études de MM. Roman et Collin pour les eaux de Vichy, que les eaux sont à peu près exemptes de microbes aux griffons, les exemples ci-dessus nous montrent de quelles souillures elles sont susceptibles dans les diverses manipulations.

C) **Du rafraîchissement des eaux potables.** — On sait que les bonnes eaux de source ont de 8 à 12 degres au sortir du sol. On doit s'efforcer de ramener l'eau ingérée à cette température. C'est dire que nous sommes partisans des eaux rafraîchies mais non glacées (1). Prises à la température ambiante, les boissons ne desaltèrent point.

Tous les hygiénistes s'accordent à condamner l'usage du morceau de glace mis directement dans le verre de boisson. On ne doit pas oublier qu'une température de 20° au-dessous du point de congelation ne détruit pas la vie des microbes et que la pullulation, un instant entravée, reprend au dégel toute son activité. Mais, d'autre part, la glace seraitelle pure de germes, on court le risque par ce moyen d'abaisser trop fortement la température du breu-

(1) Les expériences de M. Linossier avaient montré le pouvoir excito-moteur de l'eau chaude. M. A. Lamy (thèse de Lille, 1894), confirmant ces expériences pour les qualités excito motrices des boissons a la température de 37°-38°, a conclu en outre expérimentalement que c'est l'eau à 4° qui amène la sécrétion la plus acide et la plus riche tant en chlore total qu'en acide chlorhydrique combiné. (*Journal de médecine et de chirurgie pratiques*, 1895, p. 17.)

vage. Les *alcarazas*, *bordacks* ou *gargoulettes* qui se trouvent dans tous les pays chauds, quand la terre est suffisamment poreuse et que l'évaporation est activée par un courant d'air, rafraîchissent l'eau aux environs de 10°, et c'est très suffisant. Mais dans les chaudes journées de l'hivernage, ces appareils fonctionnent mal, l'atmosphère étant saturée d'humidité, et l'usage de la glace s'impose. Il faut alors avoir soin de se servir d'un vase à double paroi (*Icepot* des pays anglais) ; la glace se place dans la couronne et le liquide à rafraîchir est amené du vase intérieur par un siphon ou une simple gouttière.

D) **Analyse chimique de l'eau.** — Les chimistes et les bactériologistes ne s'accordent pas sur les caractères de l'eau potable. Les seconds n'accordent de confiance qu'à l'eau stérilisée ; les premiers disent avec quelque apparence de raison qu'une eau bactériologiquement pure, outre qu'elle est difficile a obtenir d'une façon pratique et continue, est souvent detestable au goût ; qu'une bonne analyse chimique donne toutes les garanties et qu'il n'y a pas d'exemple qu'une eau répondant à tous les desiderata de l'analyse chimique ait occasionné des accidents.

De son côté, J. Arnould, avec la finesse de son esprit critique, a fait un parallèle (1) entre les divers procédés de *filtration*, de *précipitation*, de *stérilisation par la chaleur*, et il fait remarquer qu'il n'est peut-être pas nécessaire de pousser jusqu'à l'anéantissement de tous les microorganismes pour obtenir une eau potable. « Somme toute, conclut-il, nous *protégeons* les filtres ; ce qui n'est pas aussi extra-

(1) J. Arnould : « La stérilisation de l'eau, » *Revue d'Hygiène*, 1893, p. 501.

ordinaire qu'on pourrait le croire. Nous étendrions volontiers cette sympathie à l'*épuration par précipitation*, qui probablement ne stérilise pas plus que les filtres, s'il était acquis que les substances qu'elle ajoute à l'eau n'ont que des effets utiles... *L'eau peut être bonne et très salubre sans être absolument stérilisée.* »

M. Vallin insiste aussi à plusieurs reprises sur la nécessité de s'attacher aux solutions pratiquement suffisantes plutôt qu'aux solutions rigoureusement scientifiques. C'est pourquoi, dans un livre de la nature de celui-ci, nous rappellerons tout d'abord la vieille formule hygiénique de l'eau potable : « Elle doit être *fraîche*, *limpide*, *incolore*, même sous une grande épaisseur, *sans odeur*, ce dont on s'assure en la chauffant à 50° avec ou sans addition de lessive de soude. Elle ne doit pas être *trop dure*, c'est-à-dire qu'elle ne doit pas contenir une trop grande proportion de sels calcaires et magnésiens. » (Landois) Elle doit dissoudre le savon sans former de grumeaux, cuire les légumes secs sans les durcir, être exempte de matières organiques et tenir en dissolution une proportion convenable d'air, d'acide carbonique et de matières minérales (Guérard, cité par Reynaud).

L'hygiéniste aux colonies tropicales doit toujours avoir à l'esprit les anciens procédés, décrits dans les traités de physiologie et d'hygiène pour l'essai des eaux potables et pouvoir repondre au questionnaire suivant :

Extrait à 180°.
Alcalinite en carbonate de chaux
Degré hydrotimetrique total
— — après ebullition
Oxygène consomme, liqueur acide { matières
— — — alcaline { organiques.

Nitrates, en nitrate de potasse.
Ammoniaque.
Chlorures, en chlorure de sodium.
Sulfates, en sulfate de chaux.
Chaux totale.
Magnésie.
Phosphates.

Il doit se rappeler : 1° Que le degré hydrotimétrique ne doit pas dépasser sensiblement 22 degrés ; — 2° que l'eau a d'autant plus de chances d'être pure que les réactions sont plus faibles qui indiquent la présence de l'acide sulfurique, de la chaux, de la magnésie et du chlore ; — 3° qu'elle doit être exempte de matières organiques.

Ce sont là les trois points importants. Mais pour faire un essai convenable, il sera utile de procéder méthodiquement, et nous donnons dans son entier le travail suivant de M. Ch. Girard, qui nous a paru résumer et simplifier des méthodes assez delicates.

Méthodes pour l'analyse des eaux potables (1).

« 1. — *Préparation des liqueurs titrées.* — *Alcalinité.* Acide sulfurique N/10 ; — orangé de dimethylaniline à 1 gramme par litre.

Hydrotimétrie. — 1° Peser exactement 0 gr. 55 de chlorure de baryum pur et sec ($BaCl^2$, 2HO), et dissoudre dans 1 litre d'eau.

2° Dissoudre au bain-marie 125 gr. de savon blanc de Marseille aux huiles d'olives, ou mieux de savon amygdalin ou officinal, dans un litre 1/2 d'alcool à 90° et filtrer le liquide dans un flacon de 3 litres renfermant 1/2 litre d'alcool et 1 litre d'eau. Laisser

(1) « Méthodes adoptées au laboratoire municipal de Paris, » par M. Ch. Girard, in *Revue d'hygiène*, 1893, p. 116.

reposer au moins trois mois. Au moment de l'usage, filtrer et titrer de la façon suivante :

Dans le flacon spécial, introduire 40 centimètres cubes de solution de chlorure de baryum, puis par deux ou trois divisions ajouter la liqueur dé savon, en agitant chaque fois, jusqu'à ce que la mousse ait au moins un demi-centimètre de haut, soit fine et persiste au moins cinq minutes.

Soit n le nombre de divisions trouvé sur la burette hydrotimétrique, on a :

$$\frac{n + 1}{23} = \frac{1000}{x}$$

et pour chaque litre de liqueur on ajoutera x — 1,000 centimètres cubes d'un mélange de deux volumes d alcool et d'un volume d'eau.

En répétant alors l'essai, on doit trouver maintenant 23 divisions ou 22 degrés

Matière organique. — 1° La liqueur de permanganate N/10, renferme exactement par litre 3 gr. 162 de sel ; 1 centimètre cube = 0 gr. 008 d'oxygène ou 0 gr. 0063 d'acide oxalique.

On additionnera d'eau 125 centimètres cubes de ce permanganate de manière à faire 1 litre ; 1 centimètre cube equivaut a 0 gr. 0001 d'oxygène ou à 0 gr. 000788 d'acide oxalique.

2° On dissout environ 5 grammes de sulfate ferreux cristallisé dans 1 litre d eau avec 20 centimètres cubes d'acide sulfurique concentré ; cette liqueur n'a pas besoin d'être exactement titrée, l'essentiel est d'en mesurer toujours un volume identique.

3° Solution saturée de bicarbonate de soude.

4° Acide sulfurique : 200 centimètres cubes mélangés en refroidissant avec 800 centimètres cubes d'eau (garder à l'abri des poussières en flacon à l'émeri).

Nitrates. — 1° Dissoudre par portions 15 grammes de phénol pur en neige dans 185 gr. d'acide sulfurique pur et garder en flacon à l'émeri.

2° Peser exactement 0 gr 25 de nitrate de potasse pur et sec et dissoudre dans l'eau pour faire un demi-litre. 10 centimètres cubes renferment 0 gr. 005 de nitrate de potasse.

On évapore dix centimètres cubes de cette solution à sec dans une capsule de porcelaine, au bain-marie, et après refroidissement, on promène sur le residu, pour le rassembler, un centimètre cube de réactif sulfophéniqué ; on ajoute quelques centimètres cubes d'eau, puis un excès d'ammoniaque ; on dilue à un demi-litre, puis dans des tubes jauges à 50 centimètres cubes et bouchés ; on introduit 50, 40, 30, 25, 15, 10, 8, 6, 4, 2, 1 centimètres cubes de cette solution et on complète au trait avec de l'eau. Sur chacun de ces tubes on note au diamant le volume de liqueur jaune qu'il a reçue et qui représente le poids de nitrate de potasse par litre que renferme une eau traitée dans les mêmes conditions. Les bouchons de verre de ces tubes seront vaselinés avec soin pour garantir l'hermeticité et les tubes seront rangés dans le porte tubes.

Ammoniaque. — 1° Le réactif de Nessler se prépare en dissolvant 50 grammes d'iodure de potassium dans 50 centimètres cubes d'eau bouillante, puis en ajoutant peu à peu une solution bouillante de 25 grammes de bichlorure de mercure dans 50 centimètres cubes d'eau ; lorsque le précipité refuse de se redissoudre, on en redissout la majeure partie à l'aide de quelques cristaux d'iodure de potassium, on filtre, on ajoute 300 centimètres cubes de lessive de potasse pure à 45 degrés Baumé, on dilue a 1 litre, on rajoute 5 centimètres cubes de la solution ordinaire à 5 0/0 de bichlorure de mercure, on laisse reposer et on décante le liquide clair dans un flacon en verre brun bouché au caoutchouc. On garde à l'obscurité. Pour l'usage on décante dans le flacon à pipette jaugée de 1 centimètre cube.

2° Dans 200 centimètres cubes d'eau on dissout 100 grammes de carbonate de soude pur, cristallisé, et 50 grammes de soude caustique à l'alcool; on fait bouillir rapidement quelques minutes, et après refroidissement, on ramène à 300 centimètres cubes, avec de l'eau pure. Ce liquide ne doit pas se colorer par le réactif de Nessler; on le conserve dans un flacon bouché au caoutchouc.

3° On pèse exactement 3 gr. 147 de chlorhydrate d'ammoniaque pur; on dissout dans l'eau pour faire un litre : un centimètre cube renferme un milligramme d'ammoniaque. Cette liqueur est gardée dans un flacon à l'émeri. On en dilue 50 centimètres cubes à un litre et on introduit ce liquide N/20 dans un flacon-burette.

Chlorures. — Nitrate d'argent N/100, obtenu en diluant à 1 litre, 100 centimètres cubes de la liqueur N/10 du laboratoire à 17 gr. de nitrate d'argent par litre.

Chromate jaune, neutre, de potasse, exempt de chlore, à 10 0/0 dans l'eau.

Sulfates. — 1° On dilue à un litre, 50 centimètres cubes de la solution normale de chlorure de baryum à 122 gr. par litre de sel $BaCl^2$, 2aq.

2° On dilue à 1 litre, 50 centimètres cubes de la solution normale de bichromate du laboratoire, à

73 gr. 8 par litre de sel $K^2Cr^2O^7$, après les avoir au préalable saturés par l'ammoniaque.

Dans une série de tubes jaugés à 50 centimètres cubes, on introduit 0,1 à 1 centimètre cube, par dixièmes, de solution de chromate ; on complète le volume de 50 centimètres cubes et on bouche en garnissant de vaseline pour assurer l'herméticité.

Marche de l'analyse.

1° *Résidu sec à* 180°. — Dans une capsule tronco-conique en platine, de 8 centimètres de diamètre à l'ouverture et de 6 centimètres au fond, sur 45 millimètres de haut, on fait évaporer d'abord sur une petite flamme, puis au bain-marie, 500 centimètres cubes d'eau mesurés dans un ballon jaugé, en remplissant la capsule au fur et à mesure ; on termine la dessiccation en portant à l'étuve à air à 180° pendant deux heures. Le poids trouvé multiplié par 2 donne le poids d'extrait sec par litre, quantité à laquelle il convient de rapporter les résultats.

2° *Chaux*. — On humecte le résidu précédent de l'évaporation avec un peu d'acide chlorhydrique ; on laisse digérer dix minutes, puis on reprend par 50 centimetres cubes d'eau et dix centimètres cubes environ de solution à 10 0/0 de chlorhydrate d'ammoniaque, et on fait bouillir ; on ajoute de l'ammoniaque jusqu'a réaction alcaline et on filtre dans un ballon jaugé de 125 centimètres cubes en lavant le précipité sur le filtre à l'eau chaude : ce précipité, formé de silice, d'oxyde de fer et d'alumine, peut être pesé après dessiccation et calcination, s'il est assez important.

Dans le ballon jaugé on précipite la chaux par

l'oxalate d'ammoniaque; on laisse refroidir, puis on complète avec de l'eau jusqu'au trait; on laisse reposer la nuit. Ensuite, avec une pipette, on prélève assez de liquide clair pour en humecter un filtre à analyser, sur lequel on filtre le liquide décanté que l'on récolte dans un ballon jaugé de 100 centimètres cubes pour le dosage de la magnésie.

On jette alors le précipité d'oxalate de chaux sur le filtre; on le lave à l'eau par un jet de pipette, on le rassemble au fond du filtre; on le sèche; on calcine dans un creuset de platine, le filtre à part; on humecte d'un peu d'eau, puis d'acide sulfurique faible; on calcine encore et on pèse.

Une partie de sulfate de chaux correspondant à 0,41154 de chaux, on aura le poids de la chaux par litre en multipliant par 0,823 le poids de sulfate de chaux trouvé.

3o *Magnésie*. — Les 100 centimètres cubes de liquide mis à part dans le ballon jaugé sont transvasés dans un becherglas et additionnés de 50 centimètres cubes d'ammoniaque, avec lesquels on lave la fiole jaugée; on ajoute un léger excès de phosphate de soude ou, si l'on veut ensuite doser les alcalis, de préférence de phosphate d'ammoniaque; on agite avec une baguette de verre; on laisse reposer 12 heures. On rassemble le précipité sur un filtre; on le lave avec de l'eau additionnée de 1/7 d'ammoniaque; on sèche le filtre; on fait tomber le précipité dans une capsule de Saxe tarée; on pose le filtre dessus; on calcine au rouge et on pèse.

Le pyrophosphate de magnésie renfermant 0,3603 de magnésie, et comme on n'opère que sur les 4/5 de la magnesie contenue dans un demi-litre d'eau, on multipliera par 0,901 le poids trouvé de pyrophosphate pour avoir la quantité de magnésie par litre.

Dans le cas où l'on voudrait doser les alcalis, ayant précipité la magnésie par le phosphate d'ammoniaque, on séparerait la potasse et la soude par le chlorure de platine et on multiplierait le poids trouvé par 5/2 pour le ramener au litre.

4° *Alcalinité.* — Ce dosage offre un certain intérêt comme contrôle des chiffres d'analyse.

On mesure 100 centimètres cubes d'eau ; on ajoute 4 gr. d'orangé de méthyle et on titre par l'acide sulfurique N/10 en s'arrêtant au virage au jaune orange (avant le jaune orange).

On détermine une fois pour toutes le volume d'acide nécessaire pour faire virer à la même teinte 100 centimètres cubes d'eau distillée : en général 0,cc. 3. — Du volume d'acide employé on retranche le volume fixe consommé par l'eau distillée, et pour le restant on compte par centimètre cube d'acide 0,050 de carbonate de chaux par litre, forme sous laquelle on évalue l'alcalinité.

5° *Degré hydrotimétrique.* — Dans le flacon spécial, on mesure 40 centimètres cubes de l'eau à analyser, — ou 20, ou 10, selon le degré d'alcalinité trouvé et la nature de l'eau ; — puis avec la burette spéciale, on ajoute peu à peu, par deux ou trois divisions à la fois pour permettre l'égouttage des parois, la liqueur de savon, en agitant chaque fois, jusqu'à ce que la mousse soit fine, homogène, d'une hauteur minimum d'un demi-centimètre et persiste au moins cinq minutes. Le nombre lu sur la burette est le degré total de l'eau.

Dans le ballon jaugé spécial, on fait bouillir 100 centimètres cubes d'eau pendant une demi-heure ; on laisse refroidir ; on complète le volume avec de l'eau distillée; on agite; on filtre, et sur 40 centimètres cubes, on prend le nouveau degré après ébullition.

Le reste de l'eau bouillie sert au dosage des sulfates.

6° *Sulfates.* — A 50 centimètres cubes d'eau bouillie provenant du degré hydrotimétrique, on ajoute 10 centimètres cubes de chlorure de baryum — 20, si le degré après ébullition est élevé — et on fait bouillir cinq minutes, puis on ajoute, à l'ébullition, du chromate (solution de 73 gr. 8 de sel $K^2 Cr^2 O^7$ par litre), jusqu'à ce que le liquide, examiné après un moment de repos hors du feu, en regardant un fond blanc, offre sur la tranche du haut une coloration jaune faible mais nette. On refroidit rapidement le ballon à l'eau froide, on filtre le liquide dans un tube jaugé de 50 centimètres cubes et on compare à l'échelle des tubes de chromate. On note le tube dont la teinte est égale : c'est le volume de chromate ajouté en excès et qu'on déduit du volume employé; la différence est calculée en sulfate de chaux anhydre à raison de 0 gr. 068 par litre, pour 1 centimètre cube de chlorure de baryum consommé (différence entre le volume de chlorure de baryum et celui du chromate corrigé).

7° *Chlorures.* — A 100 centimètres cubes d'eau, on ajoute un peu de carbonate de chaux précipité et trois gouttes de chromate, puis la liqueur d'argent en agitant; on se sert comme type de comparaison d'un volume d'eau égal additionné de mêmes quantités de carbonate et de chromate. On s'arrête quand le ballon du dosage passe du jaune vert au jaune franc ou orangé. On déduit le volume du nitrate employé pour arriver à la même teinte sans chlorures.

Le nombre de centimètres cubes trouvé, multiplié par 0,00585, donne le poids en grammes de chlorures calculé en chlorure de sodium par litre.

8° *Matière organique.* — *a*) En liqueur acide. — Pour chaque série d'opérations faites simultanément, on fait bouillir 200 centimètres cubes d'eau distillée avec 10 centimètres cubes d'acide sulfurique dilué et 20 centimètres cubes de permanganate (3,162 de sel par litre d'eau), en prolongeant l'ébullition exactement pendant 10 minutes; on opère en même temps avec les ballons contenant 200 centimètres cubes des eaux à analyser, 10 centimètres cubes d'acide et 20 de permanganate; au bout des dix minutes, on plonge tous les ballons dans l'eau froide, et quand ils sont ramenés vers 30°, on verse dans chacun 20 centimètres cubes de sulfate ferreux, puis on ramène au rose avec le permanganate.

La différence entre le volume consommé par le ballon d'eau distillée et celui de chaque eau à analyser, est calculée à raison d'un demi-milligramme d'oxygène par litre pour un centimètre cube de permanganate.

b) En liqueur alcaline. — On introduit dans les ballons 100 centimètres cubes de même eau; on ajoute dans chacun 20 centimètres cubes d'eau à analyser; et dans un autre 200 centimètres cubes de solution saturée de bicarbonate de soude et 20 centimètres cubes de permanganate. On fait bouillir exactement dix minutes; on fait refroidir rapidement jusqu'à 30°; on ajoute dix centimètres cubes de solution d'acide sulfurique (200 cc. pour 800 cc. d'eau) et 20 centimètres cubes de sulfate ferreux; on ramène au rose par le permanganate, et la différence entre les deux volumes est calculée en oxygène à raison de 1 milligramme par litre pour 1 centimètre cube de solution de permanganate. Il importe de remarquer que ce titrage ne se fait en réalité que sur 100 centimètres cubes en prenant 100 centimètres cubes comme témoins, le titrage en liqueur acide se faisant sur 200 centimètres cubes.

9° *Nitrates.* — On évapore à sec dans une capsule de porcelaine 10 centimètres cubes d'eau, au bain-marie ; après refroidissement, on promène sur le résidu, pour le rassembler, 1 centimètre cube de réactif sulfophéniqué : on ajoute quelques centimètres cubes d'eau distillee, un excès d'ammoniaque, et on dilue à 50 centimètres cubes dans un tube jaugé ; on compare à l'échelle colorée et on note entre quelles teintes se tient le tube. Si elle dépasse le 50, on dilue le contenu du tube à 500 centimètres cubes et on compare, puis on multiplie le résultat par 10.

10° *Ammoniaque.* — Dans une éprouvette haute, bouchée à l'émeri, on verse 100 centimètres cubes d'eau à analyser, avec un centimètre cube de lessive alcaline ; on bouche. Au bout de quelques heures le liquide est assez clair : on en mesure 50 centimètres cubes qu'on introduit dans un tube spécial jaugé, avec un centimètre cube de réactif de Nessler. Si le liquide se trouble, on ne prendra que 5 à 25 centimètres cubes d'eau, suivant la richesse en ammoniaque ; l'on diluera à 50 avec de l'eau pure. D'autre part, on verse dans un tube pareil 50 centimètres cubes d'eau distillée et 1 centimètre cube de réactif de Nessler; avec la burette, on fait couler dans ce tube de comparaison la liqueur titrée de sel ammoniac jusqu'à ce que, dans les deux tubes, les nuances soient égales. Le nombre employé de centimètres cubes de chlorhydrate d'ammoniaque donne la quantité en milligrammes d'ammoniaque par litre d'eau.

11° *Phosphates*. — Dans un becherglas on introduit 100 centimètres cubes d'eau et 5 centimètres cubes de réactif molybdique. On laisse digérer quelques heures vers 50° et on observe s'il s'est formé un précipité jaune dont on note seulement la plus ou moins forte proportion. » (Ch. Girard.)

Après cet essai du laboratoire, minutieux et presque aussi exact que celui des pesées, nous en indiquerons un plus simple, plus rapide, mais moins exact, suffisant cependant dans la majorite des cas. C'est celui dont M. G. Pouchet, dans l'*Encyclopédie d'hygiène*, a donné la marche. Nous le croyons appelé à rendre des services en hygiène intertropicale et pour ce motif nous le transcrivons ici :

« 1° L'on évapore successivement au bain-marie, dans une capsule de porcelaine ou mieux de platine, un litre de l'eau à essayer après addition préalable de 0,05 centigr. de carbonate de soude pur et calciné. L'augmentation de poids de la capsule, déduction faite du carbonate de soude ajouté, donne le poids du résidu sec de l'eau à 100°.

« Si l'on reprend ce résidu par un peu d'alcool à 83° et qu'on évapore cette solution, on aura un faible résidu salin où l'on pourra facilement déceler l'iode en ajoutant une trace de nitrite de soude, une goutte d'empois d'amidon frais et une petite quantité d'acide sulfurique. Ce mélange bleuira aussitôt s'il y a des iodures dans l'eau qu'on examine.

« 2° Un nouveau litre d'eau est mis à bouillir dans une fiole de verre en remplaçant de temps en temps le liquide qui s'évapore par de l'eau distillée. Il se forme peu à peu, par dissociation du bicarbonate calcique, un précipité qu'on recueille, qu'on pèse et qu'on sèche. Celui ci est presque uniquement formé de bicarbonate de chaux, entraînant une trace d'oxyde de fer, mais *pas de magnésie.* Si l'on ajoute au poids de ce précipité, séché à 120°, 0 gr. 031 pour le calcaire qui reste en dissolution par litre d'eau, on aura le poids de carbonate de chaux par 1,000 centimètres cubes. Le poids du précipité dû à l'ébullition est une donnée très précieuse : il représente, en effet, la partie incrustante de l'eau, celle qui précipite le savon, forme des laques avec les matières colorantes tinctoriales, se depose dans les chaudières à vapeur, les bassins, les tuyaux de conduite. L'on voit combien cette détermination est importante et donne des renseignements nombreux et précis.

« 3° On réduit au dixième de son volume primitif l'eau dont on a séparé le bicarbonate de chaux, ainsi qu'il vient d'être dit au 2°, et l'on additionne la liqueur, non séparée du précipité nouveau qui a pu s'y produire. de son volume d'alcool à 83°. On obtient ainsi un résidu insoluble formé par les sulfates de chaux et de magnésie qu'on lave à l'alcool et qu on sèche à 180°. Après la pesée, on lave de nouveau ce résidu avec un peu d'eau saturée de plâtre. Il ne reste plus alors sur le filtre que du sulfate de chaux qu'on égoutte sur une brique et qu'on sèche de nouveau à 180°. La difference des deux pesées donne le sulfate de magnésie, et comme on connaît le poids total des deux sulfates, on en déduit le poids du sulfate calcaire.

« 4° La liqueur d'où l'on a extrait ainsi les carbonates et sulfates de chaux et de magnésie, ne contient donc plus que les chlorures et azotates terreux s'il en existait dans l'eau, ainsi que les sels alcalins. L'on peut alors, si l'on reconnaît dans ce résidu la présence d'une dose de sels calcaires ou magnésiens, l'additionner de carbonate d'ammoniaque, évaporer à sec, chasser au rouge naissant l'excès de carbonate ammoniacal ajouté, et reprendre par de l'eau distillée qui laisse les carbonates de chaux et de magnésie correspondant aux chlorures et azotates terreux, tandis que la liqueur filtrée donne les chlorures et azotates alcalins. Grâce à l'azotate d'argent et au chlorure de baryum titrés, l'on pourra déterminer rapidement dans cette liqueur résiduelle à quel état et dans quels rapports de composition se trouve la majeure partie de ce dernier reste formé des sels alcalins de l'eau.

« Cette méthode d'essai est très rapide. En la suivant avec soin, on pourra se rendre compte en quelques heures de la valeur et de la nature d une eau potable ou minérale. » (G. Pouchet.)

Enfin les notions macroscopiques vulgaires ne sont pas à dédaigner, et on consultera toujours avec fruit les travaux, trop oubliés aujourd'hui, de M. Gérardin (1) sur les végétations des eaux et dont la méthode de Sedgwick-Rafter pour la numération des végétaux et animaux microscopiques vivants ou morts. diatomacées, cyanohpycées algues, « fungi », rhizopodes, infusoires, vers, crustacés, zooglees, etc., n'est qu'un perfectionnement (2). A plus forte

(1) Gerardin : « Rapport sur l'altération et l'assainissement des rivières, » *Archives des missions scientifiques et littéraires*, 1874.

(2) Gary N Calkins, « The microscopical examination of water (Sedgwick Rafter method) » *Report of the state Board of health of Massachusetts*, Boston, 1892.

raison devra-t-on tenir pour non potables des eaux où les poissons habituels ne sauraient vivre. Mais la flore et la faune des eaux tropicales présentent encore de trop nombreuses lacunes pour qu'on puisse donner des indications précises. Les renseignements des indigènes eux-mêmes ne sont pas à prendre en considération, car ils boivent sans danger des eaux évidemment nocives pour l'Européen. Dans les cas douteux il sera toujours prudent de recourir à l'un des modes d'épuration que nous indiquons plus bas.

E) **Analyse bactériologique des eaux.** Il a été écrit dans ces dernieres années la matière de vingt volumes sous ce titre (1), et de ces vingt volumes

(1) Chantemesse et Widal : « Le bacille typhique, » *Arch. de physiologie*, 1887.
Hueppe et Van Hermengem : *Technique microbiologique*, Bruxelles, 1887.
A Rodet : « Importance de la température dans la détermination du bacille typhique, » *Société de Biologie*, juin 1889.
A. Lustig : *Diagnostica dei Batteri del acque*, Turin, 1890.
A. Rodet et G Roux : « Sur les relations du B. coli communis avec le bacille d'Eberth et la fièvre typhoïde, » *Société de Biologie*, févr. 1890.
Cornil et Babès : *Les Bactéries*, 3ᵉ édition, 1890.
V. Babes : « Sur la variabilité et les variétés du bacille typhique, » *Zeitschrift für Hygiene*, 1890.
Pfuhl : « Procédés d'examen bactériologique des eaux, » *Centralblat für Bakteriologie und Parasit*, 1890.
H. Vincent : « Sur un nouveau procédé d'isolement du bacille typhique dans l'eau », *Société de Biologie*, fev. 1890.
Cassedebat : « Le bacille d'Eberth-Gaffky et les pseudo-bacilles typhiques dans les eaux de rivière, » *Annales de l'Institut Pasteur*, oct. 1890.
Macé : *Traité pratique de Bactériologie*, 2ᵉ édit., 1891.
Miquel : *Manuel pratique de l'analyse bactériologique des eaux*. 1891.
Salomonsen : *Technique élémentaire de bactériologie*, 1891.
G. Roux : *Précis d'analyse bactériologique des eaux*, 1892.
Thoinot et Masselin : *Précis de microbie*, 2ᵉ édition, 1893.

nous ne saurions tirer un paragraphe d'indications nettes et pratiques. La microbie est une science qui naît et renaît tous les jours, et elle ne paraît pas encore être sortie définitivement de l'œuf où elle évolue. Les dogmes de la veille sont anéantis par les expériences du lendemain, et la spécificité de la cellule microbienne est fortement battue en brèche par les variations morphologiques et fonctionnelles, la vie saprophytique de la même bactérie, indifférente, innocente sous tel état, redoutable sous tel autre.

Quelles indications vraiment pratiques tirer de l'état actuel de la science bactériologique des eaux ? Trois. La première, d'apparence paradoxale, c'est qu'il importe tout d'abord de faire une bonne analyse chimique. La deuxième, c'est qu'une eau reconnue potable par l'analyse chimique peut être révélée nocive par la bactériologie. La troisième, c'est la mise en évidence de la pureté, de plus en plus affirmée, de l'eau de la seconde nappe souterraine ; seule, en effet, elle est capable de fournir une eau chimiquement et bactériologiquement pure ; seul, le filtre naturel est apte à remplir les conditions de qualité et de quantité qu'exige la fourniture en eau potable d'une agglomération d'hommes.

Les deux moyens les plus puissants d'épuration des eaux sont ceux qu'emploie la nature et que l'industrie humaine n'arrivera jamais à imiter d'une façon durable : l'épuration des eaux par les eaux, l'épuration des eaux par le sol. Mouvement, oxydations, concurrences vitales, actions méteoriques sur la biochimie microbienne, tels sont les facteurs de l'épuration naturelle des eaux de fleuve et de riviere. Nitrification, vie saprophytique, filtration au travers de couches de nature et de densité diverses, tels paraissent être les facteurs de l'epuration par le sol.

Il semble que ce soit à mettre en lumière les puissances bienfaisantes de la nature que la microbiologie réussisse le mieux.

Ne pouvant encore distinguer dans cette floraison d'idées et d'expériences celles qui sont destinées à devenir classiques, nous nous contenterons de donner des procédés assez simples et puisés aux bonnes sources, qui permettront au moins de déceler les eaux suspectes et de s'en préserver comme telles.

A) **Analyse quantitative.** — *Procédé approximatif de Miquel* (1). — Au préalable, Miquel donne de son papier nutritif la recette suivante : On choisit un beau *bristol* et on l'enduit sur ses deux faces de plusieurs couches d'un vernis fait de : alcool éthylique a 90°, 1000 gr., gomme laque, blanche, 100 gr., ayant macéré huit jours, agité de temps à autre et finalement filtré. Une fois vernie et sèche, la feuille de papier est placee sur une feuille épaisse de carton d'amiante ou sur une planche de bois bien unie, en ayant soin que les bords en soient relevés verticalement d'environ un centimètre, puis on y verse la gelée chaude fondue, tenue dans une capsule en porcelaine à manche et à sec, en faisant parcourir au jet du liquide un chemin qui accélère l'égale répartition de la gelée sur toute la surface du papier et en veillant a ce qu'aucune bulle d'air ne reste interposée. La couche se refroidit alors très rapidement et se solidifie, elle doit avoir une epaisseur de 3 à 4 millimètres, mais pas davantage. Pour activer sa dessiccation, on place le papier nutritif dans une étuve bien ventilee a 35° pendant 5 a 6 heures. Pour l'analyse des eaux ce papier doit être enduit de gelée sur les deux faces, ce que l'on obtient facilement en se servant d'un double cadre de bois qui pince, au moyen de quatre vis de pression, le bristol sur tout son pourtour.

Pour preparer la gelee blanche de lichen, on emploie 50 grammes de lichen blanc (*fucus crispus* par litre : on les fait macerer pendant plusieurs heures dans du bouillon de

(1) *Extrait du Précis d'analyse microbiologique des eaux*, de G. Roux, Paris, 1892.

bœuf ou du bouillon de peptone filtré et chauffé vers son point d'ebullition, en ayant soin d'enfermer le vegetal dans un sachet de toile fine. Une fois la coction achevée, on obtient un liquide filant qui est filtré à chaud à travers une étamine ou une bourre de coton hydrophile et qui, malgré cette filtration, reste un peu opalescent et louche, ce qui ne présente, au reste, aucun inconvénient.

Un des procedés de M. Miquel repose essentiellement sur la faculté que possède la gelee de lichen d'absorber promptement un volume d'eau considérable après qu'elle a eté desséchée en lames minces sur une feuille de papier, et de récupérer ainsi ses propriétés nutritives.

Le papier nutritif est taillé en rectangle, muni d'un fil suspenseur en platine, enveloppé de papier Joseph et introduit dans un autoclave, où pendant une heure on le chauffe à 110° ; il sort de là absolument sec et privé de tout germe.

Au moment de l'analyse, on le suspend par le fil de platine dans une éprouvette bouchée à l'émeri, on le tare tres exactement et on le plonge dans l'eau à doser. Immediatement la gelee s'imbibe et gonfle, et cela si rapidement qu'au bout de cinq minutes l'opération est terminee. On pratique alors une seconde pesée qui fait connaître le poids de l'eau absorbée et on place le tout à l'etuve dans une chambre humide.

Le papier au bout d'une quinzaine de jours est retiré et coloré au bleu d'indigo qui va deceler toutes les colonies qui se sont développées. Pour opérer cette coloration, on commence par bien dessécher le papier chargé de colonies microphytiques, dans une etuve à 45° ; on le plonge ensuite pendant quelques minutes dans une solution aqueuse d'alun cristallise, puis dans de l'eau ordinaire ; on insolubilise legèrement par ce moyen la gelée et on mordance les surfaces à colorer.

On a préparé d'autre part un bain colorant de la façon suivante. 2 gr. d'indigotine cristallisée ont digéré pendant 24 heures avec 40 ou 50 gr. d'acide sulfurique fumant de Saxe, puis on ajoute à ce mélange un litre d'eau ; on obtient ainsi une liqueur très acide qu'il faut neutraliser en partie. On plonge alors dans ce bain le papier bien lavé et on ne tarde pas à voir les colonies se colorer beaucoup plus vivement que le reste de la gelee, jusqu'à prendre une teinte noire, qu'il faut, au reste, obtenir.

A ce moment tout le papier est coloré, bien qu'inégalement, et il faut arriver à ne conserver la teinte bleue qu'aux colonies de microorganismes. Pour obtenir ce résultat, on lave à l'eau, puis on place la feuille dans un nouveau bain de solution de permanganate de potasse à 1 p. 1000, pendant une demi minute environ ; on constate alors que de bleue la gelee est devenue violette, puis rose. On lave encore à l'eau : on soumet le papier à l'action d'une solution faible d'acide oxalique (3 à cinq p. 100), on relave à l'eau et on finit par avoir les colonies de bactéries et de moisissures développées sur le papier nutritif, tranchant en une belle couleur bleue sur le fond blanc du papier. L'intensité de la couleur augmente encore par la dessiccation.

La plupart des bactériologistes ont adopté le classement de Macé et distinguent les eaux d'alimentation en :

Eau très bonne contenant de 0 à 50 bactéries par cc.
Eau bonne contenant de 50 à 500 bactéries par cc.
Eau médiocre contenant de 500 à 3,000 bactéries par cc.
Eau médiocre contenant de 1,000 à 10,000 bactéries par cc. (Miquel.)
Eau mauvaise contenant de 3,000 à 10,000 bactéries par cc.
Eau impure contenant de 10,000 à 100,000 bactéries par cc. (Miquel.)
Eau très mauvaise contenant de 100,000 et au delà par cc.

Mais que d'eaux très potables et bonnes à boire qui contiennent couramment 5 à 6 000 bactéries par centimètre cube, et par contre qui oserait boire une eau stérilisée qu'on aurait souillée expérimentalement d'une seule colonie de microbes nettement pathogènes ?

C'est pourquoi l'analyse qualitative n'a pas tardé à prendre le pas sur l'analyse quantitative, et tout l'effort des bactériologues se porte sur les moyens les plus sûrs pour déceler les bacilles pathogènes comme à rechercher les milieux, les réactifs, les colorants les plus propres à leur différenciation. Leurs efforts n'ont pas encore donné de résultats certains et ils sont les premiers à le reconnaître. Aussi, la science n'étant pas faite sur ce point, nous renverrons aux traités spéciaux, nous contentant de donner des indications basées sur l'état actuel de nos connaissances, destinées très probablement à être modifiées et perfectionnées par les progrès de la science et de la technique bactériologique, mais qu'un hygiéniste moderne ne saurait en tout cas ignorer.

B) **Analyse qualitative.** — La constatation des bacilles typhiques et du komma-bacille a une telle importance qu'un médecin ne peut guère se dispenser de connaître les procédés reconnus jusqu'ici pour les meilleurs et les plus pratiques, permettant de reconnaître leur présence dans les eaux. C'est à ce titre que nous les donnons.

Procédés de M. Chantemesse pour la recherche du bacille typhique dans l'eau.

a) 100 gr. de l'eau à analyser sont mis dans un cristallisoir à l'étuve à 35°. Dans l'eau plongent par une de leurs extrémités 5 ou 6 tubes capillaires (tiges de thermomètres), longs de quinze centimètres environ et remplis d'un liquide contenant, pour trois centimètres cubes de suc de pomme de terre stérilisé, une goutte d'une solution d'eau phéniquée à 6 p. 100. L'autre extrémité est fermée à la lampe après l'introduction du suc. Au moment de placer les tubes dans l'eau, on chauffe légèrement l'extrémité fermée et la bulle d'air qu'elle renferme au dessus du liquide, pour que cet air se dilate et repousse le suc de pomme de terre jusqu'à son point d'affleurement à l'extrémité ouverte

L'immersion se fait aussitôt. Au bout de 6 heures de séjour dans l'étuve à 35°, on retire une moitié des tubes, et au bout de douze heures l'autre moitié. Leur paroi externe est essuyée avec du papier brouillard flambé ; leur extrémité fermée est brisée et, en soufflant par cette extrémité avec un tube en caoutchouc, on fait sortir par l'orifice libre le suc de pomme de terre qu'on reçoit directement dans un tube de bouillon. Ce tube est aussitôt ensemencé dans une série de cristallisoirs de Petri qui renferment de la gélatine fondue On opère le mélange avec soin et on porte les cristallisoirs à l'étuve à 20°. Dans chacun d'eux naissent des germes dont l'immense majorité est représentée par des colonies qui ne liquéfient pas la gélatine quand l'eau est souillée par le *bacterium coli commune* ou par le bacille typhique. Les caractères objectifs des colonies attirent l'attention ; elles sont examinées au microscope et transplantées dans des milieux de culture pour être soumises aux multiples épreuves du diagnostic bactériologique.

b) Le second procédé technique est utilisé en même temps que le premier. L'opérateur doit avoir à sa disposition : 1° de l'eau distillée phéniquée à 6 p. 100 ; — 2° du suc de pomme de terre stérilisé, filtré pour enlever les grumeaux coagulés, et stérilisé de nouveau ; — 3° une solution stérilisée de peptone à 25 p. 100 ; — 4° du bouillon n° 1 dont voici la formule : 200 gr. de bouillon de bœuf ordinaire, solution phéniquée précédente, 90 gr., solution de peptone précédente, 90 gr., suc de pomme de terre, 20 gr. ; — 5° du bouillon n° 2 ainsi composé : eau distillée stérilisée, 880 gr., bouillon n° 1, 100 gr., solution phéniquée 8 gr. et solution peptonisée, 12 gr. Ces deux dernières solutions aqueuses sont aux doses indiquées plus haut.

L'analyse doit porter sur la plus grande quantité d'eau possible, et bien qu'on puisse étudier le liquide tel qu'il se présente, il y a tout avantage à le concentrer. Plusieurs litres d'eau sont placés dans un vase pur ; une bougie Chamberland stérilisée plonge dans le liquide, tandis que son extrémité ouverte est mise en communication à l'aide d'un tube en caoutchouc avec une trompe à eau qui fait le vide. L'eau réduite à un demi litre environ possède encore tous ses germes ; ceux d'entre eux qui ont adhéré à la paroi externe de la bougie sont enlevés avec du papier filtre stérilisé, lequel est ensuite lavé dans la même eau ; enfin celle-ci, devenue plus ou moins trouble, est divisée en portions de 50 cent. cubes, distribuées dans de petits flacons stérilisés qui portent deux traits superposés gravés sur le verre, l'un indiquant la mesure d'un volume de 50 cent. cubes, l'autre celle d'un volume de 60 centimètres cubes. On remplit le flacon avec l'eau à analyser jusqu'au premier trait et on ajoute ensuite le bouillon n° 1, jusqu'à ce que le liquide vienne affleurer le second trait. On agite et on obtient un mélange qui, pour 1000, contient à peu près 835 gr. de l'eau à analyser, 132 gr. de bouillon de bœuf, 15 gr. d'eau phéniquée à 6 p. 100, 15 gr. d'eau peptonisée à 25 p. 100 et 3 gr. de suc de pomme de terre. Les flacons sont placés à l'étuve à 35°. Dès qu'un trouble se manifeste dans la liqueur, une prise est faite et ensemencée dans un tube contenant encore du bouillon n° 2. On agit de même pour un troisième, un quatrième, un cinquième tube, etc. Plus l'eau est impure et plus il faut multiplier les passages successifs. Enfin on distribue dans des tubes de gélatine liquéfiée quelques gouttes du dernier bouillon trouble. Comme dans le procédé ordinaire des plaques, on fait plusieurs dilutions. La gélatine ensemencée, versée dans des cristallisoirs Petri, laisse se développer, en 4 ou 5 jours, des colonies qui prennent un développement d'autant plus caractéristique qu'elles sont plus clairsemées. On les examine à un faible grossissement, et on recueille, pour les étudier, les colonies pouvant appartenir au bacille typhique ou au *bacterium coli commune*. La présence de ce dernier microbe est toujours suspecte ; elle implique la souillure probable de l'eau par les déjections. (*Traité de Médecine*, t. I, p. 736.)

Un troisième procédé est celui qu'emploie M. G. Pouchet au laboratoire du Comité consultatif d'hygiène. Il a l'avantage d'opérer sur une grande quantité, d'utiliser la propriété que possède le milieu de culture phéniqué de s'opposer à la pullulation de la plupart des microorganismes autres que le colibacille et le bacille d'Eberth, et enfin d'opérer à la température de + 42° à laquelle résistent les deux bacilles suspects.

Voici ce procédé tel que le donnent MM. Thoinot et Masselin (1) :

L'eau est recueillie dans les flacons stériles de 150 cent. cubes. Tout le contenu d'un flacon est versé dans un matras de 275 centimètres cubes, contenant 100 gr de bouillon stérile additionné de 5 centimètres cubes de solution phéniquée à 5 p. 100.

Le matras est porté à l'étuve à + 42°.

On l'y laisse de 48 à 72 heures, suivant le cas. S'il ne se trouble pas, l'opération est terminée pour le flacon : il ne contient ni bacille d'Eberth ni colibacille. S'il se trouble, on ensemence, après croissance suffisante dans le matras, dix à vingt gouttes dans un ballon Pasteur contenant 10 centimètres cubes de bouillon phéniqué au millième, c'est-à-dire additionné d'environ six gouttes d'acide phénique en solution à 5 p. 100.

Ce flacon mis à l'étuve à + 42° servira à faire des passages, de 48 en 48 heures, de matras Pasteur — contenant toujours la même quantité de bouillon phéniqué de même. Les passages se continuent jusqu'au troisième à + 42°. Il est des eaux qui supportent un beaucoup plus grand nombre de passages, il en est d'autres qui s'arrêtent au second ou au premier. On ne poursuivra pas en pratique au delà du troisième.

Si la culture a vécu de passage en passage, se troublant toujours, on en porte 3 gouttes dans un matras contenant du bouillon ordinaire, et on met 48 heures à l'étuve à + 36°. Après ce laps de temps, on prélève de la semence et on fait des ensemencements de contrôle et de diagnostic sur gélatine, pomme de terre et lait. Si la culture s'arrêtait dans la série des passages, on prendrait celle du degré précédant la culture arrêtée et on ferait sur elle le diagnostic des espèces.

Les organismes qui résistent à ce traitement sont le colibacille et le bacille d'Eberth qu'on aura à distinguer par les caractères réactifs indiqués ci-dessous.

Il sera d'autant plus prudent de s'en tenir à la présence du colibacille pour avoir l'eau en suspicion, que les expériences de M. Grimbert (2) ont établi le fait suivant, en accord, au reste, avec les données générales de la microbiologie et de la concurrence vitale : Quand dans une eau il y a mélange de colibacilles et de bacilles d'Eberth, il est impossible de

(1) *Précis de Microbie*, 2e édit., 1893.

(2) Grimbert : « Recherches du bacille d'Eberth dans l'eau, » *Société de biologie*, 12 mai 1894.

mettre ces derniers en évidence par les cultures sur plaques ou en bouillons, car au bout de peu de temps le seul colibacille a pullulé, comme étant plus actif. Au reste, Garré (1) avait déjà mis en lumière les effets de la concurrence vitale entre microorganismes.

Nous prenons, d'autre part, dans l'excellent précis d'analyse microbiologique des eaux du Dr G. Roux (de Lyon), les caractères différenciels des bacilles typhiques.

Bacillus coli communis (Escherich). — Bacilles de dimensions très variées, pouvant parfois en imposer pour des cocci.

Mouvements ordinaires moins vifs que ceux du bacille d'Eberth. Ne possède pas de cils (Hueppe), en posséderait d'après Klemensiewicz (1892), mais moins nombreux et occupant les extrémités du bâtonnet.

Sur plaques. Colonies blanc grisâtre, ayant au début l'aspect d'une montagne de glace, s'épaississant plus tard, devenant plus opaques, à bords découpés et parfois même relevés sous forme d'ourlet.

La culture dans le lait présente un caractère important en 24 à 48 heures le lait stérile ensemencé avec le bacille d'Escherich est *coagulé*, par décomposition de la lactose. Le matras ensemencé présente alors l'aspect suivant : sur le fond du vase un coagulum épais, blanc, surmonté par un liquide opalin, blanc jaunâtre, quelquefois à réaction acide (Thoinot et Masselin).

Une particularité des plus caractéristiques est l'odeur dégagée par les cultures du colibacille en milieu liquide ; cette odeur rappelle celle des matières fécales ou mieux l'odeur urineuse (Thoinot et Masselin).

Ne liquéfie pas la gélatine.

Température optimum = 37° centigrades.

Développement rapide.

A été trouvé dans l'eau par Macé : *Annales d'hygiène*, t. XIX, 1888, et depuis par un grand nombre d'auteurs.

Nettement pathogène pour les animaux et pour l'homme.

Peut être pyogène.

Représenterait d'après MM. Rodet et G. Roux la forme saprophytique du bacille d'Eberth.

Bacille typhique d'Eberth Gaffky. Se trouve dans un certain nombre d'eaux polluées par les excréments des typhiques.

Bacille ordinairement trois fois plus long que large, à extrémités arrondies, mais pouvant, suivant les milieux, se développer en très longs filaments ou rester à l'état de très courts bâtonnets pouvant parfois en imposer pour des cocci, ont une phase sporifère bien étudiée par Gaffky.

(1) Garré cité par Kelsch : *Traité des maladies épidémiques*, p. 31.

Très mobiles. Possèdent d'après Zœffler (*Centr. f. Bakter. VI*) des cils nombreux, de 10 à 20, qui feraient défaut chez le *B. coli communis*

Sur plaques. Colonies tout à fait superficielles, blanc grisâtre, à bords dentelés, à un faible grossissement, on constate une sorte d'entrelacement analogue à celui de la laine de verre, à eclat brunâtre.

Temperature optimum = 30° à 35° centigrades. Cesse de se développer à 46°.

Developpement lent.

Non liquéfiant. Son développement *ne fait jamais coaguler le lait*. Caractère important (Thoinot et Masselin).

Aérobie facultatif.

Ne donne pas la réaction de l'indol dans ses cultures (Kitasato).

Inoculé dans la veine des lapins, amène la mort en 24 ou 28 heures (Frankel et Simmonds). Inoculé par la bouche, fait aussi périr les cobayes (Seitz). (G. Roux, *loc. c t.*)

Les caractères principaux du bacille d'Escherich sont : 1° sa mobilité, son polymorphisme, sa résistance aux agents chimiques, la réaction de l'indol qu'il donne aux dépens des peptones, la proprieté qu'il a de faire fermenter la glycose, la lactose, de produire de l'acide lactique et de coaguler le lait ; la gelose lactosée, rendue violette par l'addition de teinture neutre de tournesol, ensemencée, prend promptement une vive coloration rouge.

Le bacille d'Eberth est plus mobile, ayant des cils plus nombreux ; moins vigoureux dans sa pullulation ; moins résistant à la chaleur et aux agents chimiques (acides) ; il ne produit pas la reaction de l'indol ou le produit faiblement et tardivement ; il attaque faiblement la glycose, mais reste sans effet sur la lactose ; il cultive dans le lait, mais ne le coagule pas ; la gélose lactosée et additionnée de teinture de tournesol, ensemencee du bacille d'Eberth, garde sa teinte violet-améthyste.

Si les premiers caractères sont peu différentiels,

la production de l'acide lactique aux dépens de la glycose et de la lactose, et la réaction de la gélose lactosée et tournesolée paraissent beaucoup plus caracteristiques du colibacille.

Nous insistons sur le bacille d'Escherich plus qu'il ne conviendrait peut-être dans un livre du genre de celui-ci. Mais les colibacilloses prennent une telle importance dans les travaux de la bactériologie de ces deux dernières années, on trouve les toxines de ce bacille vulgaire dans tant d'auto-intoxications, qu'il nous paraît devoir jouer un rôle pathogénique dans les nombreuses affections du tube digestif et de ses annexes, où il a son habitat préféré, affections qui sont le fond de la pathologie exotique. Le saprophyte devient pathogène. Voilà le fait. Comment ? Sûrement par suite d'un trouble fonctionnel des cellules defensives. Mais cela n'est pas dire grand'chose (1).

Spirillum choleræ (Koch). — Trouvé dans l'eau aux Indes (Koch), à Marseille (Nicati et Rietsch).

Bacilles courbes ayant 1/2 à 1/3 de la longueur des bacilles de la tuberculose, souvent réunis en demi-cercle, ou en S, ou en longues spirales, analogues a celles du spirochœte de la fièvre récurrente.

Très mobiles, flagelles ondulés, une fois et demie long comme les bacilles, ayant 1/5 à 1/8 de leur épaisseur à une des extremités (Löffler).

Sur plaques. Colonies à contours plus ou moins irrégulièrement limites, sinueux, dentelés par place, à aspect granuleux.

Colonies superficielles très jeunes, aplaties et à léger reflet rouge rose.

Plus tard, liquéfaction en entonnoir ne s'étendant pas beaucoup.

Température optimum = 30° à 40° centigrades. Facilement tués à + 56°, resistent à — 10°.

Développement rapide, en 24 heures dans le bouillon.

(1) Voir Revue générale de la colibacillose, in *Semaine medicale,* 2 janvier 1895. A. Gilbert.

Aérobie facultatif.

Liquéfiant la gélatine le 3e ou le 4e jour ; la colonie examinée a un faible grossissement, montre un *centre granuleux*, entouré d'un premier cercle *granuleux*, *ondulé*, *sinueux*, puis un deuxième *cercle clair non granuleux* (Th. et M.).

Cultures dans le bouillon injectées dans l'estomac des cobayes, en même temps que teinture d'opium et carbonate de soude, donnent résultats positifs (Koch) ; il en est de même de l'injection dans l'intestin grêle après ligature du cholédoque (Nicati et Rietsch) (1).

Ajoutons à ces caractères la réaction découverte par Poelh, que O. Bujwid (2) a décrite sous le nom de *rouge de choléra* et qui est considérée jusqu'ici comme le meilleur signe diagnostique. Le microbe de Finkler, du *choléra nostras*, donne aussi cette réaction, mais beaucoup plus lentement. Dans une culture *pure* de bacilles virgules, *récemment ensemencée*, on verse de l'acide chlorhydrique pur dans la proportion de 5 à 10 pour 100. au bout de quelques minutes on voit apparaître une couleur rose qui va s'accentuant jusqu'au rouge violet après une demi-heure ; la couleur persiste un jour, puis passe au brun. Cette réaction ne se produit avec le bacille de Finkler que sur une culture mise à l'étuve à 37°, depuis trois à quatre jours.

La théorie de l'unité spécifique du choléra asiatique est fortement battue en brèche par des observations quotidiennes. Le Dr Cunningham, étudiant sur place à Calcutta, tant sur des Européens que sur des Indous, les microorganismes des déjections cholériques, a observé des choléras sans komma-bacilles d'une part, ce qui ne prouverait pas grand'chose, et d'autre part, il a pu distinguer dans les selles de ces malades dix espèces de komma bacilles, ou peut-être dix variétés morphologiques du bacille cholérique. L'une d'elles toutefois, ne liquéfiant pas la gélatine et ne donnant pas la réaction du *choleraroth*, paraît bien être une espèce différente (Pettenkofer).

On peut prévoir aussi que des expériences plus poussées mettront un jour en évidence l'identité, sous des apparences morphologiques diverses, du bacille du choléra *nostras* (Finkler et Prior) et de celui du choléra infantile (Lesage et Winter) (3).

(1) G. Roux, *loc. cit.*

(2) O. Bujwid. — *Annales de l'Institut Pasteur*, 1887 et 1888.

(3) Au VIIIe congrès international d'hygiène tenu à Buda Pesth en septembre 1894, M. Chantemesse a rapporté le résultat de ses expériences sur le bacille du choléra de Lisbonne d'avril 1894, particulièrement benin, où sur 10.000 personnes

Toutefois nous compléterons ces notions par le paragraphe que R. Koch a consacré à la recherche du bacille cholérique dans l'eau tel qu'il a été traduit dans la *Semaine médicale* (1).

« On prend une quantité aussi considérable que possible (100 cc.) de l'eau qui doit être examinée; on y ajoute 1 0/0 de peptone et 1 0/0 de sel de cuisine et on maintient le mélange à une température de 37°. Au bout de dix, de quinze et de vingt heures on fait avec cette culture des ensemencements dans la peptone et sur des plaques d'agar. L'examen microscopique de la culture dans la peptone n'a dans ce cas qu'une valeur secondaire, car il n'est guère d'eau qui ne puisse fournir des colonies de bactéries de forme recourbée semblables aux bactéries cholériques. Par contre, toute colonie suspecte développée sur la plaque d'agar doit être d'abord examinée au microscope, et, lorsqu'elle est constituée par des bacilles recourbés, ensemencée ensuite dans de nouvelles cultures pour servir à la réaction de l'indol ainsi qu'aux expériences sur les animaux, absolument indispensables lorsqu'il s'agit de l'eau. »

Pour R. Koch, la réaction produite par l'acide sulfurique sur une culture bacillaire qui contient de l'acide nitrique et de l'indol, est absolument caractéristique du bacille virgule, mais pour que cette réaction apparaisse, il importe que les peptones ne soient ni trop riches, ni trop pauvres en nitrates, que l'acide soit pur et que la culture des spirilles cholériques

frappées il n'y eut que 3 ou 4 décès imputables à l'épidémie. Ayant reçu une culture pure du bacille virgule recueilli par le Dr Camara Pestana, ce vibrion ne tuait pas les cobayes par injection intrapéritonéale, ne donnait pas d'indol dans les cultures d'eau peptonisée, ne donnait pas non plus de trace de la réaction du rouge de choléra : sa forme et sa manière de liquéfier la gélatine le rapprochait du bacille virgule de Finkler Prior. Après des passages successifs dans le péritoine des animaux, le vibrion de Lisbonne a récupéré sa virulence, a donné bientôt dans la culture d'eau peptonisée les réactions de l'indol et du rouge de choléra ; sa forme même s'est modifiée ; elle est devenue plus mince, plus allongée et a présenté les caractères les plus typiques du vibrion de l'Inde. Un fait le séparait encore du microbe asiatique : la faible stabilité de ses propriétés caractéristiques. Il a paru en somme à M. Chantemesse représenter un type acclimaté du vibrion asiatique, dépouillé de ses attributs et surtout de la possibilité de conserver avec ténacité sa puissance si on la lui rend (*Semaine médicale*, 1894, p. 415).

(1) « Zeitschr. fur Hygiene und Infectionskrankh, » XIV, 2, in *Semaine médicale*, 1893, p. 268.

soit aussi pure. Cette assertion a été contestée par Ali Cohen, qui a déterminé cette réaction non seulement avec le spirille de Finkler et Prior (choléra *nostras*), mais encore avec le *spirillum tyrogenum*.

Mais, d'autre part, on connaît aujourd'hui de nombreux bacilles courbes, quelques uns indifférents, d'autres pathogènes, d'autres reproduisant les symptômes cholériformes (vibrion de Bonhoff) chez les souris et les cobayes. Analysant les travaux des auteurs allemands Gunther, Rubner, Neisser, Weibel, Bujwid, Russel, Fokker, Loffler, Ivanoff, etc., et français Héricourt, Chantemesse, Netter, Calmette, J. Sanarelli, J. Arnould (1), devant la multiplicité des formes bacillaires paraissant correspondre à des cas cliniques de diarrhées cholériformes, de cholérines, de choléra *nostras*, de choléra foudroyant, se demande si le « mystère du choléra » ne réside pas précisément dans une morphologie variée du même bacille Dans ce cas c'en serait fait de la théorie des réimportations périodiques. En pratique, les Anglais agissent contre cette théorie, et nous pensons avec eux que l'hygiène publique aurait moins à intervenir, si l'hygiène privée des populations était plus rigoureuse.

Enfin, pour répondre à l'objection des adversaires de la théorie hydrique, qui disent avoir observé le bacille virgule sur des gens qui n'ont pas le choléra, et avoir trouvé le même bacille dans des eaux bues par des populations indemnes de choléra, M Chantemesse fait remarquer que le choléra est le résultat de la présence, non de quelques bacilles, mais de myriades de ces micro organismes (2).

Il ressort de l'examen d'ensemble des moyens de s'assurer d'une bonne eau potable, qu'aucun ne nous donne en pratique satisfaction absolue, et qu'il serait imprudent de ne s'en tenir qu'à une garantie. M. Duclaux (3) fait remarquer avec juste raison que l'analyse bactériologique elle-même, « que l'on compte les individus, les espèces, ou qu'on poursuive telle ou telle famille suspecte, ne donne pas la sécurité de jugement cherchée; ce n'est parfois

(1) *Revue d'hygiène*, n° 3, 1894.

(2) *Semaine médicale*, page 418, Chantemesse: « Communication au VIIIe congrès d'hygiène, » 1894.

(3) *Annales de l'Institut Pasteur*, juillet 1894.

qu'une *fantasmagorie.* » Dans l'état actuel de la science, il sera sage de retenir le conseil si autorisé qu'il donne et de s'entourer à la fois de la garantie du *géologue*, de celle du *chimiste* et de celle du *bactériologiste.*

Envoi des échantillons au laboratoire. — Pour l'analyse chimique, il faut au moins 10 litres d'eau de chaque échantillon. Les bouteilles auront été lavées à l'acide sulfurique et parfaitement rincées, bouchées avec des bouchons neufs.

Pour l'analyse bactériologique, on lave une fiole de 150 gr., avec 30 gr. d'acide sulfurique concentré, pour être sûr de détruire tous les germes adhérents aux parois. On la rince une dizaine de fois dans l'eau à analyser, on l'emplit et on la bouche avec un bouchon neuf flambé plusieurs fois dans la flamme d'une lampe à alcool. Les échantillons destinés à l'analyse bactériologique doivent être expédiés dans de la glace, de façon à ne pas dépasser la température de + 4° à leur arrivée au laboratoire du chef lieu

F) **Épuration des eaux.** — Les procédés de *clarification* par *décantation*, par l'emploi de substances végétales, *ricin*, *strychnos potatorum* des Indiens, n'ont qu'un intérêt historique. La décantation opère très lentement et sur les substances limoneuses grossières seulement. Quant à la clarification par la caséine et l albumine végétales, elle n'offre qu'une garantie dérisoire.

Toutefois de récents travaux ont montré qu'il est illusoire de rechercher pour la boisson une eau absolument exempte de germes. Les moyens les plus perfectionnés, les filtres les plus soigneusement construits laissent au bout de peu de temps passer les bactéries. Mais, outre que l'observation a consacré l'innocuité d'un grand nombre de microbes, il y a lieu de penser que les eaux absolument privées de germes, telles que les eaux distillées, les eaux de fonte de neige et de sources des hautes vallées ne doivent leurs propriétés nuisibles qu'à l'absence de germes. Le professeur Max Gruber (de Vienne) (1) va même jusqu'à dire que l'examen bactériologique est d'une utilité contestable, soit qu'on recherche le nombre des bactéries (Miquel), soit qu'on base son appréciation sur le nombre des espèces bactériennes (Migula) (2). Il pense avec Pasteur, Joubert, R. Koch, C. Frankel et d'autres parmi lesquels J. Arnould, qu'une eau de nappe souterraine à trois ou quatre mètres au-dessous du sol, même souillé, offre toutes garanties et qu'il ne reste qu'a s'assurer de l'état de la prise, du sol qui l'entoure et de l'étanchéité des conduites. C'est ainsi que souvent l'excès des notions conduit à la constatation de l'inutilité pratique de ces notions.

Les procédés scientifiques d'épuration des eaux se réduisent à trois : 1° par précipitation ; — 2° par filtration ; — 3° par stérilisation.

1° *Stérilisation par précipitation.* — Les substances précipitantes ont été employées de temps immémorial pour la clarification des eaux ; mais c'est récemment que l'on s'est avisé de leurs propriétés stérilisantes.

Moritz Traube (3) a indiqué un procédé simple et

(1) M. Gruber : « Bases de l'appréciation hygiénique de l'eau, » in *Revue d'hygiène*, 1893, p. 830. J. Arnould.

(2) « Zeitschrift fur Hygiene und Infectionskrankheiten, » 1894, XVI, in *Revue d'hygiène*, juin 1894.

(3) Pour ce bactériologiste, quel que soit le nombre des

pratique pour être employé en grand, vu le prix modique et la petite quantité de substances mises en œuvre, de stérilisation des eaux par le chlorure de chaux. 4 gr. 26 de chlorure de chaux stérilisent 10,000 litres d'eau riche en colonies bactériennes, soit 0,426 milligrammes par mètre cube. Il reste un excès de chlore que l'on neutralise avec le sulfite de soude dans la proportion de 0,209 milligrammes par mètre cube. Laisser reposer 14 heures L'auteur n'a pas étudié les effets de ce traitement sur les bactéries pathogènes, mais tout fait prévoir qu'elles doivent se comporter comme les bactéries banales (Netter).

Très anciennement employé par les Chinois pour la clarification de l'eau et d'un usage courant, naguère encore, dans les colonies anglaises, recommandé de nouveau par Lapeyrère (1), en 1879, pour epurer les eaux des arroyos de Cochinchine, avant l'amenée d'eau potable actuelle, l'alun a été tour à tour preconisé et delaissé, prôné et méprisé comme mode d'épuration. En 1892, V. et A. Babes (2), expérimentant la stérilisation par les substances précipitantes, ont tour à tour essaye avec succès la craie avec l'acide sulfurique, le sulfate de fer avec la craie, et la poudre d'alun ; 0, 15 centigrammes d'alun par litre d'eau la rendraient *presque* pure de germes en 24 heures.

M. Werner (3) rend cette purification plus rapide

colonies, si elles appartiennent à plus de dix especes différentes, l'eau est à rejeter comme impropre a l'alimentation.

(1) Lapeyrère. *Hydrologie des postes de la Cochinchine*, t. XXXII, p. 37.

(2) *Centralblatt f Bakteriologie*, XII, 4.

(3) Werner. « Purification de l'eau par l'alun et le carbonate de soude, » in *Gazeta lekarska*, fevrier 1894, analysé in *Revue d'hygiene*.

(12 à 15 heures), en ajoutant, outre l'alun, 10 centigrammes par litre de carbonate de soude. Après repos l'eau serait très pure et d'une saveur excellente; les bactéries, *non tuées*, seraient simplement entraînées avec le dépôt.

Mais les expériences de Max Teich, de Vienne (1), sont venues infirmer les recherches de MM. Babes. Il a été démontré, en effet, que la diminution du nombre des colonies ne dure que très peu de temps après l'alunage et que les saprophytes continuent ensuite à multiplier ; que les bacilles d'Eberth ne paraissent pas souffrir du traitement ; que si les komma-bacilles sont precipités et même tués par ce moyen, ils résistent encore plus de 24 heures après l'alunage.

De nouveau voilà l'alun déprécié. La vérité est qu'il doit être gardé, mais comme procédé de clarification, pour précipiter les matières organiques et les sels terreux où il excelle. Aux qualités très anciennement reconnues à l'alunage, il se trouve que l'on doit ajouter une action microbicide passagère ; tout est donc pour le mieux.

L'épuration chimique a encore suscité bien d'autres essais, parmi lesquels il faut citer celui de M. Burlureaux (2). Il a preconisé pour cet effet une poudre anticalcaire composée de poudre de chaux vive, 9 parties, de carbonate de soude, 6 parties, et d'alun, 1 partie, pour les eaux chargées en carbonate de chaux. Pour celles qui sont plus chargées en sulfate de chaux, les proportions sont ainsi modifiées : carbonate de

(1) *Arch. für Hygiene*, XIX, 1893.

(2) « Epuration de l'eau de boisson, » *Arch. de méd. expérimentale*, 1892.

soude, 9 parties, poudre de chaux vive, 5 parties, poudre d'alun 1 partie. « Dans la pratique, dit l'auteur, on peut procéder de la façon suivante : dans un broc de 10 litres de l'eau à traiter, on ajoute 3 grammes d'anticalcaire, on agite et l'on goûte. Si l'eau n'a pas une saveur alcaline, on ajoute un autre gramme et ainsi de suite, jusqu'à ce que l'eau ait une saveur alcaline. En restant quelque peu en deçà du chiffre ainsi trouvé, on aura obtenu la dose maniable. »

J. Arnould et M. Vallin n'ont pas une grande confiance à ces procédés d'épuration chimique; toutefois il est bon que le médecin colonial en soit informé, car il est appelé parfois à faire flèche de tout bois et usage du système d'épuration le plus à sa portée, d'autant que les actions de chimie intime au sein des eaux, sous l'influence de ces substances, nous échappent et nous échapperont longtemps encore, et que ce fait de la disparition des bactéries sous l'influence de modifications de chimie intime, pour si peu durable qu'il soit, peut toujours être mis à profit. En somme, la filtration que nous allons étudier ne nous donne pas non plus des garanties absolues et, en pratique, on peut toujours s'en tenir à un procédé approximatif dont les résultats hygiéniques ne se sont pas montrés défavorables.

2° *Stérilisation par filtration.* — M. G. Pouchet (1) a bien peint l'appréhension qui subsiste à la suite des meilleurs procédés de filtration, en disant qu'aucun de nous ne consentirait à boire une eau souillée expérimentalement de germes notamment infectieux et épurée seulement à l'aide du

(1) *Recueil des travaux du Comité consultatif d'hygiène publique de France*, 1891, cité in *Encyclopédie d'hygiène*.

meilleur de ces procédés. Et cependant dans beaucoup de villes on boit avec confiance l'eau des rivières et des fleuves, que l'on sait pertinemment avoir été souillés, à 30 ou 50 kilomètres en amont, par les déjections d'une autre agglomération urbaine, et sur tout leur parcours par des causes diverses.

Rien ne prouve mieux la foi instinctive que nous avons aux procédés de la nature et la defiance qui nous reste devant les meilleures inventions scientifiques.

Les perfectionnements apportés à ce mode d'épuration des eaux en ont fait cependant le moyen hygiénique le plus sûr que nous ayons de lutter contre la propagation des maladies infectieuses, et nous pensons qu'appliqué d'une façon sérieuse, suivie, scientifique à l'hygiène intertropicale, il est appelé à modifier le déplorable état sanitaire de nos colonies, comme à pallier dans la mesure du possible les effets du climat. L'eau pure est le chasse-poison par excellence.

La filtration est destinée au service d'une agglomeration urbaine, ou au service domestique.

Le premier genre, filtration *centrale*, comprend les divers modes de galeries filtrantes latérales, qui depuis l'expérience de Toulouse, en 1873, se sont multipliés en se modifiant dans beaucoup de grandes villes, et les filtres à sables tels qu'ils sont employés a Berlin, Hanovre, Varsovie, Altona, Londres, etc.

A Nantes, l'ingénieur Lefort a pourvu a la fourniture de la ville au moyen de *puits filtrants*, dont M. Jouon a donné la description (1).

(1) « L'eau filtrée à Nantes et le puits Lefort, » *Revue d'hygiène*, 1891, p. 119.

Les divers systèmes de filtration centrale sont tous en imitation du filtre naturel. Les deux principes sur lesquels ils reposent sont : 1° retarder la vitesse de l'écoulement en diminuant la pression ; 2° faire traverser à l'eau suspecte une série de couches de silex, de gravier et de sables de moins en moins grossiers, qui arrêtent au passage les matières en suspension et les germes. Nous ne pouvons entrer ici dans le détail que l'on trouvera dans les traités spéciaux.

Bien que ce mode de filtration ne donne pas une eau stérilisée (1) et puisse même laisser passer des germes pathogènes, il offre une sécurité suffisante pour qu'il doive être recommandé à toutes les agglomérations urbaines obligées de s'alimenter d'eau de rivière ou d'eau de fleuve Les grandes villes des Indes anglaises qui sont entrées dans cette voie ont vu invariablement baisser le taux de la mortalité et celui de la morbidité par diarrhée, dysenterie, fièvre typhoïde et choléra, ainsi qu'il ressort des rapports des officiers sanitaires et des communications des médecins des Indes au Congrès international d'hygiène de Londres (1891).

Nous insisterons davantage sur la filtration domestique, car en l'état actuel de l'hygiène publique dans nos colonies, c'est la seule sur laquelle on puisse compter. Les filtres domestiques sont nombreux, et notre intention n'est pas de les passer tous en revue, depuis la vieille fontaine filtrante de nos ménages, jusqu'aux filtres scientifiques en biscuit de porcelaine, d'amiante ou de terre d'infusoires. Ils se réduisent à trois genres principaux : les filtres à

(1) J. Arnould : « Stérilisation de l'eau, » *Revue d'hygiène*, 1893, p. 502.

pierres poreuses naturelles (filtres parisiens), ou artificielles (filtres de Fischer-Peters, de Worms) ; — les filtres au charbon ; — les filtres en biscuit. Nous parlerons des trois types que nous considérons comme les plus pratiques.

Les filtres Fischer ont le grand avantage de pouvoir servir à la fois à la filtration en grand et à la filtration domestique. J. Arnould en donne, d'après l'auteur (1), la description suivante : « On fait avec du sable de rivière lavé, d'une grosseur de grains déterminee, agglutiné au moyen d'un silicate de soude calcaire, des plaques creuses de 1 mètre de hauteur et autant de large qui sont cuites au feu. Quand on immerge dans l'eau une de ces pierres artificielles poreuses, l'eau y pénètre par tous les côtés et arrive, purifiée par son passage a travers la paroi, dans l'espace vide intérieur, d'où l'on peut, a l'aide d'un tuyau introduit par la partie inférieure de la pierre, la conduire au dehors. Deux pierres, placées perpendiculairement l'une sur l'autre, constituent un element filtrant. » L'approvisionnement en grand nécessiterait un nombre considérable d'éléments (978 pour la ville de Worms), mais rien n'empêche pour l'usage d'une caserne, d'un hôpital, de réduire la taille et le nombre des éléments aux dimensions et aux besoins de l'édifice a pourvoir. « Le Conseil d'hygiène de Worms a déclaré ces filtres supérieurs aux filtres à sable. » (J. Arnould.)

Dans le second genre de filtres, filtres au char-

(1) Fischer (Bernard), « Ueber das Grundwasser von Kiel mit besonderer Berucksichtigung seines Eisengehaltes und uber Versuche zur Entfernung des Eisens aus demselben, » *Zeitschrift für Hygiene und Infectionskrankheiten*, XIII, 1893, p. 251.

bon, M. A. Gautier (1) recommande le type suivant. Un cône en toile d'amiante est placé, la base tournée vers le bas, dans un vase de grès ou de faïence. « Avec des précautions spéciales, on verse dans ce filtre, d'abord de la poudre de charbon d'os finement pulvérisée, puis du noir animal en grains de plus en plus gros, de bas en haut. C'est à travers ce noir et l'amiante imprégné de charbon très fin que filtre l'eau à purifier. Comme on l'a reconnu par des expériences précises, elle abandonne au noir, surtout dans les vingt premiers jours, la presque totalité de ses microbes, et chose plus inattendue encore, elle laisse deposer sur le charbon tout ou partie des sels métalliques (plomb, zinc, etc.) qu'elle peut contenir. Elle s'y dépouille enfin d'une partie de la chaux, de la magnésie, de l'ammoniaque, de tout le fer et de la presque totalité de la matière organique. L'action du charbon animal pour purifier l'eau paraît donc fort remarquable. »

Les Anglais font grand cas des filtres Maignen à l'amiante, au carbo-calcis et au charbon animal. Nous avons déjà parlé de l'emploi de ces substances. Ce qui fait l'originalité des appareils de Maignen, c'est leur facilité d'adaptation aux divers emplois, fixes ou mobiles et portatifs, à grand debit, à debit réduit, individuels. M. Laveran en a fait une étude complète et nous y renvoyons (2), car c'est aux militaires en campagne, aux explorateurs qu'ils paraissent devoir rendre le plus de services. Les médecins français n'ont eu qu'à s'en louer dans les dernières campagnes du Soudan.

(1) *Encyclopédie d'hygiène*, t. II, p. 419.
(2) Laveran : *Arch. de méd. militaire*, 1893.

Les filtres en biscuit sont les plus parfaits des filtres actuels, puisque ce sont les seuls employés dans les laboratoires. On trouvera dans les traités spéciaux les diverses expériences comparatives des filtres en biscuit d'amiante, des filtres en terre d'infusoires cuite, de W. Berkefeld, très chers et très fragiles, et des filtres Chamberland. Ce sont ces derniers, très repandus aujourd'hui, qui ont la préférence des hygiénistes français Ils ont été adoptés par la guerre pour le service des casernes, et les médecins militaires en ont constaté les bons résultats au point de vue des maladies typhoides.

On a fait à ces filtres, divers reproches, les uns mérités, les autres vains. On leur a reproché d'être fragiles, d'un nettoyage difficile, et de nécessiter une stérilisation fréquente.

La bougie filtrante demande certainement a ne pas être brutalisée; mais entre des mains soigneuses, nous n'avons pas remarqué une fragilité particulière, et nous avons vu des filtres fonctionner des années entières sans qu'une seule bougie fût fêlée.

La question du nettoyage pour une seule bougie est simple et incapable d'effaroucher les moins habiles des infirmiers ou des domestiques habitués a la propreté. Quant au nettoyage des filtres composés, M. O. André a résolu le problème (1) par son nettoyeur mécanique, maintenant adopté dans l'armée et réglementaire. Ce nettoyeur est portatif et applicable à des filtres de 25 bougies.

Le troisième grief que l'on allègue contre le système Pasteur lui est commun à tous les filtres

(1) Le *Génie civil*, 4 avril 1891 et in *Revue d'hygiène*, 1892, p. 535.

connus. Il est actuellement bien avéré par de nombreuses expériences qu'on ne possède pas un seul filtre capable de s'opposer longtemps au passage des bactéries. Tous ont besoin d'être stérilisés Au bout de 48 heures les meilleurs se laissent deja traverser. Mais l'emploi des nettoyeurs O. André, par la constante application à la surface de la porcelaine filtrante d'une poudre siliceuse (poudre d'entretien), maintenant les dépôts vaseux et les empêchant d'adhérer au filtre, permet dejà de retarder le passage des bactéries. MM. Lacour (1) et Guinochet (2) ont constaté expérimentalement les heureux effets de cette modification aux filtres Chamberland ordinaires M. Miquel a apporté un autre perfectionnement qui retarde considérablement la propagation des bactéries au travers des filtres en biscuit, en ne faisant arriver sur le filtre qu'une eau déjà filtrée sur sable et charbon. Pour cela, il remplit de gros sable la couronne qui sépare la bougie de l'armature métallique, et l'eau qui arrive dans cet espace a déjà passé dans un premier cylindre de 10 centimètres de long, contenant en hauteur 7 centimètres de sable fin et trois centimètres de charbon animal. Ses expériences l'ont conduit à conclure que ce nouveau système de filtration ne laisse passer les bactéries que vers le douzième jour. Un autre avantage, c'est de maintenir le débit du filtre, qui, paraît-il, irait même en progressant, résultat un peu paradoxal. M. Vallin rappelle à l'occasion de ces expériences que

(1) Lacour-Eymard : « Expériences sur le filtre Chamberland à nettoyeur O. André, » in *Revue d'hygiène*. 1893. p. 486.

(2) E. Guinochet « Expériences sur le filtre Chamberland système André, » in *Arch. de méd. expérimentale et d'anatomie pathologique*, 1er septembre 1893.

dans les casernes alimentées par de l'eau suspecte, on ne laisse arriver l'eau dans l'enveloppe de la bougie, qu'après qu'elle a traversé sous pression un dégrossisseur cylindrique en fonte, de 2 mètres de haut, contenant du sable et quelquefois du charbon. Ce procédé permet de ne nettoyer les filtres qu'une fois par semaine, et leur débit est notablement augmenté (1).

(1) *Revue d'hygiène*, juin 1894. — Pour rendre aux filtres Chamberland, munis du nettoyeur André, leur débit normal, les instructions ministérielles pour les établissements militaires sont les suivantes :

« Nettoyer le filtre par le procédé ordinaire ; puis, le filtre étant sans pression, ouvrir le robinet d'admission et faire monter l'eau jusqu'au-dessus de l'arête supérieure du regard ; fermer l'admission et laisser ouverte la valve du couvercle. Verser dans le filtre les quantités suivantes de bisulfite de soude du commerce, à la densité moyenne de 1,300 :

Pour un filtre de	50	bougies.	3 l.	75
—	25	—	2	50
—	15	—	1	»
—	6	—	0	50
—	3	—	0	30

Donner un tour complet de manivelle pour bien mélanger avec l'eau contenue dans l'appareil. Fermer la valve d'admission et laisser le filtre à lui même pendant un quart d'heure ; laisser perdre l'eau qui filtre.

Rétablir la pression en ouvrant l'admission et faire fonctionner le filtre comme à l'ordinaire pendant un quart d'heure ; laisser perdre l'eau qui filtre. Vider et rincer le filtre ; introduire la poudre d'entretien. Rétablir la pression en ouvrant l'admission et laisser pendant dix minutes perdre l'eau qui filtre. E. Vallin, *Revue d'hygiène*, 1894, p. 946.

Examen optique. L'épreuve optique de l'eau par le procédé de Chamberland, dérivé lui même du procédé de Tyndall pour le contrôle de la pureté de l'air, est simple et facile. Il suffit d'avoir à sa disposition un ballon de verre noirci au moyen d'un vernis noir sur l'une de ses moitiés latérales : dans le centre de l'enduit est réservé un petit trou de 6 à 8 millimètres de diamètre ; à défaut de ballon noirci, on pourrait se servir d'une bouteille ordinaire en verre blanc et fabriquer un écran opaque de bois, de carton ou d'autre substance, percé à son centre d'un trou du diamètre indiqué. L'eau à

Quant a la stérilisation des bougies, il ressort d'un mémoire de M. Linon (1), qui a fait des expériences comparatives du meilleur mode de nettoyage et de stérilisation, que l'introduction des bougies, après nettoyage, dans l'étuve Geneste-Herscher, sous la pression de quatre atmosphères, est non seulement le meilleur mode de stérilisation, mais aussi le plus rapide, celui qui évite le plus la casse et qui procure le rendement le plus considérable.

3° *Stérilisation par la chaleur.* Bien avant les découvertes pastoriennes, de temps immémorial, on a fait bouillir l'eau pour précipiter les sels calcaires et la purifier ; les anciens Chinois ne l'ignoraient pas. Les médecins qui écrivaient des choses tropicales, il y a 35 ans, savaient que l'ébullition détruit les conferves, les infusoires, les œufs des entozoaires, les filaires, et aussi qu'elle rend inoffensifs les matières organiques et les germes du choléra. C'est pourquoi les hygiénistes ont de tout temps recommandé de faire bouillir les eaux suspectes, et pour masquer leur fadeur, de les boire en infusions aromatiques.

Mais, préoccupés de n'ingérer que de l'eau absolument stérilisée, les bactériologues ont fait remar-

examiner ayant été placée dans le flacon, on reçoit, à la chambre noire, un rayon de lumière artificielle. Ce faisceau lumineux décèle les moindres particules solides contenues dans l'eau et l'on peut établir toute une gamme de tons : grisâtre, lactescent, opalin, jusqu'à ce que le rayon soit invisible, auquel cas l'eau est absolument limpide (E. Richard.)

Ce procédé, que M. Chamberland a appliqué à l'essai de ses bougies, pourra être utilisé pour l'essai de toutes les eaux potables. Il est utile d'ajouter que la limpidité n'est pas absolument synonyme de pureté parfaite ; c'est toutefois une bonne garantie.

(1) *Arch. de méd. et de pharmacie militaires*, mai 1891.

quer que si la plupart des bactéries pathogènes périssaient dans l'eau à 100°, maintenue vingt minutes à cette température, quelques unes, le vibrion septique, le bacille de Nicolaier, résistaient à des températures de 110°, et qu'il était nécessaire de stériliser l'eau sous pression et de la porter à 120°. J. Arnould (1), avec son humour scientifique habituel, se demande s'il est bien nécessaire de pousser jusqu'à la destruction du *bacillus subtilis* pour declarer l'eau potable. Nous pensons avec lui que l'effort hygiénique dépasserait le but s'il exigeait la consommation d'eaux absolument stérilisées ; d'autant qu'on n'arriverait probablement pas, en pratique, à livrer l'eau pure de tout germe, car l'aération lui rend vite les 500 à 6,000 germes banaux qui vaguent dans l'air, à moins que l'operation ne soit complétée par le procedé d'embouteillage Galante que nous avons mentionné plus haut. Certes, l'appareil Rouart-Geneste-Herscher (2) est des plus ingénieux, et nous ne doutons pas qu'il ne puisse rendre des services dans les laboratoires et, dans des cas restreints, pour le service hospitalier ; de même les stérilisateurs de Joseph Stubel, de Hambourg, de Friedrich Siemens, de David Grove, de Berlin (3). Tous ces appareils reposent sur l'échange de température qui se fait entre l'eau chaude stérilisée et l'eau froide à stériliser ; d'où économie de temps et de combustible ; mais le mètre cube n'en revient pas

(1) J. Arnould : « Stérilisation de l'eau, » *Revue d'hygiène*. 1893, p. 513

(2) A.-J. Martin : « La stérilisation des eaux par la chaleur, » *Revue d'hygiène*, 1892, p. 597.

(3) « Herstellung von Keimfreiem Wasser durch Kochen, » *Gesundheits-ingenieur*, n° 5, 1893.

moins à un prix minimum de 35 centimes, et il est difficile dans ces conditions de pourvoir à une très grande consommation urbaine, et d'autre part ces coûteux appareils ne deviendront jamais *domestiques*. Enfin ils n'ont toute leur valeur hygiénique qu'en stérilisant une eau préalablement reconnue chimiquement potable, ce qui dans l'espèce est une part du problème cherché.

Les hygiénistes sont moins exigeants que les bactériologues, et il suffit en pratique qu'une eau présente des garanties suffisantes, soit par son origine, soit par son épuration par filtration ou ébullition simple (1)

M. Guinard (2) a étudié expérimentalement les propriétés de l'eau bouillie, et son étude est pour

(1) Dans une étude sur les eaux potables, M Guinochet se demande quand une eau potable peut elle être considérée comme bonne L'ébullition à 100° ne détruit pas tous les microbes, et si on la pousse à 115, comme dans les appareils de MM. Rouart, Herscher, les microbes sont détruits, il est vrai, mais il reste leurs cadavres, et les expériences de Strauss et Gamaleia ont mis en lumière ce fait bien remarquable, c'est que les corps morts du bacille de Koch sont capables, tout comme les bacilles vivants, de donner la tuberculose. Il ne suffit donc pas de tuer les microbes, il faut encore les arrêter au passage, les éliminer morts ou vivants de l'eau.

Les meilleurs filtres, d'autre part, laissent passer des bacilles, dont quelques-uns peuvent être pathogènes ; mais, outre que ces derniers ne trouvent pas dans l'eau un milieu favorable à leur pullulation et qu'ils y meurent au bout d'un temps assez court, le filtre n'en peut laisser passer qu'un nombre très restreint ; il est fort probable que l'éclosion d'une maladie chez un individu doit être *en partie* fonction du nombre des microbes pathogènes qui l'envahissent. Les filtres diminuent donc dans de fortes proportions les chances de maladies et il ne paraît pas nécessaire de faire la dépense considérable de la stérilisation par la chaleur pour atteindre ces rares microbes qui ont pu échapper au filtre (Guinochet, thèse de Paris, analysée in *Semaine médicale*, 11 avril 1894).

(2) Guinard : *Lyon médical*, avril 1890, p. 499.

réhabiliter ce mode à la fois simple, facile en tout lieu et économique de stérilisation, des reproches qu'on lui a faits. On accuse l'eau bouillie, en effet, d'être lourde, indigeste par le fait de sa privation d'air, d'être fade et peu propre à l'alimentation par suite de la précipitation des sels de chaux et de magnésie. M. Guinard est arrivé aux conclusions suivantes : *a*) les eaux normales bouillies conservent encore un degré hydrotimétrique très suffisant ; les eaux dures et chargées de sels calcaires sont notablement améliorées ; *b*) exposées à l'air, les eaux ayant bouilli 45 minutes ont récupéré au bout de 20 heures la majeure partie de l'*O* et de l'*Az* perdus par l'ébullition, laquelle d'ailleurs ne chasse jamais la totalité de ces gaz.

M. Miquel avait montré antérieurement que 950 sur 1000 germes de l'eau de Seine sont détruits par l'ebullition, et que les quelques schyzophytes restants sont très exceptionnellement pathogènes.

§ II. — *Boissons alcooliques.*

A) **Alcools.** — L'origine des alcools est multiple dans les régions tempérées et froides. Le vin, qui autrefois fournissait la plus grande partie de l'alcool de consommation, cède le pas actuellement à la betterave, aux grains, à la pomme de terre. Parmi les grains, c'est le maïs qu'on emploie le plus fréquemment ; mais on agit ordinairement sur un mélange : seigle, avoine et orge en Allemagne ; genièvre en Hollande ; orge, froment, avoine et seigle en Angleterre (*gin, whisky*) : riz et orge germée en Italie ; grains divers et orge germée en France. En Franche-Comté, en Alsace et dans la Forêt Noire, on fabrique l'eau-de-vie de cerises ou *kirschwasser*. On retire encore de l'alcool du cidre, du poiré, des prunes, des sorbes, des myrtilles et même de la châtaigne et du topinambour.

Entre les tropiques, les sources de l'alcool sont plus nombreuses encore. Nous citerons les plus communes.

Si par rhum on veut entendre le produit de la distillation du jus de canne (*vesou*), il n'y a plus de rhum aujourd'hui dans le commerce; quelques grands propriétaires seuls en distillent pour leur propre usage Les rhums d'aujourd'hui sont les *tafias* d'autrefois, c'est à-dire les produits de la distillation des melasses. M. A Riche fait remarquer avec raison que les tafias les plus parfumés, comme d'ailleurs nos suaves eaux-de-vie de Cognac, n'en sont que plus toxiques, les parfums ou bouquets étant produits par des impuretés plus malsaines que l'alcool lui-même. Le rhum et le tafia se rencontrent partout où se cultive la canne à sucre, dont trois types résument les nombreuses variétes: la canne créole des Antilles, la canne de Tahiti, la canne de Batavia. — Le *guarapo dulce* ou *fuerte* du Brésil est du jus de canne fermenté; il en est de même du *cahaca*.

Il est bon de rappeler que l'on trouve dans le commerce des rhums artificiels qui renferment du méthylal, du formiate de méthyle, du girofle, de la cannelle et des infusions de cuir. (A Riche, *Encyclopédie d'hygiène*.)

Le *pulque* ou *maguey*, *agua ardiente*, d'un usage commun dans les Etats-Unis du Mexique et les republiques du Centre Amérique, s'obtient par la fermentation alcoolique de la sève de certaines variétes d'*agave*, cultivées en champ sur les hauts plateaux mexicains. Le *masato*, la *chicha* des Cordillières, sont des eaux-de-vie de maïs grillé et qu'on a laissé fermenter ; le *guaruzo* est fait avec le riz (A. Riche).

De l'ananas (deux variétés, l'a. rouge, *bromelia rubra*, l'a. jaune, *br. ananas*), on obtient par fermentation une sorte de vin d'un goût et d'un parfum agréables.

L'*arak*, la boisson enivrante de toute la Malaisie et des Indes anglaises, est obtenu par fermentation de l'*arenga saccharifera* (palmiers) ou de la sève du *coccos nucifera*, ou enfin du riz et du cachou. Les alcools de riz sont des plus toxiques.

Le *kava*, breuvage enivrant des populations kanaques polynésiennes, s'obtient au moyen des racines sèches du *piper methysticum*, broyées sous la dent, puis brassees dans l'eau. A faible dose, le kava serait stimulant, sialagogue et digestif. Les variétés en sont nombreuses, selon la plante employée et le mode de préparation.

Les vieux buveurs de kava présentent de la titubation, de l'incertitude des mouvements, du tremblement, de la céphalalgie, des affections squameuses de la peau ; mais l'intelligence reste intacte (A. Bordier)

Les fleurs fraîches des *bassia* (sapotacées) fournissent après fermentation un alcool aromatique des plus délétères (A. Corre).

Dans les îles de la Sonde, on retire du palmier une liqueur que les Hollandais designent sous le nom de *hellwater* (eau d'enfer), fortement additionnée d'épices.

Le *bodik* des mêmes îles malaises est un mélange

analogue de riz fermenté et d'oignons, de piments et de poivre. — Le *brom* est une variété de la précédente mixture.

Les vins de palmes sont nombreux. Quelques-uns forment des boissons que l'hygiène pourrait tolérer à l'occasion ; fraîchement preparées, elles sont rafraîchissantes et d'un goût agréable (palmiste, *elais Guinensis*).

Le rônier (*borassus flabelliformis*) fournit également au Senégal et au Soudan une liqueur sucrée assez agréable, connue sous le nom de vin de rônier.

Ce sont aussi des vins de palmier que le *sindey* des Indes orientales, le *toc* de Madagascar, le *nipa* des Philippines, le *toeak*, le *gomonti* des Indes néerlandaises, le *sagueer* d'Amboine, etc., mais plus alcooliques, parce qu'on a laissé se produire un degre varié de fermentation.

Les Abyssins tirent leur alcool des dattes, d'un hydromel fermente et de la sève du palmier qu'ils laissent fermenter (*alkmi* ou *lakmi*, Bordier).

Van Leent a décrit les divers moyens dont usent les populations de la Guyane hollandaise pour s'abrutir par l'alcool. Le *dram* est un rhum à bas prix, de qualité inférieure et par conséquent très nocive. Elles fabriquent aussi une boisson alcoolique en mâchant le pain de *cassave* (farine de manioc), en le crachant ensuite dans une calebasse et en le laissant fermenter avec des pommes de terre écrasées.

On fait dans les Antilles, avec une écorce amère appelée *mabi*, une bière qui nous a paru hygiénique et dont l'usage inoffensif ne peut qu'être recommandé dans ce pays où la soif pousse toujours aux breuvages alcooliques. Nous en empruntons la recette au *Bulletin de thérapeutique* du 5 août 1879, cité dans l'ouvrage de MM. A. Corre et Lejanne. « On fait bouillir 15 gr. d'écorces sans les briser, dans un litre d'eau, jusqu'à réduction de moitié ; on laisse refroidir ce liquide : on y ajoute 300 gr. d'eau ordinaire pour compléter le litre ; on passe à travers un linge. On verse cette décoction dans une terrine de grès ou de faïence, on y ajoute huit autres litres d'eau et un litre de mélasse de sucre de canne ; on bat ce mélange avec un balai, probablement pour l'aérer ; après une demi-heure de cette manipulation, on met le liquide en bouteilles qu'on laisse débouchées ; puis on attend que la fermentation s'y développe, ce qui a lieu dans les 24 heures. Cette boisson ne se gardant pas au delà de 4 à 5 jours, on en conserve un demi-litre qui sert de levure et qui sert à la fabrication d'une nouvelle quantité de bière. » — A la Guadeloupe, on ajoute aux fragments de mabi des copeaux de gaïac (A. Corre et Lejanne, *loc. cit.*).

Le suc fermenté du manioc produit des breuvages ou des liqueurs alcooliques (eau-de-vie de manioc, bière de manioc, *mobi*, *vicou*, *cachiri*, *yaraké* des Indiens de l'Amérique du Sud (Corre et Lejanne). Ils font aussi fermenter la patate douce

Le *néou*, Sénégambie, ou *sonkê*, Rio-Nunez (*parinarium Senegalense*), donne un fruit qui sert à la préparation d'une boisson fermentée (Id. id.).

Du suc fermenté de l'*orange* on fait un vin amer, tonique et apéritif, et des liqueurs au rhum avec addition de sirops, dont les ménagères antilliennes sont très fières. De même le *vin d'orange* de Tahiti.

Oulla (*parkia africana*, mimosées), Ouest africain. Les nègres en retirent une liqueur dont ils sont très avides, malgré son odeur désagréable (A. Corre).

Du *sorgho* on fait une bière et une boisson alcoolique, le *pombé*, dont les nègres africains usent et abusent.

Les noirs du Gabon font usage d'une boisson fermentée qu'ils appellent *itoutou*, avec les fruits du djoriga (*aubrya Gabonensis*).

Avec le fruit comestible du *grœvia melocarpa* on fait aussi, à la côte d'Afrique, une boisson agréable et rafraîchissante.

Le *bouja*, en Nubie, est une boisson préparee avec des céréales (millet, sorgho, maïs) fermentées, auxquelles on ajoute du poivre, du miel et le suc d'une plante inconnue (G. Cuzent).

Le *mzir* du Darfour est une liqueur analogue a la précédente.

Les méfaits de l'alcool sont connus ; l'hygiène privée, l'hygiène sociale les ont révélés, et il n'est pas un médecin qui n'en condamne l'abus; mais on en trouve qui en approuvent l'usage. C'est là une faiblesse condamnable.

En France, nous sommes en chemin de devenir un peuple d'alcooliques. La consommation d'alcool, qui était de 1 litre et demi à peine par habitant en 1850, dépasse aujourd'hui 4 litres et demi. Après 1870, la ruine du vignoble français par le phylloxera a accentué l'alcoolisme en France, et malgré les moyens, un peu platoniques au reste, qu'on a opposés a la consommation de l'alcool, il va s'accentuant tous les jours. Ce qu il est important de remarquer, c'est que, s'il y a plus d'ivrognes que jamais, il n'y a plus de vieux ivrognes Dix ans de l'usage quotidien des alcools, très impurs, à peu près les seuls que consomment l'ouvrier, le soldat, le marin hors du bord, l'émigrant, le travailleur en genéral, suffisent à tarir dans le plus robuste les sources de l'activité ou de la vie : s'il n'est pas mort, il est *fini*, selon l'énergique expression vulgaire. Depuis sept ans, en France, la consommation de l'alcool a augmenté d'un cinquième. M. J. Rochard a fait le budget de l'alcoolisme et est arrivé au chiffre incroyable de 1,876,131,000 de francs (1).

Mais cette moyenne générale de 4 litres par tête ne donne pas une idée exacte de l'alcoolisme en France. Elle est partagée en trois zones parallèles en latitude, du Nord, du Centre, du Midi. La consommation de l'alcool va en baissant du nord au midi, et si l'on compare les chiffres moyens de *consommation des grandes villes* de ces régions, on trouve qu'au-dessus du parallèle d'Orléans, le chiffre moyen atteint le chiffre énorme de 11 litres par habitant ; entre Orléans, Bordeaux et Lyon, la consommation baisse à 6 litres, alors que dans la région du Midi elle tombe aux environs de 4. 5, pour les grands centres de Bordeaux, Limoges, Nice, Saint-Étienne, et au-dessous de 4 litres pour Nîmes, Montpellier, Toulouse et Béziers. La moyenne de consommation de l'alcool, de la région, villes et campagnes, comprise entre la Méditerranée et une ligne de Bordeaux à Avignon, est légèrement inférieure à 1 litre par habitant. En Espagne, en Italie, en Grèce, la consommation par tête est aussi de 1 litre.

Nous voyons là, pour notre part, dans cette faible appétence des populations méridionales pour l'alcool, une cause de résistance plus grande aux climats tropicaux à ajouter à celles que nous avons déjà signalées

(1) J. Rochard « Les boissons aromatiques, » *Revue des Deux Mondes*, 1er nov. 1894, p. 189

M. J. Rochard a fait remarquer, avec un particulier bonheur d'expression (1), que l'alcool avait pour défenseurs ceux qui en vivent et ceux qui en meurent. Peut-être même que ces derniers ne seraient pas les moins acharnes à sa défense.

Devant cette recherche plus ou moins avide, mais génerale des hommes de tous les pays pour les boissons alcooliques, on a souvent agité la question de savoir si la consommation de l'alcool repondait à un besoin ou si elle n'était que le résultat d'un vice commun à toutes les races humaines. Malgré quelques dissidents, qui émettent encore l'avis que l'abus seul est nuisible, il faut proclamer hautement que les demi-mesures en cela sont funestes Il est passé parmi les hygiénistes et les physiologistes à l'etat d'axiomes de dire, après preuves experimentales, que : 1° l'alcool n'est ni une boisson, ni un aliment, tout au contraire, il gêne la nutrition en précipitant un grand nombre de matières solubles alimentaires ; 2° les boissons alcooliques ne sont nécessaires ni à la vigueur de l'homme ni à la vigueur de la race ; tout au contraire, les hommes les plus vigoureux et les macrobiens sont des abstinents d'alcool, tandis que la décadence d'un peuple s'accentue avec l'augmentation de la consommation de l'alcool ; 3° l'alcool est un poison lent du système nerveux et des vaisseaux, et l'ivrognerie n'est pas une condition necessaire de l'alcoolisme ; l'usage habituel de petites doses d'alcool suffit à provoquer les désordres organiques.

Nous irons plus loin et nous dirons qu'en qualite

(1) J Rochard : « L'alcool, son rôle dans les sociétés modernes, » *Revue des Deux-Mondes*, 15 avril 1886

de poison avéré, l'alcool devrait absolument disparaître de la consommation ordinaire, ne se trouver, comme à l'origine, que dans les officines de pharmacie et n'être délivré que sur prescription medicale en préparation extemporanée. Ce moyen est le seul qui puisse amener un résultat pratique. La loi contre l'ivresse n'a pas tenu contre les interêts des politiciens. Les sociétés de temperance ont peut-être récompensé quelques gens sobres, qui ne pouvaient pas souffrir l'alcool, mais n'ont pas fait diminuer d'une unité le nombre des ivrognes (1). Les mesures fiscales ont amené ce resultat de faire chercher et d'obtenir des alcools pires à plus bas prix ; si on les rend plus sévères, on obtiendra seulement que l'ouvrier se passera de plus en plus du nécessaire pour se payer ses verres d'alcool. Quant aux influences de la famille, des femmes sur lesquelles paraissent compter les philosophes, on sait ce qu'elles pèsent devant la sollicitation du poison habituel. Peut-être y aurait-il l'influence morale ; c'est bien aussi une action hygiénique ; mais c'est d'une hygiène dont nous n'avons pas mission de traiter ici.

On ne peut nier scientifiquement qu'une minime partie de l'alcool ingéré ne soit decomposée dans l'organisme, puisqu'on ne retrouve pas à l'élimination la totalité de l'alcool absorbé. Une raison clinique qui pourrait faire croire à des oxydations intimes, c'est qu'il paraît bien avéré que l'alcool est moins promptement nocif à petites doses dans les climats froids ; il est mieux toléré et il faut une consomma-

(1) J. Bergeron : *Quatrième Congrès international contre l'abus des boissons alcooliques,* la Haye, 1893.

tion quotidienne plus élevée pour arriver à faire naître des accidents alcooliques.

Mais ce que nous savons de l'action prédominante de l'alcool sur le système nerveux, régulateur de la thermogenèse (1), et sur le foie, destructeur des poisons, nous fait entrevoir les raisons scientifiques de la nocuité plus grande, plus rapidement destructive de l'alcool, dans les pays chauds et torrides.

Les chefs d'expédition en pays chauds, les Anglais aux Indes et dans l'Ouest africain, les Français au Tonkin et au Dahomey se sont empressés de proscrire l'alcool qui leur mettait plus de monde hors de service que l'ennemi.

Sans être partisan de l'abstinence totale, J. Fayrer, apportant au Congrès d'hygiène de Londres (1891) le résultat de son expérience de quarante ans entre les tropiques, engage les jeunes gens partant pour les Indes, qui ont l'habitude de l'abstinence alcoolique, de persévérer dans cette abstinence pour rester mieux armés contre le climat.

Sur l'avis du Conseil supérieur de santé de la marine, les ministères compétents ont fait supprimer les distributions régulières de tafia, laissant aux chefs militaires la faculté d'en faire, le cas échéant et après avis médical, une distribution extraordinaire (G. Reynaud, Ch. Simon).

On trouve aux colonies tropicales à peu près tous les alcools d'Europe, *gin*, *whisky*, *brandy* dans les colonies anglaises, eaux-de-vie de genièvre et de grains dans les colonies hollandaises, eaux-de-vie de marc, cognacs vrais ou faux, armagnacs, rhum,

(1) L'ingestion de l'alcool ralentit la perspiration insensible (H. Schmidt).

tafia dans les colonies françaises et espagnoles, eaux-de-vie de riz un peu partout ; partout aussi ces liqueurs fabriquées avec des alcools plus ou moins impurs qui ont nom *curaçao*, *kummel*, *marasquin*, *chartreuse*, *bénédictine*, *vermouth*, *bitter*, etc. ; mais la liqueur nocive par excellence, celle qui domine la pathologie alcoolique des pays chauds, c'est l'absinthe, ou indigène, connue sous le nom d'*amer*, ou importée de France. Ici le poison est double. On emploie généralement des alcools à parfums, c'est-à-dire contenant des impuretés qui les rendent plus toxiques encore, pour la fabrication de l'absinthe, et, de plus, les essences de badiane et d'anis (Cadéac et Alb. Meunier), d'absinthe (Marcé, Magnan), sont des poisons *convulsivants*, *épileptisants* (1). Dans l'étiologie des 8|10 des hépatites des pays chauds, on trouve l'alcoolisme, et plus particulièrement l'absinthisme.

Sans hésitation aucune, nous dirons que tout homme qui veut sérieusement se présenter à l'agression du climat tropical, avec tous ses moyens de résistance organique, doit se faire une loi de l'abstinence absolue de l'alcool et des alcooliques par distillation.

L'origine hydrique du cholera a pu faire croire qu'il fallait en temps d'épidémie se rejeter sur les boissons alcooliques. Les vins et la bière ont été expérimentés à ce point de vue par le professeur Max Gruber et le docteur Pick, médecin militaire autrichien (2). Ces boissons alcooliques se sont mon-

(1) *Bulletin de l'Académie de méd.*, septembre 1889.

(2) Alois Pick : « Action du vin, de la bière et de quelques acides organiques sur les bacteries du cholera et du typhus abdominal. » *Arch. für Hygiene*, 1893, t. XIX, p. 51, analyse in *Revue d'hygiène*, 1894, p. 78

trées, en effet, d'excellents bactéricides ; des dilutions de vin par de l'eau distillée, à une partie de vin pour 3 d'eau, ont tué les bacilles virgules en cinq a dix minutes ; la bière les tue un peu moins rapidement : il lui faut de 5 a 15 minutes. Mais, chose importante à noter, ce n'est pas a l'alcool, *mais aux acides* que contiennent ces boissons qu'elles doivent leurs proprietés bactéricides ; elles les gardent, en effet, si on en separe l'alcool par distillation et qu'on le remplace par de l'eau distillée. D'autre part, il ne faut rien moins qu'une eau-de vie à 45 0/0 d'alcool pour tuer en cinq minutes les mêmes bacilles. C'est a l'acide tartrique que le vin doit son pouvoir bactéricide. C'est pourquoi, en temps de choléra, il vaut mieux boire du vin coupé d'eau, ou mieux, la vulgaire citronnade, que les grogs au rhum et au tafia si usités. Préconisée de temps immemorial par les bonnes femmes indigènes, la limonade au citron a été expérimentalement démontree antiparasitaire et parasiticide du komma-bacille ; les acides citrique, acétique, lactique et tartrique font disparaître les vibrions choleriques, en 5 à 10 minutes, à la dose de 2 pour 1000.

B) **Le vin.** — Bien que des hygiénistes très distingués, des expérimentateurs très autorisés, aient reconnu aux vins plus d'inconvénients que d'avantages, que M. Hugounenq (1), étudiant, *in vitro*, l'influence des substances alimentaires et des vins en particulier sur la digestion artificielle, en soit arrivé aux conclusions suivantes : 1° Tous les vins sans exception gênent l'action de la pepsine ; les plus chargés en alcool, en crème de tartre et en couleur sont les plus

(1) *Annales d'hygiene et de méd. légale*, juillet 1891.

nuisibles; 2° l'acidité des vins normaux est impuissante à provoquer l'action de la pepsine; dans la plupart des cas elle ne paraît pas l'aider, — la nécessite de composer avec de vieilles habitudes, la crainte de ne rien obtenir en trop demandant, et aussi la conviction où nous sommes de l'innocuité du vin coupé d'eau, de son utilité même demontree par les experiences citées plus haut, toutes ces raisons nous font permettre l'usage modere des boissons fermentées

D'après Arago, la vigne cesse de produire a la limite où mûrit la datte. On trouve bien quelques pieds de vignes aux environs des tropiques, mais à titre de curiosité, et le vin y est toujours importé. A l'encontre de l'alcool qui ne désaltère ni ne nourrit, le vin est une boisson et un aliment. Sa composition est complexe; il contient des alcools, dont le plus important est l'alcool éthylique; des éthers qui lui donnent son bouquet; des acides, dont le principal, l'acide tartrique, se trouve à l'etat de bitartrate de potasse, et une petite quantité de tanin qui fait beaucoup pour sa conservation; des matières albuminoides, gommeuses et pectiques; des sels minéraux et surtout des phosphates de potasse, de soude et de chaux La teneur en alcool de nos bons vins français varie entre 9° et 11°, et l'extrait sec a 100°, entre 19 et 23. D'après A. Gautier, les bons vins de France contiennent 86,9 d'eau pour 100, — 19 3 à 22,5 d'extrait sec, 9,8 à 11,7 d'alcool éthylique, — 1,9 a 2,6 de tartre, et leur acidité exprimée en SO^4H^2 peut varier de 4, 1 à 5,5.

Les vins du Midi contiennent aussi du bisulfate de potasse provenant de l'action du sulfate de chaux sur le bitartrate de potasse. D'après M. Portes (1), le

(1) Portes et Ruyssen · *Traité de la vigne* Paris, O. Doin, 1886

plâtrage, destiné à assurer la conservation du vin, n'aurait pas sa raison d'être, si la routine ne faisait suivre aux vignerons de mauvais procédés de vinification. M. Pasteur a montré qu'il fallait aérer le moût, et par conséquent le ferment, pour obtenir une fermentation active ; les vins du Midi ne s'altèrent que parce qu'ils séjournent trop longtemps dans la cuve, avec chapeau flottant en présence d'un ferment non aéré qui ne peut produire tout son effet sur le sucre interverti (A. Riche). On tolère dans ces vins la présence de 2 grammes de sulfate de potasse par litre.

Pour tout ce qui regarde l'essai des vins et les maladies du vin, nous ne pouvons que renvoyer aux traités d'hygiène générale et spéciaux (1) ; nous donnerons simplement ici les indications pour l'expédition et la conservation des vins en pays-tropicaux.

L'expérience a prouvé que les vins pesant plus de 10° se conservaient mieux que les autres. « L'alcool est un ennemi des parasites du vin, » a dit Pasteur, et l'on s'efforce de n'expédier aux colonies chaudes que des vins possédant aux environs de 12° d'alcool.

Mais nous avons vu que les bons vins de France ne pesaient que de 9° a 11°, ce dernier degré étant l'exception ; aussi la plupart des vins expédiés en fûts ont-ils subi l'opération du vinage En principe, l'hygiéniste ne saurait s'opposer à cette pratique,

(1) Pasteur : *Etudes sur le vin*, Paris, 1886
Marty *Bulletin de l'Académie de médecine*, juin 1888.
A. Riche « Les boissons, » *Encyclopédie d'hygiène*, t. II, 1890.
P. Cazeneuve : *La coloration des vins*, Paris, 1886.

reconnue nécessaire à la conservation des vins d'expédition outre-mer; mais trop souvent elle constitue une veritable sophistication, soit que la quantité d'alcool ajoutée devienne considérable, pour élever a 12 le degre alcoolique de petits vins pesant 6 à 8°, soit, plus souvent, par la mauvaise qualite des alcools ayant servi au vinage. La façon la plus hygiénique d'opérer le vinage, c'est d'ajouter du sucre au moût et d'obtenir ainsi l'augmentation du degré alcoolique par la fermentation.

Les meilleurs vins pour l'exportation aux colonies tropicales sont : les vins de la Gironde, du Lot et-Garonne, du Lot, du Gers, et certains crus du Roussillon et de l'Hérault. Les vins du Beaujolais, du Mâconnais, pourtant excellents, se conservent mal et ne tardent pas a devenir malades. Nous avons vu même s'alterer en bouteilles les bons vins de *pinots* de Bourgogne, tandis qu'il n'y a pas d'exemples que pareil accident soit arrivé aux bons vins de Bordeaux, qui, si le bouchon est intact, gagnent au contraire à leur séjour dans les pays chauds Un témoignage précieux par le lieu de l'observation est celui du docteur Laffont (1) Le transport en fûts des vins de campagne ayant été reconnu impossible, les vins arrivant toujours avariés, on distribuait aux colonnes du Soudan, au grand détriment hygiénique des hommes, du tafia. « Pour la colonne et les autres postes, la ration (de vin) est reduite à 30 centilitres ; mais le vin de campagne est remplacé par un excellent vin de Bordeaux expédié de France par caisses de dix bouteilles, d'un arrimage et d'un

(1) Laffont : « Rapport sur la campagne du Soudan (1887 1888), » *Arch. de med. navale*, t LI.

transport facile. *Pas un seul jour ce vin n'a manqué*, et, je ne saurais trop insister sur ce fait, tandis que dans les postes la mortalité diminue, on voit pour la première fois la colonne du Niger rentrer à Kayes sans avoir perdu un seul homme. »

L'expédition des vins, bien soignés au préalable et mis en bouteilles, serait donc la meilleure façon d'assurer l'approvisionnement des colonies; mais en pratique, les privilégiés seuls de la fortune pourraient se procurer ces vins. Heureusement nous avons dans la pasteurisation un moyen excellent de prévenir les nombreuses maladies, acescence, moisissures, *pousse*, *tourne*, *filage*, amertume qui sont le lot habituel des vins expédiés aux colonies. Pasteur a fixé entre 55° et 60° le degré de température auquel il faut chauffer les vins pour assurer leur conservation. L'opération se fait à l'abri de l'*O* dans des appareils disposés de telle façon que le vin chauffé, en retournant dans les tonneaux, échauffe celui qui se dirige vers l'appareil, ce qui rend le procédé rapide et économique. Puis les vins destinés à l'exportation seront mis en fûts soigneusement choisis et soufrés par le procédé vulgaire de la mèche.

Une maison qui se ferait une spécialité de vins d'expédition livrés avec les garanties suivantes : 1° vins de provenance des départements cités plus haut, pesant 12° centésimaux, obtenus par le vinage à la cuve; 2° pasteurisés; 3° livrés en tonneaux intacts et soufrés, rendrait aux colonies des services inappréciables et contribuerait peut-être à y diminuer le fléau de l'alcoolisme.

On trouve aussi dans les colonies, en abondance, des vins, dits d'Espagne, très alcooliques, pesant de

18° à 25°; dans les colonies inondées de produits anglais, l'inévitable *porto-wine*, qui n'est, huit fois sur dix, qu'une affreuse mixture de vins communs du Portugal et d'alcool de grains ; de prétendus vins de Xérès, et des champagnes faits de vins blancs très secs, contenant de notables quantités d'éther sulfo-vinique, chargés d'acide carbonique et d'alcools impurs. Nous ne les signalons que pour mettre en garde contre ces produits toxiques et les condamner.

Nous ne conseillons même pas l'usage habituel des vins blancs naturels, très agréables au goût cependant, coupés d'eau fraîche. Employés de temps à autre, au déjeuner, ils activent la diurèse ; mais outre qu'on est tenté d'en boire plus que du vin rouge, les éthers, que contiennent tous les vins blancs, tendent à augmenter la quantité des poisons digestifs et par conséquent à suractiver la fonction hépatique. A plus forte raison, condamnons-nous absolument l'usage du vin blanc matinal, amer ou non.

Un seul vin blanc peut trouver grâce devant l'hygiéniste, c'est le champagne naturel, largement coupé d'eau, et pris de temps à autre, très modérément. Heureusement il n'est pas à la portée de toutes les bourses.

Quant aux vins rouges, ils doivent aussi être consommés en très petite quantité, et la dose permise ne doit pas dépasser un litre par jour, pour les travailleurs manuels, 50 centilitres pour les intellectuels, dans tous les cas, largement coupés d'eau fraîche, dans la proportion des deux tiers.

Dans ces seules conditions le vin sera bienfaisant. On a dit : Pris moderément, le vin pur facilite la digestion, à la fin des repas ; il redonne du ton ;

autant d'erreurs physiologiques. Un fait bien constaté, c'est que l'alcool et le vin pur diminuent la sueur, mais c'est par un effet toxique, et le résultat dans le cas présent est d'augmenter les tendances a la retention du calorique.

C) **Les bières**. — Les bières que l'on trouve aux colonies tropicales sont toutes des bières en bouteilles, qui ont subi une alcoolisation préalable pour assurer leur conservation : bières anglaises, *pale-ale*, *stout*, fortement colorées, préparées à *fermentation haute*, pesant entre 7° et 9° d'alcool ; bières françaises, plus légères, préparées à *fermentation basse*, mais pesant 2 à 3 degres de plus que les préparations similaires consommées en France ; bières belges et allemandes, moins communes.

« Une bonne bière, dit M L. Marx, ne doit être faite qu'avec de l'eau, du malt et du houblon. Il ne doit y entrer ni glycose ou autres matières sucrées, ni succédanés du houblon ; elle ne doit renfermer aucun antiseptique.

« Elle doit être brillante, sans dépôt et exempte de substances nageant dans le liquide. La mousse doit être blanche, fine et ferme. Il ne doit y avoir aucun goût acide ou de levure. Un goût trop amer ferait présumer la présence d'une substance amère, étrangère au houblon, et un goût douceâtre, la presence de la glycérine.

« L'alcool est en quantité variable, de 1 p. 100 en volume à 7 et 8, ce qui est exceptionnel. La quantité d'extrait oscille ordinairement entre 1, 3 à 2 parties en poids pour 1 partie d'alcool, mais cependant ce rapport peut baisser sans qu'il y ait fraude certaine.

« La maltose atteint au maximum 3 p. 100 de la bière

et ne descend pas au-dessous de 1,5. Le rapport de la maltose à l'extrait sec est très variable; dans les bonnes bières, il y a sur 100 parties d'extrait, 25 a 35 de maltose

« La moyenne des matières albuminoides est de 0,30 à 0,60 dans les bonnes bières,et celle de l'anhydride phosphorique de 0,05 a 0,10 p. 100.

« Le degré d'acidité d'une bière ne doit pas dépasser 4 d'acide sulfurique normal p. 100.

« La proportion d acide carbonique a pour minimum 0,20 p 100, a moins d'être eventé par son séjour dans un tonneau

« La quantité de glycérine est au maximum de 0,6 p. 100 ; s'il y en a davantage, la bière aura été additionnée de glycérine. Celle des matières minerales ne dépasse pas 0 gr. 3.

« L'extrait est formé surtout par la maltose, la glycose, l'amidon soluble, la dextrine, les matières albuminoides, des acides, de la glycérine et des substances minérales contenant surtout des alcalis, de la chaux, un peu de fer et d'acide phosphorique (1). »

La bonne bière est une boisson hygienique dont l'usage ne peut qu'être approuvé ; mais il faut, en hygiène intertropicale, y apporter certaines restrictions.

Elle sera prise aux repas et étendue d'eau pour la ramener à 3 a 4° d'alcool et corriger ainsi son alcoolisation artificielle. Ce n'est plus de la bière, dans ce cas, diront les amateurs. Qu'importe, si elle devient ainsi hygienique, de dangereuse qu'elle était dans son premier état.

(1) A. Riche : « Boissons, » *Encyclopédie d'hygiène*, t. II, p. 587.

En dehors des repas, elle a beaucoup moins de valeur hygiénique. Elle desaltère peu; au contraire, il semble qu'un verre en appelle un autre; elle pousse aux sueurs profuses et à une sorte de débilitation aqueuse (Coulier). Elle paraît être un excellent milieu de culture, et il sera prudent de s'en abstenir en pays de choléra.

D) **Refrescos.** — Nous employons ce mot espagnol, car il n'a pas d'équivalent en français. Les *refrescos* sont bien des boissons fraîches; mais elles ne sont pas toujours des boissons rafraîchissantes et tempérantes.

Les femmes créoles françaises et espagnoles ont inventé une foule de boissons fraîches et aromatiques faites avec le jus acidule d'un fruit, orange, citron, barbadine, *pommes* variées, du sucre, de la glace pilée et de l'eau. Elles sont en général agréables au goût, leur acidité est franche et recommandable pour leurs propriétés microbicides. Bues à petits coups et prises en quantité modérée, elles deviennent bientôt une nécessité de l'existence coloniale. Mais tout inoffensives qu'elles soient par elles-mêmes, l'abus en est nuisible par la quantité démesurée d'eau qu'elles introduisent dans l'estomac et font passer par le torrent circulatoire. Un principe hygiénique qu'on aura toujours le plus grand intérêt à ne pas méconnaître, c'est celui de ne jamais essayer de *satisfaire* sa soif; on n'y arriverait qu'au prix de l'écœurement et d'accidents immédiats ou consécutifs. En climat tempéré on recommande de rester sur sa faim; en climat tropical, il est de toute nécessité de rester sur sa soif. C'est encore le meilleur moyen de n'en pas trop souffrir. Les Espagnols servent encore comme *refrescos* du café et du chocolat glacés, très hygiéniques. Nous en parlerons un peu plus bas.

Mais les palais blasés et les estomacs affadis des Européens, surtout des hommes, ne tardent pas à se lasser de ces boissons un peu fades. Les Américains du sud des États-Unis ont préparé une foule d'autres boissons moins recommandables. Aux préparations précédentes ils ont d'abord ajouté du tafia, du punch au rhum et d'autres liqueurs alcooliques. Puis ils ont confectionné sous les noms de *gin coktail*, *sherry cobler*, *sherry coktail*, etc., des boissons où il entre des vins et des liqueurs très alcooliques, des aromates râpes, cannelle, muscade, gingembre, galanga, etc., et dans ces cas, se rafraîchir et s'alcooliser deviennent synonymes.

§ III. — *Boissons aromatiques.*

A) **Le café**. — Le café (*coffea arabica*, rubiacees) est partout chez lui entre les tropiques. Comme l'a fait justement remarquer M. A. Riche (1), c'est une erreur de chercher a reconnaître la provenance des cafés par la grosseur, la forme ou la couleur des grains. Ce sont là des sortes commerciales produites par des artifices de triage, et le même pied de café peut produire a la base du rameau le grain volumineux, déprimé et de couleur verdâtre qu'on désigne sous le nom de *martinique*, — au milieu le grain allongé, pointu et recourbé qu'on classe comme *bourbon*, — a l'extrémité les grains petits, roulés, inégaux, qu'on croit être le vrai *moka*. Nos colonies en général, les Antilles en particulier, produisent un

(1) E. Collin, cité in *Encyclop. d'hygiene*, t II, p 716.

café exquis, et c'est une culture qu'il faut souhaiter de voir augmenter, car c'est une des rares à laquelle un Européen puisse presider sans trop grand dommage pour sa santé. En outre, le débouché est certain, puisque la France est obligée tous les ans de recourir a l'étranger pour sa consommation, et les prix sont rémunerateurs.

Le café torréfié contient d'après A. Riche: matière azotée, 12,05, — caféine, 1,38, — matiere grasse, 13,63, — sucre, 1,32, — matière non azotée, 38,41, cellulose, 24,27, — cendres, 3,75, eau, 3,19. La torréfaction développe dans le café une huile volatile, la *caféone*, qui lui donne ses propriétés excitantes et son arome. La préparation habituelle se fait par infusion; mais les Arabes, cependant très gourmets, le préparent par décoction; ils ont soin toutefois de la faire à petit feu et de chauffer l'eau sans la pousser jusqu'au point d'ébullition.

Le café est une boisson hygiénique partout, mais la plus hygiénique qui soit, entre les tropiques. Par sa teneur en caféine, en matière azotée, en graisse, par son principe aromatique développé par la torrefaction, la *caféone*, elle est à la fois un aliment, une boisson tonique et desaltérante, légèrement excitante du système nerveux et diurétique. Pour toutes ces raisons elle a éte empiriquement recommandée de tout temps par les habitués de la vie tropicale, et les médecins n'ont pu qu'en approuver l'usage. Le café est d'ordinaire la boisson préferée des organismes a petites dépenses, a besoins modérés ; comme la prescription essentielle de l'hygiène intertropicale est de moderer les echanges, le café se trouve naturellement indiqué, puisqu'il empêche dans une certaine mesure la *dénutrition* et supplée ainsi une alimentation trop substantielle. Il est tout désigné pour le repas du matin et il pourrait avantageusement remplacer, coupé d'eau fraîche et légèrement sucré, toutes les boissons que la soif fait rechercher dans le jour, entre les repas. « Aucune boisson n'est plus efficace pour calmer la soif et modérer les sueurs profuses des régions intertropicales (1). »

Luderitz, confirmant les expériences de Heim, a démontré les propriétés microbicides de l'infusion de café ; mais il est difficile de conclure des expériences *in vitro* à l'antisepsie intestinale ; toutefois, en Arabie, en Perse, il est d'usage de donner de fortes doses de café, préparé par décoction, aux cholériques. Il nous suffit, pour en recommander l'usage, de savoir qu'il favorise la diurèse et excite la sécrétion biliaire, et par là, met obstacle aux auto-intoxications.

On sait, par ailleurs, les services que rend la caféine dans les états adynamiques qui compliquent les fièvres infectieuses.

B) **Le thé**. — Le thé (*thea Sinensis*, caméliacées) est un arbuste des régions tempérées de la Chine et du Japon ; la culture en réussit toutefois dans certaines régions chaudes ; il s'est acclimaté en Annam, à Java, dans l'Inde, et nos colonies voisines des tropiques sud pourraient tenter l'essai qu'en a fait la Réunion, sans se laisser décourager par l'insuccès des plantations de Cayenne et de la Martinique. Sa consommation en Europe ne date guère que de la seconde moitié du XVIIe siècle.

(1) J. Rochard : « Les boissons aromatiques, » in *Revue des Deux-Mondes*, nov 1894.

Comme pour le café, le nom des sortes commerciales ne répond pas a des espèces differentes. Le *pekoe* a *pointe blanche* est fourni par la foliole cueillie à sa sortie du bourgeon et encore couverte d'un léger duvet. Plus tard le duvet disparaît et le thé cueilli à ce moment prend le nom de *pekoe* à *pointe noire*. Le *souchong* n'est autre que le même thé provenant de la feuille à son entier développement, ce qui a lieu en mai. Les folioles cueillies après cette époque donnent des sortes de moins en moins aromatiques et estimées ; ce sont par ordre décroissant, le *campoy* et le *boe*, sortes triées du thé inférieur connu sous le nom de *congo* (1).

De même pour le thé vert ; le même arbuste le produit ; c'est affaire de terrain. La première recolte donne le *hyson*, dont on connaît deux variétés, le thé *poudre a canon* et le *schoulang*, et le *tonkay*, qualite médiocre. Les sortes de thé vert sont beaucoup plus excitantes du système nerveux que les sortes de thé noir ; c'est pourquoi ce dernier est le plus habituellement consommé.

Le thé se fait par infusion ; la décoction ou l'infusion trop prolongée donneraient une boisson âcre et chargée de tanin. Les Chinois et les Japonais font l'infusion dans la tasse même, où ils la boivent sans sucre. En Europe, on fait usage d'un vase spécial, métallique en genéral, la théière, ou on laisse infuser 7 a 10 minutes environ le the, a raison d'une petite cuillerée a café par tasse. L'eau très bouillante est versée en deux fois à cinq minutes

(1) E. Martin : « Récolte et preparation du the en Chine » la *Science moderne*, 18 et 30 septembre 1893, cite par J. Rochard, *Revue des Deux-Mondes*, nov. 1894.

d'intervalle. On sucre l'infusion et on la coupe généralement d'un peu de lait pur, remplacé aux colonies par du lait concentré délayé, le lait étant chose rare et de grand luxe entre les tropiques.

Les principales substances contenues dans le thé sont : la cafeine, de 1 à 2, quelques sortes en contiennent de 5 à 6 p. 100 ; — la matière azotée représentant 6 à 7 p. 100 d'azote, 17 à 22 ; — le tanin de 12 à 20 0/0 ; le principe aromatique varie, selon les sortes, de 0,60 dans le *congo* a 0,98 dans le *hyson*. D'après la majorite des analyses, dont les chiffres précédents donnent les moyennes, le thé serait à peine moins riche que le café en caféine et plus riche en matière azotée et en tanin. En outre, les combinaisons solubles de fer et de manganèse (3.03 0/0) qu'il renferme ont de l'importance au point de vue de l'hemoglobine.

On ne peut donc nier que le thé n'ait une va eur alimentaire ; mais c'est surtout comme boisson hygiénique qu'il est recommandable. Par la caféine et le principe aromatique, il agit sur le cœur et le système nerveux qu'il tonifie. Il est indiqué au même titre que le café dans ces états dépressifs du système nerveux, si fréquents pendant les hivernages Un fait bien reconnu, c'est qu une tasse de the très chaud desaltère mieux qu'une boisson glacée. — Etant fait avec de l'eau très bouillante, il a de grandes chances pour être privé de microbes pathogènes, et si les populations de l'Inde et de l'extrême Orient ne sont pas anéanties par les maladies infectieuses, auxquelles les exposent à tout instant leurs habitudes de malpropreté et leur detestable hygiène, c'est certainement à l'usage du the qu'elles le doivent. Elles font de l'asepsie sans le savoir. M. A. Riche (1) fait remarquer « que le thé ne perd pas ses qualités par le refroidissement » ; il fournit aux troupes en campagne, dans les pays où l'eau est malsaine, un excellent moyen de la purifier ; les soldats anglais, américains et russes en font un usage habituel.

Le thé n'a qu'un inconvénient, qui peut être évité par une bonne préparation, c'est la quantité de tanin qu'il renferme. En général, surtout en France, on fait des infusions trop longues et trop chargées, et dans ces conditions le thé peut donner des crampes d'estomac ou occasionner des troubles digestifs.

On a dit avec raison que le café et le thé étaient des boissons intellectuelles. Ce sont aussi les boissons préférées des organismes affinés, amenuisés ; nous avons vu que tout, dans les influences météoriques des régions intertropicales, tendait à produire cet affinement du système osseux et musculaire et cette prédominance du système nerveux. C'est pourquoi nous croyons que l'abandon des boissons habituelles de l'Européen, alcool, vin, bière, pour l'usage des boissons aromatiques, café, thé, et peut-être aussi maté, kola, dont nous allons dire un mot, est une des conditions les plus favorables à l'acclimatement de la race blanche entre les tropiques

Dans la dyspepsie atonique, M Germain See a recommandé le thé chaud aux repas, pris à la place du vin. Cette forme de dyspepsie est proprement celle que l'on observe dans l'anémie tropicale, et c'est une nouvelle raison pour recommander le thé

(1) *Encyclopédie d'hygiène*, loc. cit.

en boisson habituelle, dans un cas où le vin, même coupé d'eau, est généralement mal supporté.

C) **Le cacao** — Bien que le cacao serve autant à l'alimentation qu'à la boisson, c'est surtout comme boisson qu'il faut le considerer en hygiène intertropicale, et c'en est un facteur de premier ordre. Originaire du Mexique, le cacao (*theobroma cacao*, byttnériacées) se trouve aujourd'hui partout entre les tropiques. Le fruit (cabosse) est une sorte de coque dure, de forme oblongue, finissant en pointe au sommet, qui contient des semences en plus ou moins grand nombre selon la grosseur, de vingt à quarante. Après décorticage, les semences sont enfouies en terre (cacao caràque) pour leur faire perdre leur âcreté. Les cacaos *non terrés*, sechés, ont moins de valeur.

Le cacao contient une grande quantité de matière grasse, 50 0/0, 20 0/0 de matiere azotée, une petite quantité, 2 0/0, d'une substance analogue à la caféine, la *théobromine*, et 4 0/0 de sels divers. On le voit, sans avoir la valeur, particulièrement tonique du système nerveux cardiaque, du café et du thé, le cacao prend une place a part dans les antidéperditeurs, par sa contenance en matière grasse. Le cacao nourrit et désaltère, et une tasse de cacao ou de chocolat, pris très chaud ou frappé, trompera toujours mieux la soif que les abondantes et alcooliques boissons a la glace pilée. C'est donc une erreur considerable de priver le cacao de sa matière grasse ; c'est lui enlever toute valeur hygiénique en hygiène intertropicale et le mettre à un rang bien inférieur a une simple infusion de thé.

Les creoles antilliens fabriquent avec la pulpe des semences fraîches une macération dans du tafia, qu'ils additionnent ensuite de sirop de sucre de canne. Ces *crèmes*, très renommées, n'ont pas toute la valeur hygiénique du cacao et ont tous les inconvénients de l'alcool. On ne peut que les condamner au point de vue de l'hygiène.

D) **Le maté.** — Le *thé du Paraguay*, *yerba mate*, *ilex paraguayensis*, ilicinées), est fait des feuilles, passées à la flamme, puis légèrement torréfiées, de plusieurs plantes du Paraguay et du Brésil, de la famille des aquifoliacées ou ilicinées. Ces plantes poussent en hauts buissons et atteignent rarement les proportions de grands arbres.

Pour conserver au maté son arome, il faut avoir soin de le faire infuser peu longtemps dans une eau au-dessous du point d'ébullition. Les buveurs de maté l'aspirent avec la *bombilla* qu'on se repasse de bouche en bouche, politesse assez dangereuse, comme l'on sait. Le maté contient de la caféine en plus ou moins grande quantité, les sortes commerciales n'étant pas identiques, de 1.50 à 3 0/0, du tanin en assez grande quantité, 16 à 17 0/0, des sels minéraux de fer et de manganèse, 3 à 4 0/0, et une huile essentielle qui lui donne son arome et peut-être aussi ses propriétés excitantes.

Le maté constipe moins que le thé ; mais l'amertume de l'infusion, bien qu'on puisse la dissimuler par du sucre brûlé ou du jus de citron, plaît moins aux palais européens que le goût franchement aromatique d'une infusion de thé hyson.

Il est à présumer que le maté doit sa valeur hygiénique à la caféine et que l'infusion agit dans le même sens que les infusions de café et de thé. Bien que des essais de culture du maté aient été faits à la Martinique par Bellanger, cette boisson n'est pas encore passée dans les usages de nos colonies.

E) **La coca.** — *Erythroxylon coca.* Les feuilles de cet arbuste, mâchées par les Indiens du Pérou et de la Bolivie, leur permettent de résister plusieurs jours, avec une alimentation restreinte ou même nulle, à des fatigues corporelles, travaux pénibles ou longues marches. L'infusion de coca a des propriétés stimulantes incontestables; mais l'anesthésie des muqueuses buccale, œsophagienne et gastrique due à la cocaïne et qui explique l'abolition du sentiment de la faim, en fait un faux antidéperditeur et doit la faire rejeter du nombre des boissons hygiéniques habituelles.

F) **Guarana.** — On fait usage dans les Guyanes et les Amazones d'une pâte faite des graines pilées de plusieurs variétés de *paullinia*, surtout la variété *sorbilis*, et du mucilage du gombo (Jousset). C'est une substance assez analogue d'aspect au chocolat, d'une saveur astringente et légèrement amère. Delayée dans de l'eau elle constitue une boisson. Elle doit ses propriétés au tanin et à la caféine. Dans les provinces amazoniennes, c'est un remède vulgaire contre la migraine et la dysenterie.

G) **Noix de kola.** — Dernier venu de ces aliments-boissons stimulants et antidéperditeurs, la noix de kola ne paraît pas posséder des vertus moindres que les meilleurs d'entre eux. Très recherché dans l'ouest et jusqu'au cœur de l'Afrique, ce singulier produit fait l'objet d'un grand commerce et est convoyé comme une denrée très précieuse. Les nègres lui attribuent des vertus multiples : conservation des gencives et des dents, correction de la sapidité des eaux saumâtres, apaisement de la faim, stimulation de l'appétit génésique (A. Corre). Peut-être n'est-ce qu'à cette dernière vertu qu'il faut attribuer la recherche qu'en font les roitelets noirs, epuisés de debauche.

La kola (*sterculia acuminata*) et specialement le produit commercial, le *rouge de kola*, étudie par Heckel (1) et Schlagdenhauffen, doit ses principales propriétés à la caféine et à la théobromine ; c'est un tonique du cœur dont il régularise ou amplifie l'action ; — il diminue les déchets organiques et semble modérer la nutrition par action nerveuse primitive ; c'est un type d'aliment, dit d'épargne ; — il favorise la diurèse et par conséquent l'élimination des poisons. D'après Monnet, il favoriserait encore la digestion, et de plus serait un antidiarrhéique puissant. M. Heckel a proposé des *rations accélératrices* dues à l'incorporation à des biscuits de poudre sèche de kola pulvérisée. Les premières expériences sur les troupes n'ont pas été favorables (Viry) (2).

La saveur astringente et amère de la kola est désagréable aux palais européens, et M. Corre propose d'en faire une infusion après l'avoir torréfiee et pulvérisée à la façon du café grille.

Enfin M. Gustave Le Bon a appelé l'attention sur la supériorité de la noix fraîche sur la noix sèche, et établi que la kola doit ses proprietés à la présence simultanée de la caféine et de la théobromine (3).

(1) Heckel : « Des kolas africaines, » *Journal de pharmacie et de chimie*, 1883

(2) *Encyclopédie d'hygiène*, t. VII, p. 205.

(3) Gustave Le Bon . « Les recherches recentes sur la noix de kola, » in *Revue scientifique*, 1893, nos des 21 octobre et 9 decembre.

Il est encore d'autres plantes dont on fait des infusions théiformes, boissons excellentes, hygiéniques, tant au point de vue de la plante aromatique, à vertus antiseptiques dues aux huiles essentielles, qu'à celui de l'eau bouillie nécessaire pour leur confection. Telles sont : l'*aya pana* (*synanthérées*, Antilles) dont Gubler regrette l'oubli immérité ; — les *cardamomes*, fruits de l'*alpinia cardamomum*, dont l'infusion, tonique et stomachique, est très usitée dans les grandes presqu'îles asiatiques ; — les citronnelles (*andropogons*, graminées), stimulants et diurétiques ; — le thé corossol (*anona muricata*) des Antilles, remède à tous maux des creoles, mais excellent diurétique et légèrement stimulant ; — le *faham*, *vanille rouge* (*angræcum fragrans*, *epidendrum rubrum*, orchidées), si renommé à la Réunion comme stimulant et antispasmodique ; etc.

Nous ne terminerons pas ce paragraphe sans faire remarquer l'abondance, entre les tropiques, des végétaux riches en caféine et en alcaloïdes à propriétes analogues, qu'on a appelés *stimulants antidéperditeurs*. Il semble qu'ils soient une des nécessités de la vie dans ces climats et de l'hygiène alimentaire spéciale qu'ils comportent. Si nous ne craignions d'être taxé de paradoxe, nous dirions qu'*il faut avoir l'air de se nourrir*, pour se bien porter.

CHAPITRE V

HYGIÈNE DES TÉGUMENTS.

§ I. — *Rôle physiologique de la peau.*

La peau et les diverses couches qui la constituent forment un organe de protection et de défense contre les agents physiques, chimiques et microbiens, et le rôle des éléments tégumentaires est déterminépar la physiologie.

Les couches épidermiques sont mauvaises conductrices de la chaleur et de l'électricité ; elles opposent une barrière aux substances toxiques et défendent les vaisseaux et les nerfs du derme contre les actions multiples extérieures, trop vives.

Le tissu adipeux sous-cutané, qui ne disparaît jamais complètement, bien qu'il fonde rapidement sous les influences tropicales, est aussi mauvais conducteur et protège comme un coussin les tissus sous-jacents.

Les poils existent chez l'homme à l'état de vestige d'organismes plus complets de défense chez les animaux. Il est à remarquer que la peau des races colorées devient de plus en plus glabre, pour se réduire chez le nègre à n'être recouverte que de *lanugo ;* mais en retour sa tête se recouvre d'un épais et crépu matelas de cheveux, qui, par l'air emprisonné, préserve les organes cérébraux des rudes atteintes du soleil.

La sécrétion onctueuse des glandes sébacées

recouvre l'épiderme d'un enduit qui l'entretient en état et assure son imperméabilité. Chez les nègres, cette sécrétion est plus abondante et, à l'état de santé, sa peau est luisante et comme veloutée La suppression de la sécrétion sébacée accompagne la plupart des désordres cutanés sérieux. Les affections nerveuses centrales ou périphériques s'accompagnent toujours d'une sécheresse particulière de la peau, où les glandes sudoripares ont moins de part que les glandes sébacées. Le retour de la sécrétion sebacée est toujours un bon signe. On y trouve surtout, avec les matières extractives, des acides oléique et palmitique, et peut-être faut-il chercher, dans cette défense particulière de la peau du noir, la raison du goût instinctif qu'il manifeste pour les corps huileux.

Les glandes sudoripares ont une fonction double. Elles sont les organes de la respiration cutanée et elles sécrètent la sueur.

L'homme perd par cette voie de l'eau et de l'acide carbonique, et cette perte en poids est le 1/67 du poids de son corps (Séguin). L'élévation de la température ambiante augmente le poids de l'acide carbonique exhalé (Gerlach), qui peut même doubler (Aubert, cité par Landois). Le volume d'oxygène absorbé est égal au volume d'acide carbonique exhalé (Regnault et Reivet, id.). Ces actions augmentent quand la respiration pulmonaire est entravée, et quand la circulation est très active a la peau (Röhrig).

La perspiration insensible est continue, et l'organisme se débarrasse par cette voie de principes volatils qui paraissent être des poisons. La perspiration devient sensible aussitôt que l'organisme a à se défendre contre un excès de calorique ou sous l'influence de poisons du système nerveux central. C'est à la peau qu'est l'origine de la majeure partie des réflexes qui règlent la thermogenèse. L'alcool ralentit les fonctions sudoripares (H. Schmidt). M. Ch. Richet (1) pense que la sueur n'a d'autre effet que de défendre l'organisme contre l'excès de calorique ; mais la présence d'acides gras, neutres et volatils (Krause), d'une petite quantité d'urée pouvant s'élever d'une façon notable dans les cas d'insuffisance rénale (anurie du choléra), l'élimination de certains médicaments toxiques, iode, mercure, arsenic, par la sueur, prouvent qu'elle joue aussi un rôle de défense contre les auto-intoxications.

La sécrétion de la sueur est régie par des nerfs spéciaux, *sudoripares*, indépendamment de la circulation cutanée. Le processus physiologique de défense contre la chaleur débute par la dilatation des vaisseaux, le ralentissement de la circulation dans le lac capillaire et l'exposition d'une plus grande quantité de sang à une température extérieure plus basse ; puis les nerfs sudoripares entrent en jeu si l'action première est insuffisante. — Il existe des centres sudoripares dans la moitié inférieure de la moelle cervicale, dans les ganglions moteurs des cornes antérieures et dans la moelle allongée (Landois).

La dilatation des capillaires cutanés s'entend aussi des vaisseaux lymphatiques, et la circulation de la lymphe, déjà si paresseuse, se trouve encore ralentie du fait de cette dilatation dans le lac capillaire ; la stase

(1) Ch. Richet : « Le milieu thermique, » *Revue scientifique*, 3 fév. 1894 « La sueur a un rôle physique (évaporation refroidissement), et son rôle chimique est probablement négligeable. »

a surtout tendance à se produire dans les membres inférieurs et les parties génitales Ces faits nous donnent la raison de la fréquence des lésions scrofuleuses cutanées des races colorées, des plaies à tendance ulcéreuse que l'on observe dans les pays chauds, enfin des lymphangites et des lymphoses variées, signalées sous divers noms

Enfin on a trouvé de nombreuses espèces microbiennes vivant entre les débris épidermiques et sur les follicules pileux : *leptothrix*, *microcoques*, *saccharomyces* et *schizomycètes*. Nikolski en a compté plus de vingt espèces différentes, parmi lesquelles les staphylocoques blancs et dorés. Ils sont inoffensifs tant que l'épiderme est intact. Mais les causes d'effraction sont nombreuses ; éraillures, piqûres de mouches, de moustiques, d'acariens, d'insectes de toutes sortes, de vers ou de larves, sont autant d'occasions qu'ils saisissent de s'introduire dans le derme et de produire des affections locales, d'autres fois des infections générales.

§ II. — *Affections cutanées justiciables de l'hygiène.*

La lèpre et les affections léproïdes . éléphantiasis, aïnhum, le pied de Madura sont-ils le résultat d'une trophonévrose, d'une polynévrite infectieuse, d'une intoxication primordiale par les substances alimentaires ou les eaux de boisson, selon les explications récentes ou anciennes, ou bien des affections parasitaires, locales d'abord, susceptibles d'infecter l'organisme ? Pour la lèpre, la découverte du bacille de Armauer Hansen paraît faire pencher la balance en faveur de la seconde hypothèse.

M Leloir, la grande majorité des médecins danois et norwégiens, pensent avec M. Ehlers (1), sans hésitation, d'après les faits observés, que toutes les théories pathogeniques alimentaires doivent être rejetees, que la lèpre est manifestement contagieuse, due au bacille de Hansen, trouvant un milieu favorable à sa pullulation dans la saleté et le defaut d'hygiene. La seule observation d'inoculation positive est due à Arning (2) sur le condamné a mort Keanou, des Sandwich, lequel devint lépreux, deux ans après, par le point même de l inoculation. Toutefois la portée en a été diminuée par cette remarque de Swift (3) que le fils, le neveu et un cousin de la victime étaient eux-mêmes atteints de lèpre.

Pour M. Ehlers la lèpre n'est nullement héréditaire ; la maladie de Morvan et la syringomyélie ne seraient que des formes de la lepre ; quant à la sclérodermie et à la sclerodactylie. il n'en a rencontré aucun cas en Islande où il a observé la lèpre.

Ce qu'il importe de retenir au point de vue pratique, c'est que ces affections, nettement lepreuses ou léproides, ne naissent que sur des populations misérables, sales, coutumieres de la promiscuité et d'une hygiène déplorable des téguments.

L'ainhum a bien aussi les caractères d'une affection primitivement locale et contagieuse ; le fait que cette singulière affection léproide semble être l'apanage de certaines familles est tout autant en faveur de la contagion que de l'hérédité.

La nature de l'ainhum est toujours très controversée. Zambaco Pacha (4), élargissant le cadre des trophonévroses léproides de M. Leloir, a englobé dans une même pathogenie, la sclerodermie, la scléradactylie, les trophonevroses gangréneuses, l'asphyxie locale des extrémités, la gangrene symétrique, la morphée et l'ainhum. Se ralliant à l'opinion de M. Corre, M H. de Brun (de Beyrouth) (5) soutient que le processus de l ainhum est absolument different du processus de la scléro-

(1) Ehlers : « Un voyage chez les lépreux d'Islande, » *Semaine médicale*, 1894, p. 325.

(2) Arning : « Arch f Dermat. und syph. XXI, » *Ergänzungsh.*, n° 9, et *Semaine médicale*, 1889, p. 204.

(3) Swift : *Semaine médicale*, 1890, p. 160.

(4) Zambaco-Pacha : « Etat de nos connaissances actuelles sur la lèpre, » *Semaine médicale*, 1893, p. 289.

(5) H. de Brun : « De l'ainhum, » *Semaine médicale*, 1894, p. 397.

dermie ou de celui de la lèpre mutilante. Pour M. da Silva Lima (1) et la plupart des médecins brésiliens, la distinction entre l'aïnhum et la lèpre dactylienne s'impose. Dans une étude récente sur la lèpre en Islande, M. Ehlers, sans émettre d'avis sur la nature de l'aïnhum, contredit l'opinion de M. de Brun que « la lèpre ne mutile jamais à la façon de l'aïnhum » par deux faits observés de « sillons aïnhumoïdes (2) ».

Le pied de Madura serait dû, d'après Carter, à un cryptogame qu'on a dénommé *chionyphe.* Le processus de ce mycétome n'est pas sans analogies avec celui des tumeurs actinomycosiques, essentiellement contagieuses. Toutefois on ne doit pas les confondre, car les granulations du pied de Madura ne sont pas aussi développées que celles de l'actinomycose et ne donnent pas lieu à la coloration jaune soufre des granulations actinomycosiques.

Les grains du mycétome sont de deux sortes : les grains jaune pâle ou gris clairs, et les grains noirs, truffoïdes (3). Carter, Lewis et Cunningham auraient vu une troisième variété de grains rouges, couleur *poivre de Cayenne.* Ces variétés cliniques correspondraient à des variétés de micoorganismes pathogènes. M. Vincent a (4) décrit un *streptothrix,* cultivant abondamment sur l'infusion de foin, *non liquéfiant,* non inoculable aux animaux, dans un pied de Madura, d'origine marocaine, de la variété pâle. M Le Dantec (5) vient de révéler, sur un mycétome d'origine sénégalaise, de variété noire, truffoïde, des amas de petits bacilles ressemblant à des zooglées, d'une culture difficile à obtenir sur l'infusion de foin, se développant abondamment sur le bouillon de bœuf peptonisé, *liquéfiant* et non inoculable aux lapins et aux

(1) Da Silva Lima : « A propos de l'aïnhum, » *Semaine médicale,* 1884, Annexes, CCLVII.
(2) Ehlers : « Un voyage chez les lépreux d'Islande, » *Semaine médicale,* 1894, p 527.
(3) « Boyce and surveyor. Upon the existence of more one fungus in Madura disease, » *Report and Proced. of the Royal Soc..,* 1893.
(4) Vincent : « Etude sur le parasite du « Pied de Madura, » *Ann. de l'Inst. Pasteur,* mars 1894.
(5) Le Dantec : Etude bactériologique sur le « Pied de Madura », *Arch. de méd. navale,* déc. 1894, p. 447.

cobayes. Ces divers caractères distinguent entre eux ces micro-organismes et les différencient nettement l'un et l'autre des actinomyces. Jamais en effet les observateurs n'ont trouvé dans le mycétome fungus de l'Inde, les formes rayonnées et les massures caractéristiques de l'actinomyces Seul Paltauf aurait trouvé une variété de champignons à structure radiée, ressemblant aux actinomycètes (1).

Les travaux de P. Manson ont révélé la coïncidence de la présence des filaires du sang avec la plupart des lymphoses tropicales. La filaire embryonnaire de Wucherer serait la cause de maladies diverses, que l'on a dénommées filarioses et qui engloberaient l'éléphantiasis, des érysipèles graves particuliers (érysipèles blancs, angio-lymphatiques, érysipèle de Rio, etc.), des tumeurs lymphatiques. l'hémato-chylurie. La filaire découverte en Australie par Bancroft, en 1876, est le parasite adulte ; mais on ne connaissait pas la forme intermédiaire, quand Manson, en 1884, révéla le rôle du *culex mosquito*. Ce moustique suce l'embryon avec le sang des éléphantiasiques ou des érysipélateux et devient l'hôte, le milieu de transition où va se développer le nématode découvert par Bancroft. — M. Corre ne croit pas que la *lymphathexie* soit toujours parasitaire ; il pense qu'elle peut tenir à d'autres causes : climatériques, somatiques ou infectieuses. D'après M. de Brun (de Beyrouth) (2) les lymphangites réticulaires chroniques, résultant de la présence des filaires adultes dans les vaisseaux blancs ou de l'obstruction de ces vaisseaux par les filaires ou leurs embryons, doivent être absolument distinguées des lymphangites chroniques qui aboutissent à l'éléphantiasis. L'éléphan-

(1) Paltauf : « Communication à la Société império-royale des médecins de Vienne, » in *Semaine médicale*, 1894, p. 298.
(2) H. de Brun. *Maladies des pays chauds*, II, p. 102,

tiasis, en effet, s'observe dans des pays où la filariose est inconnue. M. Guyot en a observé un cas très net à Brest et n'a trouvé, chez le sujet, de filaire ni diurne, ni nocturne (1).

Selon P. Manson, il existerait trois espèces de la filaire du sang, *diurna*, *nocturna* et *perstans*. La *maladie du sommeil* serait sous la dépendance de la *filaria perstans* et de la *diurna*, qui se rencontrent dans le sang longtemps après que le sujet a quitté le lieu où il a été infecté (cas du docteur Stephen Mackensie). Il pense que la *filaria loa* de l'œil du nègre est l'état adulte de la *diurna* ; quant à la forme intermédiaire, l'hôte de passage serait une espèce de mouche signalée à la côte ouest de l'Afrique (2).

Au fond, il est permis de ne voir là que tout autant de maladies de *saleté* ; elles n'atteignent guère que des populations ignorantes des premières notions de la propreté, et on peut espérer les voir disparaître devant les progrès hygiéniques.

De même ces dermites désignées sous les noms de boutons d'Alep ou de Biskra, le *pian* ou *frambœsia* (3) des nègres, seront tôt ou tard révélés expérimentalement comme de nature parasitaire. Leur transmissibilité par contact ne fait guère de doute pour per-

(1) Guyot : « Un cas d'éléphantiasis indigène, » in *Arch. de méd. navale*. t. LVIII, p. 194, 1892.

(2) Communication au Congrès international d'hygiène de Londres, 1891.

(3) L'identité du *pian* et de la syphilis ne saurait être admise. L'inoculation produit le *pian* et non le chancre induré. D'un autre côté, Charlouis a vu le chancre induré et ses accidents consécutifs se développer chez un malade atteint de *pian*. (H de Brun, *loc. cit.*, II, p. 160.) Le *changou* ou *kesse*, de Madagascar, les *boubas*, du Brésil, les *yaws*, des Guyanes, paraissent avoir avec le *pian* les plus grandes analogies. (*Id. eod.*)

sonne, et des microorganismes ont déjà été signalés dans les premières affections par M. Duclaux.

La lèpre kabyle, rattachée par J. Arnould à la syphilis, se montre surtout sur les populations sales, misérables et rongées de scrofules. M. Corre l'a retrouvée aux Antilles sur des noirs misérables; on la lui avait présentée comme une variété de pian (1).

Un avenir probablement prochain prouvera que toutes ces maladies sont parasitaires et évitables. Au reste, la pathogénie de la plupart de ces diverses affections est loin d'être simple. En majorité, elles évoluent sur un terrain scrofuleux, ou syphilitique, ou l'un et l'autre, et présentent alors ce caractère mixte des ulcères que Ricord appelait des *scrofulates de vérole*, et il y a lieu de prévoir des associations microbiennes. Le *tonga* des archipels polynésiens, que nous avons observé en Nouvelle-Caledonie, est très probablement d'origine syphilitique Nous en avons vu retrocéder manifestement un cas sur un Kanaque, sous l'influence d'un traitement mixte d'un mois de durée (2).

Par suite de la présence de nombreux microorganismes vivant sur les poils et l'épiderme, plus nombreux encore chez les indigènes qui vont pieds et jambes nus et n'ont qu'un médiocre souci des éraillures de la peau, toutes les solutions de continuité permettent l'introduction jusqu'au derme de

(1) A. Corre : *Traité clinique des maladies des pays chauds*, p. 644.

(2) M. Davrillé a fait les mêmes observations répétées, aux îles Loyalty et aux Nouvelles-Hébrides, et il a obtenu les mêmes résultats du traitement antisyphilitique. (*Arch. de méd. navale*, nov. 1894.)

ces colonies microbiennes, et le phagédénisme des pays chauds n'est pas dû à d'autre cause. Il faut donc renoncer à voir dans l'ulcère phagedénique une entité morbide (Treille, Corre).

L'herpès, si fréquent, le *ringworm* des auteurs anglais, est essentiellement de nature cryptogamique. La teinture d'iode, l'onguent citrin, la pommade au précipité blanc, les lotions de sublimé sont les meilleurs et les plus sûrs traitements à lui opposer.

Les furoncles et les anthrax reconnaissent pour causes l'action solaire, l'action irritante des acides gras volatils éliminés par la peau et la pénétration des germes par les éraillures de l'épiderme dont les occasions multiples sont de tous les instants : sudamina, bourbouilles, piqûres d'insectes, etc.

Le *tokelau* est une affection parasitaire, dont le champignon a été nommé par P. Manson, en 1883, *tinea imbricata*, pour le distinguer du parasite de l'herpès circiné vulgaire (*tinea circinata*) Il a été signalé dans la presqu'île de Malacca, aux îles Fidji, aux îles Salomon et aux îles Samoa. Ce nom de *tokelau* est une appellation des indigènes des îles Fidji, qui pensaient que la maladie leur était venue des îles Tokelau (1). Il n'a été observé que sur la peau des races colorées.

L'*arevarera* est une dermatose fréquente aussi chez les Polynésiens paraissant en rapport avec l'abus du kava (Cuzent), qui finirait par produire une intoxication chronique ou avaisme.

L'Européen transplanté aura à se préserver d'une foule d'ennemis plus visibles, plus ou moins dange-

(1) G. Bonnafy : « Le Tokelau, » *Arch. de méd. navale*, LVI et LX.

reux, plus ou moins agressifs et que nous passerons rapidement en revue.

Les aranéides sont nombreuses et beaucoup d'espèces sont venimeuses : *mygales diverses*, dont quelques-unes de la grosseur d'un œuf (Drevon), l'*araignée orange* des Antilles Sous-le-Vent, — le *latrodecte* de la Martinique, — le *latrodecte* et le *vancoho* de Madagascar, toutes ces araignées font des morsures qui déterminent des accidents locaux, quelquefois généraux. L'araignée-crabe de la Guyane (*mygala avicularia*), énorme, peut occasionner des phlegmons gangréneux consecutifs à sa morsure et entraîner la mort (Orgéas, Dubergé).

Des *scorpions ;* d'énormes *scolopendres* atteignant parfois 16 à 18 cent. de longueur, pourvus d'appareils piquants ou coupants communiquant avec des glandes chargées de venin.

Les résidants et les voyageurs ont fait connaître les méfaits des fourmis : grosses fourmis noires du Soudan, énormes, pouvant atteindre deux centimètres de long et dont les morsures sont douloureuses et venimeuses ; fourmis rouges du Gabon, termites, fourmis *guissondé* de l'Afrique australe, fourmis *flammants* ou *flamandes* de Cayenne, et partout la petite fourmi qui envahit les habitations et dont on ne peut se préserver qu'en plaçant les pieds des lits, des meubles, des garde-manger, dans des godets remplis d'eau.

Tous les voyageurs ont parlé des mortelles morsures du bothrops fer-de-lance et du trigonocéphale de la Martinique, des serpents noir et cobra de l'Inde, de la vipère cornue des déserts africains, du najah aspic des Guinées et du Soudan, des serpents venimeux des Guyanes, crotales (*grage ai-ai*, *serpent corail*) du Brésil et de l'archipel malais.

Dans une série d'expériences, M. A. Calmette, MM. Phisalix et Bertrand ont montré que le sérum des animaux immunisés contre le venin des serpents était antitoxique, et que le mélange de venin et de sérum antivenimeux, en proportions déterminées, est inoffensif. En attendant le traitement de l'envenimation par les injections de sérum immunisant, qui est le traitement d'un avenir prochain, M. Calmette a recommandé (1) un traitement par les injections d'hypochlorites alcalins. *In vitro*, 3 gouttes d'une solution de chlorure de chaux ou d'hypochlorite de soude, à 1 sur 12, suffisent pour annihiler immédiatement l'action de 1 milligramme de venin de cobra ou de 10 milligrammes de venin de vipère, dissous dans un centimètre cube d'eau. Sur les animaux on évite sûrement la mort en injectant, 20 minutes après la morsure mortelle, la solution de chlorure de chaux L'auteur conseille, en présence d'une morsure de serpent venimeux chez l'homme : 1° de placer une ligature modérément serrée au-dessus de la plaie ; 2° d'injecter aussitôt, dans la plaie d'inoculation et tout autour, 20 à 30 centimètres cubes d'une solution récente de chlorure de chaux sec et purifié, à 1 pour 12 grammes d'eau bouillie ; 3° d'enlever la ligature et de laver la plaie largement avec une solution concentrée de chlorure de chaux ; 4° de soutenir l'énergie cardiaque à l'aide

(1) « Contribution à l'étude du venin des serpents, » par le docteur Calmette, in *Annales de l'Institut Pasteur*, 25 mai 1894, p 275, analysé in *Revue d'hygiène.*

A. Calmette : Propriétés du sérum des animaux immunisés contre le venin des serpents et thérapeutique de l'envenimation. *Arch. de méd. navale*, t. LXI, p. 291, 1894.

d'injections d'une faible dose de morphine ou de cafeine On peut agir utilement encore 50 minutes après l'accident. Les statistiques de Fayrer ont montré que peu de venins de serpents dans l'Inde amenaient la mort en moins de deux heures. Dans 65 cas de morsures la mort est survenue :

En moins de 2 heures, dans	23	%	des cas.
Entre 2 et 6 heures	—	24.53	—	—
Entre 6 et 12 heures	—	23.05	—	—
Entre 12 et 24 heures	—	9 36	—	—
Au dela de 24 heures	—	21 10	—	—

La *lucilia hominivorax* est, dans les Guyanes, la cause de nombreux accidents, dont quelques-uns suivis de mort. Elle dépose ses larves dans les cavités naturelles, nez, oreilles, points lacrymaux (Crossouard), et des caries osseuses graves sont la suite du développement de ces larves (Maillard).

Parmi les agresseurs ailés les plus penibles, parce qu'ils sont legion et constituent une des plus insupportables petites misères de la vie tropicale, sont les diverses variétés de diptères suceurs, mouches, maringouins et moustiques.

On connaît les méfaits de la mouche *tsé-tsé* qui rend inhabitable aux auxiliaires de l'homme, cheval, âne, bœuf, buffle, et à l'homme lui-même toute une partie de l'Afrique méridionale.

Les mouches, alors même qu'elles ne sont pas pourvues de trompes acérées, peuvent être des agents d'infection frequents. Elles se reposent en grand nombre sur les selles riziformes des cholériques, les selles dysentériques, les évacuations typhiques, le pus de l'ophtalmie, etc., puis sur les provisions de bouche, les boissons sucrées, le lait, et peuvent ainsi transmettre la contagion.

Cette opinion ancienne a été récemment confirmée experimentalement par Simmonds (de Hambourg) (1). Des mouches s'étant posées sur l'intestin d'un cholérique autopsie, il les prit et les enferma dans un tube contenant de la gélatine liquide préalablement stérilisée; quarante-huit heures après des colonies de komma-bacilles s'étaient developpées. Elles peuvent donc ensemencer de la même façon les soupes, les sauces, le lait, qui sont d'excellents milieux pour le développement du *spirillum choleræ*. D'autre part, J. G. Sawtchenkie, ayant nourri des mouches à l'aide d'un bouillon de culture de komma-bacilles, a obtenu des colonies avec les excréments de ces insectes. Il avait eu soin d'abord de les plonger dans de l'alcool, puis dans une solution phéniquée à 5 0/0, afin d'être sûr que les bacilles n'adhéraient pas aux ailes, aux pattes, ou à la surface extérieure. Le vibrion de Metchnikoff conserve également sa virulence dans l'intestin de la mouche et dans ses chiures (2).

D'après M. Yersin, les mouches prennent la peste, en meurent et peuvent servir d'agents de transmission (3).

Le même *culex mosquito* qui sert d'hôte de transition, d'après P. Manson, à la filaire de Bancroft, insecte de 4 à 5 millimètres de long, de couleur brune, est considéré par M Finlay comme inoculateur et vaccinateur de la fièvre jaune (4).

M. Bérenger-Féraud (5) a decrit, sous le nom de *ramigney*, une affection pustuleuse dont les noirs

(1) *Deutsche med. Wochenschrift*, n° 41, 1892.
(2) *Annales de l'Institut Pasteur*, 1893.
(3) Yersin : *Communication au Congrès de Buda-Pesth*, 1894.
(4) Finlay · *Pathogenia della fiebre amarilla*. La Havane, 1881-82.
(5) Bérenger-Feraud . *Maladies des Européens au Sénégal*.

du Sénégal attribuent l'origine à la piqûre de moustiques ayant sucé les fleurs du mil.

Le *ver du Cayor* est la larve de l'*ochromya anthropophaga,* mouche d'une couleur gris-jaune, à tête plus foncée, parsemée de poils noirs, dont le thorax gris testacé porte deux bandes longitudinales noirâtres. avec des poils noirs, raides, sur les côtés, et l'abdomen comme les pattes, jaunes, d'une taille totale de 8 à 10 millimètres (Blanchard).

Le *ver macaque* de la Guyane et des Antilles serait une larve analogue a la précédente déposée sur la peau par le *cuterebra noxialis* (Bonnet).

Les pous et les acarides de toutes sortes foisonnent, pous de tête, pous de corps, pous de pubis dans les habitations, *pous d'agouti*, *rouget*, *argas*, dans la brousse et les bois. Les gales sont fréquentes chez le nègre et causées par des sarcoptes variés, quelques-uns géants. Le docteur Grant pense que le *craw-craw* de l'Ouest africain désigne plus souvent une maladie acarienne qu'une filariose. Au reste, les vieilles gales invétérées donnent lieu à de fréquentes erreurs de diagnostic, tant elles se compliquent de lésions ulcéreuses de toutes sortes. — Le *larbisch* du Sénegal (Bérenger Féraud) paraît être aussi de nature acarienne.

Les tiques sont nombreuses. Quelques-uns de ces acarides sont particuliers aux animaux, chiens, bestiaux. E. Salmon, T. Smith et F. Kilborne ont décrit une maladie infectieuse du bétail, sous le nom de fièvre du Texas, attribuée par eux à la piqûre d'une sorte de tique, *ixodes bovis*, qui servirait d'agent d'inoculation du virus (1). La *tique américaine*,

(1) « Investigations into the nature,causation and prevention

tique tropicale, tique de Cayenne, microscopique, s'attaque aussi à l'homme. D'une couleur rosée quand elle s'implante, elle apparaît comme une petite poche grisâtre quand elle est gorgée.

La *puce-chique* (*pulex penetrans*) est commune des deux côtés de l'Atlantique tropical. Elle peut amener des onyxis ulcéreux (Maurel). Quelques-unes de ces piqûres se sont compliquées de tétanos mortel (Pugliesi). Il faut avoir soin d'énucléer le kyste sans le crever.

Le *ver de Guinée, de Médine* ou *dragonneau* est une filaire dont l'habitat ordinaire est le tégument des membres inférieurs ; on la rencontre aussi aux parties sexuelles, sur les épaules (porteurs d'eau indiens), sur la langue (Cézilly), dans l'œil (Maurel). C'est toujours une femelle fécondée. Les indigènes ont une grande habileté à l'extraire en l'enroulant peu à peu sur un bâtonnet ; il faut avoir soin de ne pas la casser. — Le docteur Emily a obtenu des guérisons rapides et radicales, en injectant en différents points de la tumeur formée par la filaire, une pleine seringue de Pravaz de liqueur de Van Swieten. Ce moyen avait déjà été employé avec succès dans le traitement des kystes hydatiques.

On le voit, de la part des agents météoriques, des insectes, des reptiles, des parasites végétaux, des parasites animaux et microbiens, les téguments sont l'objet d'agressions multiples et variées. Les moyens de défense naturels chez le blanc seront vite passés en revue ; l'hygiène, pour suppléer à cette pauvreté, nous offrira les vêtements et les bains.

of Texas or Southern cattle Fever, » traduction et analyse in *Arch. de méd. expérimentale*, mai 1893, par le docteur Catrin.

§ III. — *Des vêtements.*

De la barbe. — Nous avons déjà vu que la moindre pigmentation de la peau du blanc le met en état d'infériorité contre l'agression des rayons solaires ; de même aussi la moindre quantité de *sebum* sécrété par ses glandes sébacées et le peu d'épaisseur de sa peau. Les cheveux aussi défendent moins bien les organes crâniens ; outre qu'il les perd de meilleure heure, ils sont généralement lisses et plus ou moins plats et n'emprisonnent pas de matelas d'air protecteur. Le seul mince avantage qu il possède est dans la barbe ; aussi ne doit-il pas manquer de la laisser pousser. Une idée bien vieille est qu'il existe une certaine relation entre la barbe et les forces physiques et intellectuelles ; Bichat lui-même avait cru pouvoir l'admettre. Holland pense qu'il est absurde et nuisible de raser la barbe aussitôt qu'elle pousse. Ce sont là des vues où il entre plus de sentiments que de faits exacts.

Mais nous conseillons le port de la barbe pour deux raisons plus sérieuses.

La première, c'est que la barbe forme un véritable tamis autour des orifices naturels, nez et bouche, pouvant arrêter de petits parasites et aussi des microorganismes. D'autre part, les maladies cutanées parasitaires sont beaucoup plus rares chez les hommes qui portent toute la barbe et en sont soigneux.

La seconde, c'est que par l'air qu'elle contient, la barbe entretient la fraîcheur de la face et l'empêche de se congestionner et de transpirer abondamment. Il est d'observation vulgaire qu'un crâne dénudé et une figure rasée se couvrent promptement d'une sueur abondante aussitôt qu'ils sont exposés aux ardeurs du soleil. Les chauves transpirent du front et les forçats de la face.

Chose digne de remarque, la race caucasique pure, à mesure qu'elle descend vers le tropique, présente une peau de plus en plus pigmentée, et aussi de plus en plus garnie de poils longs et gros ; mais aussitôt que la peau épaisse, le pigment naturel, jaune foncé, marron ou noir deviennent un caractère heréditaire de la race jaune, malaise ou nègre, la peau reste a peu près glabre, comme si la nature n'aimait pas les doubles emplois et n'avait que faire de multiplier les moyens de défense.

Pour les mêmes raisons les cheveux ne seront pas tenus trop courts. C'est une erreur hygiénique de raser les cheveux à la tondeuse, sous prétexte qu'on a moins chaud à la tête. Emprisonner de l'air dans les cheveux est encore le seul moyen d'en obtenir le maximum de services.

Un tissu souple et léger qui s'opposerait au passage de la chaleur extérieure, favoriserait l'évaporation cutanée, tout en s'opposant à l'évaporation rapide ou brusque, remplirait toutes les conditions d'un bon vêtement des pays torrides. Aucun des tissus actuels ne remplit à la fois ces conditions multiples.

A) **Tissus.** — Les expériences classiques de Coulier ont montré la supériorité des tissus de coton sur les tissus de laine quant au pouvoir émissif et au pouvoir absorbant. Le récipient en laiton nu, mettant 18 minutes 12 secondes à tomber de 40° à 35°, il ne met plus que 11'15" à 11'39" pour se refroidir du même nombre de degrés, s'il est recouvert de toile de coton. D'autre part, une série de tubes de verre ayant été exposés aux rayons solaires, recouverts d'etoffes diverses, la température extérieure étant de 36° au soleil, les tubes recouverts de coton ont présenté une température de 2° à 2°4 inférieure à la température extérieure, et de 7° à 9° inférieure à celle des tubes recouverts de draps divers et diversement colorés.

Mais si les tissus de coton défendent mieux contre l'excès de calorique, ils se montrent inférieurs a la laine pour s'opposer à l'évaporation rapide de la sueur et par conséquent au refroidissement brusque. Et cette propriété supérieure de la laine, d'être plus hygroscopique, compense largement l'inferiorité qu'elle présente sur le coton quant aux pouvoirs émissifs et absorbants.

Quant à la couleur, leur influence sur le pouvoir absorbant ou émissif du calorique a été aussi l'objet d'expériences nombreuses (Franklin, Rumford, H. Davy, J. Stark). Coulier et Bache, reprenant ces expériences, ont établi que les différences dans ces pouvoirs, selon la couleur, n'étaient marquées qu'au soleil. L'échelle des couleurs, quant à leur pouvoir absorbant, est, à quelques variantes près, celle des couleurs du spectre, pour les couleurs intermédiaires entre le blanc et le noir. Les expérimentateurs cependant placent le jaune avant le rouge, tandis que l'expérience des peuples méridionaux leur fait préférer le rouge. Le noir étant la couleur douée du plus grand pouvoir absorbant, les autres couleurs se rangent expérimentalement dans l'ordre suivant : bleu foncé, bleu clair, vert, rouge, jaune, blanc.

La couleur est sans action sur le rayonnement (Landois).

J. Arnould fait remarquer qu'il serait étonnant que les propriétes lumineuses et électriques des etoffes fussent indifférentes vis-à-vis des phénomènes biologiques. Mais nous manquons de donnees expérimentales sur ces intéressants phénomènes qui doivent avoir leur maximum d'action en pays tropical (1).

En réunissant ces données, nous voyons que le coton et la laine se disputent le premier rang pour le vêtement hygiénique des pays chauds et laissent bien loin d'eux la soie et le lin ou le chanvre. M. Nielly, se basant sur les premières expériences de Coulier, et fort de son expérience personnelle, a recommandé comme vêtement de dessous le gilet et le caleçon de coton blanc. En ces questions, il n'est pas de médecin de la marine qui ne puisse alléguer une expérience personnelle, et si la majorité est d'avis que l'usage du caleçon de coton blanc s'impose pour l'hygiène et la proprete de la peau plus encore que pour sa défense contre les agressions du calorique, la presque unanimité preconise le port de la flanelle en contact direct avec la peau des organes thoraciques et abdominaux. C'est surtout pour le vêtement de dessous que la flanelle est, selon l'expression de Maurel, « le tissu des pays chauds ».

Pour remplacer la flanelle, quand elle est trop désagréable à certains épidermes délicats des races blondes du nord, les Anglais et le docteur Scovell

(1) La nature des tissus, leurs inégalités, leur porosité, le degré de torsion des fils, la longueur du poil sont autant de conditions qui peuvent influer sur la souillure des étoffes par les microorganismes. M. Nikolski (de Saint-Petersbourg) a examiné cette question et a conclu que la toile, le calicot et la soie unie donnaient les tissus les moins faciles à être souillés par les microbes (S. Broido, *Revue d'hygiène*, 1894, p. 1006).

Grant (1) en particulier ont recommandé un tissu mélange de laine et de coton appelé « balbriggan », qui joint aux proprietés émissives du coton les propriétés hygroscopiques de la laine.

Il est d'une détestable hygiène de faire sécher les vêtements qui ont touché à la peau pour les remettre ensuite.

La ceinture de flanelle, en revanche, banalement indiquée par la plupart des auteurs d'hygiène intertropicale, nous paraît d'une utilite douteuse, en pratique du moins. Employée par un homme intelligent, soigneux de sa personne, ayant les loisirs necessaires pour en changer fréquemment, la tenir toujours propre et lui conserver en la renouvelant ses propriétés hygroscopiques, elle n'en oblige pas moins à une sujétion désagréable et ennuyeuse a la longue. Pour le travailleur, le soldat, l'explorateur, elle n'a que des inconvenients. Au contact des sueurs abondantes elle se gomme, se feutre, et les fréquents lavages la rétrécissent; elle n'est bientôt qu'une corde autour des reins; d'autre part, portée à tort et à travers, elle susceptibilise la peau de l'abdomen en entretenant la dilatation des pores, en favorisant la transpiration sensible et l'exposant ainsi, à la suite de ses déplacements obligés, au refroidissement. Le jour, elle est très avantageusement remplacée par le gilet de flanelle long, tombant sur les cuisses, et la nuit, si l'on a à redouter les variations nycthémérales, elle ne vaut pas le caleçon de coton à pieds ou sous-pieds, boutonnant lâchement à la ceinture. L'explorateur ou le soldat seuls

(1) Sc. Grant et J. Navarre, *Hygiène dans l'Ouest africain.* O. Doin, 1893.

peuvent user de la ceinture de laine; mais il sera plus commode et plus utile de la porter extérieurement.

La chemise sera de coton fin à col ouvert, très lâche, peu ou point empesée, ou de soie écrue, ou de flanelle pour le travailleur et l'explorateur.

Le gilet est en général un vêtement superflu sous les climats équatoriaux. Quand le besoin s'en fait sentir, dans la saison fraîche du climat tropical, il doit être de flanelle ou de petit drap. La veste et le pantalon pourront être de coton pendant le jour et l'exposition au soleil, à la condition de revêtir d'autres vêtements en flanelle par temps de pluie et au coucher du soleil. Mais la flanelle blanche forme comme vêtement de dessus un excellent surtout, à la condition que le vêtement soit ample et flottant, dans le double but d'emprisonner de l'air, mauvais conducteur, de faciliter l'aération et l'évaporation par la circulation de ce même air. La flanelle, dite de Chine, est un tissu souple, doux, léger, recommandable en tous points.

Dans les chaudes heures du jour, pour les hommes d'affaires, comme tenue régulière d'intérieur, pour les hommes de cabinet, le costume généralement adopté est le vêtement dit *mauresque*. Il se compose d'un large pantalon flottant en coton léger ou en soie sans apprêt, et en une veste sans col, largement échancrée par en haut, à manches flottantes, boutonnant sur le côté.

B) **Couleur.** — C'est la couleur blanche qui est généralement adoptée par les indigènes, Indiens, Arabes, noirs musulmans, et par la majorité des colons, officiers et fonctionnaires, pendant le jour. W. Moore avait fait remarquer que de nombreux faits tendent à prouver la nécessité de superposer deux couleurs pour mieux assurer la défense de la peau contre les agressions des rayons solaires. Il cite l'exemple des noirs et des Indiens qui se vêtent de blanc, et jusqu'à celui « des pur sang arabes, descendants des *douze sires*, qui ont le poil blanc sur une peau noire ». Les vieux Egyptiens avaient remarqué que les bœufs à peau noire résistaient mieux au travail que les autres (1). D'autre part, Coulier avait démontré, dans ses expériences sur la superposition des étoffes, qu'en plaçant un vêtement de coton sur un vêtement de laine, l'abaissement de température obtenu est d'autant plus marqué que la température extérieure est plus élevée. Nous nous sommes demandé souvent, en présence de ces faits, s'il n'y aurait pas lieu de porter sur la peau une flanelle de couleur, rouge ou rose, par exemple, sous le vêtement de coton blanc. Nous regrettons de n'avoir plus l'occasion de faire, sur cette manière de se vêtir, des expériences de thermométrie ou mieux de calorimétrie. Elle paraît rationnelle et réunit les trois meilleures conditions de défense contre les rayons solaires : le coton blanc pour préserver des rayons calorifiques et permettre la facile émission de la chaleur du corps; la laine pour ses propriétés hygroscopiques préservatrices des refroidissements brusques; la couleur rouge ou rose pour s'opposer à l'agression des rayons chimiques (2).

(1) Piètrement, cité par Bordier, *Geogr. méd.* p. 455.

(2) MM. de Pietra Santa et Schlumberger ont présenté (mars 1894) à la Société française d'hygiène une série de tissus, flanelle et linge de corps, draps de lit et taies d'oreillers, couvertures de voyage, langes et layettes, en laine, fil ou coton, rendus antiseptiques par une préparation au salicylate de bismuth et résistant aux lavages à l'eau de savon, comme aussi

C) **Vêtement de nuit.** — Nous avons déjà, au chapitre de l'habitation, dit quelques mots du lit et de la literie. Il importe de coucher sur la dure : sommier métallique et un seul matelas de crin, de varech ou de coton. En aucun cas, on ne doit se laisser aller à coucher sur le sol recouvert de nattes. Jamais non plus, quelle que soit la chaleur du soir, on ne doit coucher nu. Il importe d'être couvert de son gilet de flanelle, de sa chemise de coton longue, et au moins d'un drap de coton. Dans certaines régions particulièrement dangereuses, Inde, Cochinchine, Senégal, Ouest africain, il sera utile d'adopter le pantalon de coton à pieds, pour la nuit, afin d'être assuré que le ventre ne se découvrira pas dans les mouvements inconscients d'un sommeil agité.

D) **Coiffure.** — Le casque en liège, en moelle, ou en aloès, percé d'orifices d'aération, recouvert de cotonnade blanche, muni ou non d'un couvre-nuque flottant, a pris le pas sur toutes les coiffures antérieurement usitées, chechia et turban, chapeau de paille dur ou souple, casquette à large visière et couvre-nuque, salacos, etc. Le casque, en effet, remplit a peu près tous les desiderata hygiéniques : il est léger, il permet l'aération du cuir chevelu, ne touchant au front que par une etroite couronne, dont il serait aisé encore de diminuer les contacts en la gondolant; il est haut au-dessus de la tête et interpose un matelas d'air mauvais con-

à une température d'etuve de 120°. Nous nous contentons de signaler ces produits, n'en ayant aucune expérience personnelle. Mais il serait intéressant de juger de leurs propriétés en pays chauds et de leur efficacité contre les affections parasitaires et microbiennes de la peau.

ducteur; il abrite la nuque, les oreilles et le nez, si souvent atteints de dermites solaires; il abrite les yeux et adoucit la lumière par la couleur verte de sa doublure ; il est solide sur la tête et résiste à l'action du vent ; il supporte sans se laisser traverser les ondées tropicales (1). Pour toutes ces raisons il est généralement adopté par l'officier, l'explorateur, le trafiquant et le colon aisé. On trouve cependant encore le large *sombrero*, dans la plupart des pays d'origine espagnole ou portugaise.

La coiffure est d'une importance majeure. On ne doit jamais sortir tête nue au soleil, ne serait-ce qu'un instant, et au casque parfois il est nécessaire de joindre le parasol blanc. Les Anglais gravent dans la tête des coloniaux ces recommandations en disant : *Remember ! — Once sunstruck always sunstruck !* « Gare ! si vous êtes frappé d' une insolation, vous l'êtes pour toujours ! »

(1) Rappelons les expériences de Corre au Sénégal, complémentaires de celles de Vallin Le tuyau de poêle (bien nommé) avait donné au soleil des températures intérieures de 42° à 46°. Corre donne le suggestif tableau suivant :

	THERMOMÈTRE	
	Simplement abrité par la coiffure	Enveloppé d'une serviette blanche sous la coiffure
Casque en moelle avec coiffe blanche et canal ventilateur.	35° 6	33
Ancien chapeau de paille d'infanterie, avec coiffe blanche.	37° 5	33 (?)
Képi de sous-officier sans coiffe avec trous de ventilation.	39°	36°7
Casquette marine avec coiffe blanche	40°	38°8
Casquette marine sans coiffe.	41°	39°2

E) **Vêtements imperméables.** — Il est quelquefois impossible de se passer de vêtements imperméables. Mais l'action des étoffes imperméabilisées sur la transpiration, et réciproquement celle de la transpiration sur les diverses étoffes, qu'il nous importerait le plus de connaître au point de vue de l'hygiène intertropicale, n'est pas encore dévoilée. Jusqu'ici le meilleur procédé d'imperméabilisation paraît être le procédé à l'acétate d alumine (1). Les vêtements ainsi imperméabilisés se laissent facilement pénétrer par l'air, même lorsqu'ils sont mouillés. Lorenz recommande sous l'imperméable, le port d'effets de laine.

Les soldats, les commerçants en tournée, les explorateurs pourront trouver dans ces sortes de vêtements une utile sauvegarde contre les refroidissements que ne manquerait pas d'occasionner le port de vêtements mouillés, séchant sur le corps.

Nous ne signalons les vêtements caoutchoutés que pour les condamner, car ils s'opposent à l'évaporation cutanée, et si légers soient-ils, ne tardent pas à devenir insupportables. C'est aux tissus de coton ou de soie imperméabilisés qu'il faudra avoir recours. En outre, la forme flottante, pèlerine longue, sera toujours préférable aux vêtements ajustés.

F) **Chaussure.** — M. Treille (2) recommande pour la chaussure les souliers ou les demi-brodequins en sparterie, alfa ou fil d'aloès, qui seraient à la fois frais et souples. Ce sont, en effet, d'excellentes chaussures pour la saison sèche. D'ordinaire on a recours

(1) Lorenz : « Der Militaerarzt, » 1890-1891, cité par Pommeray, in *Revue d'hygiène*, 1891, p. 1128.
(2) *Loc. cit.*, p. 125.

au soulier de *mégi*, souple et découvert, à semelle assez forte, dans l'intérieur des villes. Le cuir verni, brûlant pour le pied, doit être banni de la chaussure. A la maison, le pied chaussé de coton fin repose dans des mules ou des babouches de paille tressée.

Mais au cas d'explorations, d'expéditions commerciales ou autres, d'excursion ou de chasse, il importe d'avoir présents à l'esprit les nombreux ennemis parasitaires qui menacent le tégument des pieds et des jambes, tiques, puces, chiques, vers de Guinée, diptères et acariens de toutes sortes, sans oublier la dent des serpents et les piqûres des vegetaux à épines acérées. La chaussure, dans ces conditions, devra être la bottine lacée a haute tige et munie d'un *soufflet* adhérent aux deux bords libres, et non comme d'habitude, d'une simple languette de cuir. La jambe sera préservée par des guêtres ou des houseaux de cuir.

§ IV. — *Ablutions.* — *Bains.* — *Douches.*

L'eau fraîche est le moyen le plus puissant dont dispose l'hygiène pour lutter contre les influences morbides des météores entre les tropiques. Les ablutions ont une première action, simplement de propreté, pour enlever les déchets de la sueur, des glandes sébacées et les écailles epidermiques vieillies ; elles entretiennent en outre la fonction des pores cutanés. Une deuxième action physiologique découle de la première, la peau étant le point de départ de réflexes nombreux, circulatoires, respiratoires, thermogénétiques, cérébraux et nutritifs.

Ces notions de physiologie suffisent à révéler l'importance des ablutions, bains et douches en général.

Mais il importe aussi de rappeler quelques notions nouvelles en hydrothérapie, sur l'action de l'eau froide.

Les hydropathes les plus autorisés avaient cru jusqu'ici que l augmentation de la température centrale, constatée sous l'influence de l'eau froide appliquée à la surface cutanée, tenait soit au refoulement du sang périphérique (Béni-Barde), soit à la diminution du rayonnement (Winternitz). Les expériences calorimetriques de M. Ch. Richet ont prouvé qu'elle tenait à la suractivité des combustions de l'organisme en défense.

Mais ces effets thermogénétiques de l'eau froide sont d'autant plus accentués que la température extérieure est plus froide ; ils diminuent si la température exterieure est élevée. « Les hydropathes savent que l'eau froide a une action bien amoindrie pendant la saison chaude et dans les pays où la température est élevée (1). » Il serait donc tout à fait erroné de conclure des résultats hydrothérapiques obtenus en pays tempérés à ceux de l'eau fraîche en pays torride. Nous employons à dessein le mot d'eau fraîche, car ce n'est qu'exceptionnellement que l'on a de l'eau froide entre les tropiques. Il faut alors rentrer, par le climat de montagne et l'altitude, dans les conditions similaires, pression à part, des pays tempérés.

D'après Ch. Richet et Langlois, en effet, la température extérieure influe autant sur le résultat de l'application de l'eau froide que la température de l'eau elle-même. Ces physiologistes ont dressé des

(1) Dr Roland : *Journal de médecine et de chirurgie pratiques*. Art. 15862, 1894 : « Du mécanisme de l'action de l'eau froide. »

tables du rayonnement de la peau représenté en chiffres, où l'on voit que la peau ne rayonne, à la température de 30°, qu'environ la moitié de ce qu'elle rayonne de calorique à 18°. Le chiffre du rayonnement étant représenté par 50 à + 15° de température extérieure, par 54 à + 18°, n'est plus que de 30 à 29°. On voit tout de suite que la douche qui n'agit, au niveau des mers intertropicales, la température de l'eau etant de 23°a 24° environ, celle de l'air de 26° à 28°, que par une soustraction momentanée d'un excès de calorique, n'a pour ainsi dire qu'une action mécanique et physique, et retrouvera dans les hauteurs toutes ses proprietés biochimiques sur les oxydations et la thermogenèse, dans ces climats d'altitude, où l'on rencontrera de l'eau froide au-dessous de 20° et de l'air frais aux environs de 20°.

Il était important de bien établir ces distinctions avant d'entrer dans les indications du bain et de la douche en hygiène intertropicale.

A) **Ablutions.** — Il est à croire que les prescriptions du Coran touchant les ablutions étaient, dans l'esprit du législateur, autant des lois hygiéniques que des symboles. La classe pauvre et errante des musulmans n'a guère conservé des ablutions que le symbole, et il y a aussi loin de leurs pratiques aux lotions et ablutions anglaises, que de la loi de Moïse pour les matières usées au *dry earth system* qui en vient.

Les lotions et ablutions sont les moyens par excellence pour entretenir l'intégrité des fonctions de la peau. On fera régulièrement tous les jours, le matin, une lotion savonneuse. On a ajouté au savon des substances antiseptiques, goudron, thymol, acide phénique, acide borique, etc. Nous pensons que c'est un luxe de précautions ; grâce à son alcalinité, l'eau de savon constitue par elle-même un milieu peu favorable a la vitalité des microbes. Il importe surtout, comme nous l'avons fait remarquer ailleurs (1), que l'eau soit aseptique et ne contienne aucun de ces nombreux parasites que nous avons signalés. Dans les pays dépourvus d'eaux courantes, ou chaque fois qu'on aura lieu de soupçonner la souillure des eaux (eaux des lagunes, des marigots, eaux des puits, des citernes, *tankworms*), l'eau destinée à la toilette devra préalablement avoir bouilli. La lotion savonneuse sera completée par la douche rapide, 5 a 10 secondes, ou par les ablutions générales à l'éponge.

L'ablution a l'éponge trouve encore son indication dans le milieu du jour, après la sieste. Le corps alourdi et transpirant retrouve sa souplesse et la tonicité des organes cutanés dans cette pratique.

Après tous les exercices violents qui auront mis le corps en transpiration et augmenté la température animale, l'ablution fraîche, rapide, sera salutaire.

B) **Bains.** — Le bain chaud au-dessus de 30° n'a que des indications thérapeutiques. Il peut avoir son utilite dans les frissons prémonitoires de la fièvre simple ou pernicieuse ; dans la congestion du foie, dans la période de collapsus du choléra ; mais il n'a pas d'indications hygiéniques.

Le bain tiède, de 25° à 30°, est recommandé par certains hygiénistes : « Il est suivi d'une sensation de bien-être et de fraîcheur qui persiste quelque temps ; il n'expose pas aux congestions comme la

(1) Grant et Navarre : *Hygiène dans l'Ouest africain.*

douche froide (1). » Il nous paraît surtout indiqué dans l hygiène des convalescents ou des organismes minorisés des vieux coloniaux. On sait combien, en se *créolisant*, l'Européen devient sensible aux variations de la température de la peau. Il semble que la chaleur habituelle et continue ait amené une sorte de paresse des vaso-constricteurs et que le mouvement de défense et de constriction des vaisseaux cutanés soit plus lent a se produire sous l'impression de l'application froide ; il en résulte un rayonnement et par conséquent un refroidissement plus considérable Les bains tièdes trouveront encore des indications dans l'hygiène des paludiques, des fébricitants, des malades atteints d affections chroniques du foie et de l'intestin.

Le bain frais, de 22° à 24°, est le véritable bain hygiénique. Il sera pris de préférence le matin, une heure avant le repas du milieu du jour. Il sera court et sa durée ne devra atteindre qu'exceptionnellement cinq minutes. Les tempéraments nerveux, qui défendent mal leur température, feront sagement de ne rester qu'une a deux minutes dans le bain frais. Il faut éviter la réaction et l'effet thermogénétique du bain frais, pour ne lui conserver que ses vertus toniques du système cutané et rafraîchissantes. Nous avons en outre observé sur nous-même que le maximum d effet diurétique était produit, à l'état physiologique, par un bain frais à 24° de quatre minutes de durée. Le bénéfice de la diurèse est encore plus important à obtenir que la sensation prolongée de fraicheur. Même, à plusieurs reprises, ayant essayé de prolonger le bain jusqu'à huit à dix minutes, nous n'avons

(1) F. Roux : *Manuel d'hygiène intertropicale* (Mém. couronné).

pas éprouvé le besoin d'uriner après ces bains prolongés.

Nous considérons le bain froid au-dessous de 20°, comme absolument contre-indiqué en hygiène intertropicale. Même de courte durée, a moins qu'il ne soit une simple immersion, il n'est pas sans danger et prédispose aux congestions viscerales, dans le debut du séjour, quand la réaction thermogénétique de l'organisme est entière Quand les actions vaso-constrictives cutanées deviennent lentes. soit par l effet de l'alanguissement général de l'organisme, soit par suite des intoxications palustres ou des auto-intoxications sur les centres thermiques, le bain froid peut être l'occasion du rhumatisme musculaire ou articulaire, des pleurésies, de la diarrhée. Le bain froid ne reprendra toute sa valeur médicamenteuse que dans les hauteurs ; mais il demandera dans ces conditions à être prudemment et intelligemment manié. De même il devient une ressource thérapeutique dans les fièvres graves, pernicieuses, bilieuse, hématurique et dans la fièvre jaune.

C) **Douches.** — La douche ne peut être que fraîche ou froide. Nous ne conseillerons que la première en hygiène, considérant la seconde comme une pratique médicamenteuse qui a ses indications et ses contre-indications. Il ne faut, en effet, demander à la douche que son effet rafraîchissant et excitant, tonique des fonctions de la peau, et c'est la douche à la température de 20° à 24° qui donnera ces résultats. La durée de la douche sera d'autant plus courte que la température de l'eau se rapprochera de 20°. Il faut réserver la douche pour la fin de la journée : elle délasse et prédispose au repos de la nuit. Enfin il est bon de garder le repos un certain temps après la douche, afin de ne pas amener de trop prompte réaction.

En résumé, nous conseillons: le matin, les lotions savonneuses suivies d'ablutions ou de douche de propreté; vers onze heures, un bain frais de 3 à 5 minutes de durée; après la sieste, des lotions fraîches a l'éponge, et le soir la douche fraîche, pour le colonial négociant, fonctionnaire ou planteur qui a des loisirs et des aises. Pour le soldat, le travailleur, le prolétaire, ils devront trouver dans les casernes, les installations publiques ou privées, des bains-douches, dont ils useront matin et soir, avec la faculté de recourir aux lotions à l'éponge après tous les exercices violents et les sueurs profuses.

D) **Bains de mer.** — Les bains de mer, qui sont une des ressources de l'hygiène navale (bains de bonnette), ne nous paraissent pas à recommander en bonne hygiène des Européens à terre; non que le bain de mer n'ait entre les tropiques les mêmes vertus en lui-même, mais pour des raisons inhérentes soit aux rivages, à la difficulté d'accès, aux ennemis cachés, (oursins, poissons armés à piqûres venimeuses, parfois requins), aux dangers du soleil, même couchant, à l'exercice qui suit le bain, à l'absorption de boissons alcooliques dont il est trop souvent l'occasion; soit au sujet lui-même, bourbouilles, éruptions cutanées diverses, paludisme chronique, congestion ou maladies du foie. Pour toutes ces raisons, le bain de mer nous a toujours paru avoir plus d'inconvénients que d'avantages.

E) **Lotions.** — Quant aux lotions de propreté, elles doivent être fréquentes dans la journée et minutieuses autour des orifices naturels. Van der

Burg (1) les recommande expressément après la miction et la défécation. Les Malais sont coutumiers de cette manœuvre qui porte en malais le nom de *tjébok* (2) ; encore faut-il que l'eau soit aseptique, les muqueuses étant plus facilement éraillées que la peau, et l'eau devant toujours être suspectée. Il est donc prudent de faire ces lotions à l'eau bouillie.

Quant aux pratiques du massage après le bain, elles nous paraissent rarement indiquées, et nous pensons que le sybaritisme oriental a plus fait pour les propager que les prescriptions des hygiénistes. Dans les Indes néerlandaises, elles, sont accomplies par de vieilles femmes expertes de toutes façons (Van der Burg).

§ V. — *Hygiène de la vue et des oreilles.*

L'hygiène de ces organes prête à quelques considérations particulières.

A) **Vision.** — Les organes de la vision sont offensés par les rayons thermiques et lumineux. Les lésions de l'œil externe, paupières, conjonctive, sclérotique, cornée, paraissent être plus particulièrement produites par les rayons calorifiques. Les lésions de l'œil interne cristallin, choroïde, rétine, semblent plus en relation avec l'intensité des rayons chimiques. Il serait intéressant d'élucider expérimentalement le fait de la nocuité d'une lumière excessive. Les recherches actinométriques sont peu nombreuses et peu précises, et l'on ne connaît guère que les observations approximatives de Thorpe au Brésil,

(1) Van der Burg. *loc. cit.*, analysé par Van Leent, in *Arch. de méd. navale*, t. XLII et XLV.

(2) C'est pourquoi il est impoli d'offrir la main gauche y employée.

par les procédés photométriques de Roscoe (1) ; cet auteur donne aux rayons solaires de son pays dix à trente fois plus d'intensité qu'au soleil d'Angleterre. Les actions thermiques et les actions chimiques sont généralement associées, mais parfois aussi elles sont dissociées, et là réside la solution du problème le plus intéressant de l'action solaire sur notre biochimie intime.

Le voyageur qui arrive en pays chaud est frappé de la quantité d'affections oculaires que présentent les indigènes. Il est vrai qu'elles ne sont pas toutes imputables à la lumière ; nombre de blépharites, de conjonctivites simples ou purulentes, de kératites reconnaissent pour cause le traumatisme, les poussières, les sables soulevés par le vent, la malpropreté, la blennorragie. Les ophthalmies, dites d'Egypte, d'Algérie, ne sont que des conjonctivites purulentes éminemment contagieuses, et c'est à elles qu'il faut attribuer la grande quantité de borgnes et d'aveugles que l'on rencontre partout dans l'Afrique nord, l'Arabie et la Syrie.

On a décrit sous le nom d'*ophthalmie brésilienne* un état particulier de sécheresse de la conjonctive, résultant de l'oblitération de ses éléments sécréteurs. Cette maladie, qui accompagne souvent l'héméralopie, ne paraît pas autre que le xérosis et elle sévit surtout chez les enfants des races colorées chétifs et mal nourris ; il faut faire aussi la part de la réverbération des rayons solaires.

Les épaississements de la conjonctive connus sous les noms de ptérygion et de pinguécula sont aussi très fréquents.

(1) Fonssagrives : *Dict. encyclopédique*, article « Climat ».

Le cysticerque, observé plus fréquemment dans les parties profondes de l'œil, se rencontre parfois sous la conjonctive. La filaire de Médine peut aussi s'y loger.

Les divers degrés d'opacité de la cornée connus sous les noms d'*albugo*, de *macule*, de *leucome*, sont des plus communs et montrent la fréquence des lésions de la cornée ; de même les synéchies antérieures.

Les milieux de l'œil sont fréquemment offensés, et le nombre des iritis, des irido-choroïdites, des mouches volantes, des cysticerques, des filaires du corps vitré, des cataractes traumatiques ou parasitaires, est relativement considérable.

C'est bien à la luminosité excessive des pays intertropicaux que l'on doit attribuer la fréquence de l'héméralopie ; l'anémie peut bien contribuer à augmenter le nombre des héméralopes, mais elle ne joue que le rôle de cause adjuvante. La plupart des héméralopes ne sont pas anémiques, et il s'en faut que tous les anémiques soient héméralopes. Quand l'action morbigène qui a produit l'héméralopie est plus intense, il peut survenir des rétinites graves dont la cécité est la conséquence.

Enumérer les maladies oculaires justiciables de causes inhérentes à l'habitat intertropical, c'est, en même temps, faire prévoir les précautions hygiéniques qui découlent de ces notions. Les ablutions fraîches, avec de l'eau parfaitement pure, assureront la propreté de l'œil externe et éviteront le dépôt des parasites microscopiques ou végétaux ou animaux. Pour les mêmes raisons on évitera de se baigner dans les lagunes et les marigots et surtout d'y plonger. L'eau salée du bain de mer elle-même peut occasionner des commencements de blépharites ou de conjonctivites, dont des effets irritants ultérieurs viennent activer l'éclosion ; il n'est donc pas prudent de plonger sous l'eau de mer et d'y ouvrir les yeux. Bien que l'eau fraîche et pure suffise pour les lotions de l'œil, on peut y ajouter quelques préparations légèrement astringentes, telles que l'eau de roses ou l'eau de plantain. Les heures de grande luminosité seront passées à l'ombre dans le demi-jour des stores baissés. Si l'on est obligé de sortir, les yeux seront préservés par des verres fumés ou bleus foncés. La teinte fumée neutre a l'avantage de ne pas donner naissance a des couleurs complémentaires. Les verres neutres, fumés, de teinte uniforme, sans mélange de jaune ou de violet, doivent être d'excellente qualité et la surface en sera parfaitement plane.

Les grands vents dans les pays sableux et la nécessité de se préserver des parcelles aiguës qui occasionnent parfois de véritables traumatismes, pourraient faire songer à l'emploi de conserves munies de toiles métalliques ; mais M. Bérenger-Féraud a observé au Sénégal (1) qu'elles ont l'inconvénient de maintenir les yeux dans une atmosphère chaude qui facilite leur congestion.

La réverbération du soleil sur un sol crayeux ou sablonneux ne saurait être autrement évitée que par l'emploi de conserves ; mais on se préservera de celle des murs en les peignant de couleurs claires, jaune, gris ou bleu

Enfin l'on sait les relations de l'hygiène générale et en particulier de l'hygiène du tube digestif avec

(1) Bérenger-Féraud *Hygiène des Européens au Sénégal*, t. II, p 193

celle de la vue, et nous ne pouvons que répéter les conseils de Bérenger-Féraud et de Nielly, après Hippocrate (1) et tous les hygiénistes : eviter les excès de table, les excès alcooliques, et entretenir la liberté du ventre

B) **Oreilles**. — Les otites externes, généralement furonculeuses, sont une des petites misères intertropicales que nous avons fréquemment observées. Elle ont pour causes le plus généralement les nombreuses poussières soulevées par les vents L hygiene preventive en est simple ; elle consiste en des lotions savonneuses quotidiennes de la conque et de l'orifice externe, suivies d'injections boriquées dans le conduit.

CHAPITRE VI

TRAVAIL. — EXERCICES.

A) **Travail manuel.** — S'il est une vérité reconnue par tous, même par ceux qui ont sans cesse à la bouche ou au bout de la plume les mots d'*acclimatement et d'acclimatation*, c'est que le travail de la terre est absolument interdit à l'Européen. Et l'on aurait tort de penser que cette interdiction n'existe que pour les pays palustres ; nulle part, entre les tropiques, dans les pays ou l'altitude ne vient pas corriger les influences météoriques morbigènes, le blanc ne peut

(1) *Ita valet corpus, sicut valent oculi.*

se livrer a la culture du sol, par la raison que le pénible labeur du sol exige un travail musculaire dont la résultante est une chaleur exagerée, qui ne tarde pas à empoisonner les centres nerveux, soit en les sidérant (coup de chaleur), soit en les minant par une action lente, cause de l'anémie tropicale. Nous nous en sommes expliqués dans les premiers chapitres de ce livre.

Mais le blanc ne manque pas d'autres travaux que ceux du labour, pour obéir a la loi de gagner son pain à la sueur d'un front que le moindre effort physique suffit à faire perler.

Et d'abord, il est telles cultures, très rémunératrices, qui ne demandent que peu d'efforts musculaires, mais de l'intelligence et des soins, et qui dans certains pays voisins des tropiques, dans certaines terres exemptes de paludisme, permettent à l'Européen de vivre du sol. Ce sont : le tabac, le café, la vanille, la banane. Cuba, Puerto-Rico, la Jamaique, pour suffire aux demandes de plus en plus considérables des Etats-Unis, se sont mis à cultiver en grand ce dernier produit, d'une venue si rapide et d'une culture si aisée, et le bien-être renaît dans ces îles avec les bananeries. L'exemple serait bon à imiter dans nos Antilles, ou l'on s'obstine à la culture de la canne, culture ingrate et mortelle a l'Européen.

Dans d'autres pays propres à l'élève du bétail, Nouvelle-Calédonie, Sandwich, hautes terres du centre Amérique, de Madagascar, l'Européen peut se livrer a cette industrie, qui demande plus d'intelligence que de grandes fatigues, la surveillance s'exerçant a cheval.

Dans quelques iles polynésiennes, les blancs se

livrent en grand à la production de la noix de coprah, et la culture du cocotier est une de celles qui sont compatibles avec le degré de travail physique que peut fournir l'Européen.

Malgré l'inaptitude proclamée du blanc au travail de la terre, malgré les tristes expériences qu'en ont faites les soldats français partout où on les a employés aux travaux de terrassements, l'industrie n'a pas reculé devant la conception gigantesque du percement des isthmes en pays intertropical. On sait le résultat d'une première tentative. Quel sera le résultat d'une seconde ? Il en est de ces immenses travaux comme des assauts donnés à une forteresse. Il faut que le fossé se remplisse de cadavres pour faire un pont aux générations suivantes. En tout état de cause, l'hygiène viendra toujours apporter ses enseignements pour diminuer le désastre, et les conseils de M. L. Colin (1), ceux de M. le docteur A. Nicolas (2) seront toujours d'un précieux secours à ceux que la nécessité poussera à ces gigantesques et pénibles labeurs. Mais l'hygiène coûte cher, pour être réellement efficace ; ce n'est pas une petite affaire que d'approvisionner d'eau pure un énorme camp de travailleurs, d'en empêcher la souillure par un système efficace d'évacuation des matières usées, et d'installer des demeures hygiéniques malgré que provisoires. Un devis des travaux à exécuter devrait toujours comprendre le prix très largement compté des mesures hygiéniques et prophylactiques ; mais peut-être y aurait-il là de quoi effrayer

(1) L. Colin : « Hygiène des ouvriers en pays marécageux, » *Bulletin de l'Académie de médecine*. 1881, 2e série, t. X.

(2) Ad. Nicolas. *L'hygiène à Panama*. — Chantiers et terrassements en pays paludéen.

les actionnaires. Les calculs de M. J. Rochard du coût d'une vie humaine n'ont rien d'exagéré, mais ils ne paraissent pas près, dans la pratique, d'être estimés à leur juste valeur.

Parmi les professions manuelles, quelques-unes peuvent être abordées par les Européens, la plupart de celles qui, sans demander de violents efforts musculaires, sont exercées a l'ombre de la maison ou de l'atelier: telles les professions de cordonnier, de menuisier, d'ébéniste, de sculpteur sur bois, d'horloger, de sellier, de tailleur, d'imprimeur, etc., et en général toutes celles de ce qu'on appelle les ouvriers d'art. Mais restent interdites toutes les professions exercées devant les feux : cuisiniers, boulangers, pâtissiers, forgerons, chauffeurs, etc.

B) **Commerce. — Industrie. — Professions libérales.** — Le commerce a été la première et reste encore la seule raison d'être de la plupart de nos possessions coloniales; les points purement stratégiques sont peu propres au développement commercial. Certaines même de nos possessions de l'Ouest africain sont marquées par de simples factoreries. Les commerçants qui s'expatrient sont en général intelligents, soigneux et avisés, et on trouve souvent chez eux des esprits très ouverts aux choses de l'hygiène. Le petit commerce existe peu; la plupart des maisons sont de grands bazars où l'on trouve à peu près tous les produits de commerce ou d'échange.

Les industriels ne sauraient être que des chefs de maison, des ingénieurs, des contre maîtres ou des chefs ouvriers chargés de la surveillance et de la mise en œuvre.

Les Europeens occupent presque partout, Haiti excepté, les professions libérales ; toutefois, beaucoup de créoles de couleur sont dans les administrations.

Les professions que nous venons d'énumérer sont compatibles avec le degré d'activité permis au blanc. Toutefois, il importe de modérer même le travail intellectuel. Il ne faut pas oublier qu'il élève la température (Jousset) (1) et que le surmenage cérebral conduit à la neurasthénie et seconde, par conséquent, les influences météoriques. Il importe surtout de se tracer un genre de vie où tout est pondéré, où toutes les fonctions sont tenues en haleine, mais où l'on ne demande à aucune tout ce qu'elle peut donner en temps normal. Comme l'a fait remarquer Bérenger Féraud (2), sagement réglée, « l'activité humaine peut arriver à des résultats incroyables », même en ces pays inhospitaliers.

Des explorateurs, qui ont payé de leur santé ou de leur vie leur ardeur aux découvertes, des voyageurs dans la période d'éréthisme où rien ne semble impossible, des passants de deux à six mois entre les tropiques ont formulé la nécessité des exercices et le danger qu'il y a à se laisser gagner par la mollesse (3). M. Nielly lui-même (4) dit s'être bien trouvé, aux rivages antilliens, au Sénégal(?), d'exercices à pied, à cheval, d'excursions et de chasses (!), et n'y avoir trouvé que des avantages de toute nature. La majorité des voyageurs sages et prudents (Livingstone, docteur Schweinfurth) et des

(1) Jousset, *loc. cit.*, et *Arch. de méd. navale*, t. XLI.

(2) Berenger-Feraud, *loc. cit.*, *Hygiène des Européens au Sénégal*. t II, p 489

(3) A. Reclus : « Panama et Darien, » *Tour du Monde*, 1880. — Fred. Elton, cité par Ad. Nicolas, et mort d'ailleurs d'insolation. *Manuel d'hygiène coloniale*, p. 77.

(4) M. Nielly : *Hygiène des Européens*, p. 267.

hygiénistes (Thévenot, Rattray, Jousset, Treille, Laffont, G. Reynaud, etc.) insistent sur la nécessité de modérer les exercices physiques.

Ce que nous avons dit de la lutte incessante de l'organisme contre l'hyperthermie, où il a une tendance naturelle sous l'influence seule des agents météoriques; ce que nous avons constaté après Rattray, Jousset, Guéguen, Corre, de l'élévation quotidienne de la température avec le soleil au-dessus de l horizon et les chaleurs de l'hivernage ; la constatation que nous avons faite de la déroute finale de l'organisme, mise en évidence par l'anémie tropicale, dans cette lutte contre les météores, tout cela prouve, à n'en pas douter, que la chaleur produite par l'exercice immodéré ne peut que hâter la défaite.

Donc l'homme blanc soucieux de sa santé doit ménager ses forces, modérer son besoin de mouvements violents et ne prendre que l'exercice quotidien, nécessaire au bon entretien des fonctions et au jeu des organes. L'heure de quatre à six heures du soir est la plus favorable à cet exercice modéré. promenade à pied ou à cheval, jeux simples qui permettent des alternatives de repos et ne mettent pas le corps en nage. Nous pensons, avec F. Roux (1), que la chasse « a causé des insolations, des dysenteries, des diarrhées » et des accès de fièvre bien plus qu'elle n'a redonné du ton à des organes affaiblis ou de l'appétit à un estomac écœuré. Au reste, les vieux médecins créoles ne manquent pas de sourire sceptiquement devant ces ardeurs de frais débarqués et assignent à la deuxième

(1) *Manuel d'hygiène coloniale.*

ou troisième année l'extinction de ce beau feu.

Nous avons déjà parlé de la place que tiennent dans la journée les repas et les pratiques hydrothérapiques ; nous allons, pour nous délasser des recommandations scientifiques ou abstruses, décrire une journée créole au point de vue des occupations, des exercices et des plaisirs permis.

C) **La journée.** — Personne n'ignore qu'entre les tropiques les jours et les nuits sont à peu près égaux. Les premières heures du jour sont incontestablement les plus salutaires, et s'il n'est pas bon, surtout en pays palustre, de devancer le soleil, il faut dès l'arrivée, quoi qu'il en coûte, prendre l'habitude de se lever avec lui. Malheureusement l'usage de prolonger la veille jusque vers 2 et 3 heures de la nuit, prive la majorité des arrivants du bénéfice qu'ils retireraient de cette salutaire pratique, et ils pensent mieux faire en profitant des heures matinales, relativement fraîches, pour les consacrer à un sommeil qu'ils avaient retardé. — Après les ablutions et le petit déjeuner, l'esprit et le corps se trouvent dispos, et c'est le meilleur moment de la journée pour se livrer aux travaux intellectuels, ou commerciaux ou industriels, tels que nous les avons décrits. De six heures à onze heures du matin, en effet, c'est le premier moment intense de la vie coloniale, le second reprenant de 3 à 7 heures de l'après-midi.

Une demi-heure à une heure après le second déjeuner, le besoin de la sieste se fait sentir. Faut-il y résister ? Quoi qu'on en ait dit, le besoin de la sieste est physiologique ; elle est un des moyens par lesquels nous luttons contre l'hyperthermie, la température baissant pendant le sommeil. Quiconque a écouté le silence qu'amènent avec elles, dans toute la nature tropicale, les heures qui suivent le passage du soleil au méridien, a compris le besoin invincible de repos qui s'empare de l'Européen transplanté. Tout se tait, les oiseaux eux-mêmes. Les plus actifs deviennent inertes Le travail cérébral devient impossible. Les centres nerveux baignés d'un sang plus chaud (0°4 à 1°5), sous la double influence du travail de la digestion et de l'elévation de la température extérieure, donnent l'ordre impérieux du repos : c'est un accablement. Et la preuve que la sieste est un moyen de défense en parallèle avec l'action nocive de l'hyperthermie, c'est que le besoin en est d'autant plus impérieux que la journée d'hivernage est plus mauvaise ; on s'y soustrait aisément au retour de la saison fraîche.

La sieste ne doit pas se prolonger au delà d'une heure, une heure et demie au maximum. Elle devient nuisible et mérite les anathèmes dont quelques-uns l'ont accablée, quand elle devient un véritable sommeil de 3 à 4 heures Par l'habitude, et surtout si l'on a soin de ne pas faire de la nuit le jour, la sieste se limite d'elle-même et se reduit à l'immobilité prolongée entrecoupée de légers sommes, cessant précisément au moment qu'ils auraient tendance à devenir profonds. On doit se lever aussitôt, et une ablution froide à l'éponge remet le corps et l'esprit en équilibre.

Si ce n'est pendant la saison fraîche de certains pays voisins des tropiques, Nouvelle-Calédonie, Hawaï, Tonkin, on ne sort pas de midi à quatre heures. Un proverbe levantin, que nous avons retrouvé un peu partout entre les tropiques, dit qu'à ces heures on ne voit dehors que les chiens et les

Français. Est-ce curiosité, est-ce insouciance du danger? est-ce besoin de sociabilité qui chez aucun peuple n'est aussi marqué que chez nous? Le fait est que ce proverbe constate un travers et qu'il est bon de le rappeler ici. Le nouveau venu aux colonies oublie volontiers que le soleil est au zénith, et il serait fâcheux qu'il en fût averti par une insolation ou un coup de chaleur. C'est pourquoi l'heure qui suit la sieste sera employée a des occupations d'intérieur. Ces occupations, qui ne sauraient guère être manuelles, seront aussi peu fatigantes pour le corps et aussi peu captivantes pour l'esprit que possible. Lire, faire son courrier, tenir ses livres a jour, col lectionner, classer, etc.

A quatre heures la vie renaît partout : sur le port, dans les docks, les magasins; les affaires reprennent jusqu'à la nuit. C'est l'heure aussi pour les désœuvres, magistrats, fonctionnaires, officiers, femmes oisives, de la promenade a pied, à cheval, en voiture, et le nouvel arrivé ne manque pas d être frappé du contraste que présentent les allures alenties du créole, son pas *colonial*, avec l'exubérance de la mimique et des mouvements de physionomie. Dans certaines colonies, c'est l'heure aussi du bain de mer.

Dans les pays palustres, il n'est pas prudent de sortir après le coucher du soleil et le repas du soir. Mais dans la plupart des villes coloniales, la circulation reprend après le souper, et c'est généralement l'heure des plaisirs Il en est de permis, il en est de tolérés, il en est d'interdits par les lois de l'hygiène, qui se confondent ici souvent avec les lois de la morale. Jeux passionnés et passion du jeu, longues veilles, soupers épices, arrosés de vins capiteux et de liqueurs alcooliques, on appelle cela mener joyeuse vie, « faire la fête » ; c'est se hâter à sa ruine et préparer le terrain aux endemo-epidémies

Mais il est impossible de se coucher de bonne heure ; on ne trouverait ni repos, ni sommeil ; d'autre part, les distractions sont utiles, nécessaires même, surtout à celui (nous parlons du Français) qui a quitté le pays natal généralement à regret. Le théâtre (1), que l on rencontre dans certaines grandes villes intertropicales, les bals mondains que l'on trouve partout, sont des plaisirs toléres, quoique non toujours hygiéniques.

Nous leur préférons des plaisirs plus simples, plus tranquilles, et la vie coloniale, tres hospitalière partout, les procure sans grands frais. Les Espagnols, qui se sont le mieux faits aux tropiques, peuvent être donnés en exemple. Un vaste rez-de-chaussée, surélevé sur la rue, très haut de plafond, dallé de pierre ou de marbre, percé de larges baies dont les jalousies laissent entrer l'air du dehors, tout en 'gardant des regards indiscrets, est le lieu de réunion habituel. Douze à quinze personnes des deux sexes et

(1) Il y aurait peut-être lieu de décrire le théâtre intertropical au point de vue hygiénique. Presque toutes les grandes villes ont leurs théâtres ou des troupes europeennes viennent en representation et où se donnent habituellement spectacles et concerts : la Havane, Recife, Rio de Janeiro, Saigon ont leurs theâtres à grand spectacle. On conçoit que les données hygiéniques changent en pays torride et que la condition essentielle a réaliser, c'est l'aération. L'eclairage électrique évitera l'excès de chaleur que procure tout autre mode Quant aux conditions a réaliser pour le theàtre entre les tropiques, nous ne connaissons que le théâtre de la Havane qui nous a paru assez bien compris au point de vue de la fraîcheur. Mais ne l'ayant pas étudie et n'ayant du reste aucun autre point de comparaison, nous laissons ce chapitre a traiter aux hygiénistes mieux informes.

d'âges divers se balancent sur leurs chaises à bascules. Papelitos et cigares laissent échapper leur parfum de bon aloi La conversation n'est pas animée ; toute animation serait une fatigue et empêcherait de jouir du bercement ; mais elle est gaie cependant, et émaillee de saillies, a en juger par les rires perlés des jeunes femmes qui éclatent soudain. Puis, nonchalamment l'une d'elles se dirige vers le piano et laisse courir ses doigts sur les touches ; mais son invitation est vaine ; rien ne bouge ; il fait encore trop lourd. Entre temps des noirs circulent silencieusement, comme des ombres, faisant passer des *refrescos :* café glacé, chocolat vanillé, crèmes froides, tisane de champagne dans l'*ice pot*, pour les femmes ; *sherry coktails, coblers* et autres boissons acidules ou legèrement alcoolisées et épicées, americaines ou indigènes, pour les hommes. Voici onze heures, un souffle frais passe au travers des jalousies. Une *habanera* alanguit de nouveau sa cadence. Cette fois deux ou quatre couples répondent a l'invitation, et la danse gracieuse développe ses figures, ses fuites et ses appels. C'est la veritable danse des pays chauds. — Mais voila que minuit sonne ; l'air devient très respirable ; c est le moment du repos, et l'on se sépare en se disant au revoir — Ces plaisirs sont peut-être fades, mais ils sont sains.

Par cette suite de pratiques hygiéniques, de repas modérés, de travail régulier avec intervalle de repos méridien, de plaisirs simples, le temps colonial de l'Européen, s'il est à sa place, c'est-a-dire à la tête de tous les rouages, s'écoulera sans trop d'encombre. Il pourra éviter ainsi les endémies, fièvre, hépatite et dysenterie, si le climat n'est pas des plus insalubres, et vienne l'épidémie, elle le trouvera avec tous ses moyens de défense.

On le voit, il n'y a pas de place dans notre programme pour l'hygiène du travailleur européen. C'est qu'en effet l'emigration ne devrait porter que sur une élite. une sorte de cadre social, dont les noirs ou les indigènes doivent remplir les unites.

D) **Plaisirs sexuels.** — Les fonctions génésiques subissent, au debut du sejour en pays intertropical, cette surexcitation que nous avons constatée pour toutes les autres fonctions, et dont il importe de se défier. Sans aller jusqu'a dire, avec Celle, que les « plaisirs sexuels ont tué plus d'hommes que l'ivrognerie », l'alcool, a notre avis, étant beaucoup plus meurtrier, on peut affirmer que la débilitation nerveuse produite par ces actes répétés place l'organisme dans cet état de réceptivité morbide qui le livre sans résistance à l'agression des endemo-epidémies.

Au reste, nulle part peut-être l'hygiène ne se trouve plus en accord avec la morale. Il est un fait que se sont plu à proclamer tous les observateurs indépendants, c'est que les missionnaires et les religieux. qui vivent chastement, offrent moins de prise aux influences morbigènes et résistent assez longtemps dans des pays très malsains, tels que ceux de la côte ouest de l'Afrique, quand la majorite peut y tenir deux ans à peine. Bérenger-Féraud (1), Nielly (2), Ch. Simon (3), Henry (3), Roblot (3) sont unanimes à reconnaître les bienfaits de la continence. Et c'est

(1) Berenger-Féraud · *Maladies des Européens au Sénégal.*
(2) M. Nielly : *Hygiène des Européens*
(3) Ch Simon, Henry, Roblot : *Manuel d'Hygiène coloniale de la Société d'hygiène française.*

pourquoi aussi les colons mariés sont dans de meilleures conditions de résistance entre les tropiques.

Même, en abandonnant les saines hauteurs de la morale pour le terre à terre de l'opportunisme, du moindre mal, on peut regretter, avec Bordier (1), les mariages a la mode du pays du Sénégal, de Tahiti et d'ailleurs, qui relevaient la femme dans l estime des siens et lui faisaient élever soigneusement des enfants mulâtres dont elle était fière, dont quelques-uns se sont fait dans la société une place honorable, quelques-uns glorieuse.

CHAPITRE VII

HYGIÈNE MILITAIRE (1).

(1) BIBLIOGRAPHIE : Amouretti : « Hygiène des troupes aux colonies, » in *Arch. de med. navale.*

A. Baratier : *L'administration militaire au Tonkin*, 1889

P. Barthelemy : « La guerre au Dahomey, » *Arch de méd. navale*, 1893

A. Cartier : « Diégo-Suarez, » *Arch. de méd. navale*, t XLIX et L.

L. Colin : « Expédition anglaise de la Côte-d'Or, » *Gazette hebdomadaire*, 1874.

Gallieni : *Deux campagnes dans le Soudan français* (1866-1889).

B. Giraud : « Le pays du Bénin, » *Arch. de méd. navale*, t. LV.

Hassler : « Aperçu sur le recrutement annuel des indigènes tonkinois, » in *Arch. de méd. militaire*, 1888.

Laffont : *Rapport sur la campagne du Soudan*, 1887-1888.

Lagrange (F.) : « La pathologie des Européens à Hue, » *Arch. de méd. navale*, t. XII, 1888

(1) Bordier : *La Géographie médicale*

Leroy de Méricourt : « L'Expédition anglaise en Abyssinie au point de vue médical, » *Arch. de méd navale*, 1868.
Lotta (L.) : « Deux ans entre Sénégal et Niger, » in *Arch. de méd navale*.
Merveilleux : *Hygiène des troupes a la Guadeloupe*, thèse inaug
Morache : *Traité d'hygiène militaire*, 2e édit.
Plouzané : *Contribution a l'hygiène pratique des troupes en campagne dans les pays intertropicaux*, thèse de Bordeaux, 1887.
Rangé : « Service de santé du corps expéditionnaire du Bénin, » *Arch. de méd. navale*, 1894.
Ravenez : *La vie du soldat au point de vue de l'hygiène*, 1889.
Rey (H.) : « Le Tonkin, » *Arch. de méd. navale*, t. XLVIII, 1889
Reynaud (G.) : *L'armée coloniale au point de vue de l'hygiène pratique*. Paris, O. Doin, 1894.
Robert (A.) : *Traité des manœuvres d'ambulance*. Paris, O. Doin.
Rochefort (E.) : « Etude sur l'expédition anglaise contre les Ashantees, 1873 1874, » *Arch. de méd. navale*, t. XXXI.
Segelle : « Infirmeries et ambulances au Tonkin, » *Arch. de méd. militaire*.
Singly (Ch. de) : *L'infanterie de marine*. 1890.
Wendeling (A.) : *L'Armée coloniale*, Toulon, 1890.
L. Vincent : « Le Victor Emmanuel, » traduit de *The Lancet*, nos 22 et 27 sept 1863, in *Arch. de méd. navale*, t XXI, p. 129, 1874
Viry : « Hygiène militaire, » in *Encyclopédie d'hygiène*, t VII, 1895.
Wolseley : « Petites opérations militaires, » *Revue milit. de l'étranger*, 1887.

M. G. Reynaud a étudié avec beaucoup de compétence l'hygiène du soldat aux colonies tropicales Nous ne toucherons qu'a deux points : les casernes et les expéditions militaires, renvoyant pour le reste à son excellent livre (1).

A) **Casernes.** — Les desiderata hygiéniques réunissent l'assentiment de tous les médecins. Depuis

(1) G. Reynaud : *L'armée coloniale au point de vue pratique*. Paris, 1894. O. Doin.

longtemps déjà ils les expriment sous toutes les formes et il semble que ce sont autant de voix criant dans le désert. Si le corps de santé des colonies était enfin maître chez lui et pouvait réunir à la fois entre ses mains le conseil et l'exécution, on verrait promptement disparaître les errements monstrueux qui font de nos casernes coloniales des sentines, des foyers d'infection, placés eux-mêmes dans des milieux infectieux. Le petit soldat d'infanterie de marine, qui a donné, en 1870, la mesure de sa valeur, et donne tous les jours la mesure de son endurance, de son dévouement et de son entrain, vaut qu'on s'occupe de l'œuvre de sa préservation, et l'on doit avoir présent à l'esprit que la somme de bien-être dont jouit le soldat en France est un minimum bien insuffisant pour l'aider à résister aux influences morbigènes multiples des tropiques. Et c'est l'inverse qui existe, le soldat étant moins hygiéniquement logé aux colonies qu'en France ; les rapports de tous les médecins de la marine constatent que ce minimum lui-même n'est pas atteint. Presque partout, à Noumea, à la Guyane, à Fort-de-France (Martinique), à la Réunion, au Sénégal, au Bénin, à Diego-Suarez, les casernes sont à la fois mal situées et peu hygiéniquement comprises. Si, comme à Balata (Martinique) et au Camp Jacob (Guadeloupe), à Saint-François (Reunion), l'emplacement est hygiénique, ce ne sont que des sites d'exception, consideres comme sanatoires, et les baraquements y sont déplorables. — En Annam et au Tonkin, après les errements du début, paillotes, cases sans planchers ni plafond, vieilles pagodes, que l'on sait, on paraît entrer dans une meilleure voie. Mais si les casernes d'Hanoi, de Hai-Dzong, de Hai-Phong, de Phu-Hy, de Vietri, marquent autant de progrès hygiéniques (1), on est encore loin du résultat à atteindre. Les casernes de Saïgon elles-mêmes, qui ont si évidemment modifié la morbidité des soldats, ne peuvent pas passer pour des modèles à imiter en tout.

Ce n'est pourtant pas d'hier que Griffon du Bellay, médecin en chef de la Guadeloupe, écrivait à propos du Camp Jacob : « Une troupe descendant du camp avec sa vigueur européenne ferait un meilleur service de guerre qu'une autre qui aurait payé son *acclimatement illusoire* par la perte d'une partie de ses hommes et l'anémie des autres. » L'exemple des Anglais nous crève les yeux et nous ne voulons rien voir Leur magnifique race est cependant beaucoup moins apte que la nôtre à la vie des pays intertropicaux et bien moins résistante. Toutefois, 75,000 Anglais à peine, admirablement choisis du reste, administrent, font mouvoir et contiennent près de 300,000,000 d'hommes (Inde et Birmanie). Un blanc pour 4,000 indigènes ; nous sommes loin de ces proportions.

Quant aux *postes* isolés, où sont envoyés par détachements ces mêmes soldats coloniaux, dans nos colonies malsaines, combien n'en reviennent pas ou y prennent le germe d'une mort lente ! Mais s'ils meurent sans gloire, ils ne meurent pas sans gran-

(1) Depuis 1889, on a adopté le type de la caserne de Viètri, tant pour les hôpitaux que pour les casernements. Les constructions de ce genre se composent pour ainsi dire de deux maisons, dont l'une enveloppe l'autre, en laissant circuler un courant d'air continu entre elles. Cette circulation est obtenue grâce à l'échauffement du toit par les rayons solaires, de telle sorte que plus la chaleur est grande, plus le courant d'air est rapide. En outre, la ventilation est facilitée par la disposition des chambres, qui toutes prennent jour à la fois sur les deux façades (Viry : « Hygiène militaire, » in *Encyclopédie d'hygiène*, t. VII)

deur. Là, plus encore que dans les chefs-lieux, il y a tout à faire, presque tout a créer.

L'éternelle ironie des choses veut que ce peuple français, composé d'individualités économes, soit gouverné par une collectivité élue par lui, la plus prodigue d'hommes qui soit au monde. N'est-ce pas Diderot qui fait de l'hygiène une morale mise en action ? L'hygiène est surtout de l'économie politique et sociale C'est que, malgré l'éloquent plaidoyer de J. Rochard, on n a pas assez évalué le coût d'une vie humaine. Les Anglais le savent et donnent beau coup d'argent pour économiser les hommes. (1)

De longtemps on ne peut espérer avoir des villes salubres aux colonies. Pour être abordables et suffisantes, les mesures hygiéniques ne peuvent s'appliquer que sur un espace restreint et a un petit nombre d'individus. Elles doivent tendre à préserver de toute cause de déchéance une minorité d'élite, l'élément européen dirigeant ou combattant. A l'imitation d'un mot célèbre, on pourrait dire aussi justement : La démocratie n'est pas une affaire d'exportation. Toute sélection est une aristocratie, et nos colonies ne peuvent prospérer qu'a la condition d'être dirigées par une aristocratie d'administrateurs, de commerçants, d'industriels, de chefs ouvriers, mais aussi d'être gardées par une sélection de soldats. Nous mettons les nôtres à toutes les besognes ; leurs forces et leur prestige se perdent au milieu des indigènes, et quand il s'agit de porter un coup décisif, d'agir vite et bien, nous n'avons que des émaciés ou des malades, des énervés moralement et physiquement (2).

(1) C'est un principe anglais, dit M. H. Monod, qu'un service public vaut ce qu'on le paie

(2) Nous ne résistons pas au plaisir de transcrire ici les

Le soin jaloux avec lequel l'Angleterre veille sur ses beaux régiments coloniaux, choisit leurs casernements dans les hauteurs les plus saines, veille à ce que toutes les lois hygiéniques de la vie tropicale soient observées, est vraiment admirable et à imiter. Elle n'ignore pas que si le géant indien, qu'elle tient sous sa botte, remuait avec ensemble ses membres énormes, sa petite armée européenne serait balayée comme un fétu de paille. Mais elle compte aussi qu'au moindre mouvement partiel, elle peut porter sur le point menacé une sélection d'hommes les plus valides, les mieux armés, les plus disciplinés qui se puissent trouver et étouffer toute insurrection dans l'œuf.

Qu'on nous pardonne cette digression à propos des

paroles d'un de nos anciens maîtres, à la Société de médecine publique, dans la séance du 22 juin 1892, à propos de la communication de M. Treille sur l'hygiène au Sénégal. Elles montreront le temps que les desiderata les plus justifiés mettent en France à être mis en pratique. Voici comment s'exprime M. Poitou-Duplessy.

« M. Lagneau demande, avec juste raison, pourquoi la mortalité de nos soldats et de nos marins est si élevée ; je lui réponds : La raison en est bien simple, c'est que, pour diminuer la mortalité des troupes, il faut que dans la marine (comme cela a enfin eu lieu dans l'armée de terre), la voix du service médical soit non seulement entendue, mais obéie ; il faut que l'on comprenne que, là plus qu'ailleurs *toute dépense faite au nom de l'hygiène est une économie* : il faut que des conditions soi-disant budgétaires et surtout des convenances parlementaires ne viennent pas se mettre en opposition avec les intérêts de la santé de nos soldats ; il faut que le Parlement comprenne que pour nous comme pour les Anglais, un soldat européen, hors de France, doit coûter deux, trois ou quatre fois plus cher qu'en Europe ; que son bien-être matériel au point de vue habillement casernement, vivres, etc., doit être l'objet de soins tout particuliers, et qu'il ne saurait être soumis aux mêmes règles qu'en France ; qu'il ne doit jamais avoir de travaux de force à accomplir ; qu'il ne doit avoir d'autre charge que ses armes, tout le reste, sacs,

casernes. Il n'était pas inutile de montrer le remède à côté du mal.

On l'a pressenti, la maison collective du soldat ne demande pas moins de soins que la maison particulière du colon. Les influences nocives sont les mêmes et les moyens de defense ne sont pas autres.

Il faut renoncer définitivement aux casernes monumentales du type linéaire, à deux et trois étages, bâties au chef-lieu, sur les bords du fleuve, de l'arroyo, de la mer ou de la lagune, et adopter franchement le *block system*, les pavillons séparés, le principe de la décentralisation, pose dès 1861 par Sydney Herbert et Douglas Galton.

Ce *block system*, que nous a apporté M. Tollet en le modifiant par la forme ogivale, consiste en un caser-

vivres, devant être porté par des indigenes ; qu'il faut enfin des hommes dans la force de l'âge, de 25 à 30 ans, et non des enfants de 20 à 23 ans que donne le recrutement, pour supporter les fatigues des climats chauds ... Dans l'expédition contre les Ashantees, le nombre des hommes de l'armée reguliére employé a été de 2,000. La mortalité par maladies a été seulement de 444, c'est-à-dire a peine de 2 0/0, *mo t é mo ndre que celle de nos troupes coloniales.en paix* et dans la meilleure de nos colonies..

« D'ailleurs, le moyen même qui consiste a envoyer, par petits detachements, sous des climats meurtriers, de tout jeunes soldats, sans force de resistance, qui ne sont ni habillés, ni nourris, ni logés, comme le voudrait le climat ; pour lesquels on lésine sur les vivres et même sur les medicaments ; a qui l'on ne peut même fournir ce qui est le plus indispensable de leurs besoins, *une eau pure et exempte de germes pathogènes :* qui sont bientôt décimés par les maladies et qu'il faut remplacer a grands frais ; ce système qui éternise les sacrifices pour n'avoir pas voulu en consentir de suffisants au début, aboutit en somme a de plus fortes depenses.. »

Ces vérités sont d'hier, d'aujourd'hui, de demain peut-être. Toutefois l'expédition de Madagascar s annonce bien pour n'être, en fait, qu'une « guerre de médecins et d'intendance »

nement par pavillons distincts. Le pavillon comprend deux chambres, séparées par un local pour les sous officiers ou tout autre service ; il est composé d'un rez-de-chaussée surélevé, surmonte d'un étage Les pavillons sont sur deux ou plusieurs rangées, selon les besoins et l'espace dont on dispose, et n'ont aucune communication entre eux. L'espace qui les sépare égale deux fois au moins leur hauteur. Les dortoirs sont au premier étage et separés des réfectoires. Au rez-de-chaussee l'on dispose des salles de jeux, des salles de réunion et de bibliothèques. Les annexes sont séparées et plus distantes des pavillons d'habitation, et les urinoirs sont distincts des cabinets d'aisances. — Un pavillon sera réservé aux bains-douches, aux bains de baignoires et de piscine.

Nous ne reviendrons pas sur le choix de l'emplacement du sol, l'aménagement du sous-sol, les matériaux de construction, toutes choses qui ne comportent aucune indication spéciale. Nous décrirons comme exemple un pavillon pour 20 à 30 hommes. Nous considérons, en effet, que le chiffre de trente hommes est le maximum que l'on doive abriter sous le même toit. Une longueur totale de 40 mètres, de 50 metres avec les vérandas des pignons, est une longueur que l'on ne devra guère dépasser. En l'état actuel, on s'estime heureux de donner à chaque homme 16 à 20 mètres cubes d'air. C'est absolument insuffisant partout ; aux colonies, c'est lamentable. Les hygiénistes anglais demandaient, il y a trente ans, 41 mètres cubes en pays d'altitude et 53 mètres cubes dans les vallées ; c'est à peine si 60 mètres cubes par homme peuvent satisfaire aux desiderata de l'hygiène. C'est pourquoi les chambres de l'étage devront avoir leurs dimensions en conséquence, de 9 à 10 mètres de large et de 6 à 7 mètres de haut. Elles prendront jour sur les deux verandas par des ouvertures larges et hautes de la hauteur de l'étage.

Le sous-sol drainé, le sol bétonné, les entours bien dégagés des futaies épaisses, on établira les fondations autant que possible en pierre dure ou en moellons unis par de la chaux hydraulique. Il ne faut pas craindre de donner une large base et de construire des murs épais, les causes de délitement et d'effritement étant nombreuses. Selon l'humidité du climat, ce mur sera élevé avec la même épaisseur jusqu'à 3 m. à 3 m. 50 au-dessus du sol, mais ajouré, de façon à représenter à partir du sol de fortes colonnes de maçonnerie. En aucun cas ce sous-sol ne devra servir de magasins, d'entrepôt ou de cellier; il sera toujours largement balayé par la brise. Le sol en sera bétonné ou cimenté, afin qu'il ne soit pas envahi par les herbes, refuge de toutes sortes de bêtes nuisibles.

A partir de ce niveau le mur sera à double paroi et d'épaisseur moindre.

Le rez-de-chaussée, pavé de larges dalles de pierre, s'il est possible, ou de briques vernissées et bien unies au ciment, reposera sur une voûte de fer et de briques. On y accédera par des escaliers de pierre placés en façade. La véranda, large de 4 mètres sur les faces, de 5 à 6 aux extrémités, sert de salle à manger; des bancs et des tables à quatre y sont dressés. Elle est munie de jalousies à claires-voies. Les salles du rez-de-chaussée s'ouvrent par des portes-fenêtres de toute la hauteur sur la véranda; ne devant en aucun cas servir de chambres à coucher, elles peuvent n'avoir que 1 à 1 m. 50 de hauteur d'étage et ne sont pas pourvues de doubles portes vitrées. Aux deux extrémités dans le sens de la longueur et en dehors de la véranda, ou dans une petite construction surajoutée seront installés des urinoirs et des lavabos en quantité suffisante ; l'écoulement est assuré par une série de tuyaux plongeant dans le sous-sol et s'abouchant dans un tuyau collecteur. Des deux pièces intérieures du rez-de-chaussée, l'une sert de salle de jour commune, propre à maints usages, l'autre est disposée en bibliothèque. Ces salles sont separées par la cage de l'escalier et la chambre de jour commune des sous-officiers. L'escalier doit être intérieur ; il facilite ainsi la ventilation et il sera surmonté d'un lanterneau ajouré. Il sera de pierre ou de fer et briques, mais non de bois. Il donne accès aux dortoirs.

Ces dortoirs répeteront la disposition du rez-de-chaussée avec véranda, lavabos, urinoirs, chambres des sous-officiers ; mais de plus les portes fenêtres seront doublées de portes vitrées pour la nuit. Le parquet de briques vernissées sera soutenu sur des poutres de fer et reposera sur un entrevous de scories ferrugineuses dans les pays volcaniques, de fibres de palmiers ou de fucus séchés et trempés dans un lait de chaux, ailleurs.

Les parois et les plafonds seront stuqués, faciles à laver. L'ogive du système Tollet satisfait à ces desiderata (1). Enfin les hautes mansardes, bien ventilées, répondront aux nécessités déjà exprimées a propos de l'habitation en général et de l'hôpital.

(1) Dans le système Gruber et Volkner, l'ovale remplace l'ogive

Ces pavillons se répéteront sur le même modèle autant qu'il sera nécessaire. Ils seront disposés en quinconces, distants de 20 mètres au moins l'un de l'autre, de 40 m. s'il est possible. L'espace, aux colonies, n'étant généralement pas mesuré, on peut tailler dans le grand.

L'exposition variera selon l'altitude, la latitude et les vents régnants. Toutefois l'on se rappellera que les vents salubres étant représentés par les alizés du sud-est et du nord-est, variables à l'est, l'exposition ne pourra pas être absolument est et ouest, comme certains auteurs le recommandent. Pour diminuer les heures d'insolation, ce serait, en effet, la meilleure orientation; mais on se priverait ainsi de courants d'air assainissants et rafraîchissants. Pour concilier les deux desiderata, l'exposition pourra s'incliner légèrement vers le nord ou le sud pour devenir E.-S.-E. — O.-N.-O. dans la zone de l'alizé du nord-est, E.-N.-E. — O.-S -O. dans les parages de l'alizé du sud-est. On aura soin de tenir les vérandas des pignons d'un mètre ou deux plus larges que celles des faces nord et sud.

Les servitudes, cuisines, bains et douche, lavoirs, les privés demandent autant de pavillons séparés, mais plus simplement construits, quant aux parois; le sol sera asphalté, ou carrelé en ciment. Les magasins demandent des bâtiments très soignés, construits en pierre, fer et briques, composés d'un rez-de-chaussée surélevé, bien ventilé. Ils doivent être soigneusement préservés de l'humidité, qui détériore rapidement toutes les denrées.

La ventilation naturelle est l'effet de l'exposition dont nous avons parlé, des hautes ouvertures qui se correspondent, de la cage d'escalier et de la lanterne ajourée qui le surmonte, d'ouvertures enfin pratiquées dans l'épaisseur des murailles, ou mieux de leur élévation selon le système de celles de Viétri. Si tous ces moyens ne suffisaient pas, on pourrait leur adjoindre l'ingénieux appareil proposé par M. Castaing pour remplacer les vitres perforées de Trélat et que nous décrirons à propos des hôpitaux. Mais si l'on a soin de donner une grande hauteur aux dortoirs et un volume d'air de 60 à 65 m. c. à chaque homme, les premiers moyens suffiront.

C'est au système des tinettes mobiles que l'on aura recours comme pis-aller, jusqu'à nouvel état de choses, pour les privés. Ce système demande une grande surveillance. Voici comment les Anglais ont résolu la question dans les Indes anglaises. « Les latrines sont placées dans des baraques spéciales divisées en cabinets, dans lesquels on trouve un siège en bois analogue à celui d'une chaise percée ; en dessous est placé un vase en terre à anses qu'un vidangeur indigène, toujours présent dans le corridor qui conduit au cabinet, enlève après chaque visite. Le vase est vidé dans un cylindre de fer monté sur roues, nettoyé et replacé. Chaque soir le vidangeur attelle le véhicule porteur du cylindre de fer et va le vider à quelques kilomètres du camp, dans un dépotoir public (1). »

La révolution qui amènerait le soldat français et l'homme du peuple, en général, à renoncer à la position accroupie, à s'asseoir sur un siège immaculé et à le laisser tel, serait certainement plus considérable que celle qui a changé notre politique il y a un siècle,

(1) Viry ; « Hygiène militaire, » *Encyclopédie d'hygiène*, t. VII.

car ce serait une révolution dans des mœurs séculaires et ataviques. Aussi les sièges devront-ils être remplacés par les coquilles en grès vernissé, recommandées par E. Richard (1), et les tinettes de grandes dimensions, 100 à 150 litres, pour permettre les lavages et la désinfection des selles à chaque visite. Les selles et les tinettes seront désinfectées et désodorisées avec le lait de chaux à 20/100.

Le système Goux ne nous paraît recommandable qu'en hygiène des maisons particulières ; pour les casernes il faut prévoir les souillures, et il est nécessaire de pouvoir laver à grande eau.

Quant aux entours des casernes, le gazonnement ne va pas sans quelques inconvénients. On ne peut l'entretenir que par des arrosages bi-quotidiens, et le soleil a vite fait de jeter cette eau dans l'atmosphère déjà si humide, sous forme de vapeur. En outre, cette humidité du sol, quelque superficielle qu'elle soit, entretient la vitalité des germes. Enfin l'herbe sert de refuge à des myriades d'insectes désagréables ou au moins inutiles. Pour ces raisons nous conseillons le sol battu et sablé autour des pavillons. De grands palmiers ou des arbres de haute futaie, portant leur frondaison bien au-dessus des toitures, éloignés de 20 mètres au moins des murailles, formeront des salles d'ombrages ou des allées propices aux jeux, aux exercices de corps sagement réglés, pendant les premières heures et les dernières heures du jour.

Nous n'avons eu en vue ici que les desiderata hygiéniques généraux ; pour le detail des points particuliers d'hygiène militaire, nous renvoyons aux

(1) Richard : *Précis d'hygiène appliquée*, 1891.

écrits et aux mémoires spéciaux. Mais l'unanimité avec laquelle les hygiénistes militaires condamnent l'envoi des jeunes soldats aux colonies tropicales doit appeler l'attention des pouvoirs publics sur la composition de la future armée coloniale (1)

B) **Expéditions.** — Quant aux expéditions militaires, la supériorité de la discipline et de l'armement des troupes européennes sur les indigènes qu'elles sont appelées à combattre est telle, que suivant l'expression de lord Derby, au sujet de la guerre des Ashantees, en 1873 1874, elles se réduisent à une guerre d'ingénieurs et de médecins. Ce sont de simples promenades militaires stratégiques, mais qui peuvent être plus meurtrières que les plus sanglants combats, si elles n'ont été admirablement préparées par les services de l'intendance et de la santé. Le grand et le coûteux travail doit être le travail préparatoire, et quatre a cinq mois après que les troupes ont debarqué en pays intertropical, elles doivent se rembarquer victorieuses. Un hivernage subi triplera la mortalité (2) et pourra changer en désastre une expédition où les véritables ennemis sont les influences meteoro telluriques, exaspérées par cette saison.

(1) Rangé : « Service de santé du corps expéditionnaire du Bénin. » *Arch de med. navale*. LXI, 1894.

(2) Dans les expeditions entre les tropiques, les chiffres de la morbidité et de la mortalite s'élèvent comme la durée de la campagne. La morbidité n'est jamais moindre de 50 % dans les campagnes de courte duree : elle peut s'elever a 96 % La mortalite la plus elevée, signalee dans ces dernieres années, a été de 42 %, toujours pour des campagnes de moins d'une année (*Revue scientifique*, 22 déc 1894.)

D'après G. Reynaud, la moyenne de la mortalité pour nos troupes coloniales serait de 74 ‰, alors que celle des Anglais n'est que de 18 88 ‰ aux Antilles et de 15 18 ‰ dans l'Inde.

Il est interessant de rapprocher les renseignements qui nous sont connus sur les resultats des deux expeditions, à bien des

Ce travail préliminaire comprendra : 1° Choisir le lieu du débarquement, salubre, d'un accès facile,

points comparables, des Anglais contre les Ashantees, en 1873-1874, et des Français au Dahomey (1892-1893).

1° EFFECTIFS

Anglais *non compris les officiers*		
Trois régiments européens.	1578	
Brigade navale.	250	
2 régiments noirs des Antilles		1112
Contingent des noirs indigènes		1045
Totaux.	1828	2157
Médecins.	84	

Français *y compris les officiers*		
Européens soldats. . . .	1144	
— Marins . . .	52	
Indigènes soldats (moyenne)		1147
— Marins . . .		55
Totaux.	1196	1202
Médecins.	21	

2° PERTES.

	Anglais *Off*	*Sold Eur.*	*Ind*	Français *Off*	*Sold Eur*	*Indig*
Tués à l'ennemi .	4	4	17	8 (1)	47	27
Morts des suites de blessures ou de maladies. . . .	7	24	23	13	151	52
Blessés	40	227	127	22	225	229
Rapatriés (moyennes)	»	43 %	2 %	»	52 5 %	7 3 %

Sur les 84 médecins, il y eut 1 blessé, 30 malades, 16 rapatriés

(1) Plus un médecin mort des suites de sa blessure . . . 1

Anglais : Total des pertes : 65 morts et 394 blessés.

Français : Total des pertes 299 morts et 476 blessés

3° POURCENTAGE PAR CORPS DES MALADIES ENDÉMIQUES

Anglais		
23e Regiment.	39	%
42e Regiment	48	»
Rifle brigade	71	»
Naval brigade.	88	»
Moyenne.	61 5	%
Régiments noirs. . 14 42 et 9 %		

Français		
Légion étrangère. . .	35 7	%
Artillerie de marine .	74	»
Infanterie de marine. .	90 9	»
Flottille	80	»
Spahis.	62	»
Génie.	50	»
Moyenne.	65 43	%

C'est la légion étrangère, composée d'hommes faits, qui eut la plus forte proportion de tués et de blessés à l'ennemi et la plus faible proportion de malades et de rapatriés. Ce fait contient un grand enseignement.

muni d'une rade abritée permettant l'ancrage tranquille des navires-hôpitaux, bien approvisionné de bonne eau potable, de vivres frais et de médicaments en parfait état de conservation et pourvu de baraquements édifiés sur les hauteurs voisines de la côte.

2° Dessiner les routes et les faire tracer par les indigènes dans tout le pays ami ; relever au point de vue hygiénique le pays ennemi

3° Preparer les étapes et en choisir soigneusement les emplacements, après en avoir relevé la nature du sol, l'exposition et les abords ; y assurer le service des eaux potables. Assurer le service des porteurs.

Pendant que tout s'apprête aux lieux voisins de l'expédition, le corps expéditionnaire est lui-même, en Europe, l'objet d'une sélection et de soins particuliers. On choisira les vieux soldats, les rengagés les volontaires autant que possible ; dans le cas d'insuffisance du nombre des vieux soldats, on prendra les hommes dans leur dernière année de service. On éliminera tous ceux qui présentent la moindre tare, les gros mangeurs et les buveurs. Ils seront tous revaccinés un mois avant le départ.

Ils seront pourvus de vêtements de laine légère : chemises de flanelle, blouse et pantalon bleus ou gris avec vêtements de rechange qui les suivent et d'autres aux magasins d approvisionnements. La coiffure sera le casque de liège ou d'aloès recouvert de cotonnade blanche. La chaussure sera le brodequin lacé, montant, à forte semelle, large et souple. Des guêtres de forte toile compléteront la défense des jambes ; la chaussure doit être l'objet d'une attention spéciale.

Outre ses armes et ses munitions de guerre, chaque

soldat portera dans son étui un filtre individuel, au charbon (filtre Maignen au carbo calcis). Ce sont, avec une gourde pleine d'infusion forte de café ou de thé, les seuls bagages qu'il doit porter. Aussi est-il nécessaire que le corps expéditionnaire soit suivi, à la manière des Anglais, de son corps des porteurs, presque aussi nombreux, et des animaux de transport (1) pour les bagages du soldat, ses effets de rechange et de campement, les provisions et les médicaments.

L'alimentation sera, autant que possible, assurée en vivres frais. Les conserves ne seront consommées qu'en dernière ressource. Il est nécessaire d'ajouter du vin à la ration : un demi-litre par jour ; mais les généraux (2) s'accordent avec les médecins pour reconnaître la nocuité du tafia et des alcools. En revanche, on ne saurait trop prodiguer le café.

En campagne, les étapes seront courtes et ne s'accompliront que le matin et le soir. La marche

(1) La question des animaux de transport est des plus importantes. Dans l'Inde, c'est le Zebu, bœuf à bosse, *amrit mahal*, qui a été reconnu par les Anglais comme le plus apte à porter les fardeaux et le plus résistant. Il peut porter, selon la route, de 100 à 150 kilos. Les zebus de Madagascar, qui sont aussi sobres et résistants, ne sont pas, comme ceux de l'Inde, dressés à porter et à tirer. C'est aux mules que les Français ont généralement recours. Mais les mules sont sujettes, dans les pays intertropicaux, à un grand nombre d'affections, dont les principales sont : le jetage, le mal des boutons, la morve, le charbon, rapidement mortelles. Elles sont en outre promptement envahies par les parasites, poux d'oie et tiques connues à Madagascar sous le nom de *carapattes*. Enfin, les mules doivent être laissées au repos absolu à leur arrivée dans les pays intertropicaux, sous peine de les voir promptement hors de service. Au bout d'un certain temps, six semaines à deux mois, leur poil tombe : on les considère alors comme *acclimatées* et on peut les mettre en service.

(2) « Le rhum est la plaie des colonnes. » Wolseley.

cessera à neuf heures du matin au plus tard, pour ne reprendre qu'à quatre heures. Les rangs seront lâches et les hommes distants les uns des autres (1). A l'étape, les hommes se trouveront très bien des ablutions fraîches.

Le système des feuillées, tel que l'a decrit M. Dujardin-Beaumetz, est le seul qui puisse être employé par une troupe en campagne La tranchée doit être profonde et peu large, de la largeur de la pelle et de la plus grande profondeur possible, 1 mètre à 1 mètre 20 De cette façon, le visiteur ne craint pas de tomber et peut s'accroupir ayant une jambe de chaque côté. Une pellerée de terre sèche recouvre chaque déjection. La tranchée doit être réglementairement a cent cinquante pas du camp, sous le vent et loin aussi de la rivière ou du ruisseau où l'on puise l'eau de boisson Quand elle est à moitie pleine, on achève de la combler avec de la terre sèche et l'on marque l'emplacement par des tas de pierres ou des branchages, afin qu'une nouvelle troupe ne vienne pas fouiller au même endroit .(2)

Nous avons incidemment parlé du filtre individuel à propos de l'équipement. Le corps expéditionnaire n'en sera pas moins pourvu de filtres à grand débit. Le précieux filtre Chamberland n'a pas paru donner

(1) Nous retrouvons l'action nocive de la tension de la vapeur d'eau comme une des causes principales du coup de chaleur qui frappe les soldats en marche. L'atmosphère ambiante se déplace avec la colonne, pour peu qu'elle soit serrée ; la température extérieure agissant sur cette atmosphère saturée par les vapeurs exhalées des corps en sueur, élève la tension de cette vapeur, empêche l'évaporation cutanée et l'exhalation pulmonaire et produit l'hyperthermie du sang, qui agit à son tour sur les centres nerveux.

(2) Dujardin-Beaumetz : *Instruction médicale a l'usage des postes militaires dépourvus de médecins, au Tonkin.*

en campagne tous les services qu'il rend à poste fixe, dans la caserne ou l'hôpital. A 25 bougies avec nettoyeur O. André, il s'est montré encombrant (1), difficile à deplacer à cause de son poids (72 kilogrammes). Même réduits à 15 bougies et d'un maniement plus facile, ils demandent pour fonctionner convenablement qu'on ait sous la main une grande quantité d'eau. « Quand on ne rencontre sur son chemin qu'une eau boueuse qui encrasse très rapidement les bougies, ils ne rendent que d'infimes services. » Pressé par la soif, l'homme n'attendra jamais que le filtre ait suffisamment fonctionné, « et il boira la première eau qui s'offrira a lui. » (P. Barthelemy.) C'est pourquoi nous pensons que le filtre individuel est indispensable au soldat, ou au moins un filtre portatif pour quatre hommes, avec embout personnel. Quant aux grands filtres collectifs, les filtres à baquets du système Maignen, qui ont rendu des services signalés aux Anglais et aux Italiens, paraissent être jusqu'ici les plus pratiques (2).

(1) Barthélemy (P.) : *Histoire médicale d'une colonne au Dahomey*. LX, 1892, p. 171 et 182

(2) M. Molinier a résumé, d'apres l'expérience qu'il en a faite dans la campagne du Dahomey (1892), les conditions d'un filtre Chamberland pour troupes en marche. Il doit être a pression ; — peser au maximum 30 kilogrammes, la charge maxima d'un porteur ; être rapidement et facilement demontable, d'une construction soignée et robuste pour resister aux chocs inévitables.

Le nettoyeur André, si apprécié par les médecins militaires de l'armée en France, s'est trouve promptement hors de service, dès le début de cette campagne, outre qu'il s'est montré fragile dans ses diverses parties, axe fileté, petits tubes verticaux où sont fixes les frotteurs, frotteurs en caoutchouc eux-mêmes promptement detériorés, la pompe *universelle a clapets mobiles* y adaptee n'a fait generalement qu'un court service et s'est promptement detériorée.

L'expedition eut davantage à se louer d'un type plus robuste,

Les médecins et les officiers veilleront à la régularité des repas, déconseilleront les épices qui incitent à boire, et mettront les hommes en garde contre les fruits et les plantes inconnus. Ils veilleront à ce qu'ils ne boivent que de l'eau filtrée, soit par les filtres individuels, soit par le filtre de compagnie, soit par les grands filtres à baquets, voiturés, qui suivront le corps expéditionnaire.

La question de la quinine préventive a divisé et divise encore les praticiens des pays palustres. Pour nous, la quinine ne prévient pas plus la fièvre que le mercure ne prévient la syphilis. Ces petites doses quotidiennes de quinine ont, en outre, l'inconvénient de produire une assuétude qui enlève aux doses ordinairement actives leur efficacité (1). Se méfier de

du poids de 50 kilogr., disposé sur un brancard et destiné à être porté par deux hommes. Un unique couvercle, fermant par un système analogue à celui de l'autoclave Chamberland, facile à démonter, permettait un nettoyage rapide et rendait inutile le trop fragile nettoyeur O. André ; la pompe très simple était du modèle à piston plongeur.

Le nettoyeur O. André supprimé et la stérilisation par l'ébullition ayant l'inconvénient de boucher les pores des bougies en y fixant les boues, M. Molinier recommande le procédé de M. Guinochet pour l'entretien des filtres Chamberland, en campagne : 1° faire tous les jours un nettoyage superficiel par frottement ; 2° faire toutes les semaines (plus souvent si l'eau est impure) une stérilisation à froid au moyen d'une solution de permanganate de potasse à 1 p. 1000 ; 3° faire 3 à 4 fois par an un nettoyage à froid, en faisant usage successivement d'une solution de permanganate à 5 p. 1000 et d'une solution de bisulfite de soude à 1 p. 20. — Molinier : « Quelques remarques sur les filtres Chamberland en usage dans la colonne expéditionnaire du Dahomey (1892), » in *Arch. de méd. navale*, décembre 1894.

(1) « Nombre de confrères coloniaux ont démontré que le cadre des maladies fébriles justiciables des sels de quinine se rétrécissait de plus en plus (Ross, des Indes, Miranda d'Azevedo, de Brésil, Treille d'Alger). Les accès infectieux relevant des

l'air, de l'eau, des lieux restera toujours le meilleur et le plus sûr des préservatifs de la fièvre. Quant aux vins médicamenteux, leur succès vient de ce qu'ils servent de prétexte à s'alcooliser.

Le camp sera établi autant que possible sur un terrain sec et découvert. M. Laffont recommande l'abri des grands arbres ; mais il a observé au Soudan ; sur terrains humifères, ce serait une pratique dangereuse. Les porteurs indigènes sont chargés de battre le sol et d'édifier les gourbis, les abris de feuillage ou les tentes. Ces abris seront espacés le plus possible, de façon à permettre la circulation de l'air. Des branchages en contact avec le sol, des palmes ou des herbes sèches en guise de matelas, la couverture de laine imperméabilisée recouvrant le tout, forment généralement le lit du soldat en campagne. Il pourra se déchausser et passer des chaussettes de rechange pour la nuit, s'il en est pourvu, mais garder son pantalon et recouvrir son ventre et ses reins de la ceinture de laine.

La propreté quotidienne du corps et des pieds est indispensable au soldat en campagne entre les tropiques.

Enfin le service des malades et des blessés sera assuré par des étapes échelonnées où l'on aura laissé des abris temporaires et de petits postes pourvus

fièvres tropicales sont beaucoup plus à craindre que les fièvres palustres elles-mêmes. Ces accès surviennent à la suite d'une hygiène défectueuse, d'une alimentation carnée trop exclusive, d'excès alcooliques. Il y aurait plus d'avantage à contraindre les troupes envoyées dans les pays intertropicaux, à une hygiène sévère, à interdire le transport des boissons alcooliques, qu'à les quininer préventivement » Bardet. C'est aussi l'avis de M. Ferrand. (*Société de thérapeutique*, 12 déc. 1894, *in* « Semaine médicale ».)

des substances et des objets les plus nécessaires. Si l'on a un fleuve a sa disposition, des canonnières agencées à cet effet évacueront les malades au fur et à mesure, sur l'hôpital, le ponton, ou le transport qui doit les rapatrier, aussitôt que l'encombrement tendrait a se produire.

On le voit, le grand, presque l'unique problème, pour le général en chef, c'est de n'être pas vaincu par les éléments avant d'aborder l'ennemi, ou après l'avoir vaincu, de ne pas voir a son tour sa troupe anéantie par les influences climatériques de l'hivernage qui suit. La science militaire doit être ici encadrée et complétee par une grande entente de l'hygiène intertropicale en général, et de l'hygiène particulière du lieu de l'expédition.

« Vous avez vos canons et vos fusils, disait un marabout du Sénégal, les noirs ont le soleil pour eux, et s'ils savaient en profiter, ils seraient les mieux partagés. » — Et Radama Ier de Madagascar : « Nous avons deux grands généraux : Tazo, la fièvre, et Hazo, la forêt contre les blancs. » On ne peut songer, en effet, à vaincre de front ces terribles adversaires, qui ont toujours le dernier mot ; mais une hygiène sévère et intelligente aide à tourner les obstacles que l'on ne peut surmonter.

Hygiène de l'explorateur

L'hygiène de l'explorateur se rapproche singulièrement de celle du soldat. C'est un soldat aussi ; mais un soldat de la conquête pacifique, et sa mission hardie veut qu'on consacre quelques lignes à son hygiène spéciale. Beaucoup de ces pionniers, du reste, furent des médecins, et les noms de Livingstone, Nachtigal, Schweinfurth, Crevaux, pour ne parler que des morts, ne resteront pas les moins ignorés ; leurs conseils n'en sont que plus précieux.

L'explorateur en pays intertropical doit être un homme fait et approcher de la trentaine au minimum, non pas seulement parce que ses épiphyses sont soudées, sa croissance achevée et qu'il est dans la plénitude de ses forces physiques, mais aussi parce qu'il arrive à la plénitude de son jugement et que la fougue risque moins de l'emporter sur la prudence, qui est la première qualité morale de l'explorateur. Au physique, il doit être d'une taille moyenne ou légèrement au-dessus de la moyenne, bien proportionné et sans tare, l'aspect extérieur n'étant pas sans influence sur le succès de sa mission. Il peut être brun ou blond, pourvu qu'il soit de tempérament nerveux et exempt de tout lymphatisme (1). Il est avantageux qu'il soit d'une certaine force musculaire et rompu aux exercices du corps. Il doit être habile tireur et non moins habile nageur. Il doit être sobre dans le boire et le manger, indemne de toute affection diathésique, tuberculose, syphilis, rhumatisme, et revacciné depuis peu.

Au moral, il doit être habitué à se commander à soi-même, prudent, patient, réfléchi, doux et humain, d'une loyauté inflexible et d'une volonté tenace. Le chef d'une expédition ne peut espérer avoir de l'em-

(1) Nous considérons aussi comme une condition défavorable, ce qu'on pourrait appeler les petits accidents de l'arthritisme : hyperhydroses locales, douleurs rhumatismales musculaires, migraines, saignements au nez, hémorroïdes fluentes, dépôts uratiques abondants, poussées eczémateuses habituelles.

pire sur ses compagnons et ses aides indigènes, que s'il donne l'exemple des vertus morales, qui, plus que partout ailleurs, sont ici de l'hygiène appliquée.

Le vêtement de l'explorateur sera celui que nous avons préconisé, avec quelques modifications nécessitées par le danger que ferait courir aux vêtements une trop grande légèreté de tissu. Sur la peau une chemise de flanelle très douce et de qualité supérieure, de façon à lui enlever toute cause d'irritation pour l'épiderme. Les pantalons seront remplacés par des culottes courtes en tissu de laine léger et résistant ou en tissu de coton fort. Le caleçon de coton est obligatoire. Les jambes et les pieds seront chaussés de longs bas de coton.

Il en est de l'explorateur comme du soldat, la plus grande partie de sa valeur physique lui vient d'une bonne chaussure. Il devra apporter les plus grands soins à la sienne : souple et forte, c'est la formule. Souple, pour permettre au pied de s'étaler dans sa forme et sa position normale et d'eviter les blessures et les productions cornées, cors, œils-de-perdrix. Forte de semelle, pour résister à la marche et éviter de sentir les saillies ou la grande chaleur du sol. La tige du brodequin sera haute et continuée par des jambières en cuir.

Le docteur Macchiavelli (1) recommande une empeigne faite de cuir souple, dont les coutures devront être graissées avec l'onguent suivant : huile de poisson 100 grammes ; térébenthine 25 grammes ; graisse de porc 100 grammes ; suif 30 grammes. Fondre ensemble le suif et la graisse ; quand une goutte du mélange ainsi fondu se coagule à l'air, on

(1) Cité par G. Reynaud, *loc. cit.*, p. 182.

verse l'huile de poisson, puis la terebenthine, on mêle et on agite le tout hors du feu. Pour se servir de cet onguent, on nettoie soigneusement le soulier et on le chauffe légèrement soit au soleil, soit rapidement à la flamme d'une lampe à l'alcool ou d'un feu de bois, puis on en applique gros comme une noix sur l'empeigne et les coutures et l'on frotte énergiquement.

M. Grehant (1) conseille le port des espadrilles avec jambières en cuir que l'on assouplit avec un mélange d'axonge 120 grammes, de suif 60 grammes, de cire, huile, terébenthine, de chacune 30 grammes. Elles sont lavées, enduites du mélange, séchées au soleil et frottées avec rudesse, de manière que la cire les imperméabilise. Le même auteur fait remarquer que les bottines, si l'on se décide pour ce mode de chaussures, devront être lacées au moyen d'œillets et non de crochets ; les premiers se deteriorent aussi, mais peuvent se réparer ; mais les crochets ne peuvent guère se remplacer.

M. E. Vallin a recommandé (2) une chaussure à talon élastique, proposee par M. A. Colin dans les *Archives de médecine militaire*, janvier 1891, pour diminuer le choc du talon sur le sol, auquel il attribue une vibration fatigante de tout le corps et de l'encéphale en particulier, et aussi pour utiliser, par la compression du caoutchouc, la force qui se perd dans le choc du talon. Il n'est pas nécessaire que tout le talon de la chaussure soit en caoutchouc, une rondelle de 2 à 3 centimètres d'épaisseur suffit.

(1) « Hygiène des voyageurs », *Revue scientifique*, t. LII, n° 4, 1893.
(2) *Revue d'hygiene*, 1891, p. 373

Nous pensons avec M. Vallin que le moyen mérite d'être essayé, et de plus, qu'il peut rendre des services à l'explorateur.

Quant aux soins à donner aux pieds, pour éviter les ampoules et les blessures que produisent les longues marches, le meilleur et le plus simple des corps gras est encore le suif, si vulgairement employé par les soldats.

Le casque d'aloès ou de moelle de jonc, à circulation intérieure, obtenue par la non-adhérence de la bande circulaire frontale et les orifices percés dans la bombe, est le meilleur mode de coiffure et à peu près exclusivement adopté. Au point de vue de la préservation de la tête, il offre de grands avantages sur la casquette de Stanley ; il est tout aussi stable sur la tête et peut d'ailleurs se garnir d'une mentonnière et d'un couvre-nuque.

L'explorateur blanc ne doit porter d'autre bagage que son fusil, ses munitions et sa gourde de café ou de thé.

Quelques explorateurs voyagent avec leur tente qu'ils dressent tous les matins après l'étape et tous les soirs pour la nuit ; mais la plupart la considèrent comme un impedimentum inutile et se contentent des abris temporaires, gourbis, paillotes ou maisons de feuillage. Le point important, c'est d'y trouver pendant le jour un abri contre les rayons du soleil, et pendant la nuit, contre l'humidité. A elle seule, la tente serait un très mauvais abri, si l'on n'avait soin de la recouvrir de palmes ou de paille.

En aucun cas on ne devra coucher sur le sol. Les couchages improvisés ont varié avec les explorateurs. Livingstone présidait tous les soirs à l'établissement de son lit : « Deux perches de sept à dix centimètres de diamètre étaient placées sur le sol à soixante centimètres l'une de l'autre ; sur ces perches il faisait poser en travers des liens souples de quatre-vingt dix centimètres de longueur, espèce de sangle qui recevait une couche d'herbe très epaisse ; on recouvrait celle-ci d'une toile imperméable sur laquelle s'étendait la couverture (1). » Le lit de Stanley était composé de quatre planches, de feuilles de palmier et d'un sac de cuir servant d'oreiller ; il couchait tout vêtu.

Le hamac a eté utilisé et c'est un excellent mode de couchage, soit qu'on le suspende aux arbres, soit qu'on l'attache a quatre solides piquets accouplés deux par deux et formant fourches.

On trouve dans les bazars de voyage un hamac-lit portatif, qui, grâce a un ingénieux mecanisme, peut se plier et se porter comme une valise. Il se compose d'une armature métallique et d'une toile qui se tend par le montage de l'appareil ; son poids total est de 7 kilog. 500 grammes. Cet appareil simple est destiné à rendre des services a l'explorateur. Un lit de feuilles sèches, ou quelques nattes, une étoffe imperméabilisée et deux couvertures de laine, l'une dessous, l'autre dessus, compléteront un couchage luxueux.

Nous nous sommes expliqués, à propos du régime, sur la valeur des conserves de viandes en hygiène intertropicale Outre qu'il est rare qu'un accident ne vienne en priver l'explorateur, soit en les gâtant, soit en les perdant, on obtiendra toujours plus et mieux d'une troupe obligée de déployer chaque jour toutes sortes de qualités pour suffire à sa subsistance.

(1) Stanley. Traduction de Mme H. Loreau.

Nous ne conseillons donc, en fait de provisions, que quelques conserves de légumes, de lait concentré, et, si l'on veut, de sardines en boîtes ; du the, du café, du chocolat, du sucre, du biscuit, du sel. Surtout pas de provisions d'alcooliques, ni pour soi, ni pour sa troupe, ni comme objet d'échange, mais quelques caisses de vin de Bordeaux, pour être distribué à titre exceptionnel, ou plutôt comme medicament.

Au chapitre de l'alimentation nous avons énuméré tous les produits végétaux qui viennent apporter leur appoint à la nourriture de l'Europeen. La chasse lui permettra de varier le régime animal ; l'exercice aidant, il supportera mieux un régime qui, à l'etat sédentaire, serait peut-être trop fortement azoté. Nous avons dit aussi la richesse et la variété du gibier.

Les rations accélératrices de Heckel, chocolat ou biscuit, ont été expérimentées dans l'armée française et aussi dans l'armée allemande. Elles ne paraissent pas avoir donné tous les résultats qu'en espérait leur inventeur. D'après M. Viry (1), un certain nombre d'hommes ont mal supporté les préparations essayées et ont présenté des vomissements et des vertiges. Cela peut tenir à la préparation plus qu'au rouge de kola. On sait le cas que font les Soudaniens de la noix de kola. Il paraît bien avéré, d'après les expériences de Heckel et de Schlagdenhaufen, que la kola apaise le sentiment de la faim et agit dans le même sens que la coca péruvienne, pour suspendre le sentiment de la fatigue musculaire et permettre des marches forcées sans s'alimenter. Il y a lieu toutefois

(1) *Encyclopédie d'hygiène*, t. VII, p. 205

de remarquer que, d'après les expériences de Chebret (1), la kola endort la faim et diminue légèrement la fatigue musculaire, mais en stimulant les fonctions genitales, et nous estimons que l'explorateur doit être chaste, tant pour reserver le meilleur de ses forces vitales et intellectuelles, que pour le succès politique de sa mission.

Enfin nous devons ajouter que MM. Gréhant (2), Germain Sée et Marty, cités par Viry (3), Soulié (4), restent très sceptiques a l'égard de la kola. A la course vélocipédique de Belfort, les vainqueurs n'avaient pris que du thé ; ceux qui firent usage de la kola eurent des vomissements. Toutefois, à la course effectuée avec un train de marche filant de 20 à 23 kilomètres à l'heure, les deux premiers arrivés avaient pris de la kola.

La pêche enfin pourra, a l'occasion, varier agreablement le régime. Les voyageurs n'ont signalé aucun poisson venimeux dans les eaux douces des fleuves de l'intérieur africain.

La banane, la patate, l'igname, le taro, le manioc, le maïs et le millet fourniront les féculents nécessaires et propres à remplacer le pain de froment.

Nous avons rayé l'alcool de la liste des aliments ; il faut aussi le rayer de la liste des boissons ; il n'a sa place que dans la caisse de pharmacie

Nous avons dit ailleurs le cas qu'on doit faire du chocolat, du thé, du café surtout, comme boissons hygiéniques. Tant que l'explorateur ne manquera ni de café, ni de sucre, il aura sous la main les meilleurs

(1) *Revue scientifique*, 1894, 1er semestre, p. 27.
(2) *Revue scientifique*, 1893 t LII, p. 161.
(3) Viry : « Hygiène militaire, » in *Encyclopédie d'hygiène*.
(4) Soulié : *Traité de thérapeutique*, Paris, 1891.

des aliments d'épargne, les plus appropriés à la conservation de l'énergie nerveuse et même musculaire.

Mais si, à la rigueur, l'explorateur pouvait s'astreindre à ne boire que du thé pour se désaltérer, et du café pour boisson tonique; s'il réalisait ainsi un grand *desideratum* hygiénique en ne consommant qu'une eau ayant bouilli, le besoin de l'eau pure est si impérieux, si physiologique, qu'elle restera toujours la boisson par excellence, la boisson idéale. Il importe donc de pouvoir reconnaître assez rapidement la qualité des eaux que l'on rencontre et de posséder des appareils qui permettent de la consommer quand même, si on y redoute des souillures

Pour l'essai des eaux potables, un étui comparable à celui dont les officiers anglais en expédition entre les tropiques sont pourvus et contenant :

1° Une solution titrée de nitrate d'argent. Le mélange de cette solution et de l'eau à examiner exposé au soleil devient brun ou noirâtre, si l'eau contient des chlorures.

2° Une solution titrée de permanganate de potasse pour la matière organique. L'eau suspecte de cette souillure, ainsi traitée, se décolore graduellement en formant un dépôt brun ou noirâtre. — Par le trichlorure d'or, il se forme aussi, après repos, un précipité épais et noirâtre.

3° De l'alun, à la dose de 10 à 15 centigrammes par litre pour précipiter les matières organiques.

4° Une solution de chlorure de baryum et de l'acide chlorhydrique, pour la recherche de l'acide sulfurique (sulfate de chaux) Par l'addition de la solution de baryte et de l'acide chlorhydrique, il se produit un trouble caractéristique.

5° Une solution d'oxalate d'ammoniaque pour la recherche de la chaux. On acidule l'eau par quelques gouttes d'acide chlorhydrique, on y verse un excès d'ammoniaque et on y ajoute la solution d'oxalate d'ammoniaque. Selon la quantité de chaux, l'eau se trouble ou passe au blanc laiteux.

6° Une solution de phosphate de soude et une solution de phosphate d'ammoniaque. Après la précipitation de l'oxalate de chaux (réaction précédente), si l'eau suspecte renferme de la magnésie, il se formera un précipité cristallin de phosphate ammoniaco-magnésien, par l'addition de ces deux solutions de phosphates.

L'odorat dévoilera l'hydrogène sulfuré, le goût et la vue révéleront la saveur, la température et la couleur.

Mlle Schipiloff (1) a indiqué, dans la *Revue médicale* de la Suisse romande, un procédé de stérilisation de l'eau potable qui peut rendre de grands services à l'explorateur. Elle ajoute assez de permanganate de potasse ou de soude pour détruire toute la matière organique; on en est averti par la couleur rose persistante; il se forme un précipité brun noirâtre d'oxyde de manganèse inoffensif, que l'on peut d'ailleurs décanter ou filtrer sur poudre de charbon de bois. Pour transformer en oxyde de manganèse le léger excès de permanganate, il suffit d'additionner l'eau épurée de quelques gouttes d'eau-de-vie. Le procédé est simple, facile et économique Le permanganate de soude devra faire partie de la boîte à réactifs de l'explorateur.

(1) Mlle C Schipiloff : « Stérilisation de l'eau par le permanganate de potasse », analyse in *Revue scientifique*. 25 février 1893, p. 252.

Quant aux procédés de filtration, c'est la filtration sur charbon qui paraît la plus recommandable, en même temps que la plus pratique, pour l'explorateur

Un filtre qui peut rapidement s'improviser est le suivant. Un entonnoir de verre, ou de fer-blanc, ou de bois, un vase quelconque modifié en entonnoir, une bouteille dont on aura supprimé le fond, le goulot servant de douille, un baquet auquel on perce un trou muni d'une canule mastiquée de terre glaise, une calebasse ainsi modifiée, etc., etc , peuvent servir de réservoir On introduit dans la douille une éponge pressée, préalablement lavée à l'eau acidulée d'acide chlorhydrique, dans la proportion de 3 pour cent ; on recouvre l'éponge de charbon de bois finement pulvérisé, ou mieux de charbon d'os qu'il est facile de se procurer et de calciner, puis d'une couche de sable fin, puis d'une couche de gravier. L'on a ainsi un appareil très suffisant de filtration.

Les filtres individuels Maignen (1) sont d'une grande commodité, et le mode de filtration est un des plus recommandables, au point de vue de la stérilisation des eaux potables. Cet inventeur a imaginé des « filtres montres », « des filtres-bidons », des « filtres-touristes » basés sur le même principe de filtration par la toile d'amiante recouverte d'un mélange de poudres de charbon et de chaux. Ils ont rendu de grands services à Stanley

M. Gréhant ne voit rien au-dessus de l'ébullition. Mais l'ébullition, bonne en principe, ne saurait être le mode de stérilisation à préconiser dans le pays

(1) Laveran : *Arch. de médecine militaire,* 1885.

de la soif. Une troupe assoiffée veut se désaltérer aussitôt qu'elle arrive auprès de l'eau, et elle trouvera même la filtration longue.

En campagne, en expédition, en exploration, le filtre Chamberland ne paraît pas pratique (1). Il faut avoir sous la main, pour l'alimenter, des eaux déjà clarifiées et les avoir en abondance.

Les ablutions fraîches à l'éponge, bi-quotidiennes ou plus fréquentes, sont plus que jamais indiquées dans l'état de surexcitation continuelle ou se trouvent les fonctions de la peau. Il sera sage de se défier des bains de marigots, d'étangs, de lacs, tant au point de vue de la fièvre que des parasites qui s'y peuvent trouver. Si l'on se baigne dans une eau courante de rivière ou de fleuve, il faudra l'aborder par un endroit découvert, par une petite plage de sable et non à travers la végetation touffue des bords. Outre qu'on devra toujours avoir a l'esprit les hôtes habituels des fleuves tropicaux, dont quelques-uns sont des plus dangereux, le bain devra toujours être de courte durée, trois à quatre minutes au plus.

Il est une pratique hydrothérapique, généralement médicamenteuse, mais qui rendra d'immenses services à l'explorateur. Nous voulons parler du *cold pack*, enveloppement froid, drap mouillé. Après une journée pénible, quand on se sent surmené, quand oncraint un accès de fièvre, le drap mouillé, méthodiquement appliqué, peut avoir des effets prophylactiques remarquables. L'application en est simple. Sur un lit de feuilles sèches, sur le lit de camp habituel, on étend deux couvertures de laine, en

(1) P Barthelemy · « La guerre au Dahomey, » in *Arch de méd. navale*, IX, p 182.

plaçant vers la tête et au-dessous des couvertures l'oreiller ordinaire, sac de feuilles ou valise. On trempe un grand drap de toile ou de coton dans l'eau froide et on exprime le trop-plein en le tordant, puis on l'étend sur les couvertures, et l'on se couche de tout son long, les bras au corps, pendant qu'un aide vous enveloppe rapidement des pieds au menton avec le drap mouillé. Puis les couvertures sont roulees de la même manière l'une sur l'autre. Au bout d'un quart d'heure à vingt minutes, l'effet est produit; on s'essuie rapidement avec une serviette-éponge, on repasse sa chemise de flanelle et l'on se recouche dans le lit ordinaire qu'on aura eu le soin de préparer a l'avance. Une abondante transpiration ne tarde pas à se produire, suivie généralement d'un sommeil bienfaisant.

Ce moyen simple est des plus actifs, car il augmente les sécrétions générales de la peau, de la salive, des urines, et par conséquent favorise l'elimination des poisons de l'organisme qui sont le résultat inévitable du surmenage. Après le docteur Ch. Scovell Grant (1), nous le recommandons spécialement aux explorateurs des Indes noires.

Nous ne pártageons pas l'optimisme de M. Gréhant (2), quand il range la dysenterie et l hépatite parmi les maladies évitables. Quelle que soit la part des microorganismes dans ces affections, l'influence des causes météoriques est trop évidente et prépondérante, quoique occasionnelle, pour qu'on puisse espérer s'en préserver. Livingstone a été peut-être

(1) Scovell Grant et J. Navarre : *Hygiène dans l'Ouest africain* O. Doin, 1893.
(2) Gréhant, *loc. cit.*, *Revue scientifique*, 1893.

le plus sage des explorateurs ; il a succombé à la dysenterie plus encore qu'au paludisme Il sera donc de toute importance d'avoir, dans le coffre a médicaments, les substances propres à combattre ces affections, que ni le choix des aliments, pas toujours possible au reste, ni le soin excessif de l'eau de boisson ne suffiront a faire eviter. Il n'entre pas dans notre programme de détailler le coffre a médicaments en y joignant une sorte de médecin de papier. En général, on emporte beaucoup trop de substances. On peut pourvoir à presque tous les accidents tant internes qu'externes (nous parlons d'explorateurs entièrement sains par ailleurs) avec le petit nombre des medicaments suivants :

Sulfate de magnésie, — Emétique, — Ipéca (poudre et racine), — Calomel, — Sulfate de quinine, et Chlorhydro-sulfate pour injections hypodermiques, — Chlorodyne anglaise.

Pour l'usage externe : Teinture d'iode, — Iodoforme, — Bi-chlorure de mercure.

Comme instruments et appareils : des thermomètres médicaux à maxima, des compte-gouttes, une balance et des poids de pharmacie, des verres gradués, un ou plusieurs irrigateurs à plusieurs canules et tuyaux de rechange, des seringues à injections hypodermiques sterilisables et une provision d'objets de pansement aseptisés.

On aura soin de faire plusieurs lots de ces mêmes substances, de les tenir dans des paquets séparés et de les confier a des porteurs divers. Les flacons bien étiquetés et bouchés porteront la mention succincte de leur dose maximum et de leur mode d'administration

CHAPITRE VIII

HYGIÈNE SPÉCIALE.

Hygiène de la femme. — A tous les points de vue, la femme européenne supporte très mal le séjour entre les tropiques. Et cependant il est incontestable que le colonial qui a sa femme auprès de lui est d'une valeur plus grande pour la colonisation. Avec d'inévitables ennuis, le mariage donne à l'homme la sagesse, la prévoyance, le sérieux dans ses actions, la suite dans ses entreprises qu'on trouve plus rarement chez le célibataire. On a coutume de dire que le mariage est moralisateur ; c'est régularisateur qu'il faut dire ; il canalise les passions de l'homme, et c'est encore le meilleur moyen qu'on ait trouvé pour les empêcher de déborder. L'exemple des anciens mariages de Saint-Louis le prouverait au besoin.

Donc, au point de vue de la colonisation, l'homme marié prend plus de valeur morale ; il prend aussi plus de *valeur marchande*, si l'on peut dire. Mais la femme europeenne ne tarde pas, elle, a perdre de sa valeur physique et trop souvent même morale. La cause en est certainement en partie dans sa moindre résistance, mais aussi dans la vie, la plupart du temps antihygiénique, qu'elle mène. La femme du peuple est surmenée par la nécessité de tenir le ménage, et le travail manuel ne tarde pas a produire chez elle des hyperthermies maladives, précurseurs habituels de l'anémie. Pour peu qu'une grossesse survienne, c'est une non-valeur pour de longs mois, et elle est la victime désignée des endémo-épidémies. Au reste, l'avortement est fréquent, et il est ordinaire d'observer des femmes ayant mené a bien, en Europe, deux ou trois grossesses antérieures, ne plus pouvoir les conduire a terme.

La femme aisée du commerçant, du fonctionnaire, de l'officier voit sa vanité naturelle surexcitée par l'émulation, le desir de paraître, de briller, d'éclabousser les egales, d'égaler les plus en vue. La foire aux vanités se rencontre jusque dans les plus petites colonies : la chaleur et le désœuvrement font le reste. Aussi les accidents nerveux et neurasthéniques sont-ils fréquemment observés.

La formule hygienique pour la femme redevient ici la formule antique : *domum colere*. Ne pas sortir ; c'est à ce prix qu'elle peut espérer vivre en demi-santé et avoir quelque chance d'amener un enfant à bien. A part une sortie matinale avant neuf heures, la femme gardera la maison jusqu'a la promenade du soir. Son vêtement d'interieur sera le plus simple possible, flanelle douce, chemise de coton et robe flottante. Le corset est généralement supprime dans la maison ; il n'en est que plus pénible a supporter quand on le remet pour un dîner prie ou une soirée. Mais quelle est la femme qu'une gêne physique ou une mode contraire à l'hygiène a jamais fait hésiter quand il s'agit de paraître ?

Certes, cette vie à demi confinée n'est pas le summum de l'hygiène ; mais il ne faut la considérer que comme un moindre mal Beaucoup de femmes européennes, gardant ainsi la maison et ne sortant guère qu'en voiture, ne tardent pas à engraisser, et c'est là l'écueil. C'est pourquoi la maison d'habitation devra être de vastes proportions, de manière à permettre de nombreux va-et-vient. En outre, garder la maison ne veut pas dire ne rien faire, et la femme qui ne se laisse pas gagner par la mollesse peut encore trouver, dans une demeure coloniale, matière à une certaine activité. D'autre part, plus encore que celui de l'homme, le régime alimentaire de la femme devra être réduit : les légumes, les œufs, le poisson et les fruits devront en être la base Quant aux viandes, on a plutôt à les leur prescrire qu'à les défendre ; il est bon, en effet, que la femme européenne prenne de la viande fraîche au moins une fois par jour, au repas de midi. Le café, le chocolat, les mets sucrés, les gelées de fruits et les confitures sont généralement recherchés par les femmes créoles ou créolisées, et ces goûts nous paraissent dictés par un besoin physiologique.

Les soins de la peau ne donnent pas lieu à des recommandations particulières, si ce n'est à un redoublement de minutieuse propreté. La femme devra s'astreindre à savonner tous les jours les parties génitales avec de l'eau bouillie, comme à user d'injections antiseptiques (sublimé 0,20 centigrammes p. 1,000). Elle évitera ainsi la facile acidité des mucus et les parasites végétaux (herpès, *ring-worm*), si fréquents au pourtour de ces orifices.

Les femmes passent pour perdre davantage à chaque époque cataméniale, et Blumenback dit que les Européennes transplantées à la côte de Guinée y mouraient d'hémorragies utérines. De même, c'est aux métrorragies que serait due la fréquence des avortements des Anglaises aux Indes. O. Saint-Vel n'a rien remarqué de semblable aux Antilles; l'anémie produit au contraire souvent des accidents dysménorrheiques ou même de l'aménorrhée. Le même auteur dit aussi n'avoir pas constaté de variation sensible dans l'époque de la ménopause, qu'on avait reporté à 35 ans en moyenne.

Les cas de dystocie sont rares (Van der Burg) et proviennent plus du fœtus que de la mère (O. Saint Vel). Les affections puerpérales sont rares (Van der Burg, Saint-Vel) — Les metrites simple, granuleuse, blennorragique sont fréquentes dans les populations indigènes, et beaucoup d'affections ulterieures des annexes ont la blennorragie comme point de départ. Les prolapsus uterins sont fréquents chez les négresses. Le cancer de l'utérus et le cancer de la mamelle sont plus frequemment observés que les tumeurs cancéreuses chez l'homme ou de la peau dans les deux sexes.

La littérature médicale est pauvre en documents gynécologiques, en géneral, et en observations particulières sur la femme européenne en pays torride.

Hygiène des enfants. — Fayrer (1) a dressé, pour la présidence du Bengale, le tableau suivant de la mortalite des enfants pendant l'année 1870 :

	MORTALITÉ POUR 1.000	
	ANGLETERRE moyenne de 1836 à 1866	BENGALE 1870
Au-dessous de 5 ans.	67,58	148,10
De 5 à 10 ans.	8,80	17,73
De 10 à 15 ans.	4,98	11,51

(1) Cité par Nielly, *loc. cit.*, p. 168.

Mais on sait que parmi les Européens, les Anglais paraissent particulièrement mal supporter le climat tropical Le témoignage de W. Moore que nous avons cité, prouve que l'enfant d'un couple anglais magnifique est un produit degénéré par le fait de sa naissance aux Indes Toutefois, à part quelques terres privilégiées du Pacifique et les hauts plateaux du centre Amerique, le fait général est que les enfants europeens, nés entre les tropiques, sont frappés d'une mortalite considérable et que les survivants sont chétifs et viennent mal. C'est sans contredit le mauvais état général de la mère qui est la cause première de la mortalité dans la première enfance. Elle est anémique pendant la grossesse ; elle peut rarement nourrir, et si elle l'essaie, elle s'épuise tout en donnant à l'enfant une piètre nourriture. C'est aussi parce que les influences météoriques sont particulièrement mal supportées par l'enfant. On ne doit pas oublier, en effet, que la température de l'enfant est normalement plus élevée, de quelques dixièmes, que celle de l'adulte.

L'enfant du travailleur, du prolétaire, du modeste employe médiocrement logé, est à peu près condamné Ce n'est guère que dans les riches demeures, aménagées avec un grand luxe hygiénique, que le petit enfant, pourvu d'une nourrice indigène, ellemême étroitement surveillée, peut avoir quelques chances de survie. Mais il est rare de rencontrer une indigène bonne nourrice, à part dans les provinces du nord de l'Inde. Au bout de peu de temps leur sein tarit et l'on est obligé de recourir a l'allaitement artificiel dans les pires conditions, car le bon lait de vache est encore plus rare ; quant au lait de chèvre, on a peine à en obtenir 250 grammes par jour et par tête, dans la majorité des pays torrides. On en est donc réduit au lait concentré, le lait stérilisé n'ayant pas encore fait ses preuves outre-mer. Le lait qu'on obtient de ces boîtes préparees en Suisse pour la plupart, n'a pas, toujours, ni la même valeur, ni la même saveur, et il importe qu'il ne soit pas de trop vieille fabrication.

Les medecins anglais des Indes et hollandais ont signalé la funeste habitude qu'ont les nourrices de donner de l'opium aux petits enfants au sein et les ruses qu'elles emploient pour dérouter la surveillance (Van der Burg).

Les enfants européens sont particulièrement sensibles au soleil et la meningite les guette ; on aura soin de ne les sortir que le matin avant huit heures et le soir après cinq heures. De bonne heure on leur fera prendre des bains frais, a 34°, 32° et 30° pendant la première annee, et progressivement jusqu'a 24° pendant les annees suivantes. Ces ablutions seront toujours très courtes. Leur vêtement consistera en une chemisette de coton couvrant le ventre, en des petits linges triangulaires habituels en coton fin et une longue robe de cotonnade blanche. Pour la nuit une couverture de flanelle.

La seconde enfance se prolongera jusqu'à douze ans, et ils devront être jusque-là soumis à une hygiène très surveillée sous le rapport de l'alimentation, des exercices physiques et des sorties. Quant au travail intellectuel, les enfants créoles etant d'ordinaire très précoces, on devra eviter tout effort cérébral appliqué et ne leur donner que des leçons de choses, de vive voix. Après la première enfance, c'est l'âge de la puberte qui est le plus dangereux (Van der Burg). Jusqu'à complet développement le jeune homme créole, dont l'enfance a été, pour ainsi dire, sevrée de plein air et d'exercices physiques, est peu propre aux travaux manuels, aux entreprises qui demandent de la vigueur musculaire, aux aventures commerciales ou industrielles. Presque partout aussi il se confine dans les professions libérales ; l'on trouve parmi eux des littérateurs, des poètes, des avocats, des magistrats, des fonctionnaires de toutes sortes, quelques rares médecins et militaires.

TROISIÈME PARTIE

HYGIÈNE PUBLIQUE

Capter et distribuer de bonnes eaux de source, canaliser les arroyos, les rivières, les marigots, supprimer les eaux stagnantes, drainer les terrains, creer un réseau d'egouts, assurer la propreté de la rue, établir sinon partout le tout a l'égout, du moins un service convenable de réception et d'enlèvement des matières usées, assainir par des cultures le pourtour des villes coloniales, quel magnifique programme de l'hygiène publique, et quelle transformation de leur régime économique résulterait de son application !

Mais ce n'est pas tout. L'hygiène moderne a d'autres moyens de prévention, et ce ne sont ni les moins sûrs ni les moins promptement réalisables. Elle exige actuellement que l'on trouve dans toute agglomération humaine deux organismes, sans lesquels bien des efforts demeurent infructueux : un servira de prévention : Institut de vaccinations prophylactiques contre la variole et la rage, bientôt peut-être contre la diphthérie et la fièvre jaune ; — un service de désinfections publiques pour étouffer dans l'œuf tous les germes épidémiques ; — un service d'inspection des denrées alimentaires

Enfin les vieux systèmes quarantenaires apportant inutilement des entraves au commerce, remplacer par des lazarets, outillés à la moderne, les anciennes séquestrations, et substituer partout l'étuve au cordon sanitaire. Tels sont les desiderata principaux de l'hygiène publique coloniale. Malheureusement ce chapitre ne sera qu'un programme, et nous n'aurons à nous appuyer que sur quelques rares commencements d'exécution.

On pourrait rêver d'une ville coloniale qui réunirait l'heureuse situation de Buitenzorg, de certaines stations anglaises des Indes ou encore du Camp Jacob, la disposition des rues de Batavia, ou de Pondichéry, ou des quais de Saigon, les places et les promenades des villes espagnoles, l'amenée d'eau de Fort-de-France, les gracieuses demeures de la Réunion et les installations somptueuses des Anglais aux Indes, avec leur mode moins imparfait de *sanitation*, l'éclairage electrique de Haiphong et toutes les ameliorations heureuses qui se sont produites dans ces dix dernières années, telles que le service d'hygiène publique de Saigon et les instituts bataves et anglais ; on pourrait placer cette ville rêvée sous le climat calédonien ou tahitien, on n'aurait pas encore la ville hygiénique intertropicale, car l'agent le plus important, le plus necessaire manquerait encore, la ville souterraine. Nulle part, en effet, elle n'existe dans des conditions acceptables, et ce ne sont pas les égouts de la Havane ou de Rio qui pourraient servir de modèle.

Aucun sérieux progrès hygiénique ne pourra être accompli entre les tropiques, tant qu'on ne se sera pas attaqué au sol lui-même. Car le sol, là plus que partout ailleurs, est le grand pollué, et il rend à l'eau de la nappe, à l'air tellurique et à l'air ambiant, les pollutions avec usure. C'est pourquoi l'amenée d'une eau potable ne peut avoir son effet hygiénique complet que si elle est suivie de la construction d'un système de canaux et d'egouts pour l'évacuer, alors qu'elle s'est souillée des détritus de la vie.

C'est dire qu'il n'existe pas de ville hygiénique entre les tropiques ; toutes, elles ont de grands desiderata à remplir ; quelques unes même sont comme cette maison insalubre du Champ-de-Mars, en 1889, une leçon de choses anti hygiéniques.

L'action du gouvernement anglais se borne à préparer le sol colonial Son premier soin est pour l'établissement militaire, port et casernes Puis il emploie les indigènes à égoutter et à drainer le sol, à l'assainir autant que faire se peut, à y tracer des routes. Cela fait, il abandonne le reste à l'initiative individuelle. Ce sont des errements qu'il nous serait facile d'imiter. Il y aurait un triple avantage hygiénique, économique et politique. Mais l'habitude des lisières ne paraît pas près de se perdre en France et dans ses colonies. Tout colon est considéré, et peut-être se considère-t-il lui-même, comme un mineur. Une expérience séculaire a démontré cependant que l'action de l'Etat est lente et horriblement coûteuse Nul progrès ne se peut obtenir que par l'initiative privee, aidée par la liberté individuelle la plus large, la plus tolerante, et la liberté commerciale la plus entière. Les vieilles civilisations sont restrictives, et il ne faut pas importer, dans des pays jeunes, des rouages vieillis. Dans des pays tout neufs comme l'Indo-Chine et Madagascar, il y a mieux à faire que d'appliquer le meilleur de son esprit à devenir un fonctionnaire d'Etat.

Ce n'est pas qu'il ne faille féliciter vivement les pouvoirs publics de l'initiative qu'ils ont prise en Cochinchine et de la création à Paris d'un bureau central d'hygiène publique coloniale. Cela vaut mieux que l'éternel et routinier *statu quo ante;* l'action de l'Etat est préférable à l'inertie. Mais c'est à exciter l'initiative des municipalités coloniales et non à la suppléer, qu'elle doit surtout faire effort.

CHAPITRE I

LE SOL.

Comme exemple de ce qui peut être tenté et accompli, nous rappellerons l'entreprise gigantesque des Américains du Nord.

Depuis 1881, le Congrès de Washington a décidé de combler les marais du Potomac. Une somme de 8 millions et demi a déjà été dépensée pour reprendre à l'eau 267 hectares; mais on prévoit qu'il faudra atteindre le chiffre de 14 millions. Les instruments employés le plus ordinairement sont d'énormes dragues à succion, de 30 à 35 mètres de long sur 15 de large, portant une pompe de 2 m. 40 de diamètre, munie d'un tuyau de décharge de 53 cent., portant les vases et sables à une assez grande distance, jusqu'à 1,600 mètres. Le terrain à combler était préparé à l'avance et entouré de digues pour maintenir l'expansion des terres. On a déjà enlevé par les dragages et versé dans les marais 7,000,000 de mètres cubes, d'un prix de revient variable entre 63 et 107 centimes le mètre. Mais, d'autre part, on estime au double le prix du mètre superficiel de terrain conquis. L'exemple était à signaler, bien que de longtemps il ne puisse être imité dans nos pauvres colonies.

Nous rappellerons aussi les moyens préconisés par M. J Rochard d'abord, puis repris par MM. Rabot et Diverneresse, pour désinfecter les terres souillées ou suspectes au moyen du sulfate de fer et d'un lait de chaux, à raison de 500 gr. de sulfate de fer et de 1 kil. de chaux vive environ par mètre cube de boues. Ces moyens, qui ont parfaitement réussi pour le curage du lac de Saint-Mandé, où 30 ouvriers purent remuer et transporter des vases fétides pendant 39 jours, sans présenter aucun accident tellurique ou infectieux, semblent pouvoir être préconisés pour certains travaux dans les terres alluvionnaires, non, comme on l'a dit avec un optimisme outré, pour assécher les marais tropicaux, mais au moins pour l'assainissement des emplacements à bâtir et du voisinage.

Mais toutes les fois que l'on aura à tenter pareille aventure, on devra se rappeler les prescriptions de M. Colin et les accomplir d'autant plus minutieusement que le danger paludéen y est plus grand. Nous les résumons ici succinctement en les appropriant à l'espèce :

1° Etablir les baraquements confortables et bien clos des ouvriers, au vent des travaux de terrassement.

2° Restreindre les champs d'infection en n'attaquant qu'un point à la fois.

3° Éloigner l'ouvrier atteint une première fois du paludisme.

4° Exécuter le travail pendant la saison sèche.

5° N'employer que des hommes absolument sains et robustes et faire le plus possible travailler les machines.

6° Réduire au minimum les heures de travail.

7° Nourriture substantielle, repas chauds, boissons toniques (vin surtout, se méfier des alcooliques purs).

8° Les vêtements seront de laine (chemises et ceintures de flanelle).

9° Allumer nuit et jour de grands feux (1).

A ces sages prescriptions M. Diverneresse (2) ajoute la desinfection des boues et des terres et surtout la précaution minutieuse du lavage des mains des ouvriers avec la solution de sublimé, avant les repas.

A Saint-Mandé, en dehors du prix de la main-d'œuvre, les 2,500 mètres cubes de vases furent désinfectés pour le prix modique de 275 fr. Cette experience et ces chiffres sont à retenir et à méditer.

Rappelons, d'après J. Arnould, les notions hygiéniques concernant le sol.

1° La nature du sol ne fait que le disposer a être salubre ou insalubre. C'est l'homme qui décide en

(1) L. Colin : « Hygiène des ouvriers en pays marecageux », Rapport à l'Académie de medecine, *Bulletin de l'Académie*, t. X, 1881.

(2) Diverneresse : « Aseptisation des terres contaminées avant leur transport et leur mise en culture, » *Revue d'hygiène*, n° 2, 1894.

dernier ressort, par la protection ou l'assainissement du sol, ou par le contraire. Les influences sanitaires du sol dependent de ce qui y entre et de ce qui en sort.

2° Les roches siliceuses sont perméables et généralement salubres; les sols argileux, imperméables quand ils sont imprégnés d'humidité, sont généralement insalubres; toutefois la porosité d'un sol n'est pas liée à sa nature, mais à sa structure

3° La perméabilité d'un sol à l'air augmente avec la grosseur des grains, et l'acide carbonique est le *témoin* par excellence des opérations suspectes effectuées spontanément au sein du sol. A souillure egale, le sol argileux retient l'acide carbonique plus énergiquement que le sol léger.

4° Les oxydations qui se passent a l'intérieur du sol varient avec sa capacité pour l'eau et sa thermalite.

5° La transformation des matières organiques du sol est le fait des microorganismes, dont l'œuvre a besoin de certaines conditions d'aération, de température et d'humidité. Quelques-uns toutefois sont *anaérobies* et ce ne sont pas les moins dangereux. Leur nombre va en diminuant à mesure de la profondeur. A 4 et 5 mètres (C. Frankel), les colonies se font rares. La nappe souterraine est géneralement pure de microorganismes, et le sol paraît être le grand épurateur.

6° Les microorganismes pathogènes ne paraissent pas se multiplier dans le sol. Ils paraissent s'y conserver soit sous forme de spores, soit sous forme de bacteries asporées.

La nature du sol, les roches qui le composent, sa couleur, influent sur ses proprietes pour concen trer ou réverbérer le calorique, et si ces effets sont manifestes dans le mécanisme du coup de chaleur, on conçoit que d'autres affections en puissent naitre.

A l'egard du choléra, on peut dire que tout sol perméable à l'eau est par cela même apte à conserver le vibrion cholérique.

Nous ne savons rien des conditions pathogéniques de la dengue. Certaines observations cependant tendraient à faire croire à une origine tellurique. Les epidemies naissent souvent avec le commencement ou la fin de la saison des pluies. Van Lier pense que les mouvements sismiques ne sont pas étrangers à sa genèse.

L'origine tellurique du tétanos ne saurait faire aujourd hui de doute pour personne, et le sol tropical est un milieu excellent pour la conservation du bacille de Nicolaier ; c'est pourquoi le tétanos complique si frequemment les plaies des races colorées, qui vont plus ou moins nues et n ont qu'un mediocre souci des souillures du sol. M. Le Dantec (1) a mis en evidence l'origine tellurique du poison des flèches des populations mélanésiennes.

La notion de l'origine tellurique du poison malarien est ancienne comme la médecine. Le domaine de la malaria s'étend de l'isotherme de + 5° dans le nord, a l isotherme de + 15° dans le sud, du 60e degré de latitude nord environ au 35e de latitude sud. Toute la zone torride intertropicale est donc comprise dans le domaine de la malaria, et a part

(1) Le Dantec : « Origine tellurique du poison des flèches des Nouvelles Hebrides, » in *Annales de l'Institut Pasteur*, 25 décembre 1892, p. 851.

les terres insulaires polynésiennes, les Bermudes, Sainte-Hélène, les Seychelles et certains climats d'altitude, on peut dire qu'elle y règne en maîtresse. Bien que les conditions météoriques puissent agir secondairement dans l'éclosion de la malaria, puisqu'elle ne se développe pas au-dessous de l'isotherme de 5° et qu'il lui faut une certaine humidité, c'est dans la nature du sol et celle du sous-sol qu'il faut en chercher la raison. Un sol riche en humus et en matières organiques, reposant sur un sous-sol imperméable, est le type du terrain à malaria.

La dessiccation complète du sol et son inondation sous une couche quelque peu épaisse d'eau empêchent également les effets du principe malarien.

M. Corre a mis en évidence l'action d'un sous-sol propre à emmagasiner le calorique, tel que celui formé de roches argilo-siliceuses et ferrugineuses, de limonites, que l'on rencontre généralement dans les grands foyers malariens de l'Ouest africain, de l'Inde et de l'Indo-Chine. L'exemple de la Nouvelle-Calédonie, de Tahiti et de nombre de terres polynésiennes, des Seychelles, des Bermudes, prouve bien que l'influence morbigène principale réside dans l'imperméabilité du sous-sol. Mélange d'eau douce et d'eau salée, mangles variés, eaux stagnantes, lagunes, rien ne manque à ces terres des attributs ordinaires du paludisme ; mais le sous-sol corallaire offre une grande perméabilité et un mouvement de bas en haut s'établit dans la nappe, formant des courants ascendants et descendants très propres à l'épuration naturelle.

Les trappistes ont réussi à assainir un coin insalubre de la campagne romaine en perçant par endroits la couche imperméable, de façon à permettre aux eaux superficielles de s'écouler dans la couche profonde.

Quelle est la nature du poison ? Est-il chimique ? Est il parasitaire ? Est-il microbien ?

En faveur de l'hypothèse d'un poison chimique, M. Corre allègue que :

1° Comme les ptomaines, il naît de la décomposition des matières organiques.

2° Comme les ptomaines, il est instable et apte à subir par cela même des transformations et des associations moléculaires, corrélatives à des formes chimiques diverses.

3° Il est volatilisable, soluble dans l'eau, susceptible de transport par l'eau vaporisée (?) (1) ou demeurée liquide ; mais il se concentre en ses foyers de formation, d'où il ne rayonne que dans une limite restreinte, réglée d'après la direction et la puissance des courants atmosphériques

4° Sa genèse et sa destruction sont également faciles.

5° Les maladies palustres ne sont pas transmissibles ; aucune expérience ne démontre *catégoriquement* leur contagiosité, qui est au contraire démentie par l'observation des faits.

6° Le poison palustre a pour voie d'absorption la surface pulmonaire ; il semble toutefois capable de pénetration par la surface digestive. Il est probablement éliminé par la peau et l'appareil rénal.

L'on ne peut dire que ces faits cliniques ne soient

(1) Il n'est pas utile de mettre en cause la vapeur d'eau qui peut s'elever du sol Elle est encore moins suspecte que l'air. Les surfaces humides évaporent, mais n'abandonnent point de germes à la vapeur. J. Arnould : *Nouveaux éléments d'hygiène*, 2e éd., p 93

d'une parfaite observation. On pourrait y joindre les documents expérimentaux de MM. Roque et Lemoinne (1), qui ont établi la toxicité plus forte des urines après chaque accès de fièvre intermittente. Il est vrai que MM Roux et Chamberland ont émis l'hypothèse que le sang contient, après l'accès, des toxines sécrétées par le parasite de Laveran, toxines qui rendent le milieu impropre pour un certain temps à sa pullulation. D'autre part, Mossé (de Toulouse) (2), rappelant la polyurie insipide habituelle des vieux impaludés, a rapporté des observations de polyurie aigue, non diabetique, apparaissant fréquemment après des accès legitimes de fièvre intermittente.

D'un autre côté, en faveur de l'action spécifique de son hematozoaire, M. Laveran allègue que :

1° Sternberg, Councilman, W. Osler aux Etats-Unis, Coronado à la Havane, Vandyke Carter aux Indes, Metschnikoff, Sacharoff et Bartoschewitsch en Russie, Plehn en Prusse, Golgi en Italie ont confirmé ses découvertes.

2° Ces parasites n'ont jamais ete rencontrés que dans le sang des paludiques, et leur developpement est lie à la mélanémie, caractéristique du paludisme.

3° Les sels de quinine font disparaître les hémoparasites en même temps qu'ils guérissent la fièvre, et pour les trouver, il faut se garder de les chercher chez un sujet préalablement quinine.

(1) *Revue de Médecine*, 1890, p 926.

(2) Mossé : *Contribution a l'étude de l'excrétion urinaire dans le paludisme* Association pour l'avancement des sciences. Session de Besançon, août 1893.

4° Marchiafava et Celli en 1885, Gualdi et Angelini, en 1889, auraient réussi à faire naître la fièvre intermittente, chez des sujets indemnes, en leur injectant dans les veines du sang de paludéen contenant des hématozoaires.

Quand nous aurons cité M. Hayem, qui a émis l'opinion que les prétendus corpuscules parasites n'étaient que des globules rouges altérés artificiellement, nous aurons présenté l'état de la question.

Une seule chose peut trancher victorieusement le débat, c'est d'arriver à reproduire la fièvre intermittente, en injectant à l'homme des cultures pures d'hémoparasites Les bactériologistes pensent pouvoir y arriver par les progrès de la technique.

La malaria et la dysenterie, que l'on a voulu faire dériver d'un principe commun, sont, de par l'expérience, nettement séparées dans leur pathogénie. La malaria règne en l'absence de toute dysenterie, et la dysenterie sévit dans le Pacifique polynésien indemne de malaria.

Les germes dysentériques sont aussi incontestablement, de par l'expérience séculaire, conservés dans le sol, et c'est la souillure du sol par les matières fécales que l on trouve à l'origine des épidémies ; le véhicule ordinaire est l'eau de boisson, mais le sol paraît être le premier milieu infecté.

Les germes de la fièvre jaune demandent pour leur éclosion des conditions multiples : 1° des conditions météorologiques, puisqu'ils ne peuvent naître dans les pays froids, qu'ils ne résistent pas à l'hiver des pays tempérés, qu'ils n'atteignent même pas les altitudes moyennes des pays intertropicaux ; — 2° des conditions hydriques, les observations de M. J. Rochard et du docteur Gavino, de la Vera Cruz, prouvent que l'eau peut leur servir de véhicule ; — 3° des conditions telluriques ; l'opinion générale est que le sol est bien leur réceptacle habituel. Il faudrait admettre qu'il existe dans les terres alluviales des rivages de la mer des Antilles et des deux rives de l'Atlantique intertropical, des conditions infectieuses particulières qui ne se trouvent pas dans les autres rivages tout aussi bas, tout aussi alluvionnaires, tout aussi souillés en apparence des autres terres intertropicales. C'est possible et probable, mais c'est à démontrer.

Il n'est pas illogique non plus d'admettre un contage humain Le typhus amaril peut avoir épuisé son action sur les races autochtones ou indigénisées et se revivifier dans un milieu vierge Des exemples analogues nous sont fournis par la syphilis et le choléra. On ne meurt plus de la syphilis secondaire Les choléras parisien de 1892 et lisboais de 1894 ne ressemblent en rien au choléra de 1832 Le fait scientifique de l'atténuation des virus permet de croire a l'existence de fièvres jaunes atténuées et capables, en terrain vierge, de récuperer leur virulence première.

Le germe du typhus amaril est-il un ferment soluble, un poison chimique, une toxine microbienne? *Adhuc sub judice...*

Toutefois, si l'on songe quelles difficultés techniques s'opposent encore a notre connaissance des microbes anaerobies ; sachant, d'autre part, par des expériences probantes, que les spores des anaérobies pathogènes, très résistantes, subsistent encore dans le sol, malgré une température élevée de 37° et une sécheresse prolongée ; se souvenant enfin que les plus virulents des microorganismes, bacilles du tétanos, de l'œdème malin, du charbon symptomatique, sont des anaérobies, on peut présumer que la science de ces derniers microbes est appelée à élucider la pathogénie de la fièvre jaune.

Les cas sporadiques, si souvent méconnus et faussements etiquetés, le retour apparent à l'état épidémique, sous l'influence de certaines conditions météorologiques, se concilient parfaitement avec la notion de la vie saprophytique des germes dans le sol et de leur reviviscence dans des conditions imparfaitement élucidées.

Mais au point de vue de l'hygiène publique, il ne faut pas hésiter à placer *officiellement* la fièvre jaune parmi les maladies évitables. C'est le seul moyen d'exciter le zèle des autorités locales, et tout effort hygiénique, alors même qu'il n'amènerait pas le résultat désiré, sera toujours payé au centuple en vies humaines.

CHAPITRE II

HYGIÈNE URBAINE.

Depuis la hutte en branchages, la case en torchis ou en pisé du nègre africain, la cabane lacustre du Cambodgien, la maison de bois de la grande majorité, jusqu'au palais de pierre et de marbre des conquérants espagnols, on trouve entre les tropiques tous les genres d'habitations ; mais nulle part on ne trouve le groupement urbain hygiénique, et ce n'est ni la

Havane, ni Rio, ni Calcutta, ni Hong-Kong qui pourraient nous servir d'exemples. Toutefois l'effort hygiénique s'est porté là sur l'amenée d'eau potable, ici sur le tracé des rues, sur la canalisation souterraine, ailleurs sur la situation en altitude, et si l'on compare le Saïgon de nos jours à celui d'il y a 25 ans, on peut reconnaître que le pas franchi est déjà considérable.

La première raison d'être des villes coloniales a été aussi la raison première de leur insalubrité ; ce sont pour la plupart des villes maritimes ou fluviales, situées sur des rades et des ports plus ou moins fermés, à l'embouchure de rivières ou de fleuves, sur un sol bas et alluvial. En terrain plat, la protection du sol et du sous-sol devient beaucoup plus difficile, parce qu'elle demande tous ses moyens à l'art, pour la propreté des rues, la canalisation et l'écoulement des eaux ménagères et pluviales, l'éloignement des matières usées, la préservation des habitations contre les émanations de l'air et de l'humidité telluriques.

Les conquérants espagnols, ne considérant les pays intertropicaux que comme des contrées un peu plus chaudes que leur pays natal, ne jugèrent pas qu'il y eût lieu de modifier, l'architecture européenne, et c'est pourquoi nous retrouvons les villes d'Espagne dans la Havane, San-Juan de Porto-Rico et toutes les villes du centre Amérique. Pour ces dernières, l'altitude ayant corrigé les inconvénients de la latitude, ces villes ne valent ni plus, ni moins, au point de vue hygiénique, que leurs congénères d'Espagne ou de Portugal ; mais ce mode de constructions urbaines ramassées, à étages nombreux, devient détestable pour les villes du littoral. C'est pourquoi les villes construites sur ce modèle ne seront, quels que soient leurs efforts actuels pour améliorer leur sous-sol, jamais des villes hygiéniques.

A) **Des rues.** — Pondichéry, Batavia pourraient être citées comme modèles à imiter, pour la disposition des rues et des maisons urbaines intertropicales. D'une façon générale, les rues se coupant à angle droit et interceptant des carrés ou des rectangles, système adopté par toutes les jeunes villes des deux Amériques, donneront le plus de facilité aux installations hygiéniques du sol et du sous-sol. Les vieilles cités des pays chauds paraissaient avoir eu pour préoccupation première celle d'éviter les rayons du soleil ; aussi avaient-elles réussi à réaliser la sentine sombre et humide en plein pays de la chaude lumière. L'action du soleil sur le sol intertropical et ses germes ne peut être que salutaire ; il suffit de préserver l'homme de ses effets, et c'est à son habitation et à son genre de vie qu'il faut en demander les moyens. Toutefois, la rue sera plus ou moins large suivant que la maison bordera ou non la rue. Dans le quartier commerçant, cette dernière disposition est nécessitée par les besoins des échanges ; mais comme l'habitation collective et la maison à étages est l'exception, il ne sera jamais nécessaire de donner à la rue la largeur de nos grandes artères. Les rues de 30 mètres et plus, les *boulevards* sont, en effet, exceptionnels, et si l'on trouve quelques-unes de ces larges percées, elles sont complantées d'arbres et destinées à servir d'*alamedas*, de promenades.

Mais chaque fois que l'habitation ne doit servir qu'à abriter l'homme et sa famille et non son commerce, elle sera élevée entre cour et jardin et la rue pourra n'avoir qu'une largeur de douze à quatorze mètres. Au rebours de ce qui existe en pays tempéré et en pays froid, ce sont les rues dites *équatoriales*, c'est-à dire parallèles à l'équateur, qui devront être les plus longues Mais si les rues meridiennes, exposant les façades aux longs ensoleillements du levant et du couchant, sont composées, comme il convient, de maisons séparées, il sera facile de remédier à l'orientation de la rue par l'orientation de l'habitation, qui pourra n'en être pas moins dirigée est et ouest. Au reste, il sera toujours indiqué de corriger ce qu'une voie trop large aurait de trop cru, de penible pour la vue, par des plantations de ces belles essences, manguiers, sabliers, acacias divers, casuarinas, etc., que le soleil tropical fait se développer à merveille. Le problème, en pays tropical, est moins de donner de l'ombre à la rue, comme l'ont toujours cherché les anciens, par le rapprochement des maisons qui la bordent, que de permettre une large circulation à la brise. Pour ce faire, la ville devra toujours être très étendue en surface et peu en hauteur. Une des conditions d'insalubrité des vieilles villes espagnoles du nouveau monde, c'est certainement la hauteur des maisons urbaines et l'étroitesse des rues.

La ville hygienique devrait, nous ne saurions trop le repéter, être située à une altitude de 400 à 1,000 mètres, bâtie sur un terrain légèrement en pente pour faciliter l'égouttement naturel. Peu sont dans ce cas. Bâties sur un terrain plat, la plupart presentent, à l'epoque des grandes pluies, de véritables petits marais intérieurs, formés par les dépressions du sol. M. Arnould (1) fait remarquer avec raison

(1) J. Arnould : « Hygiene urbaine, » in *Encyclopédie d'hygiène*, t. III

qu'il n'est ville si plate à laquelle les ingénieurs ne puissent donner des *points hauts* et des *points bas*, pour faciliter le prompt écoulement des eaux pluviales ; mais on sait ce qu'il en coûte.

Trop souvent la chaussée n'est pas autre que le sol, et l'on chercherait en vain dans nos villes coloniales l'élégant dos d'âne de nos rues modernes. La chaussée est constituée par un épais tapis de poussière en saison sèche, qui se change en lac de boue dans l'hivernage ; et cependant, ici plus que partout ailleurs, l'empierrement de la chaussée jouerait à l'égard du sous-sol un rôle protecteur, en s'opposant aux émanations telluriques fébrigènes que produiront nécessairement les premières ardeurs solaires succédant aux grandes pluies.

La formule de chaussée adoptée par les hygiénistes de tous les pays peut se réduire à trois points principaux : 1° éviter la stagnation des eaux et en faciliter l'écoulement ; 2° préserver le sous-sol et éviter le retour de ses souillures dans l'atmosphère ; 3° faciliter la viabilité.

Le mode de revêtement le plus pratique, à peu près le seul applicable dans les villes intertropicales, où l'inconvénient d'une usure rapide n'existe pas, c'est l'empierrement, système Mac Adam. Il est vrai qu'il fait de la boue dans la saison des pluies et de la poussière dans la saison sèche. Mais pour des raisons économiques, le pavage en grès, surtout établi sur béton, comme il devrait toujours l'être hygiéniquement, a peu de chances d'être généralement adopté. Dans certaines colonies volcaniques cependant, on trouverait en abondance le grès, le quartz, le granit ou la lave.

Il ne saurait être question du pavage en bois, d'un

prix plus élevé encore, et qui ne résisterait guère à l'humidité des hivernages et aux termites pendant la saison sèche.

Les lacs d'asphalte de la Trinité pourraient certainement suffire à l'asphaltage de toutes les villes des mers antilliennes ; mais l'asphalte ne résisterait pas longtemps aux alternatives de chaleur et de pluies.

Avoir assez d'eau pour la faire couler continuellement dans les ruisseaux qui bordent les trottoirs est un desideratum des plus essentiels de l'hygiène intertropicale. Nous ne connaissons guère que Fort-de-France (Martinique) qui jouisse de ce bienfait, grâce a l'amiral Gueydon.

B) **Des matières usées.** — Pour tout ce qui regarde la propreté et l'hygiène de la voie publique, les latrines, les urinoirs, les fontaines publiques, le balayage et l'arrosage des rues, l'enlèvement des immondices et des ordures ménagères, nous renvoyons aux traités d'hygiène génerale, car tout ou presque tout est a créer dans le plus grand nombre des villes coloniales. Nous rappellerons simplement de quelle importance il est d'appliquer strictement les notions hygiéniques, dans ces pays où toutes les influences météoriques concourent à favoriser les pullulations, où les habitudes des populations sont des plus vulgaires, primitives et sales.

Pour ce qui est des balayures et des ordures ménagères, il serait à désirer que les urubus, les chacals, les chiens, les vaches et les porcs n'en restassent pas seuls chargés (1).

(1) Pour donner une idée de la tâche de l'hygiène publique aux Indes et ailleurs, nous reproduisons le tableau fidele,

Devant l'incurie des populations indigènes, le seul mode pratique de s'en débarrasser serait de recou-

photographique, qu'a fait au VIIe congrès international d'hygiène et de démographie, tenu à Londres en août 1891, le docteur Holbein Herdley, de quelques villes du Rajputana. Outre qu'on y trouvera des points communs avec les habitudes invétérées de toutes les populations indigènes d'entre les tropiques, bien qu'il s'agisse ici d'un pays prétropical compris entre le 25e et le 28e degré de latitude N., cette communication en fera peut-être juger plus naturelle l'opinion, qu'ont les Anglais, que le choléra est une maladie de saleté. Elle est suggestive à bien des points de vue.

« Le tableau qu'on a présenté de l'hygiène de l'Inde n'est point flatteur, mais si l'on étudie un à un les États indigènes, on est obligé d'assombrir encore ce tableau, pour montrer les horreurs qui abondent de tous côtés et les embarras qui attendent les hygiénistes dans cette partie importante de l'empire. Étant donnée une ville du Rajputana, voici les conditions sanitaires qu'on y rencontre d'ordinaire. Les habitants pauvres déposent leurs ordures aux environs de la ville, dans les espaces ouverts et dans les vieilles bâtisses, sans se cacher ; les habitants plus riches ont des latrines chez eux, mais généralement dans un tel état que la puanteur envahit la maison et les environs

« Il existe quelques égouts ; mais ils ne sont nettoyés qu'au temps de la mousson, par les pluies d'orage. La construction est imparfaite ; une partie du lavage contamine la terre environnante et, à moins qu'il n'y ait un cours d'eau, s'accumule à la surface et devient un foyer d'infection. A la fin de la saison des pluies, les maisons qui se trouvent dans les parties basses de la campagne ont souvent été le point de départ d'épidémies Les habitants sont si peu soigneux, qu'ils laissent souvent des tuyaux d'égout cassés pendant des années, de sorte que le contenu, au lieu d'être porté aux fosses s'échappe et sature tout le côté de la maison Il existe des tuyaux d'évacuation entre les maisons, qui doivent être nettoyés chaque jour par les balayeurs mais qui le sont rarement, jusqu'à ce que le contenu déborde dans la rue Personne ne s'occupe de ce que deviennent les ordures une fois qu'elles ont quitté la maison, et là même, leur existence est masquée par des parfums très forts et dissimulée à l'aide de badigeonnages très colorés. Les bœufs et les chevaux sont remisés dans des cours ouvertes, au-dessous des fenêtres de la famille, et c'est là que sont logés les malades Il y a six mois, l'un des principaux nobles de Jeypore se plaignait qu'il ne pouvait tenir sa fenêtr

rir à l'incinération. Dans beaucoup de villes d'Angleterre, on brûle maintenant les ordures ménagères

ouverte à cause de l'état infect d'une étable à vaches voisine. Il n'y avait aucun remede légal, il est vrai que le propriétaire de l'étable n'avait pas de recours non plus contre ce noble qui permettait au drainage de son palais de couler au milieu de la rue Il y a quelques annees, M. Holbein a montré cet etat de choses à un haut fonctionnaire qui devint ensuite secrétaire d'Etat pour l'Inde Il fut terrifie de trouver un malade couche dans une piece avoisinant une étable et demanda si rien ne pouvait être fait pour ameliorer un pareil état de choses ; on dut prouver qu'il ne fallait rien moins qu'une révolution dans les idees du peuple et une reconstruction entière de la ville de Jeypore.

« On se sert dans l'Inde des excrements des bestiaux pour le chauffage ; les urines des animaux s'échappent dans le sol et contaminent les puits, a tel point, que certaines parties de la ville ont dû être abandonnées Ceci explique comment la plupart des villes du Rajput ont, à côté d'elles, une ville morte Une autre raison de la contamination des puits est l'accumulation de la saleté devant les maisons qui fait que les rues deviennent peu a peu de plusieurs pieds plus élevées que les cours et l'entree des maisons. Les difficultés qui se présentent dans l'assainissement des villages, s'accroissent de ce que ces villages sont, pour la plupart, situés dans les parties basses des campagnes et deviennent particulierement insalubres, apres la saison des pluies

« Les causes de la contamination des eaux sont innombrables Les brahmanes font leurs ablutions une fois par jour, comme devoir religieux ; mais l eau dans laquelle ces ablutions se font est souvent fangeuse, et si c'est de l'eau d'un puits, l'eau qui decoule du corps retombe dans le puits ou sur la margelle ou se prépare la nourriture La protection des puits est donc une matiere importante Il y a des prejugés religieux contre la propreté. M. Holbein connait un bachelier en médecine indigène qui était tout prêt a faire un cours sur la necessité de la propreté, mais qui ne voulait pas laisser laver son enfant, parce que ce dernier avait éte consacré a une déesse éloignée et ne devait pas être lavé avant d'avoir eté presenté à sa patronne. Il existe, en outre, nombre d habitudes sales, telles que de se coucher dans les vêtements portés dans la journée Souvent plusieurs familles vivent ensemble, ce qui donne lieu à des accumulations de saletes et a l'immoralité Le *zenana*, qui devrait être la partie la plus agréable de la maison, en est souvent la partie la plus sale. Heureusement

dans des fours spéciaux, ainsi que la masse des balayures des rues et des marchés. A Chicago, on se

l'excellent système de lady Dufferin a beaucoup fait pour améliorer ces maisons malsaines.

« L'hygiéniste est obligé de lutter contre les intérêts des propriétaires, des agriculteurs et des balayeurs. La dépense pour arranger les maisons des villes, pour les mettre d'accord avec les besoins sanitaires, serait énorme ; de même pour la construction des egouts dans les villages. L'Etat y aidera, il est vrai, mais le progrès sera excessivement lent L'agriculteur indigène est rarement un capitaliste et ne peut pas garder les engrais ; jusqu'ici c'est le balayeur qui porte l'engrais sur les champs aux environs des villes, et l'agriculteur n'a qu'a le mêler a la terre au moyen de la charrue. Aucune municipalité ne peut en faire autant Et même, la où on a essaye d'accumuler l'engrais dans des endroits convenables, les laboureurs ne veulent pas se donner la peine d'aller le chercher Pour l'avantage des paysans, comme des balayeurs, on laisse actuellement les matières s'accumuler dans les villes jusqu'a la saison des labours. Les excréments secs sont convertis en matieres a brûler, vu la rareté du bois, et les femmes sont chargées de ce soin ; le résultat est que le pauvre ne peut avoir une nourriture proprement préparée. L'extension des forêts pour fournir le bois est donc nécessaire. mais ici encore l'agriculteur réclame, car cette extension se ferait au detriment de ses pâturages.

« L'office de balayeur est héréditaire, et ceux qui exercent cette profession vont jusqu'à vendre ou mettre en gage leurs droits. A Jeypore il y en a quinze cents Un homme peut être au service de dix ou quinze familles, dans différentes parties de la ville. et ne veut pas céder ses droits, auxquels sont attachés certains avantages, tels que nourriture vêtements et linceuls des morts Ce dernier point est important en ce qui regarde la dissémination des maladies, et c'est en vain que nous avons essayé de diminuer le mal en offrant de desinfecter des linceuls pour rien On a calcule, il y a quelques années, que les balayeurs de Jeypore n'avaient jamais pu enlever qu'un quart des immondices de la ville. Les chiens, les vaches, les porcs et les vautours se chargent en partie du reste, et s'il n'y avait pas ces animaux, la vie dans la plupart des villes et des villages serait impossible On dit qu'il y a dix mille chiens à Bikani, une ville de quinze mille âmes, et tous sont gras et bien portants. Vu l'absence d'un service sanitaire pratique, rien ne peut les remplacer Ceci montre le soin qu'il faut déployer pour ne pas deranger certaines compensations naturelles.

sert de fours mobiles qui circulent à travers la ville et brûlent les ordures au passage Il ne s'agirait que de rendre ce procédé économique Cette question des ordures ménagères a son importance en hygiène

« Par exemple, les mères allaitent leurs enfants longtemps après qu'ils peuvent marcher et courir, et avec le lait bouilli, qui est une des méthodes generales de l'Inde : telles sont peut être les deux raisons qui font que les enfants vivent au delà de la premiere enfance. Il n'est pas certain que l'habitude de donner de l'opium aux enfants ne soit pas bienfaisante (?) ; en tout cas, si on voulait forcer les meres à abandonner cette habitude, on occasionnerait une révolution

« Beaucoup de médecins disent qu'on voit rarement un cas de fievre typhoïde chez les adultes, parce que tous les enfants qui arrivent à cet age l'ont eue.

« Les medecins indigenes ne font rien en vue de la medecine préventive On ne peut prendre trop de précautions dans les reformes a faire, car rien n'effraie la population comme les accidents survenus au cours de ces innovations ; plusieurs fois les reformes sont devenues impossibles dans un district, après le debordement d un reservoir ou une diminution dans la distribution d'eau, amenée par des erreurs d'ingenieurs. La vaccination surtout a rencontré de l'opposition. L'ignorance et les prejugés ont attribué des décès a l'operation elle même ; les marchands, de retour de Calcutta, portent ces idees et sèment l'opposition jusqu'aux confins du désert.

« Il faudrait surtout avoir des employés plus instruits, car ceux d'à present sont mal payes et ignorants. Dans le Rajputana, il y a eu cependant des progrès considerables dans l'administration sanitaire, tels que la distribution de l'eau, l'enregistrement des naissances et des deces et l'amélioration dans l'etat des prisons... A Jeypore, on essaie de former une classe d'employes plus éclairée ; on a fait circuler dans la ville quelques reglements simples sur les questions sanitaires, avec l'espoir qu'un peu de bien en advienne.

« Des efforts dans le même sens ont eté faits pour l'assainissement des agglomérations. Beaucoup a déjà été fait ; le palais de Teypore est un paradis, comparé à ce qu'il etait il y a dix sept ans Le Maharadja a dit à l'orateur qu'il ne pouvait autrefois obtenir la propreté autour de lui, qu'en changeant souvent d'appartements.

« On connaît trop les horreurs qui entourent la naissance des enfants. Nous sommes maintenant en train de former une ecole pour apprendre aux sages-femmes indigènes les soins elémentaires des accouchements. »

urbaine intertropicale. Trop souvent, quand elles ne sont pas jetées à la rue, elles sont mêlées au contenu des tinettes et donnent lieu à des fermentations malsaines.

D'autre part, Ed. S. Marse (1) donne des détails circonstanciés sur l'organisation des latrines publiques et privées des pays d'où nous viennent la peste et le choléra. Nous y relevons les faits suivants :

A Canton, il y a des latrines publiques et peu de maisons ont des cabinets. Les femmes néanmoins se servent de baquets de bois, mais elles vont aussi aux latrines publiques, dont l'odeur trahit facilement la présence dans les rues. Ces cabinets publics sont horriblement sales ; ils consistent en une série de stalles étroites séparées par des cloisons en bois. Une longue rigole en pierre court le long de ces stalles. Dans chacune d'elles, des planches très peu larges servent d'appui pour les pieds... Et pas d'eau. Les urinoirs publics sont représentés par de larges jarres en terre enfoncées dans le sol.

En Malaisie, il y a peu de cabinets privés. Les Malais qui vivent sur l'eau, ont d'ordinaire près de leur habitation un petit pavillon qui leur sert de latrines. Dans l'intérieur du pays c'est un trou en terre qui sert de fosse d'aisances, quelquefois on y met un vase.

Au Siam, pour les classes pauvres, le cabinet consiste en un cadre de bois placé au-dessus de l'eau courante. Il en est de même à Singapore. Dans ces régions ravagées par le choléra, tout semble réuni pour provoquer les maladies ; car à Bangkok, par exemple, non seulement les rivières sont souillées par les excréments, mais encore on y jette les cadavres des individus morts du choléra.

A Sumatra, c'est encore dans les rivières que sont jetés les excréments, et cette eau sert pourtant aux usages domestiques.

A Java, dans les cabinets d'hôtel, c'est une bouteille d'eau qui remplace le *toilet-paper*, et comme les ablutions sont toujours faites de la main gauche, c'est une grave insulte que de saluer de cette main.

Chez la grande majorité des peuplades des Indes noires, on trouve la funeste habitude des trous autour de la case, successivement comblés et qui finissent par l'enclore d'une ceinture

(1) « Latrines of the East, » in *The American Architect*, 18 mars 1893, analysé par Catrin in *Revue d'hygiène*.

S'il est vrai, comme le dit Fonssagrives, qu'une ville vaut comme salubrité ce que vaut son système de canalisation souterraine, comme construction et comme entretien, il n'est guère de ville intertropicale qui vaille grand'chose, et nous ne voyons pas quelle ville pourrait être donnée en modèle, soit pour une large amenée d'eau potable, soit pour un système passable d'évacuation des matières usées. Tout est à faire ou à refaire dans ces deux ordres d'idées. Nous sommes convaincu cependant que la fièvre jaune, comme le choléra, est appelée à disparaître devant les progrès de l'hygiène, surtout de l'hygiène publique. De même qu'à Calcutta la mortalité par choléra s'est réduite des 4/5 dans les années qui ont suivi l'amenée d'eau potable, de même à la Vera-Cruz la fièvre jaune s'est faite beaucoup moins meurtrière sous la même heureuse influence. Mais les villes les mieux partagées de la zone intertropicale, Calcutta et Bombay, n'ont l'une que 95 litres, l'autre que 90 litres d'eau par jour et par habitant à donner. (G. Bechmann.) — Toutefois Bombay aura sous peu, s'il n'a déjà, 30 gallons (136 litres) d'eau pure par tête (Dr Oliphant de Bombay) (1) A Saigon, jadis redouté comme séjour, où la mortalité des Européens s'élevait à 115 pour 1000, en 1861 (Candé), elle est tombée au dixième de ces totaux sous la

infecte. Dans le Baguirmi, toutefois, au pays des Gaberis, à Laï, C. Maistre a vu les indigènes sortir en procession de la ville, le matin avant le lever du soleil, avec des torches allumées, pour aller satisfaire dans la campagne à leurs besoins naturels (*Du Congo au Niger, 1892-1895*. p. 200. Hachette, 1895.)

(1) Communication au Congrès international d'hygiène de Londres.

double action hygiénique du drainage du sous-sol par les égouts et de l'amenée d'eau potable.

Quelques autres villes coloniales ont fait des efforts pour se pourvoir d'eau pure, mais des efforts insuffisants. L'eau qui arrive à Saint-Denis (Réunion), est exposée à des souillures dans les hauteurs. Celle qui arrive à Saint-Louis (Sénégal), n'est pas toujours douce et est insuffisamment filtrée. Celle qui parvient à Nouméa (Rivière des Français), y est amenée en quantité absolument insuffisante et de qualité suspecte. M.Treille a fait l'éloge de celle de Dakar (1).

Quant aux égouts, nul doute à l'égard de leur puissance d'action pour l'assainissement. On peut même affirmer que la plus grande cause d'insalubrité des villes coloniales est dans l'absence ou le mauvais mode de construction des égouts. Ils sont étroits, se bouchent souvent, et ne sont jamais lavés que par les grandes pluies. Trop souvent aussi ils se déversent dans une rade fermée et y déposent à la longue une vase infect d'où se dégage, sous le fouet des hélices, des émanations pestilentielles. C'est ainsi que les fonds des rades de la Havane, de Rio, de Santos passent à juste titre pour les sentines les plus malsaines du monde et que nulle part la fièvre jaune n'exerce endémiquement autant de ravages. Si l'on ne peut esperer d'arriver de sitôt à constituer, entre les tropiques le tout à l'égout et l'épuration par le sol, si le fleuve et la mer seront longtemps encore les aboutissants rationnels des eaux d'égouts, le minimum hygiénique exige du moins que le collecteur vienne s'ouvrir au loin en aval du fleuve, ou à la pleine mer sous le vent de la ville.

(1) G. Treille : *Hygiène au Sénégal, loc. cit.*

L'expérience des villes européennes voisines du bord de la mer Méditerranée, où la mer marne de peu, a prouvé l'excellence du tout à l'égout à la mer, quand le tuyau d'éjection s'avance de quelques centaines de mètres en pleine mer et plonge de 5 à 6 mètres au-dessous du niveau de la marée basse. La plupart des villes coloniales étant bâties au voisinage de la mer, une partie, non la moins difficile du problème hygiénique, serait résolue ; car outre que l'épandage ne va pas sans de grandes dépenses et nécessite la culture intensive, il a soulevé des critiques en pays tempéré, plus justifiables peut-être sous le climat torride.

Il ne faudrait donc pas que l'égout vînt aboutir dans une rade fermée ; la sentine qu'est devenue le fond de la baie de la Havane est certainement pour beaucoup dans l'endémicité et les fréquentes recrudescences de la fièvre jaune dans cette ville. A Cayenne, les lieux d'aisances des troupes sont situés a une petite distance du bord de la mer ; le flot visite deux fois par jour la fosse ouverte de la vidange. Les résultats sont excellents. (G. Reynaud.)

A ce propos, il n'est pas inutile de faire remarquer que l'eau de mer peut être sans inconvénients employée, dans les villes maritimes qui n'ont pas assez d'eau douce, pour l'arrosage des rues et le nettoyage des égouts. Des exemples probants en sont fournis par plusieurs villes d'Angleterre, entre autres par Great-Yarmouth (1). Non seulement l'eau de mer lave aussi bien les égouts que l'eau potable, mais encore les sels hygrométriques entretiennent sur les chaussées une légère humidité qui empêche la

(1) *Génie civil*, 1893, p. 338, et *Revue d'hygiène*, 1894, p. 95.

formation et la dispersion des poussières, cet intermédiaire, souvent négligé, de tant de contagions et d'infections.

Il y a presque tout à créer aux colonies sous le rapport des vidanges. M. Baldwin Latham a dit, au Congrès d'hygiène de Londres (1891), les détestables conditions dans lesquelles se fait dans la majeure partie des Indes anglaises cet important service. Dans bien des cas, les detritus de la population s'accumulent a la porte de chaque habitation. Dans les villes, on emploie le système Halalcore, dans lequel les matières solides de vidanges sont recueillies dans un panier placé au-dessous du siège, disposition qui permet aux liquides usés de se repandre partout, y compris les eaux de lavage et de s'échapper généralement dans le ruisseau des rues. Les matières solides sont recueillies par des hommes ou des femmes qui les transportent sur leurs têtes pour les épandre sur un terrain quelconque. Dans les villes ou il y a des égouts, ces matières sont mélangées a l'eau et envoyees à la rivière; quand il n'y a pas d'egouts, elles sont enterrées ou transformées en poudrettes (1).

On comprend après ces détails révoltants, et bien d'autres dont on peut se convaincre par la lecture des rapports sanitaires anglais, la ferme opinion qu'ont les médecins de ce pays et que pour notre part nous partageons : avec de l'eau pure, de l'air pur et l'application des mesures de l'hygiène publique et privée, on supprimera le cholera Déja le taux de la mortalité 0/00 est descendu, à Calcultta, a 28,7, depuis l'installation du réseau d'égouts et

(1) *Revue d'hygiène*, 1891, p 807,

l'arrivée d'une eau pure d'alimentation, tandis qu'il reste dans la banlieue de cette ville à 47 25 0/00, et à 64 63 dans le reste du district. Les citernes des villages sont de véritables fosses d'aisances (1).

Nous avons déjà dit qu'en l'état actuel des choses, le seul système pratique de vidanges était la tinette mobile, soit que la même tinette reçoive l'urine et les matières fécales, soit le système à sec, où l'urinoir est séparé et communique seul directement avec l'égout ; les matières, recouvertes chaque fois d'un mélange pulvérulent, ne reçoivent d'autre liquide que l'urine qui accompagne la défécation. Cette dernière méthode a nos préférences pour les demeures privées. Un service public enlève tous les matins, dès la première heure, les tinettes, les remplace par des tinettes propres, désinfectées, preparées et saupoudrees de terre ou d'un mélange pulvérulent. Les vidangeurs conduisent leur chargement au loin sous le vent, à la mer, ou au dépotoir public.

M. Simon (2) nous apprend qu'on a installé à Haiphong des latrines publiques à l'usage des indigènes. Ce sont de petites constructions en briques, divisées en compartiments sans porte, abritées de la vue par un mur de moyenne hauteur. Les tinettes sont vidées tous les matins par les soins d'une entreprise particulière C'est là une excellente innovation. En présentant partout à nos indigènes des lieux d'aisances, ils finiront par apprendre à s'en servir. Mais

(1) Communication au Congrès d'hygiène de Londres (1891). Les habitudes des indigènes des restes infimes de notre empire colonial dans l'Inde, Chandernagor, Pondichery, Mahe, ne sont pas plus hygieniques que celles dont le détail précède.

(2) Simon : « L'hygiene publique à Haiphong, » *Arch. de méd. navale,* août 1894.

M. Simon ne nous dit pas la disposition et la matière du siège et s'il est tenu propre. Il serait peut-être facile d'installer des sièges à la turque en grès cérame vernissé; quant à les tenir propres, c'est par une révolution dans les mœurs qu'on pourra seulement l'obtenir. S'apercevoir qu'on est sale est le premier degré de la civilisation, et nous n'en sommes pas encore là avec nos indigènes coloniaux.

C) **Bains publics**. — Un auxiliaire puissant de l'hygiène publique en pays tropical sera le bain public. Quiconque a approché les races colorées n'a pas pu n'être pas frappé des habitudes générales de malpropreté qui règnent parmi elles. Même celles qui ont les ablutions parmi leurs pratiques religieuses, sémites et indous, trouvent le moyen de les rendre antihygiéniques. Tous les liquides, même les urines, sont bons à l'Arabe, et l'Indou qui se lave dans le fleuve, le souille à plaisir. Les races indo-chinoises sont tout aussi déplorablement inattentives aux soins de la peau. Un argument clinique très en faveur de l'origine parasitaire des affections cutanées qui se rencontrent de préférence sur les races colorées, lèpre, éléphantiasis, pied de madura, aïnhum, lymphoses diverses, c'est que les gens propres en sont généralement indemnes, et si nous rencontrons la lèpre sous nos climats, c'est parmi les populations peu soigneuses de la Norwège et de notre Bretagne.

C'est pourquoi, toute amenée d'eau devra prévoir un service de bains publics, bains-douches tels qu'ils commencent à se répandre un peu partout en Allemagne, tels qu'ils existent dans la plupart des casernes. Un établissement de ce genre serait très économiquement installé, car il ne comprendrait pas les appareils de chauffage de l'eau. M. Louis Masson (1) decrit le bain-douche de Vienne, premier bain populaire mis en service en 1877, de la façon suivante : nous lui empruntons les installations que nous croyons pouvoir être utilisées en pays tropical : « L'établissement se compose de deux parties distinctes réservées l'une aux hommes, l'autre aux femmes, et comprenant chacune une salle d'attente, un vestiaire et la salle de bains proprement dite, avec cabinets d'aisances. Les vestiaires sont garnis d'armoires fermant à clef, destinées a recevoir les vêtements des baigneurs.

« Du côté des hommes, la salle de bains mesure 17 mètres 70 de long sur 5 mètres 20 de large et 3 mètres de haut. Elle est divisée en 42 cabines entourées, sur 3 côtés, de cloisons en tôle ondulée de 2 mètres 10 de hauteur. Chaque cabine, de 0,80 centimètres de profondeur et un mètre de large, est pourvue d'une pompe à douche que le baigneur fait fonctionner à volonté, en tirant sur un levier. Le sol de la cabine est formé de grès cérame, présentant les pentes suffisantes pour l'ecoulement d'eau qui se produit à chaque bain.

« La salle de bains pour femmes est plus petite et ne comporte que ving-huit cabines, semblables d'ailleurs à celles de la salle des hommes. Le prix du bain est de 0 fr. 25 et comprend le linge nécessaire, c'est-à-dire, pour les hommes, un tablier court et une serviette ; pour les femmes, une sorte de blouse-tablier et un peignoir. L'etablissement delivre également des morceaux de savon à 0 fr. 25. La duree de

(1) Louis Masson, cité in *Encyclopédie d'hygiène*, t. III, p. 714.

chaque bain est en moyenne de vingt minutes.

« L'établissement comprend en outre les installations nécessaires pour le lavage et le séchage du linge. »

Dans les pays chauds, l'installation d'un bain-douche serait beaucoup moins dispendieuse. Il suffirait d'un grand hangar, très bien et très haut couvert, muni de vérandas, mais dont les murailles ne seraient pleines que jusqu'à une hauteur de 2 mètres 20 environ ; de même, les cloisons de séparation des cabines, qui seraient en briques vernissées. Les cabines pourraient n'avoir pas de plafond et le tuyau de conduite courrait au-dessus d'elles. Un caillebotis recouvrirait les carreaux vernissés du sol. Le service du linge pourrait être simplifié et une seule serviette suffirait tant pour les femmes que pour les hommes ; encore ne serait-elle fournie que sur demande, car le corps n'a pas besoin d'être essuyé. Dans ces conditions, nous estimons qu'un grand nombre de bains-douches pourraient être donnés gratuitement moyennant une rétribution très modique, 10 grammes de savon suffisant pour savonner tout le corps et 20 litres d'eau pour le bain-douche.

Ce service serait heureusement complété par un service voisin pour le traitement des affections acariennes, si nombreuses et si fréquentes chez les indigènes. On l'installerait à peu de frais, soit dans un bâtiment parallèle au bain-douche, soit dans un bâtiment dépendant de l'hôpital, mais accessible du dehors. Ce bâtiment serait naturellement pourvu d'une étuve, à désinfection pour les effets d'habillement. Il serait bon qu'au début ce deuxième service fût gratuit de façon à attirer les indigènes.

CHAPITRE III

INSPECTION DES VIANDES.

Le médecin, aux colonies, est souvent appelé a se prononcer sur la valeur alimentaire des bêtes sur pieds ou des viandes de boucherie. Nous donnerons les caracteres principaux permettant d'en reconnaître la qualite bonne ou mauvaise d'après M. Baillet (1), n'ayant pas qualité pour les indiquer de nous-même.

I. — VIANDE SUR PIEDS.

A) **Bœuf.** — Le bœuf en santé a la démarche aisée et facile, l'air vigoureux, la tête droite, l'œil vif, brillant, la conjonctive rosée, le mufle humide et frais, les oreilles tièdes. La respiration est lente : 18 à 20. Il se couche à demi pour se reposer. Les côtes sont modérément apparentes, les flancs modérément dessinés, les ischions peu saillants, arrondis par la graisse (cimiers ou abords). Une boule graisseuse existe au repli de la peau fémoro-abdominale (hampe, œillet, grasset). La peau est souple, onctueuse, se detache facilement des parties sous jacentes ; le poil est fin, souple et soyeux Il rumine, beugle, s'etend, s'étire en se relevant. La pression du rachis en arrière du garrot fait fléchir légèrement

(1) Baillet : « Conférences faites aux éleves du service de santé de la marine de Bordeaux, » in *Arch. de méd. navale*, LX, 1893, p. 321.

la colonne vertebrale. Le rendement moyen est de 50 pour 100. Le rendement des petits bœufs algériens est de 45 pour 100.

Le bœuf en mauvais état ou malade présente quelques-uns des signes suivants : Des vides nombreux et très marqués en divers points de ses encadrements. La démarche est lente, traînante, l'air fatigué et abattu ; il se couche en décubitus latéral complet ou la tête appuyée sur le sol par la mâchoire inférieure. Debout, il porte la tête basse, ou penchée à droite ou à gauche, ou portée en avant si la respiration est difficile. L'œil est morne, larmoyant, les paupières gonflees, la conjonctive rouge foncée et noirâtre (charbon) ; la cornée vitreuse. Dans les cas d'anémie, de fatigue, de souffrance, la conjonctive est pâle. Le mufle est sec et chaud ; les oreilles chaudes ou alternativement chaudes et froides Il y a du jetage par les naseaux et la salivation est abondante dans les cas d'aphtes, de carie des os de la bouche, de typhus. La respiration est rapide ; quelquefois il y a de la toux. Les côtes font saillie ; les flancs, très prononcés, sont creusés ; les ischions très apparents ; le repli de l'aine cordé, sans boule de graisse La peau est sèche, adhérente aux côtes. Le poil est sec et dur (dépilations, traces de gale, quelquefois poux). Il peut se présenter sur divers points du corps des tumeurs molles, crépitantes ou des engorgements œdémateux (actinomycose, charbon). — L'animal ne rumine pas, ne s'étire pas, mais gémit et frissonne. Il fléchit a la pression du rachis qui est douloureuse et lui arrache des plaintes ou des gémissements (phtisie, péripneumonie). Il peut y avoir du tenesme, de la diarrhée (péritonite), de la dysenterie. Enfin l'animal peut présenter des plaies, des blessures, des rhumatismes, de la fourbure.

B) **Mouton.** — Le mouton sur pieds, en bon état, est gai, porte la tête haute (sauf pendant les grandes chaleurs) ; il est gras aux abords (pourtour de la queue et aux côtes) ; saisi par la patte posterieure, il la secoue vivement pour se dégager Les conjonctives et la peau de la face sont rose-clair. La laine douce, onctueuse, s'arrache difficilement. La respiration est normale. Il rumine souvent ; il se couche les pattes repliés sous le ventre et s'étire en se relevant. Le rendement est de 50 pour 100.

Malade ou en mauvais état, le mouton est affaissé, porte la tête basse ; présente quelquefois le symptôme du jetage, quelquefois de la salivation (aphtes). Il est maigre. Il ne retire pas sa jambe quand on la saisit. Les yeux sont pâles ou infiltrés (cachexie) ; ou injectés (sang de rate). La laine est cassante et s'arrache facilement. La peau peut présenter des papules rouges (clavelée). La respiration est accélérée ; la rumination rare et intermittente ; pas de pandiculations en se relevant d'un décubitus affaissé. Il peut présenter de la boiterie (pietin, fièvre aphteuse).

II. — ANIMAUX ABATTUS ET PARÉS.

Les tissus conjonctifs doivent avoir une coloration d'un blanc net; les chairs, d'un rouge net et vif. L'atmosphère graisseuse doit être abondante et ferme autour des reins (suif); les surfaces internes doivent avoir un aspect sec et onctueux.

Les viandes de mauvaise qualité présentent une coloration terne et jaune foncé des tissus conjonctifs; une coloration pâle ou noirâtre des chairs ; la graisse est nulle ou non figée, mollasse; les ganglions lymphatiques peuvent être altérés. L'ensemble des chairs présente un aspect humide, délavé comme arrosé depuis peu.

Le rendement du porc est de 85 p. 100.

Le rendement du veau est de 54 a 60 p 100 (1).

La valeur absolue d'une viande est appreciable par sa couleur, sa consistance, son grain, la proportion et la distribution de la graisse, son odeur et sa saveur.

Couleur. — Les viandes blanches appartiennent en général aux animaux jeunes; les viandes colorées aux animaux faits.

Consistance. — La viande doit être modérément ferme sous le doigt. Elle est moins ferme par la chaleur et si elle est d'un abatage récent. La viande récemment abattue est moins ferme au doigt, plus dure à la dent et inversement. Les viandes blanches sont plus molles (veau, agneau, chevreau); les fermes sont les colorées (bœuf, mouton, cheval et aussi le porc, bien que sa chair soit peu colorée).

Aspect, grain, nature de la fibre musculaire. — Une viande ferme se laisse facilement couper par le couteau ; elle ne fuit pas, ne cède pas. La coupe montre des faisceaux musculaires, de forme losangique :

(1) Il ressort d'un travail de M. Goubaux (d'Alfort) que pour les viandes cuites à l'eau de bonne qualité, le bœuf perd de son poids, après cuisson du membre postérieur, 39 57 % ; du membre antérieur, 35 79 % , du cou et des reins, 34.78 % ; dans l'ensemble, 36 71 %. Une ration de viande fraiche de 250 gr. ne pesera plus que 157 gr. apres cuisson La viande de taureau de trois ans ne perd que 20 à 22 %. Pour les viandes rôties a la broche ou au four : le veau perd de 25 a 26 % ; le mouton, en moyenne, 23 80 %, le gigot perdant moins (22 82 %) que les épaules (25.64) ; la viande de porc perd en moyenne 33 % [E. Vallin, in *Revue d'hygiène*, 1892, p. 240.]

plus le grain est fin et serré, meilleure est la viande. Le grain varie d'ailleurs avec l'âge (il est plus fin chez les jeunes), la race, le sexe, la situation du morceau — La coupe ne doit montrer ni tache brune, ni infiltration ; un peu de jus vermeil (viande adulte) et légèrement acide s'en écoule ; le jus pâle, sauf chez les jeunes, est un signe d'anemie ; s'il est alcalin, c'est un signe de maladie ou d'altération.

Proportion et distribution de la graisse. — La graisse est extérieure (croûte, couverture) et intérieure (autour des rognons, épiploons, suif); celle-ci est de meilleure signification que la première et montre que l'engraissement n'a pas été trop hâtif. Examinée à l'entre-côtes ou noix de côtes (muscle ilio-spinal entre les 6me et 7me côtes), la graisse de la coupe musculaire présente une arborisation blanche sur fond rouge : marbré, pointillé, persillé. Cette arborisation n'existe pas dans tous les muscles, notamment dans les muscles de la cuisse, ni chez le mouton, ni chez les jeunes. — La bonne graisse est blanche ou jaune beurre frais et ferme après le refroidissement.

Odeur et saveur. — La viande de bonne qualité a une odeur franche, fraîche, douce, *sui generis*. A la cuisson se développe l'odeur d'osmazôme. Elle a une saveur particulière après la cuisson ; cette saveur ne doit pas être douceâtre.

Viande de 1re qualité. — Bœuf : coupe nette, fond rouge, vif, vermeil ; persillé blanc ou beurre frais a l'entre-côtes ; grain fin, ferme ; légèrement humide ; odeur douce et fraîche ; jus vermeil assez abondant.

Veau : blanc ou rose très pâle ; ferme a la coupe, au doigt, tendre à la dent.

Mouton : rouge vif, ferme ; couche extérieure de

graisse ferme et blanche (pas de persillé); graisse aux rognons; odeur fraîche.

Porc : rose pâle, ferme; grain fin, marbré de graisse blanche ou très legèrement rosee; onctueux au toucher.

Viande de 2e qualité. — Rouge; marbrée plutôt que persillée à l'entre-côtes; ferme, élastique; grain moins fin.

Viande de 3e qualité. — Varie du rouge pâle au rouge foncé; provient en effet d'animaux trop jeunes ou trop âgés. — Fermeté moindre, cède à la pression du doigt; coupe humide; grain grossier et non serré; ni persillé, ni marbré; tissu cellulaire lâche; pas de couverture. — Sèche et noircit vite à l'air, tandis que le tissu cellulaire y jaunit; perd beaucoup de son poids par l'évaporation.

III. — CARACTÈRES DES VIANDES IMPROPRES A LA CONSOMMATION.

Les viandes peuvent devenir impropres à l'alimentation par suite de diverses altérations : viandes maigres, gélatineuses, saigneuses, malades (inflammations, infections, parasites), empoisonnees ou corrompues.

a) **Viandes maigres.** — La maigreur provient le plus souvent de maladies qui doivent faire refuser la viande; mais la maigreur idiopathique, par simple défaut de nourriture de l'animal, rend la chair peu nourrissante et devient, par suite, un motif d'exclusion. Mieux vaut un bas morceau (cou ou épaule) d'un bœuf gras que le meilleur morceau d'un bœuf maigre. La viande maigre contient, en effet, beaucoup plus d'eau et beaucoup moins de matières nutritives que la viande grasse, sans compter les altérations chimiques intimes qu'elle a pu subir par le fait des souffrances endurées par l'animal; enfin, elle est souvent infestée de parasites (douve hépatique des moutons hydroémiques).

La viande maigre n'a ni couverture, ni persillé, ni suif aux rognons; ceux ci sont appendus dans leur enveloppe molle et jaunâtre. Sur la fente longitudinale du rachis, absence de graisse, ou chez les animaux privés de nourriture, présence d'une mucosité jaunâtre qui ne fige jamais, même par les temps froids. Au niveau de la poitrine, sur les côtes, à la face interne, on voit un tissu cellulaire lâche et mou. La maigreur étant toujours associée à un grand état de faiblesse, on constate des ecchymoses, des épanchements sanguins, infiltrations séreuses jaunâtres, provenant du décubitus prolongé de l'animal pendant les derniers jours. Un morceau isolé est mou, s'écrase facilement sous le doigt; aucune graisse à la coupe, mais des taches brunes et un suintement de liquide clair et jaunâtre; le grain est grossier; l'odeur fade, aigre ou piquante, suivant le temps d'abatage.

b) **Viandes gélatineuses.** — Elles proviennent d'animaux trop jeunes, veaux et agneaux mort-nés ou sacrifiés dès leur naissance, sans doute par suite d'accidents ou de maladies. Le veau ne doit pas être consommé avant d'avoir atteint l'âge de six semaines à deux mois, et l'agneau celui de trois semaines à un mois.

La viande gélatineuse se reconnaît à sa couleur rose très pâle ou blanche; elle est molle, humide, d'aspect muqueux ou gélatineux. Le tissu adipeux des reins est grisâtre et mou, l'épiploon sans graisse Les propriétés nutritives sont faibles ou nulles ; souvent ces viandes sont indigestes et provoquent des dérangements.

c) **Viandes saigneuses** (*imprégnées de sang*). — La saignée, bien faite, a pour résultat de priver la viande d'une quantité de sang qui, imprégnant les tissus, entraînerait leur rapide décomposition.

Trois conditions peuvent occasionner un état saigneux de la viande : saignée faite pour utiliser un animal blessé ou atteint d'apoplexie ; animal surmene par une longue marche ou une longue station debout ; animal malade.

Dans le premier cas l'imperfection de la saignée n'a d autre inconvenient que de disposer la viande a une alteration plus rapide ; dans les deux autres, outre que la décomposition se produira plus rapidement encore, la viande n'a pas les propriétés nutritives ordinaires et même, si l'animal etait malade, sa chair peut occasionner des accidents.

Il est donc prudent de refuser toujours les viandes saigneuses, sauf à utiliser rapidement celles dont on connaît la provenance inoffensive (bœuf blessé à bord).

La viande saigneuse se reconnaît a la couleur rosée plus ou moins foncée du tissu cellulaire souscutane ; les gros vaisseaux sont pleins d'un sang noirâtre ; teinte foncée et odeur acide des muscles ; sérosité rougeâtre dans le tissu cellulaire de la face interne des membres ; coloration rougeâtre des tissus blancs et même de la graisse ; état congestif des poumons.

d) **Viandes malades**. — Les maladies sont inflammatoires, infectieuses ou parasitaires.

I. — MALADIES INFLAMMATOIRES.

Les viandes des animaux qui ont succombé à ces affections offrent les caractères des viandes saigneuses et présentent en outre les signes de la maladie suivant la localisation de celle-ci : pneumonie, pleurésie, péritonite, métro péritonite après avortement ou délivrance. Les sereuses malades sont rouges, épaissies ou bien enlevées par grattage, dans le but de faire disparaître la trace du mal. A la suite d'une cystite calculeuse avec rupture de la vessie, on constaterait une odeur urineuse de la region lombaire dont la chair serait pâle, humide et molle.

II. — MALADIES INFECTIEUSES.

Tuberculose ou pommelière — Masses dures pouvant atteintre le volume d'une pomme dans les poumons ; aspect analogue aux tubercules de l'homme ou constituant des masses épaisses, crétacées a la surface des plèvres ou dans l'epaisseur des ganglions, notamment dans les ganglions prépectoraux et mésentériques. Quelquefois la plèvre a été enlevée par grattage. Les tubercules peuvent se rencontrer ailleurs ; mais ils sont plus difficiles à constater.

La viande d'un animal tuberculeux peut être de très bonne apparence; car chez le bœuf, la tuberculose reste compatible avec l'embonpoint. Chez les animaux âgés, notamment chez les vaches, la tuberculose entraîne souvent la maigreur, une véritable phtisie.

Doit-on rejeter de l'alimentation la chair d'un animal tuberculeux ? Toujours, d'après certains auteurs. D'autres ne la rejettent que si la tuberculose est généralisée, très prononcée En principe, il faut la refuser autant que possible. Mais si la viande est rare, nécessaire, on pourrait n'être pas obéi. En pareil cas, il faut faire la part de la nécessité et recommander de ne manger cette viande que bouillie, parfaitement cuite. On doit éviter les rôtis dont le centre n'atteint jamais 100° (1).

Charbon. — Il y a deux sortes de charbon : le charbon bactéridien ou fièvre charbonneuse et le charbon bactérien ou symptomatique.

La fièvre charbonneuse, ou sang de rate (mouton), ou charbon bactéridien, se traduit par une attaque soudaine et une mort rapide. Les symptômes sont : prostration, sueurs froides, battements violents du cœur, injection des conjonctives. Le microbe de la fièvre charbonneuse est la bactéridie (*bacillus anthracis*), aérobie.

Le charbon symptomatique ou bactérien se caractérise par des tumeurs sous-cutanées, des engorgements ganglionnaires, et permet une survie plus longue que la fièvre charbonneuse.

Les caractères de la viande sont : couleur rouge-brun ; consistance molle ; facilité à se réduire en bouillie par la malaxation ; odeur rapidement infecte ;

(1) La section d'hygiène du Congrès de Besançon a adopté, sur la proposition du docteur Deshayes, le vœu suivant : « Tout animal atteint de tuberculose, même localisée, doit être impitoyablement rejeté de la consommation. » Les idées exprimées ci-dessus de M. L. Baillet sont aussi celles de nombre d'hygiénistes autorisés, en particulier de M. E. Vallin, soucieux de rendre l'hygiène pratique. Mais on ne doit pas oublier que : « L'ingestion de la chair d'animaux tuberculeux est une cause d'infection tuberculeuse 17 fois sur 100. » — Arloing, *Les Virus*, Paris, Alcan, 1891.

sérosité citrine dans le tissu cellulaire y formant des exsudats gélatineux, jaunâtres. La coupe laisse suinter un sang restant noir malgré l'exposition à l'air, associé à une sérosité mousseuse. Les ganglions sont infiltrés et engorgés; la membrane interne des vaisseaux est rougeâtre. Le microbe du charbon symptomatique est la bactérie en battant de cloche, anaérobie (*bacterium Chauvœi*).

On peut s'assurer de la maladie par l'inoculation à des cobayes qui succombent en quelques heures (le lapin résiste au charbon symptomatique ou bactérien). Mais si la viande n'est pas très récente, les animaux inoculés succombent à la septicémie, car la décomposition très rapide tue bactéridies et bactéries et le vibrion septique les remplace.

Outre le danger qu'il y a à absorber ces viandes, leur manipulation expose l'homme à la pustule maligne.

Septicémie. — Cette affection est caractérisée par le vibrion septique, filaments ondulés, enchevêtrés qu'on trouve dans tous les liquides autres que le sang, celui-ci contenant des ptomaïnes. Elle survient à la suite de traumatismes, de la parturition, du charbon.

La viande a un aspect sale, gris, terne; elle est molle et friable. Les aponévroses et les séreuses sont livides; la graisse est sanieuse; les ganglions sont infiltrés et elle dégage des gaz putrides.

Inutilisable et dangereuse. Absorbée, elle donne des coliques, de l'entérite et un véritable empoisonnement Sa manipulation peut être l'occasion d'inoculations graves ou mortelles (1).

(1) Baillet, *loc. citat.*

La notion de la persistance dans le sol de la spore charbonneuse et du vibrion septique a pour conséquence obligée la destruction des cadavres d'animaux ayant succombé au charbon ou à la septicémie, par des procédés radicaux tels que l'incineration ou la destruction par l'acide sulfurique. Les travaux de Pasteur ont montré les dangers de l'enfouissement des charognes charbonneuses.

Fièvre aphteuse. — Se rencontre fréquemment chez les veaux, les brebis et les bœufs. Le principal symptôme de cette affection, de nature infectieuse, est l'éruption aux pieds, à la poitrine et aux tetines de vésicules et de vésico-pustules. Au début l'animal est triste et perd l'appétit, puis se declare une fièvre vive accompagnée de frissons violents et continus. L'éruption apparaît après 48 ou 60 heures; puis les vésicules deviennent purulentes, crèvent et laissent des ulcérations à leur place. L'animal succombe ordinairement à quelque complication pulmonaire. Cette affection est contagieuse d'animal à animal et d'animal à homme. La contagion par le lait provenant d'animaux malades est de beaucoup la plus fréquente.

Peste bovine. — Au début, tristesse de l'animal, perte de l'appétit, puis fièvre vive, tremblements fibrillaires, nez et langue secs et chauds. Chez les vaches la sécretion lactée tarit. Plus tard apparaissent aux coins de la bouche, sur les lèvres et les mâchoires, des taches d'un rouge lie de vin, pétéchiales, qui deviennent jaunâtres et laissent à leur place des érosions. Les yeux sont injectés et larmoyants et l'animal présente un jetage épais et purulent. La pression sur la colonne vertébrale est très douloureuse. Alors surviennent des complications pulmonaires et intestinales ; les selles deviennent diarrhéiques, puis sanglantes et franchement purulentes. L'animal succombe dans la prostration.

On peut rapprocher cette description de celle que donne M. Treille (1) du typhus des bovidés du Soudan, auquel il a attribué, par suite de la souillure des eaux par leurs charognes, l'épidémie qui a régné dans le Haut-Sénégal, en décembre 1891. Les symptômes relevés sur les bœufs étaient les suivants : prostration, paralysie des membres, yeux larmoyants et injectés jusqu'à la couleur marron, ulcérations des naseaux et de la bouche avec jetage sanguinolent ; à l'autopsie, foie infiltré de bile, vésicule biliaire distendue, ecchymoses stomacales et ecchymoses des gros vaisseaux. La mort etait foudroyante. 1,500 têtes avaient péri vers le commencement du quatrième trimestre 1891 et le fleuve charriait les cadavres en putréfaction.

Rouget du porc (2) — Très frequent et caractérisé par des taches violettes sur diverses parties (gorge, ventre, face interne des cuisses) pouvant envahir toute la surface cutanée. Microbe en 8 de chiffre.

La forme bénigne peut guérir; elle peut tuer en 2 ou 3 jours. La forme maligne tue en quelques heures.

Echaudé, le porc présente une peau et la graisse sous-jacente écarlates; on trouve des apoplexies dans le foie, dans la rate et dans les poumons.

A rejeter. Toutefois on pourrait à la rigueur l'uti-

(1) Dr Treille : « Hygiène au Sénégal, » *Revue d'hygiène*, 1892, p. 581

(2) Baillet, *loc. cit.*

liser si l'animal a été parfaitement saigné dès le début du mal et si la peau présente peu de taches rouges.

III. — MALADIES PARASITAIRES.

Trichinose. — La trichine est un ver nématoïde qui se loge dans les muscles du porc ; celui-ci le prend des rats et des souris qu'il dévore. Ces kystes intra-musculaires apparaissent sous la forme de petits grains jaunes de 1/3 de millimètre à 1 millimètre de longueur. Le ver mâle, enroulé sur lui-même, mesure 1 millimètre 05 de longueur et 0 millimètre 04 de diamètre ; la femelle, 3 à 4 millimètres sur 0 millimètre 09.

Quelques épidémies de trichinose ont eu lieu en Allemagne ; en France, on n'a cité qu'un cas de cette maladie du porc. Les viandes américaines ont assez souvent des trichines ; on doit les rejeter lorsque celles-ci s'y trouvent en nombre considérable ; sinon la chair du porc peut être utilisée, car la salaison et la cuisson tuent les parasites et on court d'autant moins de risques qu'ils sont plus rares. Il faut d'ailleurs avoir soin de pousser très loin la cuisson.

Ladrerie du porc. — Elle est caractérisée par la présence, dans la chair du porc, du *cysticercus cellulosæ.* On rencontre notamment le cysticerque dans les muscles de l'épaule, du cou et de la cuisse. Il se présente sous la forme d'une vésicule elliptique, de la grosseur d'un petit pois, faisant saillie lorsqu'on presse sur son pourtour ; sur cette vésicule apparaît un petit point blanchâtre constitué par la tête du cysticerque. Cette tête est celle du futur ténia armé.

En arrière, en effet, se montrent les premiers anneaux qui, si la viande est ingérée par l'homme, se multiplieront (ténia), et rejetés après fécondation, pourront être de nouveau absorbés par le porc ; de l'intestin les cysticerques passeront dans les muscles et les autres organes et s'y enkysteront. — Sur le porc vivant, la présence des cysticerques sous la muqueuse de la base de la langue et au voisinage du frein est un indice précieux (langueyage).

Lorsque l'animal dépecé ne décèle que de très rares cysticerques, il faut les enlever et l'on peut autoriser la consommation, en recommandant une cuisson parfaite. Si les vésicules sont nombreuses, et parfois la chair en est farcie, on doit la refuser ; car, outre le danger de la contamination par le parasite, cette viande n'offre plus de proprietés nutritives.

Ladrerie du bœuf. — Analogue à la précédente, mais causée par le ténia inerme (1). On sait la fréquence du ténia dans toute l'Afrique intertropicale. On le rencontre au reste un peu partout. — La ladrerie peut être quelquefois diagnostiquée sur la bête vivante par la pratique du langueyage ; les cysticerques forment à la face inférieure de la langue de petites tumeurs blanchâtres qui roulent sous le doigt. — Le *cysticercus bovis* ne résistant pas à une température de 48° et les expériences de M. Vallin ayant demontré que la cuisson des viandes, portant l'extérieur a 100°, élevait encore la température des couches profondes à 46° ou 48°, au minimum, le danger de la ladrerie du bœuf ne réside guère que dans la consommation de la viande crue; c'est

(1) Baillet, *loc. cit.*

pourquoi le tenia est si fréquent en Abyssinie.

L'*actinomycose* est une maladie parasitaire des bovidés, plus rare chez le porc et le mouton, transmissible à l'homme, caracterisée par des tumeurs et des foyers purulents qui contiennent des champignons particuliers, sortes de petits grains jaunâtres, visibles à l'œil nu, nommés actinomyces. Leur volume est variable et va d'un très fin grain de sable à la grosseur d'un grain de millet. La maladie paraît ne devenir infectieuse que plus tard, car elle peut être guérie localement chez l'animal par les cautérisations répétées au fer rouge. Depuis qu'on l'a étudiée chez l'homme (1), on en a constaté la fréquence chez les bovidés. Les tumeurs apparaissent le plus souvent à la langue, au pourtour des mâchoires, aux joues, au cou ; mais elles siègent aussi sur la poitrine et les flancs. On a observé l'actinomycose du poumon chez la vache (Pflug) et chez l'homme (Netter, L. Dor). La contagion est très avérée (2).

e) **Viandes corrompues** (3), altérées par les influences atmosphériques. Cette altération est d'autant plus rapide que la température est plus chaude ou orageuse et l'atmosphère plus humide. Cette viande suinte toujours au voisinage des os. Les ganglions sont atteints de bonne heure. Les rognons, les grandes aponévroses, les intestins, le mésentère

(1) La maladie est loin d'être rare en France ; elle est même relativement commune dans le Charolais, le Bugey et la Savoie ; mais jusqu'à ces derniers temps elle était méconnue En Allemagne et en Suisse, les viandes actinomycosiques sont saisies et détruites

(2) Un faible grossissement permet de constater les renflements piriformes caractéristiques et la méthode de Gram décèle plus ou moins facilement le mycélium.

(3) Baillet, *loc. cit.*

présentent une coloration verdâtre et une odeur putride caracteristique. Vibrion septique

Au debut de cette altération, lorsque la chair, ferme a la coupe, n'a que l'odeur de relent, l ablation de la couche superficielle peut suffire à la faire disparaître et permettre la consommation du reste (1).

Mais il faut avoir présent à l'esprit le danger des ptomaines en tout lieu, danger plus grand dans les contrees intertropicales par le surmenage du foie et son état de moindre résistance aux poisons, conséquence des causes que nous avons énumérées. En aucun lieu du monde il n'est aussi nécessaire a l'Européen de manger des viandes de première fraîcheur et de première qualité.

En résumé, un règlement d'hygiène publique doit enjoindre aux vétérinaires, chargés du contrôle des viandes, de refuser : 1° toute viande putréfiée ; 2° toute viande d'animal crevé ou abattu, étant atteint de l une des affections suivantes : typhose ou fièvre putride, — charbon bactéridien et charbon symptomatique, — peste bovine, — pneumonie maligne, — fièvre gangréneuse du cheval, — dysenterie, — clavelée, — hydrophobie, — tétanos, — consomption, — tuberculose non localisée, — gale invéterée, — septicémie et pyohémie, — tumeurs malignes, — actinomycose, — mélanose, — morve, — ladrerie et trichinose généralisées ; 3° toute viande empoisonnée par des poisons métalliques ou des alcaloides végetaux : animal traité par des préparations mercurielles, arsenicales ou de noix vomique.

(1) L. Baillet, *loc cit*

CHAPITRE IV

VACCINE. — RAGE.

A) **Vaccine.** — Il semble bien que nous ayons apporté la variole aux populations polynésiennes ; mais elle existait de temps immémorial en extrême Asie. Aux unes et aux autres nous avons procuré le bénéfice de la vaccine : Anglais, Espagnols, Hollandais et Français, les médecins de toutes les marines détachés aux colonies se sont, dès le début de l'occupation. institués médecins vaccinateurs. Les vieilles populations de la Chine et de l'Indo-Chine, ravagées par la variole, ne connaissaient d'autre pratique à lui opposer que la variolisation ; de même aussi la civilisation arabe n'avait trouvé que cette méthode, et c'est elle que l'on rencontre dans tout le continent africain où l'invasion musulmane a pénétré.

Jusqu'en 1891 (1) le vaccin en tubes, fourni par l'Académie de médecine, et la vaccination de bras à bras étaient les moyens employés pour la propagation de la vaccine ; mais le vaccin perd, sous le climat tropical, rapidement sa virulence, et d'autre part, les accidents étaient nombreux dans ces pays exotiques où la syphilis et la lèpre, pour ne parler que des deux plus graves et plus frequentes affections contagieuses, sont le danger quotidien. Des essais de vaccination animale avaient, dès 1888, été

(1) Gouzien (Paul) : « Les vaccinations au Tonkin, » *Arch. de méd. navale*, t. LV, 1891.

faits à la Martinique et en Nouvelle-Calédonie. Mais c'est à Saigon qu'a été élevé le premier institut vaccinal et le docteur A. Calmette (1), à qui nous empruntons les détails qui suivent, en fut l'organisateur et le premier directeur.

Les débuts furent pénibles. La pulpe glycérinée expédiée de Paris, du centre vaccinogène du Val-de-Grâce ou de l'Institut Chambon, arrivait en parfait état, conservée en glacière ; mais les inoculations sur la chétive race de boucherie du pays ne donnaient pas toutes de bons résultats, et d'autre part, après quatre ou cinq passages, le virus s'atténuait. Toutefois, en ayant soin de renouveler bi-mensuellement le virus, grâce à l'envoi de l'Institut Chambon, et de limiter à trois le nombre des passages de génisse à génisse, M. Calmette était arrivé, en inoculant cinq génisses par semaine, à recueillir deux cents tubes de pulpe, quand, au commencement de 1892, il eut l'idée de vacciner un jeune buffle. Le résultat fut merveilleux. Le docteur Marchoux, qui expérimenta la pulpe dans sa tournée de l'ouest cochinchinois, eut d'emblée 100 pour 100 de succès. Dès lors on ne vaccina plus que des bufflons et des bufflonas. « L'évolution du vaccin s'accomplit un peu « plus rapidement que chez le veau ; la maturité des « pustules est complète à partir de la fin du 4e jour, « et il ne faut pas attendre plus tard que la matinée « du 5e jour pour achever la récolte. Passé ce délai, « la lymphe devient louche et le centre des boutons « se dessèche très rapidement. Chaque animal peut

(1) A. Calmette : « Organisation de l'Institut de vaccine à Saigon en 1891, » *Arch. de méd. navale*, t LVI, 1891. — « Institut vaccinogène de Saigon en 1892, » *Arch. de méd. navale*, mars 1894.

« fournir environ 15 grammes de pulpe avec une « moyenne de 80 scarifications courtes, legères, de « façon à entamer à peine le derme. »

Ce vaccin renvoyé en France et expérimenté par M. Saint-Yves Ménard, a reproduit sur des genisses parisiennes un vaccin normal (1).

Pendant l'année 1892, l'institut de Saigon a expédié 8.676 tubes de pulpe glycérinée, en a fourni la Cochinchine, le Cambodge, l'Annam, le Tonkin et la division navale, en a expedié aux gouvernements de Madras, de Singapore, de Manille, de Macao, de Hong-Kong, ainsi qu'aux missionnaires et aux légations de France à Bangkok et à Pekin. Partout ce vaccin s'est montré virulent et bien supérieur à celui de l'Institut de Yokohama.

Dans cette même année de 1892, deux médecins vaccinateurs ont fait en Cochinchine 85.531 vaccinations et 36.818 revaccinations. Le rapport des vérifications aux vaccinations a été de 26.3 pour 100. Le rapport des succès aux vérifications a eté de 81.1 pour 100.

De son côté, le docteur Planté (2) a rendu compte de sa tournée de vaccination au Tonkin en 1891. En huit mois, malgré des difficultés de toutes sortes, il a pu vacciner, avec la pulpe expédiée de Saigon, 9 488 indigènes La variole fait de tels ravages dans tout l'Orient que la vaccine, une fois acceptée, ne peut manquer de se revéler, aux yeux les plus prévenus des indigènes, comme un immense bienfait, et c'est la un excellent et sûr moyen de conquête pacifique. Depuis 1878, ou le premier comité de vaccine

(1) Société de Médecine publique, séance du 24 mai 1894.

(2) Plante. « Rapport sur la vaccine mobile au Tonkin, » *Arch. de méd. navale*, LVIII, p. 2?7, 1892.

fut institué à Saïgon, jusqu'à la fin de 1892, il a été fait 1.124.484 vaccinations dans la seule Cochinchine ; la population totale étant de 2.034.453 habitants en 1891, on peut croire que toute la génération actuelle a été vaccinée et que le temps des grandes épidémies est passé en Cochinchine. Au reste, la population s'y accroît dans une proportion beaucoup plus marquée, surtout depuis 1885, par la diminution de la mortalité.

L'institut vaccinogène de Saïgon a donné le branle; le gouvernement anglais vient d'en créer un à Hong-Kong (1892), et le gouvernement espagnol un autre à Manille.

Dans l'Inde, les Anglais ont trouvé et trouvent encore de grandes difficultés pour propager la vaccine. Les Indiens avaient pensé d'abord que leurs vainqueurs étaient à la recherche de l'enfant noir qui avait du sang blanc et qui devait gouverner le monde, en chassant les Anglais ; ils n'amenèrent que des filles à la vaccination. Puis, voyant que les filles ne mouraient pas, ils n'amenèrent plus que des garçons (1).

C'est à la pulpe glycérinée aseptique que la majorité des vaccinateurs ont actuellement recours, comme au meilleur et au plus inoffensif des vaccins. M Layet, dont on sait la compétence, professe cependant l'opinion que le vaccin de génisse à bras reste, pour la vaccination des enfants surtout, le meilleur mode de vaccination et le plus efficace.

On discute encore sur le point de savoir si l'on doit employer la pulpe fraîche de préférence à la pulpe

(1) Docteur Pringle : *Communication au Congrès d'hygiène de Londres*, 1891.

vieillie Le docteur O. Leoni à Rome, MM. Chambon, Saint-Yves-Ménard et Antony à Paris, ont soutenu l'opinion, appuyée sur des faits très nombreux, que le vaccin récent est riche en éléments pyogènes et qu'il est préférable d'employer une pulpe vieille de 25 à 30 jours.

M. Calmette (1) nous donne d'intéressants détails sur la disposition des bâtiments et du matériel de l'Institut vaccinogène de Saigon. Nous en reproduisons quelques-uns pour donner une base aux installations futures. « Un petit pavillon spécial, entouré d'une palissade dans laquelle deux portes ont été ménagées : l'une intérieure communiquant avec la cour du laboratoire ; l'autre permettant l'accès aux voitures venant du dehors, jusqu'a l'étable où les veaux sont logés. Le pavillon, orienté est et ouest, a été divisé en trois compartiments. L'un, mesurant 4 m. 50 de long sur 4 m. de largeur, forme une sorte de hangar ouvert à l'est et constitue l'étable. A l'autre extrémité un second compartiment, meublé d'une table à bascule, système Warlomont, d'une grande table en bois blanc et de petits bancs mobiles, sert de salle de vaccinations Le sol est en carreaux céramiques, les murs simplement peints à la chaux, et la ventilation largement assurée par deux fenêtres et par deux impostes mobiles Entre ces pièces, un compartiment plus petit a été disposé pour servir de logement à l'infirmier indigène chargé de la garde et de l'entretien des animaux.

« L'étable comprend dix petites stalles de 0 m. 80 de largeur sur 1 m. 30 de longueur, disposées sur un sol en ciment cannelé et incliné vers deux rigoles

(1) A. Calmette, *loc. cit.*

que sépare une cursive centrale. Les cloisons de séparation sont en bois dur verni. Chaque stalle possède un plancher mobile en bois dur, qu'on lave deux fois par jour, une petite auge en zinc et bois fixée à 0 m. 25 au-dessus du sol, sur des équerres en fer, et un râtelier à fourrage placé à 0 m. 60 de hauteur seulement, pour que les génisses de petite taille puissent facilement l'atteindre.

« Les génisses sont attachées par une corde très courte à une barre de fer verticale, fixée dans la muraille au-dessous du râtelier. Elles peuvent se mouvoir facilement dans le sens de la largeur des stalles, mais il leur est impossible de se lécher la région du flanc où ont été pratiquées les inoculations vaccinales.

« Le plafond, au-dessus duquel se trouve le grenier à fourrage, porte une trappe mobile. La ventilation est assurée par deux vastes impostes a persiennes, permettant d'établir un courant d'air permanent vers le plafond, pendant l'époque de la mousson.

« Enfin une prise d'eau à robinet a été placée à chaque extrémité du bâtiment pour permettre d'assurer la propreté constante de l'étable et de la salle de vaccinations. Les eaux ménagères s'écoulent par deux grilles dans des canaux souterrains qui vont aboutir à l égout. »

Nous n'avons cité ces divers passages du rapport de M. Calmette que pour montrer ce que l'installation d'un Institut vaccinal peut présenter de spécial sous les climats tropicaux. Quant aux détails si nombreux des installations. du laboratoire, du choix et de la préparation des vaccinifères, du mode opératoire, de la récolte, de la conservation et du transport du vaccin, nous ne saurions mieux faire que de renvoyer à l'excellent livre de MM. Chambon et Saint-Yves-Ménard (1).

Les Instituts de vaccine sont peu nombreux entre les tropiques. Il n'en existe dans l'Amérique tropicale qu'à la Havane, à Recife et à Rio ; jusqu'à la fondation de l'Institut d'Etat de Saïgon et de celui que les Anglais viennent de fonder à Hong-Kong, c'était l'Institut de Yokohama qui fournissait à toutes les colonies anglaises et hollandaises d'Asie et de Malaisie. Mais l'Etat ne doit être là que pour montrer l'exemple et donner le branle ; c'est aux municipalités qu'il appartient partout de multiplier ces admirables instruments d'hygiène publique.

B) **Rage**. — Il est une autre affection que le génie de Pasteur a fait entrer dans le nombre des maladies evitables, en l'empêchant d'évoluer par des vaccinations préventives : c'est la rage. Là encore la plus jeune de nos colonies, hier la plus malsaine, la plus redoutée, aujourd'hui en train de devenir la mieux hygieniquement dotée, a devancé toutes ses aînées, par la fondation qu'y a faite l'Etat d'un Institut bactériologique où des vaccinations antirabiques ont été pratiquées par M. A. Calmette, en même temps qu'il y fondait l'Institut vaccinal.

Bien qu'elle soit moins fréquente que sous nos climats, la rage existe entre les tropiques et elle a été signalée un peu partout, dans les Antilles, dans l'Amérique équatoriale, dans l'Ouest africain (Drevon), fréquemment dans les Indes néerlandaises, la presqu'île de Malacca et les grandes péninsules asiatiques ;

(1) E. Chambon et Saint-Yves-Ménard : *La vaccine animale*, Bibliothèque Charcot-Debove.

mais elle est souvent méconnue, confondue dans les pays palustres avec des accès pernicieux à type cérébro-spinal ; souvent aussi elle passe inaperçue chez les indigènes. Les Annamites connaissent le chien enragé et l'appellent *cho-giai*, chien fou ; dans l'Inde anglaise, on le désigne sous le nom de *mad-dog* (1).

En deux ans, du 15 avril 1891 au 1er mai 1893, M. A. Calmette a traité à l'Institut de Saigon 110 personnes suspectes de rage, dont 7 provenant de Singapore et Malacca, 18 des Indes néerlandaises, 24 de l'Annam et du Tonkin, 3 du Siam, 2 de Chine, 1 de Hong-Kong et 53 de Cochinchine. Sur ce nombre 29 ont été mordues par des animaux dont la rage a été expérimentalement confirmée au laboratoire ; — 27 par des animaux dont la rage a été certifiée par examen vétérinaire ; — 54 par des chiens suspects de rage.

Sur ces 110 personnes traitées d'après le procédé intensif, il n'y a eu que deux décès, soit une mortalité de 1.8 pour 100.

Deux enseignements ressortent de ces faits. Le premier c'est que la rage est beaucoup plus fréquente entre les tropiques qu'on ne le pensait naguère. Le second, c'est que partout où il y aura un Institut bactériologique, il sera facile d'adjoindre à peu de frais un service de vaccinations antirabiques.

(1) A. Calmette : *Arch. de méd. navale*, t. LVI, LVIII et LX, « Vaccinations antirabiques à Saigon. »

CHAPITRE V

LÈPRE — SYPHILIS. — BÉRIBERI. — TUBERCULOSE.

A) **Lèpre.** — La recherche des microorganismes, si elle n'a pas toujours donne les résultats thérapeutiques qu'on pourrait en espérer, aura eu du moins l'avantage de faire sentir la nécessité de la propreté et de la vie hygiénique, en montrant combien était grand le nombre des maladies de *saleté*, évitables par les progrès du bien vivre, du *savoir* vivre, pourrait-on dire, dans le sens médical du mot. S'il est une maladie ubiquitaire, c'est bien la lèpre: du Groënland à l'Equateur, de l'Europe aux Sandwich, on la rencontre partout, et le grand nombre des anciennes léproseries, maladreries, maladières, montre de quelle fréquence elle était autrefois sous nos climats. Heureusement elle disparaît devant la civilisation. En dehors des tropiques, on ne la trouve qu'où les populations ont des habitudes de promiscuité et de saleté : au Japon, en Chine, en Perse, dans le Caucase, en Asie-Mineure, dans le nord de l'Afrique, en Espagne, en Bretagne, en Norwège, en Finlande, en Islande, au Groenland. Si elle paraît avoir une préférence pour les races colorées qui vivent entre les tropiques, c'est qu'elles vivent dans des habitudes de malpropreté répugnante. Indo-Chinois, Malais, Papous, Polynésiens, Arabes, nègres d'Afrique et Indiens d'Amérique, la lèpre trouve là des terrains de culture excellents pour son bacille. Il y a peu de terres intertropicales où le nombre des lépreux ne soit relativement considérable. Pour ce qui est de nos colonies, on la rencontre partout dans l'Ouest africain, à Madagascar et les îles voisines, à la Réunion, dans l'Inde et l'Indo-Chine, en Nouvelle-Calédonie, à Tahiti, aux Marquises, aux Gambier, dans les Antilles et les Guyanes.

L'hygiène publique doit agir de deux façons : en facilitant la multiplication des asiles et, au besoin, en exigeant l'internement ; en supprimant les logements bas et insalubres qui déshonorent la plupart des agglomérations urbaines coloniales ou leurs environs.

En plus de la notion de sa spécificité, que nous devons à Armauer Hansen (1868), tout ce que nous savons de la lèpre nous la montre comme devant disparaître devant les progrès de l'hygiène publique et privée. Quelques faits plaident en faveur de l'hérédité ; mais la contagion paraît plus avérée. Il faut savoir que la contagion est à longue échéance (1). Dans les faits notés par M. Chantemesse (2), la durée minima de l'incubation n'a jamais été moindre de trois ans ; elle peut durer dix-sept ans et probablement davantage ; aussi, même dans les familles de lépreux, ne peut-on pas conclure à l'hérédité d'une façon indiscutable.

Mais la lèpre est surtout une maladie de misère (3). De tout temps on a accusé la mauvaise nourriture, poissons crus, surtout les poissons avariés, caviar

(1) Phineas Abraham : Société médico-chirurgicale de Londres Ouest, 3 mars 1893.

(2) Chantemesse : Société médicale des hôpitaux, 28 juillet 1893.

(3) Zambaco-Pacha ; « La lepre, » *Semaine médicale*, 1893, p. 294.

putride, morue altérée, poissons salés ou fumés ayant subi un commencement de putréfaction, holothuries puantes. On sait combien la lèpre est plus commune dans les îles de la Malaisie et dans toute la Polynésie : Java, les Sandwich, les Fidji, etc. ; ce sont aussi les pays où l'on consomme le plus ces horreurs culinaires.

La prophylaxie ressort de cette pathogénie : 1° isoler les malades et les empêcher de se marier , 2° créer des asiles séparés pour les deux sexes (1) ; 3° surveiller les arrivages de morue, d'holothuries, de poissons salés, fumés ou conservés dans l'huile rance, et condamner impitoyablement toute denrée suspecte.

Une commission chargée d'une enquête sur la lèpre aux Indes a conclu (2) : La lèpre est une maladie *sui generis*, non transmissible héréditairement; elle est contagieuse et inoculable ; mais la contagion paraît restreinte. On ne peut incriminer ni l'usage de tel ou tel aliment, ni des conditions telluriques ou climatériques particulières ; mais la misère, la mauvaise alimentation, etc., favorisent son éclosion. Il doit être interdit aux lépreux de vendre des boissons ou des aliments et d'exercer les professions de barbier, de baigneur pour les hommes, de prostituées pour les femmes.

(1) Le docteur Beavan Rake, médecin sanitaire de Trinidad, dit qu'il y a des inconvénients à séparer les lépreux mariés. Le désir sexuel augmente chez les lépreux, et l'on risque de provoquer des rapports immoraux. Au reste, la fécondité des lépreux est très diminuée, et la commission de la lèpre aux Indes a constaté que 60 à 70 % des couples lépreux restaient stériles (*Communication au VIII*e *Congrès d'hygiène de Buda-Pesth*, 1894)

(2) « Leprosy in India, » *Indian medico-chirurgical Review*, july, 1893.

Les observations de M. Grall en Nouvelle-Calédonie, où la lèpre, autrefois inconnue, devient fréquente, confirment cliniquement et la contagion certaine de la lèpre et la lenteur de la période d'incubation (1).

B) **Syphilis.** — Les affections vénériennes sont des plus communes entre les tropiques, et l'hygiène publique aurait là un vaste champ à son action prophylactique. La prostitution publique y est bien réglementée, selon les mêmes errements en usage en Europe Mais c'est de la prostitution clandestine que vient le plus grand mal. Dans l'Extrême Orient, la prostitution se complique de la pédérastie, et M. Michaut (2) réclame l'institution d'un dispensaire pour les hommes. Il est certain que notre Indo-Chine nous offre sous ce rapport de tristes exemples.

Recemment le Dr J. Keser, de Londres, signalait l'effet désastreux de l'abolition des *Contagious diseases acts* dans les colonies anglaises. Aux Indes occidentales, le chiffre des entrees à l'hôpital pour syphilis secondaire a monte de 3.9 0/0 à 48.3 ; au Bengale, de 21.8 à 55.1 0/0 ; à Bombay, de 22.8 à 50.4 ; à Madras de 25.3 à 74 0/0. Ces chiffres démontrent l'importance de l'action de l'hygiène publique. A la Guyane (Orgeas) et dans toutes nos colonies où la prostitution est libre, la syphilis est commune et grave

Il est une maladie que les études de ces dernières années nous ont appris à redouter à l'égal d'une

(1) Grall : « La Lèpre en Nouvelle-Calédonie, » in *Arch. de méd. navale.* sept 1894.
(2) Michaut : « Syphilis et pédérastie, » *Bulletin de thérapeutique,* mars et avril 1893.

maladie générale et infectieuse : la blennorragie. Il sera nécessaire désormais que tout dispensaire soit muni des appareils nécessaires à la recherche du gonocoque de Neisser et que les médecins chargés de cette partie de l'hygiène publique soient familiarisés avec cette recherche, facile en somme et qui peut être rapide.

Le gonocoque de Neisser est un diplocoque qui se colore directement par les couleurs d'aniline ; il se décolore toujours par la méthode de Gram ; sur gélose il donne des cultures d'un blanc grisâtre ; il liquéfie la gélatine et se développe sur la pomme de terre en colonies, rappelant des gouttelettes de pus

C) **Béribéri.** — Cette maladie étrange, connue au Japon sous le nom de *Kakke*, s'observe communément dans les régions intertropicales. Elle avait été considérée par les premiers auteurs qui l'ont décrite comme d'origine miasmatique et infectieuse. A la suite des travaux de Vinson, de Leroy de Méricourt, de J. Rochard, de Van Leent, la majorité des médecins de la marine s'étaient ralliés à l'hypothèse d'une maladie de misère, d'alimentation insuffisante, ou toxique, par du riz avarié, affection voisine comme pathogénie de l'ergotisme, de la pellagre, de l'acrodynie. Van Leent la rapproche du scorbut : le béribéri serait dû à la pauvreté du régime en albumine et en graisse, comme le scorbut à la privation de végétaux frais ; à l'usage de certains poissons (Miura). Il est certain que la première indication thérapeutique en cas de béribéri est d'améliorer le régime en viande fraîche, en graisse, en beurre, en sel. On a aussi accusé le froid humide, l'encombrement, etc.

Selon le Dr James H. Walker, qui a observé à Sandakaw (*Bristish North Borneo*), le béribéri serait souvent d'origine hydrique, et sans faire de l'ankylostome duodénal l'agent pathogène du béribéri, il constate que les conditions qui favorisent son développement (malpropreté, eaux de boisson stagnantes), sont éminemment favorables au développement du germe du béribéri. Il base ses appréciations sur 927 cas de béribéri traités. Sur 887 de ces cas, examinés au point de vue des parasites intestinaux, 756 soit 85.5 0/0, présentèrent l'ankylostome; 284, soit 31.50/0, le tricocephale ; 155, soit 17 4 0/0, l'ascaride lombricoide ; 2, le distome ; 24, des parasites divers (1).

Les doctrines les plus récentes ne considèrent les causes ci-dessus énoncées que comme des causes secondes. D'après Balz et Scheube (2), le béribéri serait une polynévrite périphérique subaigue et d'origine infectieuse. Ces auteurs n'ont trouvé à l autopsie aucune lésion médullaire, mais bien des lésions nerveuses périphériques. Winkler en outre a observé des lésions des nerfs cardiaques.

Quelques symptômes et des observations récentes plaideraient cliniquement en faveur de l'hypothèse d'une maladie infecto-contagieuse. En premier lieu, la soudainete du début de certains cas par le *coup de barre*, symptôme commun à nombre de maladies infectieuses ; puis la rapidité avec laquelle la mort survient dans les cas foudroyants (3) ; enfin la transmission de la maladie par des émigrants béribériques à des individus indemnes du pays d'arrivée et

(1) James H. Walker (de Longside) : Communication au VIIIe Congrès international d'hygiène et de démographie de Buda-Pesth, sept. 1894.

(2) Scheube : « Communication au Congrès international d'Amsterdam, 1883, » in *Semaine médicale*.

(3) François : « Quelques considérations sur le bériberi, » *Arch. de méd. navale*, 1878, 2e semestre.

n'ayant été soumis à aucune des causes de débilitation incriminées (1).

Mais bien que Van Ecke, J. Musso et J.-B. Morelli (2) aient cru découvrir les microorganismes pathogènes du kakke, la preuve expérimentale reste encore à faire.

On a decrit deux formes bien tranchées de cette affection : une forme hydropique et une forme paralytique. La forme paralytique elle-même presente trois variétés bien distinctes : une forme bénigne, curable, où l'on peut n'observer que des troubles cardiaques et parétiques des membres inferieurs ; une forme grave, où la paralysie des membres inférieurs s'accompagne d'atrophie musculaire et qui se termine généralement par la mort ; une forme foudroyante, mortelle en quelques heures.

D) Tuberculose. — A la liste des maladies épidémiques et contagieuses, il sera prudent d'en ajouter quelques autres. Dans les hôpitaux allemands, on désinfecte, en outre, la literie et le linge pour la rougeole, la roseole, la varicelle, la coqueluche, la *vomi-diarrhée* (?), la pneumonie, la méningite, les phlegmons malins, le tetanos et la tuberculose. On sait combien sont fréquentes, la première relativement, la seconde absolument, de ces deux dernières affections dans les pays d'entre-tropiques.

C'est pitié de voir avec quelle rapidité disparaissent les populations indigènes devant le fléau de la contagion tuberculeuse (3). Faut-il regarder philo-

(1) *Arch. de méd. navale*, t. LVI, p. 464.

(2) Cités par Babinsky, in *Traité de médecine*, t. VI, p. 778.

(3) En 1852, dans la *Revue coloniale*, Collas écrivait : « J'ai classé, à dessein, la phtisie après le choléra, comme maladie endémique. C'est à Pondichéry, pour les Indiens et surtout

sophiquement s'éteindre ces races, dont quelques-unes sont fort intelligentes et susceptibles d'éducation, et se payer de la raison de la lutte pour la vie? Nous pensons qu'il appartient à l'hygiéniste de peser sur les pouvoirs publics pour que les mesures appliquées aux maladies *officiellement* contagieuses soient aussi appliquées à la tuberculose. Nos colonies en profiteraient sûrement.

Il n'y a que deux moyens de s'opposer à la propagation de la tuberculose : l'hospitalisation des phtisiques et la désinfection des locaux habités par des tuberculeux.

MM. Gibert, Berlioz, Fleury, G. Roux, directeurs des bureaux d'hygiène du Havre, de Grenoble, de Saint-Etienne et de Lyon, ont fait valoir dans une lettre à l'Académie de médecine les raisons qui militaient en faveur de la déclaration obligatoire de la tuberculose. L'un d'eux a pu dire que sur 300 décès tuberculeux, en 6 mois, il n'a éprouvé que 22 fois refus de désinfection (1). On peut ajouter cet argument que le peuple était contagionniste bien avant les experiences de Villemin et qu'il comprendra toujours mieux et acceptera plus facilement la désinfection pour tuberculose que pour fièvre typhoïde ou scarlatine. A Paris, en 1893, les désinfections pour des locaux habites par des tuberculeux ont été demandées plus de 18.000 fois par les intéressés ; le nombre s'accroît d'année en année.

Le sentiment de la conservation nous est un garant

pour la race croisée, une maladie terrible. » — A Rio, ou la maladie redoutée est la fievre jaune. M Rey a établi pour les années 1870 et 1874 que pour 1.000 deces, 168.6 en moyenne étaient dus à la phtisie et 95,2 à la fièvre jaune

(1) *Bulletin de l'Académie de médecine*, février 1894, p. 186.

que ces mesures seraient bien accueillies par nos coloniaux ; mais il est de toute nécessité qu'elles soient gratuites.

CHAPITRE VI

LA PESTE. — LA FIÈVRE JAUNE. — LE CHOLÉRA.

A) **La peste.** — La peste n'apparait guère au-dessous de l'isotherme de plus + 25° et elle semble s'accommoder mieux des basses températures que des températures élevées. Ses principaux foyers sont situés dans les régions prétropicales : l'Himalaya, le Turkestan, la Perse, la Mésopotamie, les bords de la mer Caspienne, entre le 25e et le 40e degré de latitude. Toutefois elle est endemique dans le sud de la Chine, et le Yunnam confine au Tonkin. On sait combien a été meurtrière la dernière épidémie de Hong-Kong, de Canton et du Kouang-Si, ayant débuté dans les premiers mois de l'année 1894. Par là elle tombe dans le domaine de l'hygiène intertropicale.

Cette épidémie a permis à MM. Kitasato et Aoyama, a M. Yersin, médecin des colonies en mission, d'étudier la bactériologie de la peste bubonique. Nous connaissions la peste selon la définition de A. Proust pour une « maladie typhique, contagieuse, caractérisée par des boutons, des charbons et des pétéchies. » D'après les auteurs que nous venons de citer, la peste bubonique serait une maladie contagieuse caractérisée par un bacille spécifique.

Selon M. Yersin : « La peste est une maladie contagieuse et inoculable. Il est probable que les rats en constituent le principal véhicule ; mais les mouches prennent aussi la maladie, en meurent et peuvent ainsi servir d'agents de transmission... La pulpe des boutons est remplie d'une véritable purée d'un bacille court, trapu, à bords arrondis, assez facile à colorer par les couleurs d'aniline et ne se teignant pas par la méthode de Gram. Ce bacille se retrouve en très grande quantité dans tous les boutons et les ganglions malades .. Le sang en renferme parfois, mais en moins grande abondance ; on ne l'y rencontre que dans les cas très graves et rapidement mortels. »

D'autre part, Kitasato et Aoyama ont décrit ainsi le bacille de la peste : « Les bacilles se trouvent dans le sang, dans les bubons, dans la rate et dans tous les autres organes internes du malade. Ils ont la forme de baguettes à extrémités arrondies qui se colorent mieux de teinture d'aniline que la partie du milieu, surtout dans les préparations faites avec le sang.

« Les bacilles trouvés dans la rate se teignent très bien par une solution de méthyle.

« Ils ne paraissent être doués que de très peu de mouvements ; c'est à une température de 36° à 39° C qu'ils se développent le mieux. »

Le professeur Kitasato conclut. « On sait que parmi les maladies contagieuses produites par les bacilles, on n'a pu découvrir jusqu'ici que deux microorganismes dans le sang humain, qui sont le bacille du charbon et le spirille de la fièvre pseudo continue. Dans le sang des êtres humains souffrant de la peste bubonique, nous avons vu un nouveau bacille possédant les caractères suivants . 1° ce bacille ne se trouve que dans le sang, les bubons et les organes internes des pestiférés ; 2° ce bacille ne se trouve dans aucune autre maladie contagieuse ; 3° avec ce bacille il est facile de provoquer chez les animaux les mêmes symptômes que ceux présentés chez l'homme par la maladie. »

Ces notions nouvelles devront faire modifier les moyens de défense. C'est par l'assainissement et la désinfection, par la double action de l'hygiène publique et privée que l'on arrivera à lutter contre le fléau d'abord, puis à le supprimer.

Dans la récente épidémie de peste de Canton, la puissance de l'hygiène préventive a été bien manifeste. La colonie étrangère, composée d'Européens et d'Americains, au nombre d'environ 300, réside, pour la plus grande partie, dans l'île de Shamien, séparée de la cité chinoise par une crique large de 16 à 18 mètres au plus; les habitations y sont saines, intelligemment distribuées, bien ventilées; le sol en est drainé, etc. Alors qu'a Canton, de l'autre côté de la crique, la peste causait 174.000 decès en six mois, les blancs et les domestiques indigènes habitant l île n'ont présenté aucun decès imputable au fléau ; les rats eux-mêmes et les autres animaux n'ont pas été atteints (1).

B) **Fièvre jaune.** — On a écrit des volumes sur tout ce que nous ne savons pas de la fièvre jaune. Ce que nous en savons tiendrait en quelques lignes. Tout est singulier dans cette terrible affection, et il serait bien surprenant qu'elle ne fût pas spécifique, car jamais entité morbide ne fut aussi tranchée. Toutefois, malgré son début, sa marche, ses symptômes cliniques typiques, bien que tous les médecins exerçant dans les pays à fièvre amarile s'attendent à l'observer, les premiers cas sont presque toujours meconnus, parce qu'on songe plutôt à son épidémicité qu'à son endémicité.

La fièvre jaune est une affection infecto contagieuse qui a paru d'abord endémique seulement dans le fond du golfe mexicain, mais qui l'est maintenant dans la plupart des contrées de l'Atlantique intertropical qu'elle a visitées successivement : le pourtour de la Méditerranee americaine, les Antilles grandes et petites, les Guyanes, le Brésil et la côte ouest de l'Afrique. Alors que la

(1) Alex. Rennie, « The plague in the East », *British med Journal*, sept. 1894.

peste sévit plus particulièrement dans la zone tempérée, que le choléra est pandémique et ubiquitaire, la fièvre jaune paraît être le typhus des pays tropicaux : si elle a fait quelques excursions en dehors des tropiques, elles ont été courtes et le virus y a vite perdu ses propriétés nocives, sous l'effet seul de la latitude ou par la baisse de la température. A l'égard de cette affection aussi, les hauts plateaux du centre Amérique se mettent en dehors des climats torrides, car l'altitude préserve aussi sûrement que la latitude du typhus amaril.

L'affection est contagieuse ; il n'y a pas de doute a cet égard ; mais il est probable que le contage réside autant dans les objets à usage de l'homme que dans l'homme lui-même. De plus, sans qu'on ait encore d'une façon scientifiquement certaine (1) pu reconnaître la nature du germe, des faits bien observés permettent de croire qu'il existe sous la forme d'un élément figuré. L'histoire du *Plymouth*, les contaminations de navire a navire voisin, les faits des matelas de Cayenne (Rangé) (2), donnant, en 1884, la fièvre jaune avec les germes recélés dans une laine infectée en 1877, ne laissent guère de place au doute. Mais ce germe nous est encore inconnu, non qu'il n'ait été recherché par un grand nombre d'observateurs. Déjà, en 1878, Richardson de Philadelphie avait décrit une certaine *bacteria*

(1) Voir J. Rochard : Rapport sur un travail de M. le docteur Domingos Freire intitulé : « Etudes expérimentales sur la contagion de la fièvre jaune, » *Bulletin de l'Académie de médecine*, t. XIII, p. 575, et in *Encyclopédie d'hygiène*, t. I, p. 542.

(2) Orgeas, *loc. cit.*, p. 76. — Lire dans le même ouvrage, p. 65, le fait très suggestif du décès par fièvre jaune du docteur Racord.

sanguinis febri flavo. En 1881, Charrin et Capitan, examinant du sang rapporté du Sénégal par Morard, y ont trouvé des microcoques. Carmona de Mexico a décrit une *peronospora lutea*. Pour Lacerda, de Rio, l'agent pathogène serait un champignon, *cogumello*. M. Domingos Freire, de Rio, a décrit son *crypto-coccus xantogenicus*, l'a cultivé, inoculé à des cobayes, et pratique actuellement des inoculations préventives dont il se loue ; ses statistiques le font conclure à une mortalité de 1 0/0 et même de 0,5 0/0 par fièvre jaune sur ses vaccinés, dont la plupart seraient des Européens nouvellement arrivés, alors que la mortalité sur les non vaccinés s'élèverait, à Rio, à 30 0/0. Cornil et Babès ont trouvé dans les coupes d'un rein amaril des microorganismes en chaînettes. Le Dantec a démontré expérimentalement que la matière des vomissements noirs était bien d'origine hémorragique, comme l'avaient toujours pensé les anciens observateurs ; examinée au spectroscope, elle donne la réaction de l'hematine. Cet experimentateur a trouvé aussi, dans les vomissements noirs, des colonies nombreuses d'un bacille qui n'a pas été expérimenté sur les animaux (1).

L'expérimentation nous ayant appris peu de chose, nous en sommes réduits aux faits de la vieille expérience. Alors que la peste et le choléra sont des maladies de misère et de saleté, frappent surtout les populations pauvres, mal logées, mal nourries, vivant dans la promiscuité, la fièvre jaune frappe les Européens à leur arrivee, en pleine santé ; elle s'attaque de préférence aux plus robustes d'apparence ; les Européens du Nord y sont plus enclins

(1) *Traité de médecine*, t. I, p. 945.

que les méridionaux ; elle paraît frapper plus l'officier que le soldat (L. Colin).

La peste est une maladie des zones tempérées, à des altitudes variées ; le choléra s'accommode de tous les temps et de presque tous les lieux ; la fièvre jaune paraît être une maladie des rivages maritimes ou fluviaux des régions torrides ; elle a besoin de chaleur pour se développer, et elle disparaît dans les changements de latitude ou d'altitude qui y correspondent ; si elle est apparue en Europe, entre le Cancer et le 50e degré de latitude, ce n'a été que pendant la période estivale. Toutefois sa constatation dans le Soudan, alors que le bas fleuve Sénegal était indemne, prouverait que le germe peut se développer en dehors des conditions du littoral maritime.

On a pu citer comme exemples de villes particulièrement insalubres la Havane, Port-au-Prince, la Vera-Cruz, Rio, Santos, et trouver qu'elles étaient aussi des foyers de fièvre jaune. L'exemple de la Vera-Cruz, où la fièvre jaune fait moins de victimes depuis l'amenée d'eau potable, prouve bien que ces villes ne peuvent que gagner à l'amélioration de leur hygiène publique ; mais là n'est pas la cause unique, puisque le typhus amaril a sévi dans des villes relativement propres, telles que Fort-de-France, Gorée, Gibraltar, Saint-Nazaire.

On a pu croire aussi que la fièvre jaune était une affection urbaine, ou du moins exigeait une certaine agglomération ; mais les épidémies sénégaliennes, soudaniennes et de l'Ouest africain anglais ont démontré le contraire.

L'influence des agents météoriques eux-mêmes n'est pas bien déterminée. Entre les tropiques, c'est bien pendant les hivernages qu'on observe les plus fortes recrudescences, et les vents chauds et humides soufflant de l'équateur ont de tout temps été considérés comme des vents de fièvre jaune (Antilles). Mais le mal s'accommode aussi de la saison sèche, et l'on a cité des épidémies (Rufz) qui ont débuté dans cette saison. L'épidemie de Cadix, en 1800, fut précédée de trois mois de sécheresse exceptionnelle. La présence d'un grand nombre d'etrangers dans une ville amarile fait naître l'épidémie à peu près infailliblement, en toute saison (Fuzier)

Un fait qui paraît bien établi, c'est l'immunité qui résulte pour l'Européen d'une première atteinte complète (fièvre à deux périodes de Dutroulau), et aussi d'un séjour prolongé en pays amaril, ou encore, mais moins sûrement, du fait d'avoir traversé une épidémie tout en restant indemne. Cette immunité se perd, même chez l'Européen né entre les tropiques, par le séjour prolongé en climat tempéré.

Le grand ennemi du germe amaril semble être l'oxygène. L'air pur, l'aération, la ventilation ont de tous temps été reconnus par les observateurs comme les moyens les plus propres à enrayer une épidémie de fièvre jaune. « Nous avons été frappé, dit Fuzier, de voir certaines maisons de la Vera-Cruz, les plus hautes, les plus aérées, n'avoir en quelque sorte jamais de decès par fièvre jaune, malgré le nombre d'étrangers qu'elles reçoivent. » — Depuis Dutroulau, les médecins de la marine considèrent les promenades en mer, les sabords ouverts, le navire en travers à la brise, comme le meilleur des préservatifs et aussi la meilleure façon naturelle de chasser le germe de la fièvre jaune. Pour A. Proust, le danger réside dans l'atmosphère confinée des parties restées closes depuis le départ des foyers d'infection. Des équipages bien portants ont pu apporter, dans les cales de leur navire, les germes de la fièvre jaune, qui n'apparaît qu'au débarquement des marchandises. Selon l'expression de Chervin, le navire ne transporte pas le mal, mais la cause du mal.

On le voit, si l'on s'en tient à la formule, si juste en principe, de Pettenkofer, de l'x, y, z nécessaires à l'éclosion d'un mal infecto-contagieux, nous sommes dans une ignorance à peu près complète à l'égard de la fièvre jaune, car le germe est véritablement l'x inconnu ; l'y, la disposition de temps et de lieu, le z, la disposition individuelle, sont encore bien loin d'être élucidés.

C) **Choléra**. — A diverses reprises dans le cours de ce livre, à propos des eaux, à propos de l'hygiène urbaine, nous avons été amené à placer theoriquement le choléra parmi les maladies évitables. Malheureusement la prophylaxie complète du choléra demande le concours de l'hygiène privée et celui de l'hygiène publique ; or il est et sera longtemps encore vrai de dire avec M. Proust : « Vouloir éteindre le choléra dans son berceau nous paraît presque une utopie. » Nous en avons, plus haut, donné des preuves détaillées. Tout l'effort hygiénique doit donc se porter à prévenir son importation et à l'éteindre sur place, une fois importé.

Le choléra est une maladie pandémique, particulière à l'homme, qui, selon toute apparence, ne paraît endémique dans les grandes péninsules asiatiques que parce que son germe y trouve toutes les conditions favorables à sa perpétuité : misère, malpropreté, souillure du sol, des eaux et des aliments Les études bactériologiques ont changé les notions anciennes sur le « mystère du choléra », mais ne l'ont pas entièrement éclairci. Toutefois, s'il y a divergence sur la pathogénie des deux choléras et dans les théories de la propagation, en pratique le rapprochement semble se faire et partout les anciennes précautions quarantenaires, les cordons sanitaires, les mesures vexatoires font place, pour les deux choléras, à l'inspection médicale et à la désinfection, en y ajoutant pour les navires un isolement qui ne dure que le strict nécessaire suivant la nature de sa patente.

Dès le début, les Anglais ont adopté avec enthousiasme la théorie localiste et anticontagionniste de Pettenkofer, qui peut-être, dans le principe, avait surtout pour eux le grand mérite de plaider contre l'inutilité des quarantaines, des postes sanitaires et des mesures de surveillance et de désinfection. Les arguments du maître de Munich peuvent être résumes ainsi que suit :

1° Le choléra existe de fait sans qu'on puisse toujours déceler le bacille dans les eaux d'alimentation ou les eaux d'usage, et d'autre part. le bacille virgule se rencontre dans les selles de gens indemnes du choléra.

2° A Munich, en 1854, le choléra se répandit par toute la ville et l'eau de boisson venait de dix provenances diverses (1).

3° Il est reconnu que le choléra affectionne les vallées des rivières et des grands fleuves ; mais cette preuve est autant en faveur de l'origine tellurique

(1) De même à Bonneval, en 1892, hommes et femmes buvant la même eau, 52 femmes furent atteintes pour 4 hommes seulement. (Brouardel et Thoinot, cites par J. Arnould. « Les théories de la propagation du choléra, » in *Revue d'hygiène*, 1893, p. 699)

que de l'origine hydrique. D'ailleurs, la propagation se fait en amont comme en aval et le komma-bacille ne continue pas à vivre dans l'eau des rivières.

4° Il n'est pas admissible que le choléra *nostras* soit ainsi dénommé quand on ne trouve pas le bacille et qu'il devienne choléra asiatique aussitôt qu'on le constate. Les symptômes cliniques sont les mêmes, et souvent les deux affections apparaissent *dans le même temps et les mêmes conditions de lieu.*

5° Ce n'est pas le cholérique qui apporte toujours le choléra ; l'homme sain venant d'un milieu cholérique peut l'apporter aussi, et, d'autre part, il peut n'avoir pas été importé du tout, ou du moins on ne trouve pas trace d'importation ; il peut renaître sur place (1).

6° La multiplication et la rapidité des moyens de communication n'ont pas rendu le choléra plus meurtrier depuis 1832. C'est qu'il ne se présente pas plus fréquemment aujourd'hui la *disposition nécessaire de temps et de lieu.*

7° Trois éléments sont nécessaires à l'éclosion du mal : le *germe*, la *disposition individuelle* et le *sol favorable.* Mais le premier est le plus difficile à atteindre, tandis qu'une bonne hygiène privée, comprenant une alimentation saine et suffisante, un logement convenable, la tempérance et la propreté en tout, peut s'opposer à la réception individuelle.

(1) Il importe toutefois de remarquer que Donitz, à Bonn, W Kolle, à Stettin, en 1893, ont trouvé, chez des convalescents de choléra, des bacilles virgule après douze, vingt jours et jusqu'à six semaines après l'attaque cholérique. Au point de vue pratique, ces faits permettent de comprendre la propagation du choléra à longue échéance. (Zeits. f. Hyg. u, Infectionskr. XVIII, 1, in *Semaine médicale*, 1894, p. 540.)

Par l'action de l'hygiène publique sur l'assainissement du sol, le drainage, l'éloignement des souillures, la pureté de l'eau de boisson et de l'eau d'usage, on s'opposera à *la disposition de lieu.*

Max von Pettenkofer a résumé son ingénieuse théorie par la célèbre formule des trois facteurs : x, y, z ; x est le germe banal, indifférent, non contagieux, qui a besoin de rencontrer y, « la condition de temps et de lieu », le sol approprié à la maturation du germe, et z « la disposition individuelle », pour pouvoir devenir l'agent pathogène et infectieux.

Les contagionnistes opposent d'excellents arguments à la théorie du professeur de Munich, dont les principaux sont :

a) Des faits nombreux et bien observés ont démontré la contagion directe du choléra, par le contact des malades ou des linges souillés par eux.

b) Des villes bâties sur un sol perméable, telles que Francfort-sur-Mein, restent indemnes du choléra, comme Versailles, la Croix-Rousse et Fourvière de Lyon bâties sur sol imperméable ; mais Craponne, près Lyon, ou l'on blanchit le linge, bâti sur le gneiss, a eté visité par le choléra d'une façon sévère ; d'autre part, Leipzig, bâti sur l'argile, a été encore plus maltraité ; enfin, si les collines de Lyon sont rocheuses, la presqu'île est entièrement alluvionnaire et perméable. A Nuremberg, même remarque : les bas quartiers sont tout aussi indemnes que les quartiers élevés.

c) La canalisation prônée par Pettenkofer comme moyen prophylactique agit tout autant pour éloigner de l'homme et de son habitation les matières usées, riches en contages, que pour assainir le sous-sol.

D'autre part, R. Koch et Flügge (de Breslau) ont affirmé, comme des dogmes, les principes suivants, déduits au reste d'expérimentations ingénieusement conduites :

1° Dans tout cas récent de choléra asiatique, les bactériologistes *experts* ont trouvé les komma-bacilles; ils persistent en moyenne jusqu'au dixième jour, mais quelquefois peuvent disparaître au cinquième.

2° Le choléra est la seule maladie où l'on rencontre le vrai komma-bacille ; si on le trouve dans l'eau, c'est au voisinage des cholériques.

3° Le komma-bacille a des propriétés caractéristiques (*voir page* 314).

4° Les déjections des malades, les linges souillés par eux, leurs effets sont les agents habituels de l'infection cholérique ; les ruisseaux des rues sont très favorables à la conservation et à la pullulation des bacilles. « Les komma-bacilles ne peuvent, comme d'autres contages, être dangereux sous la forme d'impuretés invisibles, infinitésimales, ou de poussière sèche. Ils ne sont contenus vivants que dans des restes de dejections visibles, humides ou desséchés depuis peu. »

Les points essentiels de la théorie des auteurs de Berlin et de Breslau sont que le *komma-bacille du choléra asiatique est toujours identique à lui-même, qu'il ne vague pas dans l air, qu'il est essentiellement aquatique.*

J. Arnould, à qui nous avons emprunté les éléments de ces exposés de doctrine, résume dans une revue critique (1) les arguments pour et contre, et

(1) J. Arnould, « La Propagation du choléra », in *Revue d'hygiène*, 1893, p. 696 et suivantes.

tout en se déclarant contagionniste, partage la défiance de Pettenkofer à l'égard de l'étiologie hydrique du choléra. « Comme lui, il attache une importance décisive à la disposition individuelle et à la disposition de temps et de lieu ; il croit même que la seconde n'a pas moins d'efficacité sur la constitution de la première que sur la prospérité des germes ; mais il ne trouve pas qu'elles soient suffisamment définies, et leur action ne lui apparaît ni comme fatale, ni comme nécessaire. »

De ces principes Flugge déduit les précautions prophylactiques suivantes, que J. Arnould analyse et critique :

« 1° La prophylaxie préparatoire consiste à écarter les sources d'infection par la canalisation souterraine, par la suppression des ruisseaux de rue, des dépôts d'immondices ; par l'approvisionnement d'eau pure, l'amélioration des logements, l'éducation du peuple.

« 2° A l'approche du choléra, il n'y a pas lieu de revenir aux quarantaines de terre, aujourd'hui abandonnées de tous. L'Angleterre ne pratique pas davantage les quarantaines de mer ; cependant, quand il est possible d'arrêter au passage un nombre sérieux de malades qui pourraient ensuite faire naître plusieurs foyers, on doit y recourir. Le système repose sur la visite du navire au départ, sur la durée moyenne d'incubation du choléra (cinq jours), sur l'efficacité du service médical, des moyens d'isolement et de désinfection dont dispose le navire. En aucun cas, les passagers ne peuvent être retenus plus de cinq jours. Si la traversée a duré au moins cinq jours sans choléra à bord, le navire doit être admis à la libre pratique.

« Les relations par terre comportent la visite des voyageurs à la frontière, la désinfection des objets souillés. Les individus sains venant de pays infectés peuvent continuer leur voyage, à la condition de se soumettre pendant cinq jours à une visite quotidienne au lieu d'arrivée Il faut se garder de rendre ces mesures vexatoires et d'en dépasser la rigueur, comme de mettre à l'étuve les chaussures, les vêtements de dames en étoffes précieuses, etc., surtout de fumiger les gens eux-mêmes. S'ils portent des bacilles, c'est surtout à l'intérieur. La vraie désinfection de l'homme, c'est le bain et la prise de vêtements désinfectés. Les voyageurs malades doivent seuls être mis en observation.

« Les relations par cours d'eau navigables doivent être soumises à un contrôle plus rigoureux.

« Il n'y a pas lieu d'entraver les relations postales, non plus que le trafic des marchandises autres que les aliments frais ; encore n'est-il pas prouvé que les fruits, le poisson, le fromage, le beurre, etc , aient jamais transporté les bacilles cholériques.

« La déclaration obligatoire des cas, dût elle ne reposer que sur le bon vouloir des populations, l'*isolement des malades*, ou tout au moins une surveillance compétente, sont instamment réclamés par l'auteur. Passons-lui *le diagnostic bactériologique*, qu'il réclame également pour l'honneur de la spécialité, bien que ce ne soit jamais de cette façon qu'ait été reconnu le début d'une épidémie. Mais nous ne saurions trop donner en exemple le mode d'exécution qu'il indique pour l'isolement des cholériques.

« Cet isolement peut se faire à l'hôpital ou à la maison, pourvu qu'il soit pratiqué de bonne heure ;

le malade ne doit plus avoir de rapport qu'avec la personne qui le soigne. Il serait à désirer que des équipes d'infirmiers spéciaux fussent formées en de telles occasions. On peut élever des baraques pour ces sortes de malades ; mais il suffirait d'une division spéciale dans un hôpital général, ceci, parce que le virus cholérique n'est point diffusible comme celui de la variole et ne se contracte que par contact immédiat. — Moins persuadé de cette absolue fixité et sachant, d'autre part, qu'il est difficile de supprimer entièrement, dans un même hôpital, les relations entre le service spécial et les services généraux, nous préférons l'hôpital d'isolement tout à fait indépendant Que les infirmiers spéciaux ne portent jamais les mains à leur bouche ni sur des aliments avant d'avoir fait les ablutions desinfectantes, c'est aussi notre avis, puisque nous sommes encore un peu plus contagionniste que le professeur de Breslau.

« Pour tarir les sources d'infection, la propreté, très recommandable d'ailleurs, ne suffit pas. Il faut recourir à la désinfection. L'auteur recommande comme désinfectants : la solution de sublimé à 1:2,000 (additionnée de sel marin), la solution savonneuse d'acide phénique (savon 3 parties, acide phénique 3 à 5 parties, eau 100), le lait de chaux à 20 0/0. Ce dernier est toujours employé au traitement des déjections dans les vases Les linges souillés sont enveloppés d'un drap trempé de solution carbolique et envoyes a l'établissement de désinfection. D'ailleurs, en fin de maladie, l'appartement est livré aux désinfecteurs publics.

« Contre les véhicules du choléra, la cuisson des aliments et l'ébullition de l'eau suspecte pendant cinq minutes, a moins que l'on ne dispose de filtres Berkefeld ou Chamberland bien contrôles, qui sont une garantie simple et sûre.

« On prévient la réceptivité personnelle en vivant sobrement et en soignant attentivement tout trouble gastrique (1). »

A propos du choléra de la banlieue parisienne de 1892, MM. Netter, Thoinot et Proust ont porté devant l'Academie de médecine ce qu'on pourrait appeler la doctrine française actuelle sur le choléra (2). Trois propositions y ont été formellement établies :

1° La contagion du choléra se fait par contact direct.

2° L'homme est l'agent de dissémination, soit par ses déjections, soit par ses linges ou ses vêtements. Toutefois l'eau peut servir de véhicule intermédiaire.

3° Les germes cholériques peuvent subsister dans le sol à l'etat latent. (Doctrine du Microbisme latent et de la reviviscence des germes.) Ils se multiplient et acquièrent de la virulence par l'insalubrité du milieu.

« La doctrine française, dit en terminant J. Arnould, est peu explicite et laisse planer quelque vague sur des points essentiels de l'étiologie En revanche, les faits qu'elle précise sont hors de toute contestation et la prophylaxie qui en dérive offre toute garantie (3). »

La vie des microorganismes comprend deux actes : la pullulation et la secrétion de substances toxiques. On empêche l'infection en s'opposant aux pullulations microbiennes ; c'est sur

(1) J. Arnould, *loc. cit.*
(2) *Bulletin de l'Académie de médecine*, 28 février 1893.
(3) Dès 1889, M Kelsch écrivait nettement : « La prophylaxie du choléra ressortit surtout a l'hygiene locale et individuelle. » — Considérations sur l étiologie du choléra, in *Revue d'hygiène*, 1889, p 39.

cette notion qu'est fondée la vaccination pastorienne contre la rage Mais si l on s'oppose à l'intoxication par les poisons sécrétés, on confère à l'animal une autre sorte d'immunité que Behring le premier a mis en lumière : cette seconde notion a été la base de la sérothérapie.

Les animaux sont inaptes à contracter le choléra humain ; mais le bacille cholérique est cependant pathogène pour les cobayes, car s'il ne leur donne pas le choléra, il les tue par l'intoxication de ses produits ; il est *toxique*. mais non *infectieux* pour ces animaux. Les expériences de Brieger, Kitasato et Wasserman (1) ont démontré qu'en chauffant du bouillon de thymus infecté de choléra de 7 à 10 jours de date, à 65° pendant 15 minutes, la toxicité disparaissait, tandis que persistait le pouvoir immunisant ; 80 0/0 des cobayes traités résistèrent à l'injection réitérée de doses promptement mortelles pour les témoins. Fedoroff, de Moscou (2), a appliqué à l'homme ces notions fournies par les expériences des auteurs berlinois. Il a preparé une *antitoxine cholérique* en ajoutant 1 gramme de glycérine à 9 gr. de bouillon de thymus choléra. Six cholériques, choisis parmi les plus malades et parvenus à la période algide, furent soumis aux injections antitoxiques. Deux guérirent.

La méthode des vaccinations préventives contre le choléra paraît susciter un grand enthousiasme dans les Indes anglaises Elle est basée sur les expériences des bactériologues, qui ont prouvé que le sérum des animaux vaccinés contre le choléra, inoculé dans le péritoine de cobayes, leur conférait l'immunité contre l inoculation du choléra Le docteur Haffkine, auteur d'une méthode de vaccination contre le choléra, par deux inoculations successives, à cinq jours de distance, d'un vaccin faible et d'un vaccin fort, a déjà pratiqué un grand nombre de fois ces vaccinations sur des indigènes, des Européens, des soldats, des femmes et des enfants Les plus grands personnages, tant indigènes qu'Anglais, se sont prêtés à ces inoculations. La *Gazette des Indes* donne la liste de 29 médecins (3) Une légère douleur au point inoculé, un peu de fièvre sont la suite de l'opération ; mais tout malaise disparaît au bout de 24 heures. Tous les inoculés paraissent avoir été épargnés, bien que résidant en plein foyer cholérique.

Tel est actuellement l'état de la question des vaccinations préventives du choléra.

(1) *Ueber immunität und Giftfestigung* : « De l'immunité et de a résistance aux poisons. » Berlin, 1892, *Zeitschr. f. Hyg. u. Infectionskr.*, t. XII, p 137.

(2 S. Fedoroff : *Zur Therapie des cholera asiatica.* Id., . XIII, p. 393, 1893.

(3) « The Haffkine's anticholeraic vaccination », Dr Simpson, *The Indian medical Gazette,* juin 1894.

La Mecque et les pèlerinages. — Par sa situation a la latitude de 21° 28', la Mecque appartient a la zone intertropicale. Cette ville doit nous arrêter un instant, car elle est, après la vallée du Gange, le second foyer du cholera, et son pèlerinage annuel, une menace permanente pour l Europe. La Mecque, qui eut autrefois plus de 100 000 habitants, en a environ 42.000 aujourd hui ; bien que située dans une vallée très chaude (température en juin oscillant entre 38° et 44°) et sablonneuse, ses rues sont assez larges, et elle ne serait peut-être pas dans de pires conditions que beaucoup d'autres villes intertropicales, n'etait l afflux des pèlerins aux fêtes du Beiram, pèlerins dont le nombre s élève, certaines annees, jusqu'a 300,000 quand les fêtes de l'Arafaat tombent un vendredi, le jour sacré des musulmans.

Aujourd hui ce sont les arrivages maritimes qui sont les plus importants ; des nombreuses caravanes qui se dirigeaient autrefois, en longues théories, de tous côtés, sur la Mecque, les deux seules notables qui restent sont celle de l'Egypte et celle de la Syrie. Les Indiens venaient jadis debarquer à Mascate et Mokala et se rendaient ensuite par terre a la Mecque. Ces caravanes a travers la péninsule offraient moins de danger au point de vue de l'apport du choléra indien, la longueur du trajet en plein air diminuant les chances d infection. Mais actuellement les navires anglais chargent les pèlerins dans les divers ports de l'Inde à destination de Djeddah.

La ville de Djeddah, port de la Mecque, est située en pleine côte désertique, sans autre eau que celle de quelques puits, servant en même temps aux ablutions. La chaleur y est excessive et varie en eté entre

35° et 45° centigrades. C'est là que tous les ans débarquent 40 a 50,000 pèlerins (1).

Le grand danger de l'importation cholérique venant des arrivages d'au delà le détroit de Bab-el-Mandeb, l'île de Camaran, à 150 milles au nord-ouest du détroit et environ 500 milles de Djeddah, dans le voisinage de Hodeidah, fut choisie en 1881 pour y installer un lazaret. D'après M Arnaud, à qui nous empruntons ces détails, l'installation sanitaire y est tout à fait défectueuse. Les campements y sont composés d'*ariches*, sorte de huttes de roseaux ou de branches de dattier recouvertes de nattes, de 20 mètres de longueur, sur 5 m. 50 de large et 3 m. 60 de hauteur. Ces *ariches* sont a peine distants de 150 à 300 mètres les uns des autres et l'isolement est dérisoire ; en outre ils sont insuffisants ; faits pour abriter 45 pèlerins au plus, ils en contiennent parfois 70 et davantage. Les latrines y sont défectueuses et mal entretenues L'approvisionnement en eau potable y est insuffisant et l'eau est de qualité douteuse. Les vivres y sont chers et de qualité inférieure. Il n'y a pas de pavillon d'isolement pour les contagieux. Quant au service de la désinfection, il

(1) La température à Djeddah varie en été entre 35° et 40° : elle est un peu moins élevée en hiver. Les pluies ont lieu en automne. Les vents viennent du nord est ; ils soufflent parfois avec violence et amènent de l'intérieur de véritables nuages de sable ; l'air est d'une extrême sécheresse. Les vents du sud, chauds et humides, sont tres rares à Djeddah. La fievre typhoïde, la variole, le dysenterie, les affections rhumatismales, les conjonctivites pustuleuses et granuleuses, la scrofule, la tuberculose y regnent en permanence ; l insolation y est fréquemment observée L'accès paludéen ne serait, paraît-il, pas très rare au mois d'octobre, au moment des pluies. On rencontre fréquemment l'éléphantiasis. (P. Alix : « Contribution à la géographie médicale » *Arch. de méd. navale*, nov 1894)

n'y est procédé qu'au moyen de pulvérisateurs, et il n'y a pas d'étuve à vapeur sous pression Enfin le trajet de Camaran a Djeddah étant encore de 500 milles, les pèlerins rembarqués ont encore a subir les influences de l'enconbrement dans le navire et peuvent reconstituer un foyer d'infection. Dans ces conditions, Camaran est un *entrepôt cholérique* (L Arnaud) (1). La température à Camaran varie entre 32° et 40° centigrades et la moyenne des pèlerins annuels qui y séjournent est de 17,000. En 1893 le nombre en a eté de 31,680, et ce lazaret n'est ouvert que pendant les six mois qui precèdent le pèlerinage.

Un second lazaret existe par le travers de Djeddah, a Abou-Saad, ouvert toute l'année pour les petits caboteurs de la mer Rouge. Les installations y sont tout aussi sommaires que celles de Camaran, et loin encore de satisfaire aux nécessités de l'hygiène moderne.

Pour peu que ces portes mal fermées aient laissé passer le germe cholerique, il ne manque pas d'éclore et de pulluler rapidement, pendant les fêtes et les pèlerinages aux diverses stations des lieux consacrés : les sept tours de la Kaaba et les *baisers* aux pierres saintes ; le tombeau d'Ismael, le mont Arafaat , la chasse du démon dans la vallée de l'Ouadi-Muna, encaissé et insalubre, etc. Dans toutes ces cérémonies l'encombrement est énorme ; mais les pratiques les plus réellement dangereuses et celles qu'il faut surtout incriminer, au point de vue de la création du foyer d'infection et de la propagation du

(1) L. Arnaud : « Le pèlerinage de la Mecque, » in *Revue d'hygiene*, 1894, p. 6.

fléau, sont celles du *Courbam-Beiram*, la fête des sacrifices, où 100 000 moutons et plus tombent sous le couteau et ne tardent pas à souiller le sol et l'air de leur sang et de leurs détritus en putréfaction, et aussi les ablutions au puits de Zemzem, dont l'eau assure la vie éternelle, purifie l'âme et malheureusement aussi le *corps* en même temps qu'elle sert à le *désaltérer*.

C'est ainsi que généralement la moitié à peine des hadjis revoient leurs foyers ; dans certaines années, les trois quarts périssent.

Contre le danger d'importation du choléra par les pèlerins à destination de l'Egypte et de la Méditerranée, le conseil sanitaire maritime international d'Alexandrie a élevé, au sud de la presqu'île du Sinaï, le lazaret d'El Tor, installé selon quelques-uns des *desiderata* modernes de la désinfection, non selon tous, et qui peut passer pour le plus vaste établissement de ce genre Nous en mentionnerons les points essentiels à titre d'indications, d'après le docteur Paul Kaufmann (1) :

« Dans cet amphithéâtre sont disposés les divers campements, à savoir, des tentes pour les trois compagnies de soldats (450 hommes), chargés de la garde des sections et du cordon sanitaire. Deux cents mètres plus au sud, près de la jetée en bois où débarquent et embarquent les pèlerins, se trouvent deux grands corps de bâtiments rectangulaires en pierre ; l'un d'eux sert de magasin, l'autre contient une vaste salle où se déshabillent les pèlerins, un local pour

(1) P. Kaufmann· « Die-quarantane-station El Tor, Berlin, 1892, » in *Revue d'hygiène*, 1892, p. 391, reproduit par A.-J. Martin.

les étuves, qui sont à vapeur sous pression, du système Geneste et Herscher, et une autre salle d'attente.

Les campements permanents pour les pèlerins sont tous au moins à 600 mètres du rivage et à 250 mètres les uns des autres Ils se composent généralement de deux, quelquefois trois rangées de tentes, placées perpendiculairement au rivage et espacees l'une de l'autre d'au moins cinquante mètres. Il existe une division par bateau. Ces divisions permanentes ne sont pas fixes ; on les change volontiers de place, surtout après le départ des pèlerins qui y faisaient quarantaine. Elles comprennent des tentes, des latrines, des caisses à eau, les logements du visandier et des soldats, et une boîte aux lettres au centre du campement.

Les hôpitaux sont placés au moins à 400 mètres de toute division et à 400 mètres l'un de l'autre. Il en existe un pour les individus venant de Djeddah, un autre pour ceux qui arrivent d Yambo. Un autre hôpital, exclusivement réservé aux cholériques, est placé le plus loin possible, sous le vent.

Chaque hôpital se compose de tentes, en nombre variable, rangées circulairement, tentes doubles, plus épaisses et plus élégantes que celles des divisions Il possède un médecin, des infirmiers. Les malades sont deux par tente : chacun a un lit en fer et une paillasse recouverte d'un drap. A la suite de tout décès, le cadavre est porté dans des tentes ou une femme égyptienne est chargée, selon les rites musulmans, de le laver, de boucher les orifices avec du coton sacré, et de l'envelopper d'un suaire blanc. L'inhumation est faite au dela de l'emplacement de la quarantaine, à 1 m. 50 sous terre ; on ne recouvre pas le cadavre de chaux, la religion le défendant.

Dans chaque division, les latrines sont situées à l'extrémité, sous le vent. Elles consistent en trou creusés dans le sable (1), qu'un homme est chargé d'arroser souvent d'une solution de sulfate de cuivre à 10 0/00. La nuit surtout, et quelquefois le jour, il arrive que les pèlerins ne se donnent pas la peine d'aller jusqu'à l'extrémité de la section. C'est à ce même homme à veiller et à répandre du sulfate de cuivre là où il en est besoin.

La vie du pèlerin en quarantaine est très simple. Il débarque par les soins de l'administration du lazaret, paie, s'il le peut, et il est rare qu'il ne trouve pas un moyen de l'éviter, les droits de quarantaine qui sont, pour chacun, de 14 fr. 80; puis aussitôt débarque, il va dans une division provisoire et de là, par groupe d'une centaine, à la désinfection.

On les fait entrer douze par douze dans une grande salle. Là, on leur donne une *gandoura* qu'ils mettent à la place de leurs vêtements. Revêtus de cette gandoura blanche, les pèlerins passent dans une autre salle pendant qu'on étuve leurs vêtements. On les leur rend bientôt; ils se rhabillent et quand ils sont en nombre suffisant, des soldats les amènent à leur division définitive. C'est là qu'ils passeront tout le temps de la quarantaine. Ils en sortent cependant une fois pour la désinfection de leurs bagages qui n'ont été débarqués que deux à trois jours après eux. Ils vont les reconnaître et les ouvrir pour qu'on puisse en désinfecter l'intérieur. On désinfecte tous les linges, étoffes, etc., en un mot tout ce qui peut passer à l'étuve. Le reste, cuir, bois, etc., est lavé au

(1) Au pays de Moïse.

sublimé ou à l'acide phénique. Cette desinfection faite, les bagages sont de suite réintégrés à bord.

Pendant ce temps on s'est aussi occupé du navire. Les équipages sont tous consignés à leur bord. avec defense d'aller à terre ni sur un autre bateau. Un gardien de quarantaine, mis sur chaque navire, surveille ce qui s'y passe ; si quelqu'un y tombe malade, il en avertit l'administration ; si un canot se détache du bord pour aller à la poste ou aux provisions, il doit y monter pour veiller à ce que personne n'en descende pour aller a terre. Les navires sont aussi désinfectés ; le pont est lavé au sublimé, ainsi que les différentes parties de ses entreponts et de ses cales (1). »

Un second lazaret, aux sources de Moise, sur la côte est de la baie de Suez, avant d'arriver à Port-Thewfik, destine aux voyageurs de provenance directe des Indes, complète la défense de l'Europe du côté de la mer Rouge.

On nous pardonnera cette excursion en dehors des tropiques ; mais on ne pouvait parler du choléra

(1) Pour desinfecter un navire, on opère de la façon suivante. On vide les cabines et toutes les parties du bâtiment. On desinfecte les parois à l'aide de la solution de sublimé, additionnee de 10 p. 100 d'alcool. La pulvérisation se fait en commençant par la partie supérieure de la paroi, suivant une ligne horizontale ; on descend successivement, de telle sorte que toute la paroi soit couverte d'une couche de liquide en fines gouttelettes. Les ponts sont lavés avec la même solution. Deux heures apres on frotte et on lave les parois et les ponts à grande eau

Pour désinfecter la cale, on injecte d'abord, pour neutraliser l'hydrogene sulfuré, une quantité suffisante de sulfate de fer. Puis on vide l'eau de la cale et on la lave à l'eau de mer. On la vide à nouveau et on injecte ensuite une quantité suffisante de la solution de sublimé. L'eau de la cale ne doit pas être déversée dans le port. (E. V. · *Revue d'hygiène*.)

de la Mecque sans signaler en même temps le grand mouvement prophylactique de ces dernières années.

M. Ern. Hart (1), devant l'impossibilité absolue de réglementer le pèlerinage de la Mecque et de révolutionner les mœurs des musulmans, engage son pays à éteindre le fléau à son point de départ, les foires de l'Inde. Il propose, en outre, d'organiser un système d'inspection sévère au départ des ports de l'Inde et d'éliminer tout pèlerin suspect ; de nommer à Camaran des femmes médecins musulmanes (il en existe dans l'Inde un assez grand nombre) pour examiner les femmes des pèlerins, celles-ci se refusant à se laisser inspecter par des médecins ; de faire à Djeddah un nouveau triage et d'éliminer tout pèlerin suspect.

Avec M. Vallin nous pensons que si l'Angleterre entrait dans cette voie et accomplissait pour sa part les mesures qui lui incombent, une bonne partie de la besogne serait faite.

Ces *desiderata* viennent d'être admirablement codifiés par la Conférence sanitaire internationale qui s'est réunie à Paris le 3 avril 1894. La formule nouvelle de la police sanitaire internationale, que M. Proust a résumée d'un mot, en disant qu'elle doit donner le minimum de gêne pour le commerce, avec le maximum de protection pour la santé publique, s'y trouve très nettement indiquée. L'importance de ce document qui est appelé à devenir la loi prochaine nous engage à en donner la substance (2).

(1) Ern. Hart : « Abstrait of an address on cholera nurseries an their suppression. *British medical journal*, 5 août 1893, analysé in *Revue d'hygiène*, par M. Vallin

(2) Voir in *Revue d'hygiene*, août 1894 « La conférence sanitaire internationale de Paris, » par M. Vallin.

Tout d'abord il consacre le principe de l'inspection médicale et de la désinfection dans les ports de départ des navires à pèlerins venant de l'océan Indien et de l'Océanie.

1. Toute personne prenant passage à bord d'un navire à pèlerins devra être visitee par un médecin délégué. — 2. Tout objet embarqué, contaminé ou suspect sera préalablement désinfecte. — 3. Tout sujet atteint ou suspect de maladie cholériforme sera éliminé. — 4. S'il y a du choléra dans le port d'embarquement, les pèlerins, réunis en groupe, seront soumis à une observation de cinq jours avant d'être embarqués. — 5. Les pèlerins devront justifier des moyens d'existence strictement nécessaires.

Le navire à pèlerins est l'objet de minutieux règlements de details.

1 Le nombre des passagers sera limité après inspection de *mesurage* du navire.

2. Le départ ne sera autorisé que si le navire est reconnu en état, propre, bien aménagé, suffisamment approvisionné ; pourvu d'une bonne eau potable, convenablement logée, et d'un appareil distillatoire pouvant fournir une quantité minimun de cinq litres par jour et par tête d'embarqué ; muni d'une étuve à désinfection reconnue efficace ; le tout sous la direction d'un médecin embarqué, ayant à sa disposition tous les médicaments nécessaires.

3. La tenue du navire, du pont et des entreponts sont l'objet de prescriptions minutieuses et détaillées Les latrines doivent exister dans la proportion d'au moins une latrine pour cent personnes embarquées ; il en est de spécialement réservées aux femmes ; elles doivent être nettoyées et désinfectées trois fois par jour, et en aucun cas, ne doivent

se trouver dans les entreponts ni dans la cale.

4. L'infirmerie, bien installée, doit pouvoir recevoir au moins 5 p. 100 des pèlerins embarqués, et des cabines d'isolement doivent être prévues.

5. La désinfection des objets de literie, des tapis, des vêtements qui auront été en contact avec des malades atteints à bord d'accidents cholériformes, doit être immédiate ; de même aussi celle des vêtements des personnes qui ont approché les malades. Les déjections, recueillies dans des vases contenant des solutions désinfectantes, doivent être vidées dans les latrines, rigoureusement désinfectées elles-mêmes après chaque projection. Les locaux occupés par les malades doivent être rigoureusement désinfectés. En cas de décès, le cadavre est enveloppé d'un suaire imprégné d'une solution de sublimé et immergé.

La réorganisation du lazaret de Camaran s'impose et les améliorations à apporter sont les suivantes :

A) Evacuation complete de l'île de Camaran par ses habitants.

B) Balisage de la baie ; construction d'un quai pour le débarquement des passagers et des colis ; d'un appontement différent pour chaque campement.

C) La station sanitaire comprendra : 1° Un réseau de voies ferrées, reliant les débarcadères aux locaux de l'administration et de la désinfection, ainsi qu'aux campements ;

2° Des locaux pour l'administration, le personnel des services sanitaires et autres ;

3° Des bâtiments pour la désinfection et le lavage des effets non portés et autres objets ;

4° Des bâtiments où les pèlerins seront soumis à des bains-douches ou bains de mer, pendant que l'on désinfectera les vêtements en usage ;

5° Des hôpitaux séparés pour les deux sexes et complètement isolés : *a*) pour l'observation des suspects ; *b*) pour les cholériques ; *c*) pour les malades atteints d'autres affections contagieuses ; *d*) pour les maladies ordinaires ;

6° Les campements seront séparés les uns des autres d'une manière efficace et la distance entre eux devra être la plus grande possible ; les logements destinés aux pèlerins seront construits dans les meilleures conditions hygiéniques et ne devront contenir que 25 personnes ;

7° Un cimetière bien situé et éloigné de toute habitation, sans contact avec la nappe d'eau souterraine et drainé à 30 centimètres au-dessous du plan des fosses

D) Outillage sanitaire et accessoires : 1° étuves à vapeur en nombre suffisant et présentant toutes les conditions de sécurité, d'efficacité et de rapidité ; 2° pulvérisateurs, cuves à désinfection et moyens nécessaires pour la désinfection chimique ; 3° machines à distiller ; appareils destinés à la stérilisation de l'eau par la chaleur ; machines à fabriquer la glace ; — pour la distribution de l'eau potable, canalisations et réservoirs fermés, étanches et ne pouvant se vider que par des robinets ou par des pompes ; 4° laboratoire bactériologique avec le personnel nécessaire ; 5° installation de tinettes mobiles pour recueillir les matières fécales préalablement désinfectées ; épandage de ces matières sur une des parties de l'île les plus éloignées des campements, en tenant compte des conditions nécessaires pour le bon fonctionnement de ces champs, au point de vue de l'hygiène ; 6° les eaux sales seront éloignées des campements sans pouvoir stagner ni servir à l'alimentation ; les eaux vannes qui sortent des hôpitaux seront désinfectées par le lait de chaux

E) L'autorité sanitaire assurera, dans chaque campement, l'établissement de magasins de comestibles et de combustibles. Le contrôle de la qualité des vins et d'un approvisionnement suffisant est fait chaque jour par le médecin du campement, L'eau est fournie gratuitement.

Les mêmes améliorations devront être apportées aux stations sanitaires d'Abou-Saad, de Vosta, d'Abou-Ali, ainsi qu'à Djeddah et à Yambo.

Pour le retour du pèlerinage par le nord, la conférence a émis le vœu que le lazaret de Djebel-Tor soit réorganisé ; elle a demandé, entre autres améliorations, l'installation de machines à stériliser par la chaleur l'eau qu'on peut trouver sur place. Nous avons vu plus haut combien est rudimentaire l'installation des closets. S'il y avait du choléra au Hedjaz, une première désinfection serait pratiquée à

Djeddah et à Yambo, et les navires se rendant dans la Méditerranée seraient l'objet, à Djebel-Tor, des mesures prescrites par la Conference de Dresde, selon qu'ils seraient dans l'une des catégories : bâtiments *infectés*, bâtiments *suspects*, bâtiments *indemnes*.

Pour le retour par le sud, les mesures seront les mêmes au départ de Djeddah et de Yambo que celles qui ont été appliquées au départ des ports indiens ou océaniens pour le pèlerinage : visite médicale obligatoire, individuelle et désinfection faite à terre de tout objet contaminé ou suspect.

CHAPITRE VII

INFIRMERIES ET HÔPITAUX.

Là encore il y a tout à refaire et des errements séculaires à modifier. La formule serait : l'infirmerie provisoire dans la plaine, l'hôpital européen dans les hauteurs, comme la caserne et la ville européenne elle-même.

Actuellement, dans la plupart des colonies, on trouve des hôpitaux où se mêlent l'élément indigène et l'élément européen, tant civil que militaire. Tantôt ce sont des hôpitaux civils où les militaires sont traités, tantôt des hôpitaux maritimes où les civils sont admis. Il importe essentiellement de séparer l élément indigène de l'élément européen, car les maladies sont complètement distinctes et les susceptibilités morbides différentes. D'autre part, si l'indigène peut être utilement traité dans son milieu, l'Européen aura d'autant plus de chances de guérir qu'on le placera dans des conditions climatériques se rapprochant de celles de son pays natal.

Qu'il s'agisse d'ambulances ou d'infirmeries, c'est au système préconisé en France par M. Tollet qu'il faudra chercher des applications, avec cette modification que les pavillons devront réserver le plus grand nombre de mètres cubes d'air à chaque malade, 60 et 80 s'il est possible, et ne contenir qu'un petit nombre de fébricitants ou de blessés, 4, 8, 10 et 12 lits par salle, au maximum, et certaines autres, nécessitées par le climat et le genre de vie.

L'hôpital colonial moderne. — Tout hôpital de plus de cent lits devra être construit d'après le système des pavillons séparés. Si l'hôpital dépasse 300 lits ou si l'espace est restreint, on devra recourir aux blocks et donner un étage aux pavillons. L'étage sera nécessaire aussi dans le cas où l'hôpital ne pourra être situé ailleurs qu'en plaine (Sénégal, Cochinchine, Delta du Tonkin).

A une altitude de 150 à 500 mètres dans les pays montueux ou les îles volcaniques, à l'altitude la plus élevee possible dans les plaines alluviales, loin de toute agglomération urbaine et du cimetière, dans un site hygiénique de tous points, on déblaiera un vaste terrain en pente légère, à raison de 100 mètres carrés au minimum par lit, et de 3,000 à 5,000 mètres carrés par pavillon. Si l'espace ne manque pas, on pourra aller jusqu'au double de ces proportions (1).

(1) En pays tempéré, M. J. Rochard demande un hectare par 100 malades. M. Tollet augmente le nombre de mètres carrés par lit, proportionnellement au nombre des lits, donnant un hectare pour 100 lits et neuf hectares pour 600 lits.

L'aménagement du sous-sol, jamais imperméable, sera l'objet des soins particuliers que nous avons détaillés en parlant des habitations en général : drainage naturel et artificiel parfait, bétonnage suffisant. En outre, si le tout à l'égout peut être installé, on fera les conduites secondaires et le collecteur nécessaires pour conduire au loin et sous le vent, dans la mer ou le fleuve voisins, les matières usées.

Quelques plantations de grands arbres peuvent être faites au pourtour de l'enclos, s'il est suffisamment vaste. On les masserait plus épais au vent, si l'on craignait quelques émanations marécageuses à distance Une allée d'arbres, orangers, citronniers, bigaradiers, flamboyants ou manguiers, peut aussi joindre la porte d'entrée au pavillon d'administration et de réception; mais à part quelques massifs de fleurs et d'arbustes, bien entretenus, on devra s'abstenir de plantations arborescentes touffues entre les pavillons. L'orientation générale des pavillons sera est et ouest par l'axe longitudinal, afin d'éviter les insolations prolongées d'une même façade ; on pourra cependant, selon certaines circonstances locales ou selon les brises régnantes, faire varier la direction entre l'E.-N.-E. et l'E.-S.-E. d'une part, l'O.-S.-O. et l'O.-N.-O, de l'autre. La disposition en quinconces facilitera la circulation de l'air.

Les grandes lignes sont les mêmes partout. L'hygiène hospitalière a été traitée à fond dans l'*Encyclopédie d'Hygiène* par MM. Napias et A.-J. Martin, et nous n'avons à indiquer ici que les modifications nécessitées par le climat et la modicité des ressources.

Quelle que soit la disposition adoptée pour l'ensemble du plan, linéaire simple ou double, quadrilatère, en X, en croix, tous les plans d'hôpitaux modernes se réduisent a des exigences essentielles : 1° Les pavillons des malades : séparation des maladies fébriles, — des maladies chirurgicales, — de la maternité, — isolement des contagieux : 2° Les bâtiments d'administration : — pavillons séparés pour les services de la pharmacie et de l'administration, — le service des entrées, — le logement du personnel. — 3° Les annexes : les salles d'auptosie et le service des morts, — la buanderie et la désinfection, — le service religieux, le laboratoire, la glacière, etc.

Si l'on ajoute une véranda de 4 mètres faisant tout le tour du pavillon, on a dans le pavillon système Tollet le type ideal de l'unité de l'hôpital intertropical (1). Rien de mieux, en effet, que les proportions du pavillon sans étage avec soubassement (2). La

(1) C. Tollet : *Les hôpitaux modernes au XIX° siècle* et *Encyclopédie d'Hygiène*, t. V. p. 393 et suivantes.

(2) Nous avons demandé à M. Tollet si les vérandas, indispensables en pays chauds, pouvaient se concilier avec la forme ogivale ; il nous a répondu : « Les vérandas s'adaptent très bien au système de constructions ogivales qui porte mon nom. Elles ont éte prévues dans mes ouvrages et appliquées dans plusieurs des établissements ou casernes que j'ai eu à edifier, notamment : à l'infirmerie de la Maternite de l'hôpital Lariboisière, aux pavillons d isolement de l'hôpital Saint-Mandrier, aux villages portugais du Congo, etc. Il est bon de réserver un petit espace entre leur couverture et les façades contigues, afin de ne pas intercepter l'aération dans le sens vertical, ou bien encore, à cet effet, de placer dans cette couverture, des châssis a tabatiere ou chatières. Les vérandas peuvent être soutenues soit par des colonnettes, soit par des consoles Les vérandas du pavillon de Saint-Mandrier règnent sur tout le pourtour. Dans les pays chauds, leur place est au sud, si l'on n'en met que sur une façade Je recommande aussi l'adjonction de salles de jour, pour les convalescents, comme celles que j'ai installées aux pavillons de l'hôpital hospice d'Epernay. Leur emplacement le meilleur est au bout des pavillons, avec lesquelles ils doivent communiquer de plain-pied. Leur cou-

hauteur totale est de 11 mètres 30, dont 3 mètres 20 pour le soubassement à *aération libre*, 0,40 centimètres pour l'epaisseur du plancher, et 7 mètres 50 pour la hauteur de la salle au sommet de l'ogive. Pour le pavillon à un étage, M. Tollet donne au soubassement 3 mètres 20; au rez-de-chaussée surélevé, 7 mètres, et à l'étage, 6 mètres 50, laissant un espace vide entre l'ogive supérieure et le faîtage. Nous ne verrions qu'une modification à apporter a ces dimensions, ce serait de les intervertir et de donner la plus grande hauteur de 7 mètres 50 à la salle de l'étage, afin de la préserver le plus possible de la chaleur de la toiture.

Ces pavillons seront bâtis à peu près sur un même plan général, avec les modifications que comporte leur destination : deux salles longues séparées par un corps de bâtiment, plus large, formant ensemble une sorte de croix allongée, à petits bras courts et trapus ; ce modèle permet d'excellentes dispositions intérieures. Les salles seront de 6, 8, 10 à 12 lits au maximum, et il ne faut pas donner moins de 60 mètres cubes par lit. Ce chiffre minimum sera porté à 100 mètres cubes pour le pavillon des contagieux.

En modifiant les chiffres de M. Tollet selon les exigences de l'hygiène intertropicale, il ne faudrait pas consacrer moins de cinq hectares à un hôpital de 200 à 250 lits, de façon à permettre d'espacer les

verture doit être en contre-bas de celle des salles, afin de ne pas intercepter la ventilation longitudinale, c'est-à-dire celle qui doit se produire dans le sens du grand axe de ces salles, aussi bien que dans le sens transversal. Le nombre des malades pouvant quitter le lit étant calculé sur un quart, on donnera à la salle de jour une surface à raison de 10 mètres carrés par tête. » (C. Tollet.)

pavillons et de ne les disposer que pour un maximum de 24 lits par pavillon sans étage, et de 48 lits par pavillon à un étage Le nombre des pavillons pour maladies contagieuses serait prévu pour un chiffre double ou triple, selon le pays, de ce qu'il est sous nos climats. La formule modifiée serait : espace plus vaste ; pavillons plus petits.

Le corps du pavillon contiendra : 1° une pièce à un ou deux lits pour isoler un ou deux malades en observation ; 2° une seconde pour remiser les baignoires et les appareils de service et installée en lavabo pour les convalescents ; 3° deux petites chambres pour les infirmiers de service, avec fenêtre sur la salle ; 4° un cabinet pour le médecin ; 5° un large vestibule desservant les portes d'entrée des salles et les petites pièces précédentes ; 6° les cabinets d'aisances, qui ne contiendront que des urinoirs et des chaises percées pour les besoins urgents de la nuit.

La véranda, large de 4 mètres à 4 m. 50 et faisant tout le tour du pavillon, servira de salle à manger pour les convalescents et de promenoir. Les mêmes dispositions, à quelques légères modifications près, seront reproduites à l'étage. Les salles communiqueront avec la véranda par de larges portes-fenêtres tenant presque toute la hauteur de l'étage, opposées et fermées de persiennes et de portes vitrées. La véranda elle-même sera close de persiennes mobiles.

Comme nous l'avons dit au chapitre de l'habitation en général, les fondations et les murs qui s'y appuient seront absolument étanches. Pour empêcher les eaux du sous-sol, riches en bactéries, de monter par capillarité dans l'epaisseur des murailles et d'y entraîner des microbes pathogènes, il sera d'une bonne pratique d'interposer une lame de plomb, une couche d'asphalte ou de ciment de Portland entre le mur de fondation et la partie de maçonnerie qui émerge du sol. La brique ou argile cuite possède une propriété d'isolement sensiblement double de celle du calcaire (Trélat). Les calcaires tendres, poreux, sont néanmoins de bons matériaux de construction, car ils sont perméables à l'air et moins perméables a l'eau que le grès (Id.). Les murailles de briques gagneront à être creuses, reliées par intervalles par des briques unissantes. Ce sont les plus pratiques aux colonies.

Le rez-de-chaussée, surélevé de 3 m 20 au-dessus du sol, sera sur voûtes de fer et de briques ou de pisé de mâchefer, ou de moellons cimentés à la chaux hydraulique. Le vide compris entre le sol et la voûte ne servira d'entrepôt ni de quoi que ce soit et sera largement ventilé. Le sol du rez-de-chaussée et de la véranda sera recouvert de briques vernissées et les joints en seront faits au ciment. Si le pavillon n'a que le rez-de-chaussée, on lui donnera 7 mètres à 7 mètres 50 de hauteur d'étage, afin d'arriver à un minimum de 65 à 67 mètres cubes d'air (J. Rochard) par lit. S'il a un étage au-dessus, on pourra ne donner que 6 mètres à 6 mètres 50; mais il y aura lieu, dans ce cas, de diminuer le nombre des lits, ou de réserver ces pavillons pour les chambres isolées des malades payants ou des officiers, à un, deux ou quatre lits.

Les lits ne seront pas placés entre les fenêtres, comme d'ordinaire; mais les têtes en seront adossées au milieu de la salle, de façon à laisser deux couloirs entre les pieds et les murailles. Le malade aura ainsi plus de fraîcheur et entendra moins les bruits qui se feront sous la véranda et les ébranlements communiqués aux murailles. Ils seront de fer, à sommier métallique, à matelas et oreiller de crin végétal ou de varech, sans rideaux, mais munis de l'indispensable moustiquaire.

Les murs et les plafonds seront stuqués et peints à l'huile ; les angles, tant ceux du parquet que ceux du plafond, arrondis ; si l'on n'adopte pas l'ogive de Tollet, on évitera dans la construction toutes les saillies propres à retenir les poussières. La peinture sera de couleurs gaies, bleue, rose pâle ou vert d'eau clair. Il n'y aura dans la salle ni rideaux aux fenêtres, ni tapis d'aloès, ni nattes, ni descentes de lit. On éloignera tous les meubles inutiles ; et on évitera d'y faire sécher les linges mouillés de sueur.

Si le pavillon est surmonté d'un étage, l'escalier qui y conduira sera de pierre, autant que possible. Si la pierre est trop rare, il sera en fer et briques vernissées.

Du haut en bas le balai sera proscrit. La propreté d'un hôpital, vestibules et vérandas, parquets, escaliers, corridors, doit être faite au linge mouillé ; après quoi il faudra régulièrement les désinfecter en promenant le faubert imbibé de la solution de sublimé (1).

Enfin l'étage sera separé du toit par un grenier haut et bien ventilé, comme il a été dit ailleurs. La meilleure toiture est la couverture de briques sur

(1) Il n'est pas inutile de faire remarquer que la solution désinfectante doit être salie le moins possible. Le faubert ou la serpillière seront donc fréquemment lavés à grande eau avant d'être replongés dans la solution.

bardeaux, ou mieux sur planches de pin rabotées et unies au bouvet.

Les salles des malades ne doivent conserver à demeure ni les aliments, ni les boissons, ni les médicaments. On ne laissera pas séjourner les urines, ni les matières dans les vases, qui seront tous munis de leurs couvercles. Le docteur M. Mendelsohn (1) recommande en outre de ne pas faire de fumigations odorantes dans les pièces de malades : il n'y a pas lieu de masquer la corruption de l'air, il faut le renouveler. Les plantes vertes, si communes en pays tropical, sont indiquées à tous les points de vue dans les hôpitaux coloniaux : elles assainissent l'air et égaient la vue des malades.

Quant aux médecins et au personnel hospitalier, la formule bien établie, c'est qu'ils ne doivent *rien apporter* aux malades, et *rien emporter* de la salle, tandis que le malade doit ne *rien prendre* et *ne rien laisser;* l'hôpital enfin doit *tout recevoir* et ne *rien garder* (2).

A l'heure présente, c'est encore dans l'Inde anglaise que nous trouvons les systèmes d'hospitalisation les plus pratiques Que l'hôpital soit construit en fer et briques, à étages, comme à Madras et à Calcutta, ou en torchis a toiture de bois, les salles sont toujours très vastes, percées de larges baies se correspondant et entourées de larges vérandas. A Colombo, à Bénarès, à Darjiling, les pavillons sont édifiés à peu de frais, mais ils sont nombreux et séparés ; des galeries couvertes les unissent les uns

(1) M. Mendelsohn : *Le confortable des malades*, Berlin, 1892. analysé par J. Arnould.

(2) Voir M. Letulle, *Revue d'hygiène*, 1890, p. 246.

aux autres ; la propreté la plus méticuleuse règne partout. L'inévitable *punkah* se balance au milieu de chaque salle destinée aux Européens, agité de l'extérieur par un indigène, ou, comme à Madras, mû par la vapeur.

L'aération naturelle qui résulte de l'exposition des pavillons et des larges baies se correspondant dont ils sont percés, de la circulation de l'air dans les murailles à doubles parois, nous paraît préférable, n'étant pas convaincu des propriétés hygiéniques du punkah.

M. A Castaing (1) a fait connaître un dispositif simple et économique pour faciliter l'aération des chambres de casernes, les vitres perforées Trélat-Herscher n'ayant pas donné tous les résultats qu'on en attendait. L'idée est ingénieuse et sa mise en pratique a donné de bons résultats en pays tempérés. Elle pourrait être mise à profit pour l'hôpital colonial C'est un système de doubles vitres à ouvertures contrariées. La fenêtre est munie de deux feuillures ; l'extérieure maintient une vitre coupée trop courte de façon à ménager à sa partie inférieure un espace vide de 4 centimètres ; la feuillure intérieure sertit une seconde vitre dont le bord supérieur se termine aussi à 4 centimètres au-dessous de la barrette supérieure, ménageant un nouvel espace a l'aération. L'air frais et pur entre à la partie inférieure, circule entre les deux vitres séparées l'une de l'autre par un espace de 8 à 10 millimètres, et débouche dans la chambre par la partie supérieure de la vitre interne. Des expériences, faites avec un voile témoin flottant

(1) Ch. A Castaing : *Arch. de médecine et de pharmacie militaires*, février 1891

sur l'ouverture supérieure à l'intérieur, ont constamment démontré l'écoulement de l'air appelé de dehors en dedans. Cet écoulement est d'autant plus vif et abondant que la température de l'air de la chambre s'échauffe.

Pour faciliter le nettoyage, M. Dardignac (1) a proposé de monter sur châssis à coulisseaux la vitre intérieure.

La désinfection des parois des salles de malades et des habitations elles-mêmes a soulevé de vives polémiques, les uns tenant pour tel mode, pour telle solution, les autres pour tels autres. Le lait de chaux et le chlorure de chaux paraissent les moyens les plus pratiques et les plus économiques de désinfection.

M. Laveran (2) a fait des expériences comparatives sur la désinfection des murs par des pulvérisations antiseptiques et par des lavages au savon noir d'abord, puis avec une solution désinfectante. Il accorde la préférence au second mode, ses expériences lui ayant démontré que les microbes ne sont pas détruits par des pulvérisations faites à quatre centimètres des murailles. Outre que les pulvérisateurs sont rares aux colonies, il sera toujours plus facile de recourir à des lavages au savon noir suivis de lotions à l'éponge trempée dans la solution phéniquée forte à 5 0/0, ou de sublimé à 2 0/00. Toutefois les pulvérisations resteront le seul mode pratique pour les murailles garnies de papier, pour les tentures et les objets dont les nuances pourraient être attaquées.

(1) A. Dardignac : « Aération automatique, » in *Revue d'hygiène*, 1892, p. 204.
(2) Académie de médecine, 24 juillet 1894.

Pour les murailles ordinaires, le lait de chaux, recommandé par M. Vallin, avec la précaution de ne pas gratter au préalable l'ancien badigeon, donne d'excellents résultats.

M. Lapasset (1) a étudié la désinfection pratique des murailles au moyen du badigeonnage à la chaux. Il propose de supprimer la gélatine que l'on ajoute généralement au lait de chaux, comme coûteuse et dangereuse, puisqu'elle est un milieu favorable à la pullulation des germes. Un simple lait de chaux obtenu par la dissolution de 2 kilog. de chaux fraîchement éteinte dans 5 litres d'eau froide suffit. Il est inutile et dangereux de gratter l'ancien badigeon. La désinfection préalable des murailles blanchies n'est obtenue qu'à l'aide d'une solution de sublimé d'au moins 5/1000. Dans la plupart des cas, le badigeonnage d'emblée est suffisant.

MM. Chamberland et Fernbach (2) ont appelé l'attention à nouveau sur les propriétés bactéricides de la solution de chlorure de chaux et l'ont proposée pour la désinfection des appartements. Ils recommandent de n'opérer qu'à chaud avec des solutions portées à 50° centigrades au minimum. Diluée au dixième, une solution mère de chlorure de chaux du commerce de 100 gr. pour 1200 grammes d'eau détruit très rapidement, en quelques minutes, le résistant *bacillus subtilis*, les spores du charbon et le bacille d'Eberth-Gaffky. Chose curieuse et inexpliquée, plus concentrée, la solution de chlorure de chaux a une moindre puissance bactéricide. D'un

(1) Lapasset : « La désinfection des murailles, » *Revue d'hygiène*, 1892, p. 481.
(2) *Revue scientifique*, 1893, p. 559.

autre côté, la dépense est minime et inférieure à celle nécessitée par l'emploi du sublimé, pourtant modique; pour cinq centimes on obtient dix litres de la solution.

Pour ce qui est des crachoirs, ils seront de deux grandeurs sur le même modèle : ordinaires, ils serviront a recueillir les expectorations vulgaires, bronchitiques ou tuberculeuses ; de grande taille pour les salles, les vérandas et aussi pour recevoir les vomissements, si fréquents dans la pathologie exotique. Il importe surtout que les vomissements cholériques ou amarils soient recueillis dans des crachoirs soigneusement désinfectés après chaque souillure.

Chaque tuberculeux doit avoir son crachoir portatif.

Le crachoir en porcelaine ou en métal est fait sur le modèle de deux cônes presque adossés par les sommets tronques, le cône supérieur étant mobile. Il est peut-êtré inutile de les garnir d'un liquide désinfectant quelconque ; ils se sont tous montrés infidèles et impuissants à détruire les bacilles ; seule la solution de sublimé à 1 p. 100 a donné des résultats; mais elle est trop toxique pour être habituellement confiée à des infirmiers. En aucun cas les crachoirs ne doivent être garnis des matières pulvérulentes.

Pour la désinfection des crachoirs, le moyen le plus simple et qui pourra toujours être employé a défaut d'autre plus perfectionné, c'est de faire bouillir un quart d'heure les crachoirs, contenant et contenu, dans de l'eau additionnée de carbonate de soude dans la proportion de 10 à 15 grammes par litre. Le point d'ébullition est ainsi porté à 103°

au minimum et les crachoirs sont lessivés en même temps que désinfectés. On les rince ensuite à l'eau froide et on les essuie.

Dans les zones tempérées d'Europe et d'Amérique, les grands hôpitaux disposent de générateurs de vapeur et la désinfection des crachoirs s'y opère au moyen de l'eau portée rapidement à l'ébullition par l'ouverture du robinet de vapeur (1). Les crachoirs sont rincés sous le jet de vapeur, puis a l'eau froide, essuyés et brossés. (Grancher.)

Une loi qui ne souffre guère d'exception veut que plus on descend vers le pays du soleil, moins les populations sont soucieuses de propreté. Depuis les habitudes norwégiennes, flamandes et anglaises jusqu'aux sordidités des nègres, on pourrait descendre une échelle dont les habitants du midi de la France, les Espagnols, les Italiens, les Arabes, marqueraient les degrés. C'est pourquoi l'antisepsie sera toujours plus facile à obtenir en pays tropical que l'asepsie.

Dans la partie centrale du ou d'un des pavillons de chirurgie sera établie la salle d'opérations avec les minuties d'asepsie que comporte la pratique moderne et les appareils nécessités par l'antisepsie. Il ne pourrait sans inconvénients former un appendice extérieur au pavillon ; il ne serait pas assez abrité de la chaleur et des intempéries. Il sera nécessaire de l'éclairer par de larges baies prenant jour dans le dôme. Mêmes soins pour le parquet cimenté et les parois, qui seront stuquées, peintes a l'huile de couleur claire et sans arêtes. Nous ne

(1) Voir in *Revue d'hygiène*, 1892, p. 34, L. Bard. Prophylaxie de la tuberculose.

ferons que rappeler les objets nécessaires : lavabos, robinets d'eau froide, robinets d'eau chaude, autoclave pour la stérilisation des instruments et des objets de pansement, solutions antiseptiques avec leurs tubes et leurs canules, les armoires en cristal pour les instruments, la table d'opération facile à aseptiser, etc.

Un même pavillon pourra abriter la cuisine et la buanderie, séparées par un large vestibule. La cuisine sera vaste, aérée et sous la surveillance d'un cuisinier chef blanc, seul capable de s'opposer aux déplorables habitudes des cuisiniers indigènes, toujours malpropres, souvent malsaines (1). A côté de la cuisine et loin des fours, deux petites pièces servant d'office pour la conservation des viandes et des légumes, et de souillarde pour le lavage de la vaisselle à l'eau bouillante, chose que l'on ne saurait trop surveiller. La glacière pourra n'être pas éloignée de la cuisine ni du laboratoire.

La buanderie sera pourvue de machines à laver telles que les produit l'industrie moderne, car il ne faut pas compter sur l'asepsie des indigènes. Elle renfermera aussi pour les linges et les objets de literie susceptibles d'être contaminés au moins une cuve à trempage. L'étage supérieur et les vérandas serviront de séchoirs, de lieu de repassage et de lingerie.

(1) La cuisine à la vapeur avec générateur extérieur aurait le double avantage d'être moins pénible pour les cuisiniers et d'offrir plus de garanties d'asepsie ; mais on se lasse vite des viandes cuites à l'étuvée, et le dégoût naturel pour les viandes s'en trouve augmenté. Les estomacs anglais s'accommodent de ces préparations ; les estomacs français ont un faible pour les viandes grillées et les viandes rôties.

Le pavillon des entrées aura deux salles, faciles a désinfecter, l'une destinée aux entrants atteints de maladies contagieuses.

Un même pavillon à deux ailes, séparées par un vestiaire à compartiments, abritera les bains, les douches, la piscine, bains à eau chaude, à eau froide, bains médicamenteux, bains pour maladies contagieuses de la peau. Dans l'autre aile seront les appareils à désinfection étuve fixe Geneste et Herscher ou similaire, pulvérisateurs, solutions antiseptiques, provisions de drogues, etc.

La chapelle sera aussi construite sur les mêmes principes et facile à désinfecter. — Une glacière est de nécessité absolue.

Le pavillon des morts sera de même à deux ailes, l'une contenant la salle des morts. l'autre la salle d'autopsie et le laboratoires d'anatomie pathologique. Un pavillon pour le laboratoire de microbiologie est indispensable. Au centre pourraient se trouver les archives des observations, le musée des pièces pathologiques et des préparations, etc., la bibliothèque des ouvrages médicaux ou des sciences accessoires écrits sur la colonie.

Quant aux pavillons des maladies contagieuses, qu'il sera utile de prevoir nombreux, l'idée la plus récente proposée par Boettger, acceptée par la Société des architectes de Berlin, et qui nous paraît aussi la plus judicieuse au point particulier qui nous occupe, c'est d'édifier un certain nombre de plateformes monolithes en béton, de grandeur suffisante pour y établir rapidement des baraquements en bois, que l'on brûlera après chaque épidémie, ou après un certain temps de service. Dans presque toutes les colonies, ces baraques provisoires pourront s'élever à peu de frais. Toutefois, pour les maladies typhiques, les diarrhées et les dysenteries si fréquentes dans la pathologie exotique, il sera bon d'avoir un pavillon permanent edifié sur le modèle commun et un pavillon de rechange. La propreté devra y être plus minutieuse encore et les désinfections plus fréquentes que dans les autres pavillons.

Le ou les pavillons des contagieux n'auront que le rez-de-chaussée surélevé. Ils se composeront de deux chambres de chaque côté, de deux à quatre lits au maximum. Chaque chambre s'ouvrira directement sur la véranda et pourra être isolée de la chambre voisine et de la partie de la véranda correspondante

Mais la question urgente dans l'hôpital, plus que partout ailleurs, c'est l'évacuation des matières fécales. Dans nos pavillons modernes, surtout dans les hôpitaux installés pour le tout a l'égout, l'hygiéniste a beau jeu pour appliquer les principes qui exigent le prompt éloignement des matières usées, sans stagnation possible, et la propreté la plus absolue des locaux. L'industrie est en possession actuellement d'appareils simples, méticuleusement propres et de tous points conformes à ce programme. C'est pourquoi le pavillon comprend un cabinet d'aisances attenant aux salles, muni de water-closets à siphon et réservoirs de chasse, d'urinoirs, de vidoirs et de lavabos, le tout siphoné. On en trouverait tous les détails dans Richard et l'*Encyclopédie d'hygiène* (1).

En l'état actuel et probablement longtemps encore,

(1) E. Richard : « Précis d'Hygiene appliquee. » — Napias et A. J Martin : « Hôpitaux et hospices, » in *Encyclopédie d'hygiene*, t. V, p. 442 et suivantes.

il faudra se contenter à moins. C'est pourquoi nous avons conseillé de ne laisser dans le pavillon qu'un privé d'urgence, utilisable seulement pendant la nuit, pour éviter au malade convalescent d'avoir à s'exposer à la fraîcheur. Ce privé contiendrait un urinoir et deux chaises percées, plus nombreuses dans les salles de dysentériques. Ces chaises, de même que celles de la salle pour les malades plus graves, seront immédiatement vidées et désinfectées au lait de chaux. Le siège sera savonné et lavé ensuite à la solution de sublimé a 2 p. 1000 Les faits de contagion de la dysenterie et de la fièvre typhoïde par les sièges ne sont pas rares. Pour plus de sûreté, les dysentériques et les typhiques devront avoir des chaises et des bassins exclusivement réservés à leur usage. Si les chaises sont munies d'un couvercle, il faudra aussi, chaque fois, le desinfecter soigneusement. L'urinoir sera facilement tenu propre et inodore ; le conduit siphoné aboutira à l'égout. La separation des urinoirs d'avec les cabinets est une des choses les plus importantes, dans l'installation des privés pour hôpitaux et casernes ; car leur réunion est la cause la plus sérieuse des odeurs nauséabondes et persistantes qui s'y produisent.

Il sera donc nécessaire de construire des édicules isolés, à raison d'un par deux pavillons de malades, où l'on installera le closet a tinettes mobiles, tel que nous l'avons décrit en parlant des habitations privées, ou le closet à terre sèche, sans trémie, cette installation compliquant le mécanisme et exigeant des soins en dehors des habitudes de la majorité des hospitalisés.

Il importera, dans ces conditions, que chaque privé

ait son vidangeur à poste fixe, chargé de vider les tinettes plusieurs fois dans la journée, de les désinfecter, de les remplacer, et d'empêcher la souillure des parois de la loge cimentée qui les contient (1).

Eclairage. — Il est incontestable que l'électricité est l'éclairage idéal des pays chauds et de l'hôpital colonial en particulier. M. Gariel a établi que l'éclairage électrique n'avait aucun inconvénient pour l'œil ; qu'il était supérieur à tous les autres connus jusqu'à présent, au point de vue de la composition de l'air qu'il modifie extrêmement peu, ou pas, et au point de vue du dégagement de la chaleur qui est très faible (2). Quel laps s'écoulera-t-il avant qu'il soit largement employé dans nos colonies ? M. Simon (3) nous apprend cependant que la petite ville d'Haiphong (Tonkin) s'est éclairée

(1) Dans un travail couronné par l'Académie de médecine. M. H. Vincent a recherché le meilleur des désinfectants des matières fécales, et il s'est assuré que c'est le sulfate de cuivre, surtout si l'on a soin de renforcer son activité à l'aide d'une quantité d'acide sulfurique égale à 10 % des matières fécales. Dans ces conditions, les résultats sont les suivants :

1° Pour les selles normales, putréfiées ou non, mélangées à de l'urine et à la température de 16° en moyenne, la désinfection est obtenue en 24 heures, à la dose de 6 grammes de sulfate de cuivre par décimètre cube ;

2° Pour la désinfection des selles typhoïdiques, 5 grammes par décimètre cube suffisent ;

3° Le bacille du choléra est détruit avec 3 gr. 50 seulement par décimètre cube

Dans ces deux derniers cas, la désinfection est obtenue en douze heures de contact avec l'antiseptique (Académie des sciences, séance du 3 décembre 1894, in *Semaine médicale*, 1894, page 558.)

Les solutions désinfectantes aux sels de cuivre ne doivent pas être employées dans des vases métalliques.

(2) *Revue d'hygiène*, 1892, p. 109.

(3) Ch. Simon : « L'Hygiène publique à Haiphong, » in *Arch. de méd. navale*, août 1894.

à l'électricité. A Honolulu (Hawaï) aussi l'éclairage est électrique ; il est vrai qu'en retour la voirie et les systèmes de vidanges sont déplorables (1). — La bougie n'éclaire pas ; le pétrole, généralement employé, chauffe d'une façon intolérable et sa lumière ne résiste pas aux courants d'air. L'un et l'autre attirent l'impitoyable gent des moustiques. Quant aux huiles végétales, vu les mauvais appareils dans lesquels on les brûle, et aussi leur qualité inférieure, leur épuration imparfaite, elles ont en plus l'inconvénient de dégager une odeur désagréable.

Personnel. — Partout en France et en Europe se multiplient les écoles d'infirmiers et de garde-malades. Les exigences de la thérapeutique moderne ne sont pas moindres que celles de l'hygiène. Il n'y a pas si longtemps que le médecin lui-même ne se croyait pas obligé d'être aseptique ; c'est à peine s'il se croyait tenu à la proprete. Aujourd'hui il n'est pas d'hygiène et de thérapeutique possibles sans un personnel aseptique et rompu aux pratiques de la désinfection. Ce ne sera peut-être pas une des moindres difficultés du médecin exerçant entre les tropiques que de former un personnel indigène.

Les services de l'Etat, qui presque partout aujourd'hui se confondent avec les services civils, ont pour les hôpitaux militaires un corps d'infirmiers ayant subi des épreuves probatoires. Il leur est facile, avec un excellent cadre, de tirer parti du personnel indigène. Toutefois, à côté de la brute nègre du Sénégal ou canaque néo-calédonienne, on trouve parmi la population de couleur de nos Antilles, et

(1) Beaumanoir : « Contribution à la géographie médicale, » in *Arch. de méd. navale*, t. LIV.

surtout chez nos petits Annamites, des intelligences déliées, très aptes à être formées aux prescriptions minutieuses de l'hygiène moderne. M. Ségard (1) nous a dit ce qu'il a vu dans un pays voisin et à quel point les Japonais ont poussé l'instruction professionnelle de leurs infirmiers et infirmières.

S'il fallait donner un rang aux divers peuples selon la façon intelligente dont ils dressent le personnel hospitalier subalterne, le premier sans conteste appartiendrait à la race anglo-saxonne. Rien n'égale l'instruction professionnelle des *nurses* anglaises, rien si ce n'est celle des infirmières du Massachusetts. A titre de renseignement et aussi de plan à suivre, nous donnons ici le programme des matières de l'examen de l'école d'instruction pour les infirmières de Boston, qui nous a paru particulièrement intelligent des besoins hospitaliers.

Ecole d'instruction pour les infirmières de Boston

HOPITAL GÉNÉRAL DU MASSACHUSETTS

LISTE DES MATIÈRES DE L'EXAMEN

1er *Examen.*

Préparer un lit. — Changer de lit et habiller un malade. — Reposer et soulever un patient qui ne s'aide point. — Cause, moyens d'éviter et de traiter les plaies de position. — Choix d'une chambre de malade, conditions sanitaires et de température. — Methodes pour prendre le pouls. — Moyens de prendre la respiration et la température. — Moyens de mesurer les médicaments. — Observation des malades en traitement.

(1) Ségard : « Contribution a la géographie médicale », *Arch. de méd. navale*, avril 1891.

2e *Examen.*

Régimes. — Bains. — Lavements et alimentation par le rectum. — Usage de la sonde et son action dans la production de la cystite. — Douches. — Cataplasmes. — Fomentations. — Application du froid et du chaud. — Contre irritants. — Vésicatoires. — Liniments. — Désinfectants — Deodorisateurs. — Antiseptiques. — Ventilation — Circulation du sang. — Opium. — Injections sous-cutanées.

3e *Examen.*

Fractures. — Bandages chirurgicaux. — Plaies et pansements des plaies. — Traitement antiseptique. — Preparation du patient pour une operation. — Administration des anesthésiques. — Soins a donner au patient a son reveil — Nettoiement des éponges et préparation des aiguilles, des sutures, etc — Usage et effets des stimulants. — Nausées et leur traitement — Alimentation des malades faibles ou inconscients. — Poisons habituels, symptômes et traitement — Acide carbonique. — Acides energiques. Ammoniaque — Arsenic. — Sublimé — Phosphore. — Aconit. — Chloral. — Atropine. — Strychnine. — Opium.

4e *Examen.*

Os. — Position et fonction des organes. — Pouls. — Respiration. — Température. — Observation des symptômes et traitement des maladies aigues. — Observation des symptômes et traitement des maladies chroniques — Soins à donner aux mourants. — Soins aux morts — Autopsie. — Responsabilité des infirmières envers la famille. — Maladies chirurgicales — Hémorragie. — Shock. — Collapsus. — Doses et moyens d'administrer les médicaments. — Emploi des opiacés et des calmants. — Massage. — Traitement par le repos.

5e *Examen.*

Aliments. — Digestion et absorption. — Cuisine. — Maladies contagieuses — Isolement. — Soins obstétriques — Soins de la peau — Soins des yeux. — Soins des oreilles. — Positions obstétricales. — Lumière, etc. — Préparation des cas operatoires : trachéotomie. — Laparotomie. — Cas d'urgence (1).

Ce questionnaire qui, on l'entend bien, ne demande que des réponses pratiques, nous a paru bien su-

(1) Levasseur : « Infirmières aux Etats-Unis, » in *Revue d'hygiène,* 1893, p. 1041.

périeur aux programmes mélangés de plus de connaissances anatomiques, physiologiques et thérapeutiques des écoles similaires allemandes et françaises.

Dispensaires. — Une institution très répandue en Angleterre et en Amérique, qui commence à être appréciée en France à sa juste valeur, et que nous croyons appelée à rendre de grands services dans le milieu intertropical, c'est celle des dispensaires. C'est à la fois une institution d'assistance et d'hygiène publique. Elle permet l'assistance à domicile ; elle est économique et elle multiplie les moyens d'informations des maladies infectieuses. Les autorités locales peuvent prendre partout cette initiative, aussi bien dans les villes que dans les petits centres de colonisation. En Cochinchine, en Annam, au Tonkin, l'indigène apprendrait bien vite le chemin du dispensaire et viendrait demander un conseil gratuit au médecin européen, de préférence au guérisseur indigène, quand il constaterait qu'une foule de petits maux, internes ou externes, fièvres ou plaies, sont rapidement guéris par les remèdes du Dispensaire. Par là encore le médecin continuerait son action civilisatrice.

CHAPITRE VIII

LES CIMETIÈRES.

La question des inhumations est une des plus importantes en hygiène publique intertropicale. Car il faut réformer les habitudes des indigènes et formuler des règles appropriées au sol et au climat.

On sait l'incurie de toutes ces populations primitives et les idées superstitieuses qui font des cérémonies funèbres des pratiques des plus malsaines. Les Indous abandonnent leurs morts au courant du fleuve sacré. Au Tonkin, en Annam, le culte des morts fait que le cadavre est longtemps conservé dans la demeure, quelquefois un mois ; puis chacun enterre les siens comme il lui convient. Les pauvres se contentent d'un simple trou en terre, peu profond et le plus souvent visité par la crue du fleuve voisin. Le danger de ces pratiques, en pays de choléra, n'a pas besoin d'être affirmé.

Chez les Mandingues du Sénégal, au contraire, le mort est enterré aussitôt après son décès ; mais la fosse, en terrain le plus souvent siliceux, est peu profonde. Toutefois le fossoyeur a soin de passer à la flamme le fer de sa pioche, pour le purifier des germes de la maladie du défunt.

Le mode d'inhumation est partout le même chez les populations musulmanes ; il est favorable, en somme, à la prompte destruction des cadavres. La fosse est peu profonde ; le cadavre est inhumé simplement enveloppé de son linceul et on laisse au-dessus de lui une couche d'air plus ou moins épaisse, de un à deux décimètres.

Notre législation prescrit un éloignement de 35 à 40 mètres de toute habitation. En pays tropical, on éloignera le cimetière à 100 mètres au moins sous le vent de l'agglomération urbaine et à 400 à 500 mètres du fleuve ou de la rivière, sur les rives de laquelle la ville serait bâtie.

Le choix du lieu comprend l'examen du sol et celui du sous-sol. Le rapprochement de la couche argileuse de la surface du sol est une des pires conditions pour l'établissement d'un cimetière et une de celles qui se rencontrent le plus fréquemment en pays palustre. Il est classique que l'humidité du sous-sol retarde le travail des bactéries du sol et l'oxydation des matières en putréfaction ; il se forme ce qu'on a appelé le *gras de cadavre.* La transformation en humus par la nitrification des matières azotées est le résultat que l'hygiène doit chercher à obtenir le plus promptement possible.

Toutes les conditions qui assureront la perméabilité, la porosité et l'asséchement du sol et du sous-sol des terrains destinés aux inhumations, favoriseront par le fait même le résultat cherché. C'est pourquoi le drainage s'imposera toutes les fois que la nappe souterraine aura tendance à la stagnation. MM. Brouardel et du Mesnil (1) ont fait aussi remarquer que toute substance, sciure de bois, aromates, poussière de charbon, feuilles de caoutchouc, de carton bitume, etc., doublant la bière, retarde la destruction du cadavre. La bière en voliges de

(1) Brouardel et du Mesnil : *Annales d'hygiène et de médecine légale,* juillet 1892.

sapin suffirait, si elle était suffisamment étanche.

Les meilleurs terrains, les plus propres à la prompte consommation des cadavres, sont les terrains calcaires, les terrains ferrugineux et les terrains siliceux. On rencontre les deux derniers fréquemment entre les tropiques.

L'indication spéciale, qu'il faut avoir présente à l'esprit, c'est celle qui se tire des grandes pluies et des crues des fleuves intertropicaux. S'il n'est pas toujours possible, comme on l'indique généralement, d'établir les cimetières sur des collines ou des ondulations de terrain, il faut du moins veiller à ce que le sous-sol d'inhumation soit au-dessus du niveau le plus élevé de la nappe souterraine en temps de crue. Des drains si le sol est plan, des fossés s'il est en pente, faciliteront l'écoulement des eaux météoriques de l'hivernage.

En France, la profondeur légale des fosses varie entre 1 m. 50 et 2 mètres. Cette dernière profondeur, qui dans nos pays tempérés représente la limite de l'action des bactéries nitrifiantes, pourrait être la règle dans les pays chauds, en sol siliceux, car la double action combinée de la perméabilité de ce sol et de la chaleur active la décomposition du cadavre, et les émanations pourraient se faire sentir avec des inhumations superficielles en pays sablonneux.

Bien que le grand danger des cimetières réside dans la souillure du sol, on a coutume de les complanter d'arbres qui agissent à la fois par leurs racines sur l'excès d'humidité du sol, peut-être aussi sur les produits de décomposition, et par leur feuillage sur l'atmosphère ambiante. Il importe que cette végétation ne soit pas touffue, comme elle aurait tendance à le devenir promptement dans ces climats, et qu'elle permette l'action de la lumière solaire sur l'air tellurique.

Que faire dans une épidémie meurtrière de choléra ou de fièvre jaune ? N'y a-t-il pas là une indication bien nette à la crémation ? Il ne saurait être question ici des prescriptions religieuses. Il est probable cependant que devant une indication formelle de l'hygiène publique, l'Eglise catholique saurait faire taire ses scrupules et qu'elle ne verrait aucun inconvénient à ce que la loi *in pulverem reverteris* s'accomplît de la façon la plus utile aux vivants. Mais cette indication formelle n'existe pas en réalité. Les expériences ont prouvé que le rôle épurateur du sol était suffisant. S'il est vrai que nombre de germes pathogènes se conservent longtemps dans le sol à une certaine profondeur, il est non moins avéré qu'ils ne peuvent infecter l'air (Miquel, Collin), non moins certain qu'ils ne peuvent souiller la nappe souterraine, si elle est assez profonde et ne s'élève pas dans ses ascensions jusqu'au niveau inférieur des fosses. Dans ces conditions, la crémation ne peut s'imposer comme une nécessité hygiénique. Une dernière raison qui a bien sa valeur dans l'espèce, c'est qu'elle est horriblement coûteuse et que les colonies sont pauvres.

En temps d'épidémie, choléra ou fièvre jaune, on n'aura donc que la ressource de mettre deux ou trois cadavres dans la même fosse, en ayant soin de les recouvrir de chaux pulvérulente pour hâter la consommation des chairs et absorber les gaz putrides.

Dans sa session de 1893, le Congrès de la tuberculose, considérant que l'inhumation des tuberculeux, telle qu'elle est pratiquée, peut présenter des dangers provenant de l'infection de la terre par les bacilles des cadavres (1), a émis le vœu que ces cadavres fussent désinfectés avant l'inhumation.

En résumé, si, au seul point de vue de l'hygiène, la crémation est un procédé rationnel et radical de désinfection, qui semble, *a priori*, particulièrement indiqué dans toutes les maladies infectieuses, les faits, etudiés sans parti pris, ne permettent pas d'affirmer qu'elle s'impose comme une des lois de l'hygiène publique. Comme, d'un autre côté, elle ne paraît pas près d'entrer dans les mœurs des peuples de l'Europe, et M. Rochard en a donné d'excellentes raisons (2), auxquelles nous renvoyons, on ne saurait sans une absolue nécessité l'imposer aux populations. A Paris même, dans les cinq premières années, on n'a incinéré sur la demande des familles que 564 cadavres.

Les mêmes raisons de sentiment s'opposent à la propagation de la crémation dans nos colonies trópicales, où il suffira d'apporter plus de soins aux inhumations, en tenant compte des notions nouvelles (3).

(1) Lortet et Despeignes : « Les vers de terre et le bacille de la tuberculose, » *Lyon médical*, 31 janv. 1892.

(2) J. Rochard : *Questions d'hygiène sociale*, Paris, 1890, Hachette.

(3) La pratique de l'incinération est d'un usage fréquent en extrême Orient, Inde, Thibet et Siam ; mais c'est plus dans l'intention d'honorer un mort illustre que dans une pensée hygiénique.

CHAPITRE IX

DÉSINFECTION PUBLIQUE.

La nouvelle loi sur l'exercice de la médecine et la déclaration des maladies épidémiques entraîne avec elle la création, dans chaque centre colonial, d'un bureau d'hygiène et d'un service public de désinfection. Il est d'un bon exemple que l'Etat prenne l'initiative, comme il l'a prise en Cochinchine ; mais c'est aux municipalités, aux autorités civiles qu'il incombe de multiplier les Instituts qui réuniront à la fois les services de la vaccine et des vaccinations nouvelles, de la désinfection publique, les laboratoires municipaux pour l'analyse des substances alimentaires et le laboratoire bactériologique. Ces créations sont la sanction obligée de la loi du 30 novembre 1892 ; sans elles, elle restera lettre morte dans nos colonies tropicales, et nulle part cependant elle ne demande une plus rigoureuse application : la fièvre typhoïde, la fièvre jaune chez l'Européen ; la variole et le choléra chez l'indigène ; la dysenterie chez tous, sont de tous les jours, sans compter la tuberculose, si fréquente et que les médecins, en général, regrettent de ne pas voir figurer sur la liste des maladies contagieuses.

Les procédés primitifs des blanchisseuses antilliennes, des blanchisseurs sénégalais et indo-chinois, peuvent moins que tous autres s'opposer à la propagation possible des maladies contagieuses par des linges insuffisamment desinfectés, ou par la contamination des cours d'eau.

Au point de vue pratique, la désinfection est une chose beaucoup plus simple qu'on serait porté à l'imaginer. Les appareils Geneste, Herscher et Cie, étuves fixe et mobile et pulvérisateur, ont bien simplifié les manœuvres. On les rencontre maintenant un peu partout en France et dans les colonies, l'Etat n'ayant pas été des derniers à en pourvoir ses hôpitaux.

Trop souvent, en Europe et ailleurs, les établissements de désinfection publique ne sont que des trompe-l'œil : les machines sont rudimentaires, les pratiques défectueuses et les agents rien moins qu'aseptiques. Il importe de s'assurer que les appareils à désinfection remplissent bien les conditions voulues ; qu'ils gardent la temperature et qu'elle n'y varie pas dans toutes les parties de l'appareil, ou qu'elle n'y varie que d'un degré centigrade à peine. Il faut aussi que les étoffes y soient désinfectées sans être brûlées et que leur degré de résistance ne soit pas amoindri, ce dont on peut s'assurer par des tractions dynamométriques avant et après ; que les couleurs soient intactes. C'est pourquoi, sur la proposition de M. A.-J. Martin, le huitième congrès international d'hygiène, tenu à Buda-Pesth en septembre 1894, a émis, à l'unanimité, le vœu qu'il y a lieu, pour le gouvernement et les municipalités, de réglementer la pratique de la désinfection publique, quant au choix du procédé de désinfection, aux moyens d'application de ce procédé, à l'instruction du personnel chargé de l'appliquer.

Nous allons tracer les lignes du programme à remplir et nous examinerons successivement : 1° la station centrale de désinfection ; 2° la désinfection à domicile.

A) **Pavillon de la désinfection.** — Le rez-de-chaussee devant permettre l'accès des voitures ou au moins celui des voitures à bras, il ne pourra être que très légèrement surélevé, et l'on y accédera par un plan incliné. Mais le béton des fondations n'en devra être que plus soigneusement établi et le sous-sol sera d'une étanchéité parfaite. Le sol sera dallé ou mieux cimenté.

Cet établissement peut ne pas faire double emploi avec le pavillon de désinfection qui dessert l'hôpital. Il suffit que le ou les pavillons qui le composent aient leurs entrées spéciales, les unes desservant l'hôpital, les autres desservant l'extérieur. Ces entrées et ces sorties doivent être doubles, c'est-à-dire que les effets infectés doivent entrer dans une partie du bâtiment sans autre communication que la salle d'étuve avec celle du côté désinfecté. Si le service est important, il y aura un double service de voitures attelées : celles transportant les objets à la désinfection ; celles rapportant les objets désinfectés, sans que jamais elles puissent être employées l'une pour l'autre et ayant chacune leur personnel. Mais ces voitures peuvent être simplement des coffres montés sur roues, traînées à bras ; le coffre aura à l'intérieur la forme d'un cylindre ou d'un ovoide, sera hermétiquement clos et ses parois, en zinc galvanisé, seront faciles à désinfecter.

L'organe essentiel du service, c'est l'étuve fixe. Selon son importance, le service en contiendra une ou plusieurs. Le prix de l'étuve fixe Geneste-Herscher est de 4,600 fr. La désinfection s'y obtient au moyen de la vapeur sous pression à la température de 115°. L'installation peut être complétée par des chaudières, des becs de rinçage et des séchoirs pour les linges qui auraient été souillés de déjections typhiques, dysenteriques, cholériques ou amariles.

B) **Appareils de désinfection à domicile.** — Dans la même enceinte, mais dans un ou des pavillons séparés, peuvent se trouver les services de la désinfection à domicile. Les mêmes principes présideront à l'installation : entrée pour les agents ayant subi le contact d'objets contaminés, différente de la sortie qui les met en relation avec l'extérieur, après que leurs effets ont passé à l'étuve et qu'eux-mêmes ont été l'objet d'ablutions antiseptiques. L'étuve mobile Geneste-Herscher et Cie coûte 6,700 fr. Elle est montée sur chariot traîné par deux bêtes de somme, chevaux ou mulets, ânes ou bœufs au besoin. Une étuve mobile peut rayonner sur tout un district.

Le pulvérisateur est un appareil simple, se composant, au résumé, d'une pompe et d'un tube flexible assez long, en caoutchouc, qui permet de diriger l'embout pulvérisant sur toutes les surfaces à désinfecter. Le pulvérisateur Geneste-Herscher contient 12 litres ; on emploie généralement la solution de sublimé à 1 pour 2000. A ce degré de concentration elle est assez efficace (1), ne détériore aucun objet ; seuls les objets vernis, si on la laisse trop longtemps en contact avec eux, se marbrent de petites taches

(1) Les expériences de MM. Laveran et Vaillard ont montré que souvent la solution de sublimé à 1 p. 1000 est infidèle. Pour donner toute son activité à la solution de sublimé, il faut :
1° Qu'elle soit à 2 et 4 p. 1000 ;
2° Qu'elle soit acidulée par l'acide chlorhydrique ou l'acide tartrique ;
3° Qu'elle soit fraîchement préparée ;
4° Que l'eau de la solution soit aussi pure que possible.

blanchâtres ; mais il est facile d'éviter cet inconvénient en essuyant ces objets peu après l'opération. On opère de même pour les bronzes, les dorures et les meubles de prix

Il est nécessaire d'avoir un personnel intelligent pour la desinfection. Les médecins seront obliges de former eux-mêmes leurs agents. Le cadre sera, autant que possible, européen ; mais il sera necessaire de prendre les agents ordinaires parmi les indigènes ou les gens de couleur. Toutefois les blancs seront de préférence employés à la désinfection des cholériques, tandis que l'immunité des noirs et des mulâtres pour la fièvre jaune en fait des agents tout indiqués pour la désinfection dans ces cas. Bien convaincre le personnel de la nécessité d'accomplir exactement et minutieusement toutes les pratiques indiquées ne sera pas toujours une petite affaire.

Le choix du personnel est de la plus grande importance. L'agent de désinfection doit être, au point de vue physique, d'un tempérament sec et nerveux ; au point de vue moral, honnête et dévoué : au point de vue intellectuel, prompt à comprendre, adroit et d'une docilité scrupuleuse aux enseignements de l'hygiéniste Car ces hommes ne peuvent être surveillés de près, quand ils opèrent à domicile, et la seule garantie réside dans leur probité et leur instruction professionnelle.

C) **Pratiques de la désinfection.** — Immédiatement après le décès du malade ou après son transport à l'hôpital, l'étuve mobile se rend au domicile indiqué Le minimum du personnel est de cinq personnes : un cocher, deux ouvriers pour le travail de l'étuve, deux pour le pulvérisateur. Ils sont vêtus d'une longue blouse flottante de toile et d'un large pantalon de même étoffe, qu'ils revêtent pour l'occasion et qui seront désinfectés à la station, au retour. Ils sont pourvus de grandes toiles, de trois à quatre mètres carrés, destinées à contenir la literie, matelas, traversins, oreillers, le linge des armoires, les vêtements et généralement tous les objets de toile, de coton, de soie, de laine qui peuvent supporter la chaleur de l'étuve sans se détériorer. Ils en font des ballots qu'ils nouent dans les toiles et portent dans l'étuve au nombre de deux à trois par fournée. La désinfection sous pression dure environ un quart d'heure par fournée.

La pulvérisation sera pratiquée sur le parquet, les murailles, le plafond, les meubles, et tous les objets, de quelque nature qu'ils soient. A Berlin, pour épargner aux livres, aux tableaux, aux objets d'art les chances de détérioration par le sublimé, on se contente de les essuyer avec de la mie de pain que l'on jette au feu ensuite. Les lits de paille ou de varech seront brûlés. Les murs blanchis à la chaux seront reblanchis au lait de chaux à 20 0/0. Il est parfaitement inutile de gratter auparavant la couche suspecte ; bien plus, ce grattage peut être nuisible (Vallin).

Les divers locaux seront ainsi successivement désinfectés : les éviers, au moyen de l'eau bouillante et de la solution au sublimé (1) ; les cabinets,

(1) On a donné le nom de chlorol-Marye à un mélange de sublimé et de sulfate de cuivre, employé en France par un certain nombre de bureaux d'hygiène, et qui occasionnerait un vomissement immédiat et salutaire en cas d'absorption par erreur. Le litre de chlorol Marye concentré contient 100 gr. de sublimé. Chaque récipient est accompagné d'un godet en ébonite contenant deux grammes et demi. Quatre godets dans un litre d'eau donnent l'analogue de la

loge des tinettes, au sublimé ; les tinettes, au lait de chaux, comme nous l avons indiqué ailleurs.

Mais, durant la maladie, il importe aussi de conseiller à la famille, à l'entourage, aux garde-malades, certaines précautions que le Dr Briquet (*loc. cit*) a résumées dans les prescriptions suivantes :

« 1° Isoler le malade en éloignant autant que faire se peut les autres enfants ou adolescents susceptibles d'être contagionnés, et ne pas changer le malade de chambre, pour ne pas disséminer la maladie dans toute la maison.

« 2° Réduire les objets mobiliers au strict nécessaire.

« 3° Défendre toute visite en dehors des personnes qui concourent directement au traitement, pour empêcher la propagation aux voisins.

« 4° Avertir la famille de ne boire que de l'eau préalablement bouillie.

« 5° Ne pas manger dans la chambre du malade.

« 6° Ne jamais balayer cette chambre à sec, mais jeter auparavant un peu de sciure arrosée de la solution de sublimé. Les résidus du balayage seront brûlés immédiatement.

« 7° Mettre dans un coin de la chambre un baquet en bois, ou un seau en émaille, où, pendant une heure. seront trempés dans une solution de sublime au 1/1000 tous les linges, mouchoirs, draps ayant servi au malade. Ceux-ci seront ensuite soumis à l'action de l'eau bouillante additionnée d un peu de carbonate de soude. Les verres, tasses, bols, four-

liqueur de Van Swieten, qui revient ainsi à 0,08 cent. le litre. (Briquet : in *Journal de méd. et de chir. pratiques*, 1894. Art. 15966.)

chettes, qui ont été utilisés par le malade seront également plongés dans la solution antiseptique (Crésyl Jeyes).

« 8° Avant de porter les excreta (selles, crachats, vomissements) aux fosses d'aisances, les arroser avec un demi-litre de solution de sublimé ou de crésyl.

« Toutes ces précautions, qui ne sont pas encore entrées dans les mœurs, pourront, beaucoup plus facilement qu'on ne le croit, si les médecins s'en donnent la peine, devenir d'un usage courant.

« En cas de variole, il faudra revacciner tous les membres de la famille. Avant de laisser sortir le malade de sa chambre, il faut lui faire prendre un bain savonneux suivi d'un lavage antiseptique. »

Ces sages prescriptions, simples en somme, nous ont paru applicables à l'hygiène préventive sous tous les climats.

Enfin, lors de l'épidémie de 1892, l'administration française a dû se préoccuper de pourvoir les communes pauvres d'appareils de désinfection plus simples et moins coûteux que les étuves La maison Geneste-Herscher et Cie semble avoir résolu le problème par la sorte de lessiveuse appelée *trempeur*, où le linge contaminé peut être constamment porté à un minimum de 100°. « Ces appareils sont de deux types. L'un, de la contenance d'environ un tiers de mètre cube, coûte 500 francs ; l'autre, d'une capacité d'un quart de mètre cube, coûte 300 francs... L'appareil de 300 francs et le pulvérisateur 225 francs seront suffisants pour les petites communes (1). » En Cochinchine, au Tonkin, dans nos

(1) Circulaire du Ministre de l'intérieur aux préfets, en date du 3 sept. 1892.

colonies antilliennes et africaines, il n'est si petit centre urbain, si modeste poste ou factorerie qui ne puisse être muni de ces deux appareils. Ils seraient d'une incontestable utilité dans tous les cas de maladies contagieuses, surtout en cas de dysenterie, de fièvre typhoïde et de choléra et de fièvre jaune. Leur maniement est des plus simples (1).

Un projet de règlement, que M. A. J. Martin soumettait à la Société de médecine publique, dans sa séance du 27 mai 1891 reproduit dans le tome V de l'*Encyclopédie d'hygiène*, peut

(1) A titre de renseignement et aussi comme desideratum à atteindre en hygiène publique intertropicale, nous transcrivons ici le paragraphe suivant d'un travail de M. A.-J. Martin (*) : « Informé un certain jour, à onze heures 1/2 du matin, de l'apparition d'un nouveau cas de choléra dans une maison très insalubre, le service fit à midi commencer la désinfection des 85 logements de cet immeuble, désinfection totale qui dura le lendemain jusqu'à 2 h. 1/2 du matin. En même temps, le service technique de l'assainissement, prévenu, faisait procéder à la vidange des fosses, et le service des eaux, également informé de suite, mettait le propriétaire en demeure de remplacer l'eau de l'Ourcq par l'eau de source, pendant que le laboratoire faisait les prélèvements d'eau, d'air et de poussière pour une enquête scientifique. En outre, un membre délégué de la commission des logements insalubres était appelé à faire des constatations et son rapport pour les travaux plus complets et plus longs d'assainissement qui pouvaient être reconnus indispensables. Ces diverses enquêtes purent être commencées ainsi immédiatement et très promptement suivies de l'exécution des mesures les plus urgentes. Treize fois on put agir de cette façon dans des habitations où venaient de se montrer plusieurs cas de choléra, et toujours celui-ci cessa. Depuis cette époque, la même manière d'agir a été appliquée et continue à l'être contre les diverses maladies transmissibles ; jusqu'ici le résultat s'est toujours montré aussi favorable. »

Est-ce de la présomption de croire que le jour où l'hygiène publique aura atteint ce degré de perfection dans les villes intertropicales, le choléra et la fièvre jaune prendront place parmi les maladies évitables ?

(*) A.-J. Martin. « L'outillage sanitaire de la ville de Paris. » *Revue d'hygiène*, 1893, p. 296.

être pris comme modèle et chacun y apportera aisément les modifications nécessitées par les locaux, la nature des objets à désinfecter et le climat.

1° *Objets apportés pour être désinfectés à l'établissement de désinfection.* Les objets apportés pour être désinfectés ne doivent être reçus dans l'établissement que du côté des objets à désinfecter. L'employé place dans cette partie de l'établissement fait deux parts de ces objets :

1. — Ceux qui doivent subir la désinfection à l'étuve et qu'il dispose dans des enveloppes affectées à cet usage, c'est-à-dire, les objets de literie, vêtements, effets à usage personnel, linge et, en général, tous les tissus et étoffes ;

2. — Ceux qui doivent subir le lavage ou la pulvérisation à l'aide de solutions antiseptiques, à savon, les cuirs, chaussures, courroies, caoutchoucs, bretelles, casquettes, chapeaux, cartons, malles, etc., les objets en bois collés.

La désinfection à l'étuve se pratique suivant les indications fournies pour le maniement particulier de l'appareil, d'après le tableau affiché auprès de chaque étuve.

Pour tous les objets qui ne peuvent passer à l'étuve, on peut se servir soit du lavage à l'aide d'un pulvérisateur spécial, soit du lavage à la brosse et, dans les deux cas, à l'aide d'une solution acide de sublimé au millième.

Un carnet à souche indiquera, sur la souche et la feuille qui en sera détachée pour être remise au dépositaire des objets : le nom et l'adresse de celui-ci, la désignation des objets, le jour du dépôt et de la remise. La délivrance des objets sera faite dans le plus bref délai possible, sur la remise de la feuille en question. Elle ne devra jamais être effectuée que dans la partie affectée au dépôt des objets désinfectés.

Les voitures ayant servi au transport desdits objets ne pourront sortir de l'établissement qu'après avoir été nettoyées par le désinfecteur au moyen des pulvérisations ou lavages en usage dans l'établissement.

2° *Objets à prendre ou à désinfecter à domicile.* Le service de la désinfection à domicile comporte :

1. Un personnel spécial ;
2. — Un matériel approprié à la désinfection.

A) **Personnel.** — Le personnel se compose d'au moins deux hommes, dont l'un doit être habitué à la conduite des chevaux.

Ils portent un costume spécial, dit de sortie, soigneusement entretenu et permettant de reconnaître qu'ils font partie du service de la désinfection. Cet uniforme est différent du costume de travail décrit ci-après.

B) **Materiel.** — Deux voitures spéciales seront affectées au transport du matériel pour la désinfection à domicile, et des objets soumis ou à soumettre à la désinfection dans l'établissement.

Chacune de ces voitures sera peinte, à l'extérieur, d'une couleur différente, afin de distinguer celle qui servira au transport des objets contaminés et celle qui sera destinée à reporter à domicile les objets désinfectés.

Au départ de la voiture, les désinfecteurs s'assureront qu'elle contient le matériel ci après :

a) La pompe à pulvériser spéciale adoptée pour la désinfection, et plusieurs flacons de la solution suivante :

> Sublimé corrosif, 4 grammes.
> Acide tartrique, 48 grammes.
> Solution alcoolisée de carmin, ou rouge de B. q. s. pour colorer.
> Eau distillée, 200 grammes.
> Pour 2 litres d'eau pure.

Ces flacons, confiés aux soins et à la responsabilité des employés, ne devront jamais être remis par eux à qui que ce soit.

b) Un flacon de permanganate de potasse renfermant 1 litre de solution à 0 gr 5 p 1000.

c) Un sac de toile renfermant le costume de travail, soit pour chaque homme une calotte de toile, une blouse de toile ajustée au cou et aux poignets, un pantalon ou cotte de toile, des chaussures.

d) Plusieurs enveloppes fermées par n'importe quel moyen, à l'exception des cordons de cuir. Ces enveloppes seront de formes différentes pour les matelas, les oreillers, les traversins, les effets : elles seront marquées au coton rouge de numéros ou de lettres de très gros caractères ; elles seront ouvertes avant leur entrée dans l'étuve.

e) Des chiffons destinés à l'essuyage ;

f) Deux grosses éponges, une brosse à main, une brosse montée ;

g) Un sac à outils ;

h) Une échelle articulée et munie de tampons en caoutchouc.

C) **Pratique de la desinfection.** — Les employés se rendront directement et sans retard au domicile indiqué, avec leur matériel.

Dès leur arrivée, ils se revêtiront du costume de toile avant de pénétrer dans le domicile infecté.

Ils laveront tout d'abord à la brosse les linges tachés de sang à l'aide de la solution de permanganate de potasse.

Ils mettront ensuite dans leurs enveloppes tous les objets destinés a être portés à l'étuve (matelas, rideaux, couvertures, literie, vêtements, tissus et étoffes).

Puis, après avoir versé le contenu de l'un des flacons de sublimé dans la pompe à pulvériser et avoir rempli d'eau celle-ci, ils projetteront un jet de liquide désinfectant pulvérisé sur les murs, le plafond, les boiseries, le parquet ou carrelage, les meubles et notamment les lits, l'intérieur de la table de nuit et tous autres objets laissés dans les pièces.

Aucune partie des pièces à désinfecter ni aucun des objets qu'elles renferment ne doivent être négligés. Les glaces et leurs cadres, les tableaux et objets d'art seront frottés avec des chiffons légèrement imbibés de la solution désinfectante. Les étoffes laissées à domicile en raison de leurs grandes dimensions seront déclouées et recevront sur les deux faces un jet prolongé de liquide désinfectant pulvérisé ; les places qu'elles recouvraient seront également désinfectées.

Les vases et ustensiles ayant servi au malade, ainsi que les water-closets, les cabinets d'aisances et les tables de toilette, seront lavés avec soin à l'aide de la solution désinfectante.

Lorsque ces diverses opérations seront terminées, les désinfecteurs devront descendre les sacs renfermant les objets destinés à l'étuve ; puis ils enlèveront leur costume de travail et le mettront dans les sacs également destinés à l'étuve ; ils chargeront le tout avec leur matériel dans la voiture.

Dès que la voiture chargée des objets à désinfecter arrivera à l'établissement, elle sera aussitôt débarrassée de ces objets ainsi que du matériel, et le tout devra être dans le plus bref délai désinfecté par le procédé indiqué ci-dessus. La voiture sera également lavée à grande eau avec la solution désinfectante.

Après désinfection des objets susdits, ils seront reportés le plus tôt possible au domicile de leur propriétaire, par la voiture spécialement affectée à cet usage.

3° *Précautions générales.* — Tous ceux qui seront chargés de la désinfection dans l'établissement porteront le costume de travail spécifié ci-dessus. Ils devront se débarrasser de leurs vêtements dans la pièce qui leur sert de vestiaire et y revêtir ce costume avant d'entrer dans les parties de l'établissement où se trouvent les objets à désinfecter.

Tous ces agents, sans exception, doivent laisser leur costume de travail lorsqu'ils ont terminé leur service ; ils sont tenus de se laver soigneusement la figure et les mains à l'eau chaude additionnée de la solution antiseptique indiquée plus haut, avant de retourner dans leurs logements ou dans l'établissement, pour n'importe quel motif.

L'entrée des locaux affectés à la désinfection est formellement interdite à toute personne de l'établissement ou autre qui n'y est pas appelée par son service.

Les agents préposés au maniement des objets infectés ne doivent, sous aucun prétexte, avoir des rapports avec les chauffeurs de l'étuve et ses aides pendant les diverses opérations de leur service.

CHAPITRE X.

QUARANTAINES ET LAZARETS.

La révolution qu'ont apportée dans la pathogénie les découvertes pastoriennes devait avoir pour conséquence et pour sanction une modification radicale des vieux procédés quarantenaires Les mesures inquisitoires et de séquestration tendent partout à être remplacées par des mesures d inspection médicale et de désinfection. J. Arnould a pu ecrire avec autorité et les plus solides raisons expérimentales à l'appui : « La prophylaxie internationale, avant et pendant le choléra, ne vaut pas ce qu'elle coûte et doit être réduite au minimum. En revanche, la réelle prophylaxie est dans la défense locale, laquelle exige : 1° un système exact (*et rapide*) de renseignements ; 2° une organisation permanente d'assainissement, avec le personnel et le matériel nécessaires. »

Ce que J. Arnould dit du choléra, les Anglais l'ont généralisé a toutes les maladies infecto-contagieuses. Plus de cordons sanitaires gênants ou inutiles ; plus d'isolement préventif avant toute constatation effective du mal, et dans ce cas isolement pour les seuls atteints ; ports largement ouverts et *aucune entrave au commerce ;* « toute la prophylaxie doit résider dans une bonne défense sanitaire intérieure » (Gibert).

La formule anglaise est séduisante, et l'on va voir que le programme adopté en principe à Dresde s'en rapproche sensiblement. Elle n'inspire encore peut-être une certaine méfiance à certains esprits que parce que les Anglais sont trop directement intéressés à son application radicale. Ils gagneraient en autorité à paraître moins évidemment « prêcher pour leur saint. »

Toutefois les faits paraissent leur donner raison. Exposons-les.

La conférence de Dresde du 11 mars 1893 marque définitivement en Europe l'abandon des vieux errements, pour en venir à des mesures efficaces et promptes de protection, basées sur la pathogénie et l'épidémiologie modernes. L'importance des conclusions officielles adoptées à cette conférence nous engage à en reproduire ce qui touche à la partie maritime.

Titre VIII. Mesures a prendre dans les ports. — Est considéré comme infecté le navire qui a du choléra à bord ou qui a présenté des cas nouveaux de choléra depuis sept jours.

Est considéré comme suspect le navire à bord duquel il y a eu des cas de choléra au moment du départ ou pendant la traversée, mais aucun cas nouveau depuis sept jours.

Est considéré comme indemne, bien que venant d'un port contaminé, le navire qui n'a eu ni cas, ni décès de choléra à bord, soit avant le départ, soit pendant la traversée, soit au moment de l'arrivée.

Les navires infectés sont soumis au régime suivant :

1° Les malades sont immédiatement débarqués et isolés ;

2° Les autres personnes doivent être également débarquées, si possible, et soumises à une observation, dont la durée variera selon l'état sanitaire du navire et selon la date du dernier cas, sans pouvoir dépasser cinq jours ;

3° Le linge sale, les effets à usage et les objets de l'équipage et des passagers, qui, de l'avis de l'autorité sanitaire du port, seront considérés comme contaminés, seront désinfectés, ainsi que le navire ou la partie du navire qui a été contaminée.

Les navires suspects sont soumis aux mesures ci-après :

1° Visite médicale ;

2° Désinfection : le linge sale, les effets à usage et les

objets de l'équipage et des passagers qui, de l'avis de l'autorité sanitaire locale, seront considérés comme contaminés, seront désinfectés ;

3° Evacuation de l'eau de la cale, après désinfection et substitution d'une bonne eau potable à celle qui est emmagasinée à bord.

Il est recommandé de soumettre à une surveillance, au point de vue de leur état de santé, l'équipage et les passagers, pendant cinq jours à dater de l'arrivée du navire.

Il est également recommandé d'empêcher le débarquement de l'équipage, sauf pour raisons de service.

Les navires indemnes seront admis à la libre pratique immédiate, quelle que soit la nature de leur patente.

Le seul régime que peut prescrire, à leur sujet, l'autorité du port d'arrivée consiste dans les mesures applicables aux navires suspects (visite médicale, désinfection, évacuation de l'eau de la cale et substitution d'une bonne eau potable à celle qui est emmagasinée à bord).

Il est recommandé de soumettre à une surveillance, au point de vue de leur état de santé, les passagers et l'équipage, pendant cinq jours à compter de la date où le navire est parti du port contaminé.

Il est recommandé également d'empêcher le débarquement de l'équipage, sauf pour raison de service.

Il est entendu que l'autorité compétente du port d'arrivée pourra toujours réclamer un certificat attestant qu'il n'y a pas eu de choléra sur le navire au port de départ.

L'autorité compétente du port tiendra compte, pour l'application de ces mesures, de la présence d'un médecin et d'un appareil de désinfection (étuve) à bord des navires des trois catégories sus mentionnées.

Des mesures spéciales peuvent être prescrites à l'égard des navires encombrés, notamment des navires d'émigrants ou de tout autre navire offrant de mauvaises conditions d'hygiène.

Les marchandises arrivant par mer ne peuvent être traitées autrement que les marchandises transportées par terre, au point de vue de la désinfection, de la défense d'importation, de transit, etc.

Tout navire qui ne voudra pas se soumettre aux obligations imposées par l'autorité du port sera libre de reprendre la mer

Il pourra être autorisé à débarquer ses marchandises, après que les précautions nécessaires auront été prises, à savoir :

1° Isolement du navire, de l'équipage et des passagers ;

2° Evacuation de l'eau de la cale après désinfection ;

3° Substitution d'une bonne eau potable à celle qui était emmagasinée à bord.

Il pourra être également autorisé à débarquer les passagers qui en feront la demande, à la condition que ceux-ci

se soumettent aux mesures prescrites par l'autorité locale

Chaque pays doit pourvoir au moins un des ports du littoral de chacune de ses mers, d'une organisation et d'un outillage suffisant pour recevoir un navire, quel que soit son état sanitaire.

Les Américains du Nord, Canadiens et Yankees, n'ont conservé des quarantaines que le mot ; ils ont remplacé la chose par des établissements « d'inspection médicale » et « d'assainissement maritime ». Ils regardent la vapeur sous pression, les fumigations sulfureuses, les solutions de sublimé comme des agents suffisants et assurés de désinfection. Une station quarantenaire se compose : 1° d'un steamer de débarquement muni d'appareils de désinfection par le lavage au sublimé et par la vapeur, et installé pour recevoir les malades alités ; — 2° d'un second steamer pour la poste et les provisions ; — 3° d'un quai isolé pour les navires en quarantaine d'observation ; — 4° d'un magasin pour recevoir les marchandises à désinfecter, d'un bâtiment de désinfection par les étuves à vapeur et d'autres pour les fourneaux à soufre, les ventilateurs et les tonneaux renfermant les solutions antiseptiques, le tout édifié sur ce quai ; — 5° d'un lazaret ou hôpital pour le traitement des maladies infectieuses ; — 6° d'une installation séparée pour les cas non contagieux ; — 7° d'un autre bâtiment pour les non malades, mais suspects de s'être exposés à la contagion ; — 8° d'un logement pour le personnel, officiers et subalternes ; — 9° d'un poste télégraphique communiquant avec le monde entier ; — 10° d'un laboratoire bactériologique ; — 11° d'un four crématoire pour incinérer les corps des personnes mortes des maladies contagieuses.

La désinfection au bichlorure de Hg s'opère de la

façon suivante : sur une charpente haute de 10 à 12 mètres se place un réservoir en fer de la contenance de 35 à 40,000 litres et mis à l'abri de la lumière par un couvercle. Une caisse en bois de la contenance de 270 litres est placée au-dessus du réservoir, destinée à faire dissoudre le sublimé ; la solution varie entre 1/700 et 1/100 ; elle est conduite dans le réservoir par un tuyau de bois. Le liquide se déverse par trois forts robinets en fer galvanisé sur lesquels sont emmanchés des tuyaux de caoutchouc en longueur suffisante pour atteindre les navires et terminés par des robinets d'arrêt. Un appareil à pulvérisation s'adapte sur ces seconds robinets. En une à deux heures, les trois robinets fonctionnant peuvent laver et pulvériser toutes les parties d'un navire ; 10 à 14,000 litres suffisent à cet effet.

Les étuves à désinfection sont assez connues pour que nous n'entrions pas dans d'autres détails à leur sujet (1). La température de 110° centigr. sera maintenue un quart d'heure sur les objets à stériliser.

Pour les vapeurs sulfureuses, un ventilateur puissant actionné par une machine les pousse dans toutes les parties du navire, à mesure qu'elles se produisent sur les fourneaux. Ceux ci sont reliés au navire par des tuyaux en tôle galvanisée recouverts d'amiante. On laisse les vapeurs en contact 24 heures. (Docteur Frédéric Mantizambert, Communicat. au congrès international d'hygiène de Londres, 1891.)(2).

(1) Les types qui en France nous sont le plus familiers sont les étuves et les pulvérisateurs des systèmes Geneste-Herscher et Jules Le Blanc.

(2) On ne doit pas oublier que tel antiseptique efficace contre une espèce microbienne, ne le sera plus contre une autre, ou contre un état différent (spores desséchées ou myce-

En somme, la divergence entre le système anglo-saxon et le système quarantenaire français consiste en ce que le système français, tout en prônant la désinfection, applique encore l'isolement et accorde une certaine confiance aux cordons sanitaires, tandis que le système anglais suppose la désinfection suffisante. Nous sommes de ceux qui pensent que la propreté et la désinfection parfaites sont appelées à remplacer l'isolement préventif, à le rendre inutile.

La Guyane a les îles du Salut, l'Indo-Chine, Poulo-Condor et les îles de la baie de Tourane, où des lazarets modernes pourraient être facilement installés. Le Sénégal n'aurait d'autre île que Gorée ; mais il n'est pas nécessaire que le lazaret soit installé sur un îlot ; un point de la côte abrité, abordable aux navires, suffit. Toutes nos autres possessions sont insulaires et entourées de petites îles ou d'îlots secondaires propres à l'installation d'un outillage sanitaire maritime.

lium de la même espèce). « L'action de l'acide sulfureux en « fumigation sur les deux virus de la septicémie gangré- « neuse et du charbon symptomatique est tellement tranchée « que nous l'avons employée avec MM Cornevin et Thomas « pour obtenir le second virus à l'état de pureté, dans le cas « où il était mélangé accidentellement au premier » (Arloing, *Les virus.*) — On sait, d'autre part, que R Koch, Wolffhugel, Gaffky ont proclamé l'impuissance du gaz acide sulfureux. D'après M. Thoinot (Etude sur la valeur désinfectante de l'acide sulfureux, *Annales de l'Institut Pasteur*, 1890, p. 500), la désinfection par l'acide sulfureux est une *pratique d'attente*, mais qui peut rendre de grands services dans les localités pauvres, où l'on demanderait en vain l'emploi de procédés plus coûteux C'est pourquoi il sera, longtemps encore peut-être, la ressource de nos colonies Mais on n'oubliera pas que parfois, aux plus hautes doses (Cassedebat, *Revue d'hygiène*, 1891, p. 1895), il s'est montré un antiseptique inconstant.

Comme l'a proposé M. G. Reynaud, un lazaret central pour toutes les Antilles françaises pourrait être installé sur l'île à Cabris (Saintes) et l'on prendrait modèle sur la Quarantaine de la Louisiane qui fonctionne depuis 1885, à 26 milles de la Nouvelle-Orléans, à Cubitt's Gap, sur un îlot du Mississipi. La désinfection s'y opère par d'énormes étuves à vapeur sous pression, ressemblant à de colossales étuves du système Geneste-Herscher. Les cylindres, au nombre de trois, sont en tôle d'acier de 15 mètres de long sur 2 mètres 45 de diamètre. Le chariot intérieur, en forme de cage, contient 30 râteliers pour suspendre les objets à désinfecter; les traverses supérieures supportent une toile à voile pour empêcher l'eau de condensation des parois de tacher les effets. Chaque étuve cylindrique est recouverte, pour empêcher la déperdition du calorique, d'une couche de feutre russe de 3 centimètres d'épaisseur, puis d'une enveloppe en papier, et enfin d'une toile à voile peinte à l'huile et bien tendue par-dessus tous ces corps mauvais conducteurs du calorique. La chaleur nécessaire est fournie par une chaudière de la force de 40 chevaux, pouvant supporter une pression de 80 à 100 livres par pouces carrés. L'intérieur de l'étuve est garni de 120 tuyaux circulaires, de 7 mètres de longueur, dans lesquels circule la vapeur sous pression ; on peut dégager celle-ci dans l'intérieur de l'étuve quand l'enceinte et les objets à désinfecter ont atteint par la chaleur sèche une température préalable suffisante ; les eaux de condensation s'écoulent par un orifice inférieur.

Un appontement (wharf), de 86 m. de long et de 7 à 14 m. de large, permet d'aborder les plus gros navires par tous les points nécessaires. La désinfection des parois s'obtient, comme il a été dit plus haut, avec la solution de sublimé à 1 p. 1000. On emploie de 6 à 15 kilogrammes de sublimé par navire, selon la grandeur, et l'on n'a jamais observé d'accidents provenant du toxique.

Les soutes, qui sont généralement chargées de sucre et de café, sont désinfectées à l'acide sulfureux. On fait usage de fours roulants en tôle, avec soles en brique superposées en chicane ; dans ces cuvettes d'argile on place d'énormes quantites de soufre, et à l'aide d'un injecteur à vapeur, on lance les torrents d'acide sulfureux, au moyen de manches en toile, dans les profondeurs des cales et dans les espèces de cheminées ou puits artificiels ménagés pendant l'arrimage, entre les caisses, balles ou colis formant la cargaison. L'analyse chimique a prouvé que le gaz sulfureux pénétrait jusqu'à une profondeur de deux centimètres de la surface dans les balles de sucre, dont la qualité n'est nullement altérée.

Cette triple désinfection paraît n'avoir jamais eu aucun inconvénient ultérieur pour la santé des équipages et des passagers. Elle est rapide et évite les pertes de temps, si préjudiciables au commerce. Elle revient à environ 660 fr. par navire et varie naturellement avec le tonnage ; cette somme, assez forte, est bien inférieure à la perte qu'occasionnerait une quarantaine d'observation de plusieurs jours. Les frais de désinfection se sont éleves en 1888 à 100,000 francs pour 165 navires, dont 133 steamships, et à 110,000 en 1889 pour 188 navires, dont 155 bateaux à vapeur. Depuis 1885, le Dr J. Holt a ajouté aux fumigations sulfureuses les lavages au sublimé et la désinfection par l'air chaud et la vapeur.

Les résultats sont merveilleux au point de vue de

la fièvre jaune, comme le montrent les statistiques :

De 1845 à 1855 (11 années), 18,131 décès par fièvre jaune.

De 1856 à 1867 (11 années), 8,456 décès. »

De 1868 à 1878 (11 années), 5,084 décès »

De 1879 à 1889 (11 années), 27 décès. »

Ces chiffres sont éloquents, malgré l'epidémie de 1878 qui occasionna 4.056 décès. La desinfection à cette époque etait elémentaire et se faisait uniquement par la combustion du soufre à l'aide d'appareils primitifs (1).

En 1892, la France a inauguré contre le choléra une série de mesures propres à supprimer toute quarantaine, non seulement au port de départ, mais encore au port d'arrivée. Du 1er septembre au 31 décembre 1892, 2,588 navires provenant des pays contaminés sont entrés dans les ports français et y ont debarqué 81.351 personnes (2). Sur ce nombre de navires, 206 provenaient directement des ports contaminés, et dans le vieux système quarantenaire, auraient subi des quarantaines de cinq, dix et vingt jours, condamnant équipages et passagers au dangereux séjour du lazaret. Les periodes d'observation ont été géneralement limitées à 24 heures ; 30,602 colis des voyageurs et tous les effets à usage, le linge sale et les objets de literie des équipages ont eté désinfectés. Aucun fait n'a permis de penser que le mal ait été introduit dans une localité quelconque par une des personnes entrées par les ports.

En Angleterre, les navires provenant de Ham-

(1) E. Vallin, in *Revue d'hygiène*, 1892.

(2) H. Monod : « Mesures contre le choléra. » in *Revue d'hygiène*, 1893, p. 980.

bourg, soumis à l'inspection médicale, présentèrent 22 cholériques. Ces malades furent isolés ; les équipages et les passagers furent examinés, les navires désinfectés ainsi que les effets à usage ; mais on n'imposa aucune quarantaine. Quelques-uns des cholériques soignés moururent ; mais, guéris ou non, aucun d eux ne crea de foyer.

D'autre part, l'administration française essayait de supprimer les mesures quarantenaires pour les navires français à destination de l'étranger, en soumettant ces navires, avant leur sortie des ports suspects, aux mêmes précautions employées contre les navires arrivant de l'étranger. « Cette nouveauté, la visite medicale et la désinfection au départ, a été pratiquée au Havre. Il est sorti du Havre 639 navires, à partir du moment où le choléra y a été officiellement constaté. Ils ont tous subi la visite sanitaire avant de quitter le port, et 63 d'entre eux ont, en outre, subi la visite médicale. Or, aucun de ces navires n'a transporté le choléra dans les ports de France ou de l'etranger où ils ont abordé (1). »

Cet exemple était bon à signaler. Le jour où ces mesures seront prises au depart de l'Inde et de l'Indo-Chine pour les navires chargés de coolies ou d'émigrants à destination de nos colonies, et complétées à l'arrivée par une série de précautions identiques, le choléra, qui visite si régulièrement nos possessions antilliennes et fait tant de ravages dans la population indigène, aura tôt fait de disparaître.

(1) H. Monod, *loc. cit.*

TABLE DES MATIÈRES

DEUXIÈME PARTIE.

L'HYGIÈNE PRIVÉE.

TROISIÈME PARTIE.

HYGIÈNE PUBLIQUE.

TABLE ALPHABÉTIQUE DES MATIÈRES

ET DES AUTEURS CITÉS

B

I

N

U

V

W

X

Y

Z

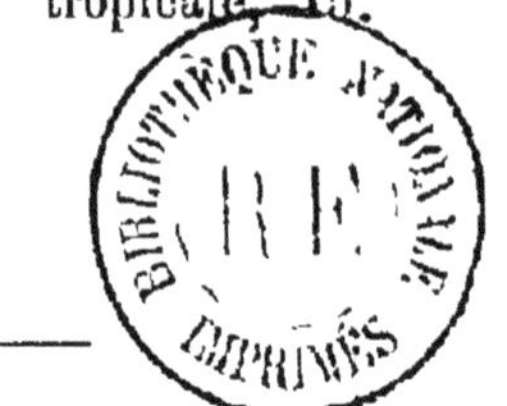

A LA MÊME LIBRAIRIE

NAVARRE (Dr J.), ex-médecin de la Marine. **Petit Guide d'hygiène pratique dans l'Ouest africain**, traduit de l'édition anglaise du Dr Charles Scowell Grant. 2e édition, 1 vol. in-18, cartonné. . . . . 1 fr 50

Archives de médecine navale et coloniale — Recueil fondé par le Cte de Chasseloup-Laubat, ministre de la Marine et des Colonies, publié sous la surveillance de l'inspection générale du Service de santé. Les *Archives de médecine navale et coloniale* paraissent le 15 de chaque mois par cahier de 80 pages, fig dans le texte et pl hors texte

France et Algérie. 14 fr | Étranger....... 17 fr.

Les abonnements partent du 1er janvier de chaque année et ne sont reçus que pour un an.

BÉRENGER-FÉRAUD (L.-J.-B.), président du Conseil de Santé de la Marine, membre correspondant de l'Académie de médecine — **Traité théorique et clinique de la dysenterie.** Diarrhée et Dysenterie aiguës et chroniques, 1 fort vol in-8° de 800 pages. . . . . 12 fr.

BÉRENGER-FÉRAUD (L.-J. B.) — **Traité clinique des maladies des Européens aux Antilles** (Martinique). 2 vol. in-8° de 1,193 pages . . . . 16 fr.

BÉRENGER-FÉRAUD (L.-J.-B.). — **Traité théorique et pratique de la fièvre jaune.** 1 vol. grand in-8° de 900 pages . . 14 fr

BERTRAND (L. E.), professeur d'hygiène à l'École de Brest, et **J FONTAN**, professeur d'anatomie à l'École de Toulon — **De l'entérocolite endémique des pays chauds**, diarrhée de Cochinchine, diarrhée chronique des pays chauds, etc., etc. 1 vol. in-8° de 450 pages, avec fig. dans le texte et planches en couleurs hors texte. . . . . 9 fr.

CORRE (A.). médecin de 1re classe de la Marine professeur agrégé à l'École de Brest. — **Traité clinique des maladies des pays chauds.** 1 vol grand in-8° de 870 pages, avec 50 figures dans le texte. . . . . 15 fr

CORRE (A.) **Traité des fièvres bilieuses et typhiques des pays chauds** 1 beau vol in-8° de près de 600 pages, avec 35 tracés de température dans le texte . . 10 fr.

CORRE (A.) et **LEJEANNE** — **Résumé de la matière médicale et toxicologique coloniale.** 1 vol in-8° de 200 pages, avec figures dans le texte . . . . . . 3 fr 50

JOUSSET (A.) ancien médecin de la Marine — **Traité de l'acclimatement et de l'acclimatation.** 1 beau volume in-8° de 450 pages, avec 16 planches hors texte. . 10 fr.

MAUREL (E.), médecin principal de la Marine. Contribution à la *pathologie des pays chauds.* — **Traité des maladies paludéennes à la Guyane.** In-8° de 212 pages . . 6 fr

MOURSOU (J.), médecin de 1re classe de la Marine — **De la fièvre typhoïde dans la marine et dans les pays chauds.** 1 vol. in-8° de 310 pages. . . . . 6 fr.

TREILLE (G.), médecin en chef de la Marine. — **De l'acclimatation des Européens dans les pays chauds.** 1 vol. in-18. 2 fr.

www.ingramcontent.com/pod-product-compliance
Ingram Content Group UK Ltd.
Pitfield, Milton Keynes, MK11 3LW, UK
UKHW020304200726
13857UKWH00001B/80